中等卫生职业教育教考融合教材

U0583041

护理学基础

中职护理专业

孙士兵 ◎主编

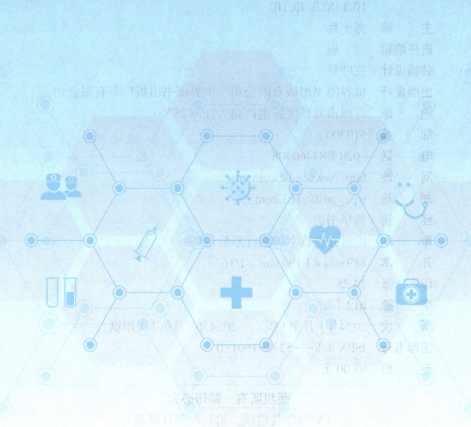

中国出版集团有限公司

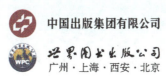
世界图书出版公司
广州·上海·西安·北京

图书在版编目（CIP）数据

护理学基础 / 孙士兵主编. —广州：世界图书出版
广东有限公司，2024.9. —ISBN 978-7-5232-1691-0

Ⅰ. R47

中国国家版本馆CIP数据核字第2024RZ9283号

书　　名	护理学基础	
	HULIXUE JICHU	
主　　编	孙士兵	
责任编辑	刘　旭	
装帧设计	三叶草	
出版发行	世界图书出版有限公司　世界图书出版广东有限公司	
地　　址	广州市海珠区新港西路大江冲25号	
邮　　编	510300	
电　　话	（020）84460408	
网　　址	http://www.gdst.com.cn	
邮　　箱	wpc_gdst@163.com	
经　　销	新华书店	
印　　刷	广州方迪数字印刷有限公司	
开　　本	889 mm × 1 194 mm　1/16	
印　　张	24.25	
字　　数	612千字	
版　　次	2024年9月第1版　　2024年9月第1次印刷	
国际书号	ISBN 978-7-5232-1691-0	
定　　价	98.00元	

编　委　会

主　　编　孙士兵

副 主 编　吴秋颖　解　琳

编　　委　（按姓氏笔画排序）

王　琳（黑河市职业技术教育中心学校）

孙士兵（黑河市职业技术教育中心学校）

吴秋颖（黑河市职业技术教育中心学校）

解　琳（黑河市职业技术教育中心学校）

蔡　艳（黑河市职业技术教育中心学校）

本教材配套
数字资源的获取与使用

本教材配套数字资源已上线"超星学习通数字教材"平台，师生可通过"学习通"软件获取配套的PPT课件、微课视频、在线测验和拓展资料等。

下载学习通，注册并登录

 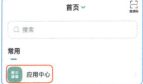

首页→应用中心→数字教材→搜索教材名称

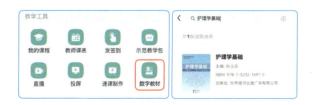

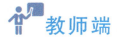 **教师端**

教师建课→学生扫码进班→开展混合式教学

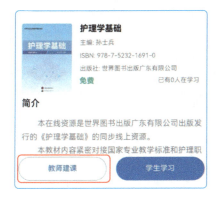 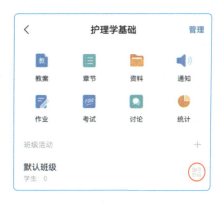

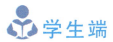 **学生端**

学生学习→选择自学或加入班级

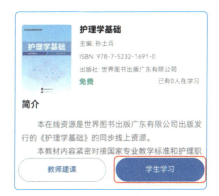 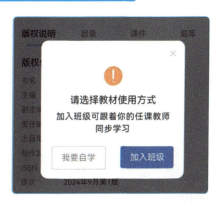

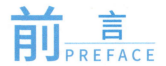

前言 PREFACE

"护理学基础"是护理专业的主干核心课程之一，将护理的基本理论、知识与技能集于一体。本教材全面介绍了从事护理工作必备的基本理论、基本知识、基本技能，主要供中等职业教育三年制护理专业学生使用。

本教材内容紧密对接国家专业教学标准和护理职业标准，以职业能力培养为主线，设计课程知识框架，展示常用护理技能。课程共分为护理学导论、安全护理、入院护理、生活护理、治疗护理、危重病人的抢救及护理、出院护理七大单元，24个学习项目。本教材具备三个方面的特点：一是坚持立德树人，突出"以人为中心"的整体护理观，在每个项目中设有"小贴士"内容，体现课程思政育人理念。二是设有数字教学内容，学生可以扫描二维码登录学习通平台进入护理学基础精品课自主学习，包括PPT、视频、自测题、教案等内容。三是紧密对接护理岗位需求，增加了案例导学、职业技能训练、项目小结等，注重学生技能培养，同时课程重点、难点突出，提升学习效果。

为适应现代教学的需要，本课程充分考虑知识体系的完整性，将理论知识与实践技能有机结合在一起，并有配套线上精品课，利用视频、动画、图片等多种形式，将每节课的重点、难点进行详细讲解，既方便在校师生系统的教学活动，又能满足自学个体的灵活学习，提高学习的可行性和有效性。它既有利于学生巩固理论内容，又有助于学生熟悉技能操作。实施教、学、做一体化，培养学生职业综合素质能力，为从事临床护理工作奠定坚实的基础。

由于能力和水平有限，书中如有不当之处，敬请谅解与指正。

孙士兵

2024年7月

目 录
CONTENTS

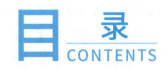

━━━━━━━━━ 单元三　入院护理 ━━━━━━━━━

单元四 生活护理

《教学大纲》（参考）

项目一　绪论

数字教学内容

学习目标

1. 掌握现代护理学的发展历程、护理学的任务、护理的工作方式及护理的概念。
2. 熟悉中国护理学的发展及护理学的范畴。
3. 了解护理学的形成与发展。
4. 学会运用护理的相关知识为病人选择护理方式并实施。
5. 具有良好职业道德修养和人文关怀理念。

导学案例

　　病人赵某，女，45岁。昏迷1小时入院。病人1小时前与家人争吵后自服农药1瓶，具体药名和药量不详，家人发现后约5分钟病人出现腹痛、恶心，并呕吐一次，吐出物有大蒜味，逐渐神志不清，随后大小便失禁，立即送来医院，既往体健。

　　护理检查：T 36.5℃，P 60次/分，R 30次/分，BP 110/80 mmHg，平卧位，神志不清，呼之不应，压眶上有反应，皮肤湿冷，肌肉颤动，巩膜无黄染，瞳孔针尖样大小，对光反射弱；口腔流涎；两肺较多哮鸣音和散在湿啰音；心界不大，心率60次/分，律齐，无杂音；腹平软，肝脾未触及。

　　临床初步诊断：急性农药中毒。

　　工作任务：

1. 为该病人提供合适的护理工作方式。
2. 帮助该病人满足基本需要。

应知部分

　　护理学是一门以自然科学与社会科学为理论基础，研究有关预防保健、疾病治疗及康复过程中的护理理论、知识、技术及其发展规律的综合性应用科学。护理学的内容及范畴涉及影响人类健康的生物、心理、社会、文化及精神各个方面因素，其研究方法是应用科学的思维方法对各种护理学现象进行整体的研究，以探讨护理服务过程中各种护理现象的本质及规律，并形成具有客观性及逻辑性的科学。

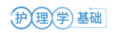

一、护理学的发展史

护理学的形成与发展同人类文明及健康需要密切相关。护理的起源可追溯到原始人类，可以说，自从有了人类，就有了护理活动。回顾历史，可以更好地了解护理专业发展过程，明确专业发展方向，更好地满足社会健康需求，增进人类健康水平。

（一）护理学的形成与发展

护理学的形成与发展经历了漫长的历史时期，主要分为以下几个阶段：

1. 早期护理学的发展历程

（1）公元前后的护理

在原始社会中，人类为谋求生存，在与自然做斗争的过程中，积累了丰富的生活和生产经验，逐步形成了原始的"自我保护"式的自我护理。如受伤后用溪水清洗伤口，可以防止伤口恶化；火的使用结束了人类茹毛饮血的生活，减少了胃肠道疾病；腹部不适时用手抚摸可减轻痛苦等，以此维持生命和减轻疼痛。

早期的人类为抵御险恶的生活环境逐渐群居，形成了以家族为中心的部落。进入氏族社会后，在母系社会的时代背景下，妇女担负起照顾家中伤病者的责任，形成了原始社会"家庭式"的护理。

由于当时人类对疾病没有正确的认识，人们一般从迷信的角度来认识疾病，认为疾病是一种超自然的力量所致，采用巫术，如祷告、念咒、捶打、放血等驱魔办法治疗疾病，一些巫师便应运而生，此时，迷信、宗教、医药混合在一起，即医巫不分，形成了早期的"宗教护理"。后来经过实践和思考，人类才知依靠迷信的方法不能祛除疾病，于是一些人摒弃了巫术，医巫逐渐分开，形成了医、药、护集于一体的原始医生。

公元初年基督教兴起，开始了教会对护理一千多年的影响，这个时期的护理带有浓厚宗教色彩，没有科学的内容，也不必接受正规教育，护理多由修女出于爱心及宗教意识对病人提供生活照料、精神安慰。由于她们工作认真，服务热忱，有奉献精神，虽未受过专业训练，却获得了社会赞誉和欢迎，这就是早期护理的雏形，对以后护理的发展有着良好的影响。

（2）中世纪的护理

中世纪的护理发展受宗教和战争的影响，形成了宗教性、民俗性、军队性的护理社团。由于欧洲政治、经济、宗教的发展，特别是教会权力的争夺，导致战争频繁、疾病流行，使社会对医院和护理的需求增加，不少医院应运而生。这些医院大多被教会控制，护理工作也由修女担任，由于她们未接受专业培训，缺乏护理知识，也没有足够的护理设备，护理工作也仅限于简单的生活照顾。此期间护理工作逐渐从家庭式自助与互助模式向规模化、社会化及组织化的方向发展。

（3）文艺复兴时期的护理

由于文艺复兴、宗教改革及工业革命的影响，医学领域有了很大的发展及进步。文艺复兴后，因慈善事业的发展，护理也逐渐脱离教会的控制，从事护理工作的人员开始接受专门的训练，以掌握照顾病人的技能，类似的培训机构相继成立，护理开始成为一种独立且高尚的职业。但自1517年发生宗教革命后，社会结构和妇女的地位发生了变化，护理工作不再由具有仁慈博爱精神的修女担任，从事护理的人员多为谋生而来，没有接受过正规的护理训练，也缺乏护理经验、工作热情及爱心，服务态度恶劣，使护理质量大大下降，护理的发展进入了长达200年的黑暗时期。

2. 现代护理学的诞生

（1）南丁格尔时期

19世纪，随着社会学和医学的发展，社会对护理的需求日益增加，护理工作的地位也有所提高。为了满足社会对护理的迫切需求，欧洲相继开设了一些护士训练班。1836年，德国牧师弗里德尔在凯撒斯韦特招收身体健康品德优良的教会女执事进行护理训练，训练课程及方法包括授课、医院实习、家庭访视，这被视为世界上第一个较为正规的护士训练班。弗洛伦斯·南丁格尔曾在此接受训练。

19世纪中叶，弗洛伦斯·南丁格尔首创了科学的护理专业，发展了以改善环境卫生、促进舒适和健康为基础的护理理念，使护理学逐步走上了科学的发展轨道及正规教育渠道，被誉为护理学奠基人和现代护理教育的创始人。国际上称这个时期为南丁格尔时期，这既是护理学发展的一个重要转折点，也是现代护理学的开始。

弗洛伦斯·南丁格尔，英国人，1820年5月12日出生于意大利的佛罗伦萨，其家庭为当时英国的名门望族。她从小受到了良好教育，精通英、法、德、意大利、希腊及拉丁语，并擅长数理统计。母亲仁慈的秉性对她有很大影响，幼年时期，南丁格尔就表现出很强的慈爱心，乐于助人。随着年龄增长，她对护理事业更是表现出浓厚的兴趣，她不顾家庭的阻挠和社会对护理的鄙视，毅然决定去做护士。她曾经到法国、德国、希腊等地考察这些国家的护理概况，充实自己的阅历，坚定了立志于护理事业的决心。她自学护理相关知识，积极参加一些医学社团关于社会福利、儿童教育及医院设施改善等问题的讨论。

1850年，她只身去德国凯撒斯韦特参加了为期3个月的护士训练班学习，并考察了当时英、法、德国医院的护理工作。1853年，她又去法国学习护理组织工作。回国后，她被任命为英国伦敦妇女医院院长，采取了一系列的改革措施，使该院的护理工作大为改观，她的行政管理和组织能力得到了充分展现，为日后的伟大贡献奠定了良好的基础。

1854—1856年，英、法等国与俄国爆发了克里米亚战争，当时英国战地医院管理不善，条件极差，缺乏医药设备和医护人员，英军前线的伤员得不到合理的照料而大批死亡，死亡率高达42%。这个消息被媒体披露后，引起社会的极大震惊。南丁格尔得知后，立即写信给当时的英国陆军大臣，表示愿意带领护士赴前线救护伤员。1854年10月，南丁格尔被任命为"驻土耳其英国总医院妇女护士团团长"，率领38名护士克服重重困难，抵达战地医院，并顶住前线医院人员的抵制及非难，投入到忙碌的救护工作中。她利用自己的声望及威信，用自己募捐的3万英镑为医院添置药物及医疗设备，改善了战地医院的环境及条件，并改变了医院的组织结构；为伤病员清洗伤口，消毒物品，消灭害虫，积极做好清洁消毒工作设法改善伤兵膳食，加强伤兵营养；建立阅览室，以调剂士兵的生活；重整军中邮务，方便士兵与家人通信，满足伤病员的身心需求。夜深人静的时候，南丁格尔常常手持油灯巡视病房，亲自安慰受伤士兵。她的积极服务精神赢得了医护人员的信任和伤员的尊敬，士兵们称颂她为"提灯女神""克里米亚天使"。

由于她和其他护士的努力，在短短的半年时间内，战地医院发生了巨大的变化，伤员死亡率迅速下降到2.2%。南丁格尔卓有成效的工作业绩被英国媒体报道后，不仅震动了

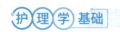

英国社会各阶层，而且改变了人们对护理的看法。1856年战争结束，南丁格尔回到英国，受到全国人民的欢迎和爱戴，1907年，英国国王授予她最高国民荣誉勋章，这是英国妇女中第一位受此殊荣者。南丁格尔将毕生精力投身于护理事业，终身未婚，1910年8月13日逝世，享年90岁。

为了表彰南丁格尔对护理事业的贡献，1912年国际护士会决定将南丁格尔诞生之日，即5月12日定为国际护士节，并成立了南丁格尔国际护士基金会，此基金主要为各国的优秀护士提供继续学习的奖学金。同年，国际红十字会在华盛顿召开的第九届大会上，正式确定设立南丁格尔奖章，这是国际护理界最高荣誉，每两年颁发一次。

（2）南丁格尔对护理发展的贡献

1）为护理向正规的科学化方向发展奠定了基础：南丁格尔对护理事业的杰出贡献，在于她使护理走向科学的专业化轨道。她认为护理是一门艺术，有其组织性、务实性及科学性。她确定了护理学的概念和护士的任务，提出了公共卫生的护理思想，形成了独特的护理环境学说，她的护理理念为现代护理学的发展奠定了基础，确立了护理专业的社会地位和科学地位，使护理逐渐摆脱了教会的控制及管理而成为一门独立的专业。

2）创建世界上第一所护士学校：经过克里米亚战场的护理实践，南丁格尔更加坚信护理工作是一门正规的职业，必须由接受过正规训练的护士担任。1860年，南丁格尔在英国伦敦的圣托马斯医院创建了世界上第一所护士学校——南丁格尔护士训练学校，为现代护理教育奠定了基础。1860—1890年，该校共培养护理学专业学生1 005名，他们在工作中弘扬南丁格尔精神，推行护理改革，使护理工作有了崭新的面貌。该校的办学模式、课程设置及组织管理模式成为欧亚大陆许多护士学校培养模式的指南，促进了护理教育的迅速发展。

3）著书立说指导护理工作：南丁格尔一生撰写了大量的笔记、书信、报告和论著等，其中最著名的是《医院札记》和《护理札记》。她呈献给英国女王的报告《影响英军健康、效率与医院管理问题摘要》是当时医院管理最有价值的文献。1858年，她撰写的《医院札记》阐述了改革医院管理及建筑方面的构思、意见及建议。1859年撰写的《护理札记》阐明了护理工作应遵循的指导思想和原理，详细论述了环境、个人卫生、饮食对病人的影响，此书曾作为当时护士学校的教科书广泛应用，被认为是护士必读的经典著作。此外，她还写了有关福利、卫生统计、社会学等方面的著作，时至今日她的理念和思想对护理实践仍具有指导意义。

4）创立了一整套护理制度：南丁格尔首先提出护理要采用系统化的管理方式，强调在设立医院时必须先确定相应的政策，使护士担负起护理病人的责任，并要适当授权，以充分发挥每位护士的潜能。要求护士必须受过专门的培训。在护理组织设立上，要求每个医院必须设立护理部，并由护理部主任来管理护理工作。同时也制定了医院设备及环境方面的管理要求，提高了护理工作效率及护理质量。

5）其他方面：强调了护理伦理及人道主义护理观念，要求平等对待每位病人，不分信仰、种族、贫富，给病人平等的护理。同时注重护士的训练及资历要求等。

（3）现代护理学的诞生

19世纪以后，现代护理学的诞生与各国的经济、文化、教育、宗教、妇女地位及人民生活水平的发展有很大的关系。现代护理从职业向专业发展的历程，主要表现在以下几个方面：

1）护理教育体制的完善：自1860年后，欧美许多国家建立了南丁格尔式的护士学校，并逐步完善了护理高等教育体系。如在美国，1901年约翰霍普金斯大学开设了专门的护理课程；1924年耶鲁大学首先成立护理学院，学生毕业后取得护理学士学位，1929年开设硕士学位；1964年加州大学旧金山分校开设了护理博士学位课程；1965年美国护士协会提出凡是专业护士都应该有学士学位。其间，世界其他国家及地区也创建了许多护士学校及护理学院，使护理教育形成了多层次、规范化的完善教育体制。

2）护理向专业化方向发展：主要是对护理理论的研究及探讨、对护理科研的重视及投入和各种护理专业团体的形成。护理学作为一门为人类健康事业服务的专业学科，得到了进一步的发展及提高。

3）护理管理体制的建立：从南丁格尔以后，世界各国都相继应用南丁格尔的护理管理模式，并将管理学的原理及技巧应用到护理管理中，强调了护理管理中的人性化管理，并指出护理管理的核心是质量管理，同时护理管理要求更加具体及严格。

4）临床护理分科的形成：从1841年开始，特别是第二次世界大战结束以后，由于科学技术的发展及现代治疗手段的进一步提高，西方护理专科化的趋势越来越明显，要求也越来越高，如在美国，除了传统的内、外、妇、儿、急诊等分科，还出现了重症监护、职业病、社区及家庭等不同分科的护理。

5）护理专业团体的成立：1899年，国际护士会在英国伦敦正式成立，现总部设在瑞士日内瓦。国际护士会是世界各国自治护士协会代表组织的国际护士群众团体，到目前已由创立之初的7个会员国扩大到111个会员国，拥有会员140多万人。国际护士会的使命是代表全世界的护士推进护理专业的发展，影响卫生政策的制定。

3. 现代护理学的发展历程

从19世纪中叶南丁格尔首创了科学的护理专业以来，护理专业的理论和实践迅速发展，都发生了巨大的变化。

现代护理学的发展可概括为三个发展阶段：

（1）以疾病为中心阶段（19世纪60年代—20世纪40年代）

在现代护理学发展的初期，医学科学的发展逐步摆脱了宗教和神学的影响，各种科学学说被揭示和建立，形成了生物医学模式，认为疾病是由于细菌和外伤引起的机体结构改变和功能异常，即"有病就是不健康，健康就是没有病"。因此，一切医疗活动都是以治疗疾病为目的，从而形成了"以疾病为中心"的医学指导思想。在当时，护理尚未形成自己独立的理论体系，协助医生诊断和治疗疾病成为这一时期护理工作的主要内容。

此阶段护理特点：①护理已成为一门专门职业，护士从业前需要接受专门培训；②护理从属于医疗，护士是医生的助手；③护理工作的主要内容是执行医嘱和进行各项护理技术操作；④忽视了人的整体性，不能从生物、心理、社会等多个层面为病人提供服务；⑤护理教育类同于医学教育，课程涵盖较少的护理内容。

（2）以病人为中心阶段（20世纪40年代—20世纪70年代）

20世纪40年代，社会科学中许多有影响力的理论和学说相继被提出和确立，如系统论、人的基本需要层次论、人和环境的相互关系学说等，为护理学的进一步发展奠定了理论基础，促使人们重新认识人类健康与心理、精神、社会环境之间的关系。1948年，世界卫生组织提出了新的健康观，为护理研究提供了广阔的领域。1955年，美国护理学者莉迪亚·赫尔首次提出"护理程序"，为护理实践提供了科学的工作方法。1977年，美国医学家恩格尔提出了"生物-心理-社会医学模式"，进一步强化了人是一个整体的思想，护理从"以疾病为中心"转向了"以病人为中心"的发展阶段。

此阶段护理特点：①强调护理是一个专业，逐步建立了护理的专业理论基础；②医护双方是合作伙伴关系；③护理工作内容不再是单纯被动地执行医嘱和进行各项护理技术操作，而是应用科学的方法，对病人进行身体、心理、社会等全方位的连续的系统的整体护理，解决病人的健康问题，满足病人的健康需求；④护理学逐步形成了自己的理论知识体系，摆脱了类同医学教育的课程设置，建立了以病人为中心的护理教育和护理临床实践模式。

（3）以人的健康为中心阶段（20世纪70年代至今）

随着社会进步，科学技术发展，传统的疾病谱已发生了很大的变化。过去对人类健康威胁极大的急性传染病已得到了较好的控制，而与人类生活方式和行为相关的疾病，如心脑血管病、恶性肿瘤、意外伤害等逐渐成为威胁人类健康的主要问题。同时，伴随着人民物质生活水平的提高，人们的健康需求也日益提高。1977年WHO提出"2000年人人享有卫生保健"的战略目标，对护理的发展起到了极其重要的作用，护理工作向着"以人的健康为中心"的方向迈进。

此阶段护理特点：①护理学已经发展成为一门为人类健康服务的独立的、综合的应用科学；②护士角色多元化，使护士不仅是医生的合作伙伴，还是护理计划制定者、照顾者、教育者、管理者、咨询者、病人利益维护者等；③护理工作场所从医院扩展到家庭和社区；④护理工作范畴从对病人的护理扩展到对人的生命全过程的护理，护理对象由个体扩展到群体；⑤护理教育体制和护理理论基础不断发展及完善。

（二）中国护理学的发展

1. 中国古代护理

中国的传统医学有着悠久的历史，当时医学的特点是医、药、护不分，护理寓于医药之中，所谓的"三分治，七分养"，其中"养"即为护理。在中国古代医学书籍中记载了许多护理知识及技术的内容。如《黄帝内经》是我国最早医学经典著作，其中记载了疾病与饮食调节、心理因素、环境和气候改变的关系，并强调要"扶正祛邪"，即加强自身的抵抗力以防御疾病，同时还提出了"圣人不治已病而治未病"的预防观点；东汉末年名医张仲景著有《伤寒杂病论》，发明了猪胆汁灌肠法、人工呼吸和舌下给药法；三国时期外科鼻祖华佗发明了"麻沸散"，在治疗疾病的同时，竭力宣传体育锻炼的重要性，并编创出一套模仿虎、鹿、熊、猿、鸟五种动物的动作姿态的"五禽戏"锻炼法；唐代杰出医药学家孙思邈所著的《备急千金要方》中提出了"凡衣服、巾、栉、枕、镜不宜与人同之"的隔离观点，并创造了葱管导尿法；宋朝名医陈自明的《妇人大全良方》中对妇女产前、产后护理提供了大量资料；明清时期的胡正心提出用蒸汽消毒处理传染病病人的衣物；明代著名医药学家李时珍的巨著《本草纲目》蜚声中外，是一部有重大学术价值的古代医学文献。

祖国医学是中国几千年历史文化的灿烂瑰宝，虽当时这些医学观点都没有将护理单独提出，但为我国护理学的产生与发展奠定了丰富的理论和技术基础。

2. 中国近代护理

中国近代护理事业的发展是在鸦片战争前后，随西方列强侵入的战争、宗教和西方医学进入中国而起步。

1835年，英国传教士巴克尔在广州开设了第一所西医院，两年后，这所医院以短训班的形式开始培训护理人员。

1884年，美国护士兼传教士麦克奇尼在上海妇孺医院推行现代护理并于1887年开办了护士训练班。

1888年，美籍约翰逊女士在福建省福州市开办了我国第一所护士学校。

1900年以后，中国各大城市建立了许多教会医院，一些城市设立了护士学校，逐渐形成了我国护理专业队伍。

1909年，在江西庐山牯岭成立"中华护士会"。1936年更名为中华护士学会，1964年更名为中华护理学会。

1914年，担任"中华护士会"副理事长的钟茂芳将"nurse"一词译为"护士"，沿用至今。

1920年，中国护理历史上第一个学术刊物为中华护士会创办的《中国护士四季报》。1921年更名为《护士季报》。

1920年北京协和医学院开办高等护理教育，招收高中毕业生，学制4～5年，培养了一批水平较高的护理师资和护理管理人员。

1922年，国际护士会正式接纳中华护士会为第11个会员国。

1931年，在江西汀州开办了"中央红色护士学校"。

1934年，成立中央护士教育委员会，是中国护士教育的最高行政领导机构。

1941年，延安成立了"中华护士学会延安分会"。毛泽东同志于1941年和1942年两次为护士题词："护理工作有很大的政治重要性""尊重护士，爱护护士"。

1949年，统计全国共有183所护士学校，3万多名护士，当时中国人口为6亿，护士的数量远远不能满足医疗保健及人民健康的需要。

3. 中国现代护理（1949年至今）

1949年中华人民共和国成立后，医疗卫生事业得到迅速发展，护理工作步入了一个新时期。尤其是1978年至今，改革开放政策及人民健康要求的不断提高，促进了护理事业的蓬勃发展。

（1）护理教育

1）中等护理教育：1950年在北京召开了全国第一届卫生工作会议，对护理专业教育进行了统一规划，将中等专业教育确定为培养护士的唯一途径，并规定了护士学校的招生条件，成立了教材编写委员会，出版了21部中级护理专业教材，为国家培养了大批中等专业护士。

2）高等护理教育：1983年天津医学院（现为天津医科大学）率先在国内开设五年制本科护理专业，学生毕业后获得学士学位。1984年，教育部与卫生部联合召开会议，决定在全国高等医学院中增设护理专业及专修科，恢复了高等护理教育。这次会议不仅是对高等护理教育的促进，也是我国护理学科发展的转折点。1985年，首批八所当时卫生部的重点医科院校开始招收五年制护理专业本科生。此后其他院校也纷纷开设了四年制或五年制本科护理专业。

3）硕士、博士教育：1992年，北京医科大学（现为北京大学医学部）开始招收护理学硕士研究生。此后逐渐在全国建立了百余个护理学硕士学位授予点。2004年协和医科大学（现为清华大学协和医学院）及第二军医大学分别开始招收护理学博士研究生，此后有28所院校陆续开办了博士教育项目。目前，我国已形成了多层次、多渠道的护理学历教育体系。

4）继续护理教育：1987年，国家发布了《关于开展大学后继续教育的暂行规定》。之后人事部又颁发了相应的文件，规定了继续教育的要求。1996年，卫生部继续医学教育委员会正式成立。1997年，卫生部继续教育委员会护理学组成立，标志着我国的护理学继续教育正式纳入国家规范化的管理。1997年，中华护理学会制定了护理继续教育的规章制度及学分授予办法，使护理继续教育更加制度化、规范化及标准化。

（2）临床护理

自1950年以来，我国临床护理工作实行的是以疾病为中心的护理服务。护理人员的工作场所主要在医院，医护分工明确，护士是医生的助手，护理工作被动而局限。1979年以后，随着改革开放政策的实施，国内外护理学术交流不断深入，加上医学模式的转变，护士积极探讨以人的健康为中心的整体护理。同时护理工作的范围延伸到社区、家庭及其他的卫生机构，广泛开展预防保健及其他护理服务，推动护理实践的创新发展。

（3）护理管理

1）建立健全护理管理体制：为加强对护理工作的领导，完善护理管理体制，1982年，国家卫生部医政司设立了护理处，负责全国的护理管理，制定有关政策、法规和护理技术质量标准。各省、自治区、直辖市卫生厅（局）在医政处下设专职护理干部，负责管辖范围内的护理管理。300张床位以上的医院均设立护理部，实行护理部主任、科护士长、护士长三级管理制，300张床位以下的医院实行总护士长、护士长两级管理制。护理部是医院护理工作的指挥中心，护理部的工作管理水平，对全院各项护理工作的开展和护理质量的控制起至关重要作用。

2）建立护士晋升考核制度：1979年，国务院批准卫生部颁发了《卫生技术人员职称及晋升条例（试行）》，其中明确规定了护理人员专业技术职称：初级技术职称为护士、护师，中级技术职称为主管护师，高级技术职称为副主任护师、主任护师。各省、区、市制定了护士晋升考核的具体内容和方法，使护理专业具有了完善的护士晋升考试制度。

3）建立护士注册制度：1993年3月卫生部颁布了《中华人民共和国护士管理办法》，该办法的实施使中国有了完善的护士注册及考试制度。1995年6月25日全国举行了首次护士执业考试，考试合格者取得护士执业资格证书方可申请注册，此后一直延续，使中国的护理管理逐步走上了标准化、法制化的管理轨道。

4）护理立法维护护士合法权益：2008年1月23日国务院颁布了《中华人民共和国护士管理条例》（以下简称《护士条例》），自2008年5月12日正式实施。该《护士条例》以立法形式，明确了各级卫生行政部门、医疗机构在护理工作管理方面的责任，保障护士合法权益，强化管理职责，规范护士执业行为，以保障人民群众健康和生命安全。

（4）护理科研

随着高等护理教育的发展，护理科研水平不断提高。一些高等护理教育机构或医院设立了护理研究中心，为开展护理研究提供场所和条件，所进行的研究课题、研究成果对指导临床护理工作起到了积极作用。1993年中华护理学会第21届理事会设立了"护理科技进步奖"，每两年评选一次，2009年该奖项被科技部批准的"中华护理学会科技奖"所替代，是中国护理学科最高奖项，标志着我国护理科研正迈向科学发展的轨道。

（5）学术交流

1977年以后，中华护理学会和各地分会先后恢复学术活动，召开护理学术交流会，举办各种不同类型的专题学习班、研讨会等。中华护理学会及各地护理学会成立了学术委员会和各护理专科委员会，以促进学术交流。1954年创刊的《护理杂志》于1981年更名为《中华护理杂志》沿用至今。1980年以后，随着改革开放的不断深入，美国、加拿大、澳大利亚、日本、泰国、新加坡等国家的护理专家纷纷来华讲学或进行学术交流。1985年卫生部护理中心在北京成立，进一步取得了WHO对我国护理学科发展的支持。近年来中华护理学会及各省市护理学会举办了很多高规格的国际护理学术会议。这些国际交流缩小了我国护理与国外护理之间的差距，提高了我国的护理教育水平及护理质量。

 小贴士

南丁格尔奖章简介

南丁格尔奖章是国际护理学界的最高荣誉奖。1912年，在华盛顿举行的第九届国际红十字大会上，正式确定颁发南丁格尔奖章。这项以护理界楷模弗洛伦斯·南丁格尔命名的国际红十字优秀护士奖章每两年颁发一次，每次最多颁发50枚奖章，奖给在护理学和护理工作中作出杰出贡献的人士，包括以身殉职的护士，表彰他们在战时或平时为伤、病、残疾人员忘我服务的献身精神。

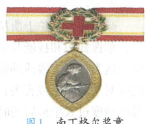

图1　南丁格尔奖章

二、护理学的任务、范畴及工作方式

（一）护理学的任务

随着护理学科的发展，护理学的任务和工作内容日益充实和深化。1978年，WHO指出："护士作为护理的专业工作者，其唯一的任务就是帮助病人恢复健康，帮助健康人促进健康。"国际护士会规定护士的任务是"保持生命，减轻痛苦，促进健康"。这些都表明护士不仅要在医院为病人提供护理服务，还需要将护理服务扩展到社区和社会，为健康人群提供保健。这就要求护士以整体观评估、分析和满足个体和群体生理、心理、精神、文化、发展等方面的需求，帮助护理对象获得最大限度的健康。

1. 促进健康

促进健康是帮助个体、家庭和社区获取在维持或增进健康时所需要的知识及资源。促进健康的目标是帮助护理对象维持最佳健康水平或健康状态。这类护理实践活动包括指导人们养成健康的生活方式、提供有关合理营养和平衡膳食方面的信息、解释加强锻炼的意

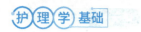

义、引导戒除不良嗜好行为、指导安全有效用药、预防意外伤害和提供健康信息以帮助人们利用健康资源等。

2. 预防疾病

预防疾病是护士通过一系列护理活动帮助护理对象采取行动积极地控制健康危险因素和不良行为，以预防和对抗疾病。预防疾病的目标是通过预防措施帮助护理对象减少或消除不利于健康的因素，避免或延迟疾病的发生，阻止疾病恶化，限制残疾，促进康复，使其达到最佳的健康状态。这类护理实践活动包括开展妇幼保健的健康教育、增强免疫力、预防传染病、采取行动控制危险因素等。

3. 恢复健康

恢复健康是帮助护理对象在患病或出现影响健康的问题后，改善其健康状况，提高健康水平。恢复健康的目标是运用护理学的知识和技能帮助已经出现健康问题的护理对象解决健康问题，改善其健康状况。这类护理实践活动包括：为病人提供直接护理，如口腔护理、皮肤护理；进行护理评估，如测量生命体征、心理社会方面的评估等；和其他卫生保健专业人员共同协助残障者参与力所能及的活动，将残障损害降到最低限度，指导病人进行康复训练活动，使其从活动中得到锻炼和自信，以利恢复健康。

4. 减轻痛苦

减轻痛苦是护士所从事护理工作的基本职责和任务。通过学习护理学基础和各专科知识，掌握知识和技能并运用于临床护理实践，帮助个体和人群减轻身心痛苦，提高生活质量。这类护理实践活动包括：帮助病人尽可能舒适地带病生活；提供必要的支持以帮助人们应对功能减退或丧失；对临终病人提供临终关怀，使病人在临终时能够舒适、安详、有尊严地度过人生最后的时期。

（二）护理学的范畴

随着现代科学技术的迅速发展，自然科学与社会科学的相互交叉、相互渗透，护理学的内容也日益充实、扩展和更新。由于护理学是一门综合性应用学科，其范畴离不开护理实践，因此护理学的范畴包含理论和实践两大体系。

1. 护理学的理论范畴

（1）护理学研究的对象、任务、目标　护理学是一门独立的学科，其研究对象随着学科发展而不断变化，从研究单纯的生物人向研究整体的人、社会的人转化。护理学研究的主要任务是应用护理理论、知识、技能进行促进健康、预防疾病、恢复健康、减轻痛苦的护理实践活动，从而为护理对象提供个体性、整体性及连续性的服务。

（2）护理学与社会发展的关系　研究护理学在社会中的作用、地位和价值，研究社会对护理学发展的促进和制约因素。如老年人口增多、慢性病病人增加使社区护理迅速发展；信息技术的普及使护理工作效率得以提高，也使护理专业向着网络化、信息化迈出了坚实的步伐。

（3）护理专业知识体系与理论架构　护理专业知识体系是护理专业实践能力的基础自20世纪60年代后，护理界开始致力于发展护理理论与概念模式，如奥瑞姆的自理模式、罗伊的适应模式、纽曼的保健系统模式和罗吉斯的生命过程模式等。这些理论用科学的方法描述和解释护理现象，从科学角度诠释了护理工作的性质，阐述护理知识的范围和体系，确立护理理念和价值观，指导护理专业的发展方向。

（4）护理学交叉学科和分支学科　护理学与自然科学、社会科学、人文科学等多学科相互渗透、相互促进、相互启迪，形成了许多新的综合型、边缘型的交叉学科和分支学科，如护理心理学、护理管理学、护理伦理学、护理美学、护理教育学、社区护理学、急救护理学、老年护理学等，从而在更大范围内促进了护理学科的发展。

2. 护理学的实践范畴

（1）临床护理　服务的对象是病人，包括基础护理和专科护理。

1）基础护理：以护理学的基本理论、基本知识和基本技能为基础，结合病人生理、心理特点和治疗康复的需求，满足病人的基本需要，如清洁护理、排泄护理、饮食护理、病情观察、临终关怀等。

2）专科护理：以护理学及相关学科理论为基础，结合各专科病人的特点及诊疗要求，为病人提供护理，如各专科病人的护理、康复护理、急救护理等。

（2）社区护理　是借助有组织的社会力量，将公共卫生学和护理学的知识与技能相结合，以社区人群为服务对象，对个人、家庭和社区提供促进健康、预防疾病、早期诊断、早期治疗、减少残障等服务，提高社区人群的健康水平，如妇幼保健、家庭护理、预防接种、卫生宣传、健康教育及防疫灭菌等。

（3）护理教育　以护理学和教育学理论为基础，有目的地培养护理人才，以适应医疗卫生服务和护理学科发展的需要。护理教育分为基础护理学教育、毕业后护理学教育、继续护理学教育三大类。基础护理学教育包括中专教育、专科教育和本科教育；毕业后护理学教育包括研究生教育、岗位培训；继续护理学教育是对从事护理工作的在职人员，提供以学习新理论、新知识、新技术、新方法为目的的终身教育。

（4）护理管理　是运用现代管理学的理论和方法，对护理工作的诸要素，如人、物、财、时间、信息等，进行科学的计划、组织、指挥、协调和控制，以确保护理服务正确、及时、安全、有效地开展，为护理对象提供完善、优质的服务。

（5）护理科研　是运用观察、科学实验、调查研究、经验总结、理论分析等方法揭示护理学的内在规律，从而解决新的护理问题，并促进护理理论、知识、技能的更新和完善。

（三）护理的工作方式

护理工作方式是指护理人员在对病人进行护理时所采用的工作模式。在不同的历史时期，不同的社会文化背景下，受不同护理理念的影响以及工作环境、工作条件等限制，相继出现了各种不同的护理工作方式。各种工作方式各有利弊，临床工作中，护理管理者需要根据具体情况，恰当选择并综合运用。护理的工作方式主要包括以下几种：

1. 个案护理

个案护理是指由专人负责实施个体化护理，一名护理人员负责一位病人全部护理的护理工作方式。适用于抢救病人或某些特殊病人，也适用于临床教学需要，如入住重症监护

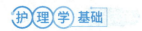

室（ICU）、冠心病监护病房（CCU）护理单元的病人，多器官功能障碍、器官移植、大手术或危重抢救病人等。

工作特点：护士责任明确，能满足病人各种需要；负责完成其全部护理内容，能掌握病人全面情况；护士的才能得到充分发挥，体现个人才能，满足其成就感，并能建立良好的护患关系。缺点：耗费人力，且护士只能在班负责，不能实施连续性护理。

2. 功能制护理

功能制护理以护理工作任务为中心，以完成医嘱和各项护理常规为主要内容，依据工作性质机械地将护理工作分配给护理人员。护士按任务被分为"主班护士""治疗护士""药疗护士""生活护理护士"等，是一种流水作业的工作方法。它适用于护理人力资源缺乏，工作任务繁重科室病人的护理。

工作特点：护理人员按照分配做不同类型的工作，是一种流水作业式的工作方式。护士分工明确，工作效率高，任务单一，所需护理人员较少，易于组织管理，护士长能够依照护理人员的工作能力和特点分派工作；节省人力、物力。缺点：护理人员对病人的病情和护理缺乏整体性概念，容易忽略病人的整体护理和需求，工作机械，缺少与病人的交流机会，易导致护士疲劳厌烦；较少考虑病人的心理社会需求，护士较难掌握病人的全面情况，不利于整体护理；护士不能获得认同与尊重，护士工作满意度下降；护理人员重复性的操作，不能发挥主动性和创造性。

3. 小组制护理

小组制护理是指以小组的形式对病人进行整体护理。小组成员由不同级别的护理人员组成，每组分管10～15位病人，每组由一位管理能力和业务能力较强的护士任组长，组长负责制定护理计划和措施，安排小组成员完成工作任务，共同实现护理目标。

工作特点：充分发挥各级护士的能力、经验与才智，工作满意度较高；发挥团队合作精神，相互沟通，共同分享护理工作成果，工作氛围良好；护理工作有计划，有评价，病人得到较全面的护理。缺点：对病人的护理由小组负责，病人接受的仅是片段的整体护理，且护士个人责任感相对减弱；所需人力较多，对组长的管理技巧和业务能力要求较高。

4. 责任制护理

责任制护理是在生物－心理－社会医学模式影响下产生的一种临床护理模式。由责任护士和辅助护士按护理程序对病人进行全面、系统和连续的整体护理。其方法是以病人为中心，每位病人由一名责任护士负责，实行8小时在岗，24小时负责制的护理。由责任护士评估病人情况，确定护理诊断，制定护理计划，实施护理措施，并追踪评价护理效果。责任护士不在岗时，由辅助护士和其他护士按责任护士制定的计划实施护理。

工作特点：一是整体性，即护理评估及护理计划包括对病人的生理、心理、社会方面的护理问题，从整体认识病人。二是连续性，即病人从入院到出院由一名固定的责任护士负责全部护理活动的计划、执行与评价，保持连续性。三是协调性，责任护士负责与其他医务人员沟通、联系、协调等，以满足病人需要。四是个体化，护理活动依照病人个体化需求制订，病人与家属参与护理计划活动，尤其是健康教育等。这种护理模式的优点是护士能够全面了解病人的情况，为病人提供连续、整体的个体化护理，护士人员责任感增强，病人安全感和归属感增强。护患之间关系比较密切，增加了交流，护士独立性强。缺点：对责任护士的业务知识和技能水平要求高，需接受专业培训；护理文件书写任务较重，所需人力、物力多，护士工作压力较大，而且要求对病人24小时全面负责难以实现。

将责任制护理和整体护理结合起来，根据不同层次护士的工作能力、技术水平负责不同数量、病情轻重不同的病人，责任到人，明确分工，进行整体护理。这种责任制整体护理工作方式是目前创建优质护理服务示范医院活动中倡导的护理工作模式。

5. 系统化整体护理

系统化整体护理是自20世纪90年代以来开展的新型护理模式，是责任制护理的进一步完善。整体护理是一种模式，也是一种理念。以现代护理观为指导，以护理程序为核心，将临床护理与护理管理的各个环节纳入系统化的工作程序中。这种护理工作方式是以人的健康为中心的护理，核心是护理程序，并将护理程序系统化的护理临床实践及护理管理模式，按照护理程序的科学工作方式，为病人解决问题，实施有效的整体护理，其护理哲理、护理职责与评价、标准护理计划、病人教育标准计划、各种表格书写及护理质量控制等各个环节皆以护理程序为框架，环环相扣，整体协调一致，以确保护理服务水平的全面提高。

工作特点：能为病人提供包括生理、心理、社会、精神、文化等方面的全面护理；树立了新型护理管理观，充分调动护理人员积极性，增强了护士责任感，保证了护理质量大幅度提高。缺点：需要投入大量的人力，且各种规范表格的制定有一定难度。

6. 循证护理

循证护理是随着循证医学的产生与发展而出现的，是循证医学和循证保健必不可少的环节。循证护理是护理人员在计划护理活动过程中，审慎、明确、明智地将科研结论与临床经验、病人愿望相结合，获取证据，作为临床护理决策依据的过程。即以有价值、可信的科学研究结果为证据。提出问题，寻找实证，用实证对病人实施最佳的护理。循证护理包含了3个要素：

（1）可利用的最适宜的护理研究依据。

（2）护理人员的个人技能和临床经验。

（3）病人的实际情况、价值观和愿望。

这3个要素必须有机地结合起来，树立以研究指导实践、以研究带动实践的观念，护理学科才能进步。同时，专业护理人员的经验积累是护理实践不可缺少的财富。整体护理的中心理念就是要以病人为中心，从病人实际情况出发，这同样是循证护理的基本出发点，如果只注重统一化的最佳行为，就会忽视个体化的护理。

循证护理的开展主要包括5个具体步骤：①寻找临床实践中的问题，并将其特定化、结构化；②根据所提出的问题进行相关文献的系统综述，以寻找来源于研究的外部证据；③对科研证据的有效性和推广性进行审慎评审；④将所获得的科研证据与临床专门知识和经验、病人需求相结合，即将科研证据转化为临床证据，并根据临床证据做出符合病人需求的护理计划；⑤实施该护理计划，并通过自评、同行评议、评审等方式监测临床证据的实施效果。

以上各种护理工作方式是有继承性的，新的工作方式总是在原有的工作方式基础上有

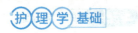

所改进和提高。每一种护理工作方式在护理学的发展历程中都起着重要作用，各种工作方式可以综合运用。

三、护理的概念

护理学是一门自然科学与社会科学的理论指导下的综合性应用科学，研究有关预防保健与疾病治疗过程中护理理论与技术的科学，是健康科学中的一门独立的学科，有其独特的理论体系。现代护理理论包含四个最基本的概念——人、环境、健康和护理，影响和决定护理实践的最基本概念，也构成了现代护理理论的基本框架。在这些概念中，缺少其中任何一个，护理都不可能成为一门独立的专业。

（一）基本概念

1. 人

护理实践的核心是人，即护理实践是以人的健康为中心的活动。护理学研究和服务的对象是人，人是家庭组成部分，而家庭又是社会组成部分，因此护理中的人的范围包括个人、家庭、社区和社会四个层面。也就是说，护理的对象是全人类。

（1）人是一个统一的整体　整体是指按照一定方式和目的有秩序排列的各个要素的有机集合体。整体的概念主要是两方面：

第一，组成整体各要素相互影响、相互作用。其中任何一个要素发生变化，都将影响其他要素发生相应变化。

第二，整体所产生的行为结果大于各要素单独行为的简单相加。整体中各要素功能正常发挥，都有助于其整体功能的发挥，从而全面提高整体的功效。

人具有社会和生物双重属性，是由生理、心理、社会、精神等方面组成的统一整体。任何一方面功能变化均可在一定程度上影响其他方面功能的变化。

（2）人是开放系统　开放系统是指不断地与周围环境相互作用，进行物质、能量和信息交换的系统；闭合系统是指不与周围环境相互作用的系统。人生活在社会中，是自然系统中的一个子系统，总在不断地与周围环境进行着物质、能量和信息的交换，例如，人不断从外界摄入食物和向外排泄废物，不断地从外界获取信息形成自己的思想并向外界表达自己的观点和态度。通过这种交换，使机体达到平衡，这种平衡包括机体内部各子系统间的平衡以及机体与环境间的平衡。在护理活动中，不仅要关心机体各系统或器官功能的协调平衡，还应注意到自然系统论中，其他子系统对集体的深远影响。

（3）人有基本需要　人的基本需要是指个体为了求得生存、成长与发展并维持身心平衡，而在生理和心理上最低限度的要求，包括生理、社会、情感、认知和精神等各个方面。需要是个体从事活动的基本动力，是个体行为积极性的源泉。当个体的需求得到满足时，就处于一种相对平衡的状态；当个体的基本需求得不到满足时，就可能陷入紧张、焦虑、愤怒的情绪中，出现机体的失衡而导致疾病。护理人员的职责是在提供护理服务时，帮助护理对象满足其基本需求，以达到最佳的健康状态。基本需要的内容可分为：

1）生理性需要：是与维持人的正常生理功能有关的所有需要，如对呼吸、食物、排泄、睡眠、休息的需要等。这些需要得不到满足，人就无法生存或延续后代。

2）社会性需要：是人与人之间的相互联系、相互作用及影响的需求，如沟通交流、归属感、朋友交往、被爱等。其主要作用是维持个体心理与精神的平衡，如得不到满足，就会产生孤独、被遗弃等不舒服感觉。

3）情绪性需要：是每个人对外界刺激产生心理体验的需求，当人对客观事物持肯定态度时，会产生愉快、满意等正性情绪反应；如果持否定态度，会产生憎恨、恐惧、愤怒、悲哀等情绪。因此，人会有表达自身所体验的喜、怒、哀、乐的各种情绪的需要。

4）知识性需要：是指个体在认知、思维、理性方面的需要，如学习、了解事物、推理、解决问题的能力等。其主要作用是实现自身生存价值，如得不到满足，将会产生自卑、无能、无助的感觉。

5）精神性需要：是有关人的精神信仰、精神依托与精神支持，如祈祷、宗教信仰、戴吉祥物等。其主要作用是寻求心灵上的慰藉，如得不到满足将会产生心理空虚等。

（4）人有自理能力并对自身健康有所追求　人对自身的功能状态具有意识和监控能力，人又有自我决定的权利和不同程度的自我护理的能力，每个人都希望自己有健康的身体和健全的心理状态，会通过不同的方式满足其对健康的追求。同时人有责任维持和促进自身健康，在患病后努力恢复健康是个体为维持生命和健康的需要而自己做出的一组活动，是有意识的、通过学习获得的、连续的行为。护士应当充分认识并调动人的主观能动性帮助护理对象恢复或增强自理能力，从而提高生存质量。

2. 健康

健康是人类生命存在的正常状态，是生活质量的评价标准之一。护理人员必须了解健康的概念和理论，便于为服务对象提供因人而异的身心整体护理。

（1）健康的定义　世界卫生组织在1948年将健康定义如下："健康不但是没有疾病和身体缺陷，还要有完整的生理、心理状态和良好的社会适应能力。"1990年WHO又提出"道德健康"概念，即"健康不仅是没有疾病，而且包括躯体健康、心理健康、社会适应良好和道德健康"。强调从社会公共道德出发，维护人类的健康，要求生活在社会中的每一个人不仅要为自己的健康承担责任，而且要对他人的群体健康承担社会公德。健康的内涵进入到新的认识层次，涵盖了生理、心理、社会及道德四个层面。

（2）健康的模式

1）健康－疾病连续相模式：该模式认为健康是相对的概念，是指人在不断适应内外环境变化过程中，维持生理、心理、社会等诸方面动态平衡的过程；疾病则是人的某方面功能较之健康状况处于一种偏移的状态。健康与疾病是个线型连续统一体，最佳的健康状态和死亡是两个极端，每个人每时每刻的健康状况都处在这一线型连续体某一位点上，并处于动态变化中。护士应用该模式可帮助服务对象明确其在健康疾病连续相上所占的位置，并协助其充分发挥各方面功能，从而尽可能达到健康良好状态。

2）最佳健康模式：认为健康不仅仅是一种没有病的相对稳定状态，而是应设法达到最佳健康水平。该模式更多地强调促进健康与预防疾病的保健活动。护士可应用最佳健康模式帮助服务对象进行能发挥机体最大功能和发展潜能的活动，从而帮助其实现最佳健康状态。

（3）健康和疾病的关系　健康和疾病都是人生命过程中最为关注的现象，对于健康和

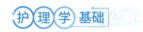

疾病的关系，现在多认为健康与疾病可在个体身上同时并存，就是说，一个人可能在生理、心理、社会的某方面处于低水平的健康甚至疾病状态，但在其他方面却是健康的，如身残志坚，即一个人可将各方面进行调整，扬长避短，达到自己健康的良好状态，并充分发挥潜能同样能为人类、为社会做出贡献。另外，健康和疾病之间有时很难找到明显的界限，存在过渡形式，是动态的、相对的，在一定条件下可互相转化；一些高血压、糖尿病病人，在医护人员的精心诊治护理下，其疾病处于稳定状态，生活能自理，可以参加社交活动，这就达到了他们自己的健康水平。可将健康和疾病的关系归纳如下：

1）健康和疾病没有明显的界限，存在过渡形式，它们是一种相对的关系，不是绝对的。

2）健康和疾病是动态变化的，二者在一定条件下可以互相转化。

3）健康和疾病可以在个体身上并存。

3. 环境

人体一切生命活动都是在一定环境条件中进行的。环境是动态的，不断变化的，环境的质量与人类的健康密切相关。良好的环境能促进人的健康，不良的环境则给人带来危害。人必须不断调节自己，以适应环境的变化，同时人又可以通过自己的力量来改造环境以利生存。

（1）人的内环境：指人的生理、心理两方面。一个生物体要生存必须保持其内环境处于动态的、相对稳定的状态。内环境是指由血浆、组织液和淋巴构成的一个可用来进行生命活动维持稳态作用的一个环境。当外界环境发生变化时，机体会自主的、最大限度地调节内环境的状态来适应外界环境的变化，达到新的动态平衡，维持机体的健康状态。

1）生理环境：即人体内的神经系统、呼吸系统、循环系统、消化系统、泌尿系统等，通过神经体液的调节，使内环境保持一种动态的、相对稳定的状态。当一个系统出现变化时，其他系统也会随之发生变化，引起机体整体功能的改变。

2）心理环境：即人的心理状态，如情绪、思维、情感和思想等。疾病会对人的心理活动产生影响，而心理因素是许多疾病的致病因素和促发因素，导致器官产生一系列病理生理变化。此外，心理环境对疾病治疗进程、预后等都会产生不同程度的影响。

（2）人的外环境：人的外环境是以人为中心的生存环境，包括自然环境、社会环境和治疗性环境。

1）自然环境：即生态环境，指存在于人类周围自然界中各种因素的总称，它是人类及其他一切生物赖以生存和发展的物质基础。如空气、阳光、水、土壤等物理环境和动物、植物、微生物等生态环境。人们的物质生活水平得到迅速改善和提高的同时也承受了因经济增长而带来的沉重代价，如环境污染等，已经对人类健康造成了威胁。

2）社会环境：也称人文环境或人际关系环境，是人们为了提高物质和文化生活而创造环境，包括经济条件、政治法律、生活方式、人际关系、社会安全、宗教文化、健康保健条件等，一个社会的政治、经济、文化的发展，人们生活水平及文化素养等因素，对社会环境产生直接影响，如人口的超负荷、失业压力、文化教育落后、人际关系紧张、缺乏科学管理、医疗保健服务体系不完善等可以直接、间接影响人类的健康，优良的社会环境是人健康保障的决定因素。

社会环境易受物质环境的影响，如城市发展过快、高楼林立、住宅过分拥挤、休闲设施缺乏等，均易导致人际关系疏远。此外，现代工业化的飞速发展使生活节奏加快，人们长期处于紧张状态，易导致情绪暴躁、烦闷、酗酒、药物成瘾等社会心理问题，并引发高血压及溃疡病等疾病。

3）治疗性环境：是专业人员为身心健康受到干扰的人设计的适当的物理环境和人文环境，帮助他们恢复健康。通常这种环境的创造需要有政策的配合，对空间设施进行科学的设计，还包括医务人员对病人的理解和尊重。治疗性环境要考虑两个主要因素：①舒适：舒适来源于医疗场所的物理环境，如光线、温度、湿度等；也来源于医护人员优质的服务态度；②安全：治疗性环境要随时关注病人的安全，包括防火装置、紧急供电装置、氧气供应等设施的安全性，还包括防止微生物的传播、预防医院内感染的发生等。良好的治疗性环境有利于病人身心整体的康复。

4. 护理

"护理"一词来源于拉丁语，原意是养育、照顾幼小等。护理的概念是随着护理专业的形成和发展而不断变化和发展的。

（1）护理的概念　在现代护理理论中护理是满足病人的各种需要，协助病人达到完美的健康状态。增进病人应对及适应的能力，寻求更健康的行为，为个人、家庭、群体以及社会提供整体护理。

美国护士协会在1980年提出："护理是诊断和处理人类对现存和潜在的健康问题的反应。"这个定义指出：

1）护理的服务对象不仅是单纯的病人，而是整体的人，既包括病人，也包括健康人，以及由人组成的家庭、社区和社会。护理的最终目标是提高整个人类的健康水平。

2）护理研究的是人对健康问题的反应，即人在生理、心理和社会各方面的健康反应。

3）此定义是和护理程序紧密联系的，通过评估、诊断、计划、实施和评价，完成对护理对象健康问题反应的诊断和处理。

这一定义较好地表达了护理学的科学性和独立性，目前被大多数国家护理界认同和采用。

（2）护理的内涵　尽管护理在近一百年来发展迅猛，变化颇大，然而它所具有的一些基本内器，即护理的核心却始终未变，它们包括：

1）照顾：照顾是护理永恒的主题。纵观护理发展史，无论是在什么年代，亦无论是以什么样的方式提供护理，照顾（病人或服务对象）永远是护理的核心。

2）人道：护士是人道主义忠实的执行者。在护理工作中提倡人道，首先要求护理人员视每一位服务对象为具有人性特征的个体，为具有各种需求的人，从而尊重个体，注重人性。提倡人道，也要求护理人员对待服务对象一视同仁，不分高低贵贱，不论贫富与种族，积极救死扶伤，为人们的健康服务。

3）帮助性关系：护士和病人的关系首先是一种帮助与被帮助、服务者与顾客（或消费者）之间的关系，这就要求护理人员以自己特有的专业知识、技能与技巧提供帮助与服务，满足其特定的需求，与服务对象建立起良好的帮助性关系，但护士在帮助病人的同时也深化了自己所学的知识，积累了工作经验，自身也获益匪浅，因此，这种帮助性关系其

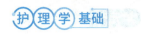

实是双向的。

（二）基本概念的相互联系

人、健康、环境和护理四个概念之间是相互关联、相互作用的。四个概念的核心是人是护理的服务对象，人的健康是护理的中心，人存在于环境之中，并与环境之间进行着持续不断的相互作用。健康即为机体处于内外环境平衡，多层次需要得到满足的状态。护理的任务是创造良好的环境并帮助护理对象适应环境，以达到最佳健康状态。

1. 人与环境的关系

（1）人与环境紧密联系：环境影响人的健康，人类与环境相互依存、相互影响。人类的疾病大部分由环境中的致病因素所引起，尤其近年来，社会科技快速发展，人为的环境因素导致的身心疾病呈不断增长的趋势，如饮食环境的变化导致了糖尿病、心血管疾病的增加，社会适应和工作压力导致的精神性疾病的增加以及不良的生活方式变化等。

（2）人体应与环境协调统一：人类已经从大量事实中证实了环境污染或人为的环境破坏给人类带来的灾难，人类深刻认识到物理环境会影响人文环境的发展，保护人类的自然环境就是保护人类的健康。人类正在创造和改变环境，逐步减少和消除社会环境不良给人类所带来的危害。

（3）人需不断调整机体的内环境使之适应外环境的变化：人类对环境的适应能力，因性别、年龄、健康状况的不同而有很大的差别，人体总是发挥最大的潜力来调节内环境以适应外环境的变化，或通过改变外环境来满足内环境的需求，并随时保持内外环境相互协调的动态过程，可见，环境与健康密切相关。

2. 人的健康与环境的关系

人生活在社会和自然环境中，其健康受多种因素的影响。

（1）环境因素：包括自然环境因素和社会环境因素。环境是人类赖以生存和发展的社会和物质条件的总和，但环境中存在许多危害健康的因素，人类许多的健康问题与环境有关，人类需要有认识环境和改造环境的能力，使两者处于互相适应和互相协调的平衡关系中，使环境向着有利人类的方向发展。

（2）生物因素：①生物遗传学因素，这类因素导致人体发育畸形，代谢性和内分泌失调以及免疫功能异常，此外，影响人类健康的其他因素包括年龄、性别、生长发育和代谢状况；②心理因素，是通过对情感和情绪的作用而影响人的健康，人的心理活动是在生理活动的基础上产生的，而人的情感和情绪的变化通过神经系统对人体的生理功能产生影响（怒伤肝、喜伤心、思伤脾、忧伤肺、恐伤肾）。积极的情绪可以增进健康，延缓衰老（笑一笑，十年少），而消极的情绪可影响各器官系统的生理功能，从而导致疾病。护理人员应重视病人的心理状况，预防因焦虑、恐惧、悲愤等情绪引起的生理功能失调，同时也要注重减轻因疾病带来的生理痛苦而造成的不良情绪。

（3）生活方式：指人们长期受一定文化、民族、经济、社会、风俗、规范，特别是家庭影响而形成一系列生活习惯、生活制度和生活意识。生活方式影响着人的健康，例如不良生活习惯、吸烟、酗酒、吸毒、药物依赖、体育锻炼和体力活动过少、生活工作紧张、娱乐活动安排不当、家庭结构异常等，可导致机体内部失调，而致营养不良、过度肥胖、药物成瘾、高血压、心肌梗死、消化性溃疡等疾病。

（4）获得保健设施的可能性：是医疗保健机构和专业人员为防病治病、增进健康而运用卫生资源和医疗手段，有计划、有目的地向个人、群体和社会提供必要的服务活动过程。在医疗保健服务中，医疗资源的分配、医疗保健人员的质和量、医疗服务的优劣、医疗制度完善程度及人们获得医疗保健服务的便利与否，都对人类健康产生重大影响。

（三）整体护理

1. 整体护理的概念

整体护理是一种以人为中心，以现代护理观为指导，运用护理程序的理论和方法，实施系统、计划、全面护理的一种思想和护理实践活动。整体护理的目标是根据人的生理、心理、社会、文化、精神等多方面的需要，提供适合人的最佳护理，因此整体护理又被为"全人护理"。

整体护理的基本含义可以从以下几个方面来理解：

（1）护理贯穿于人生命的整个周期全过程　即人成长的每一个阶段都需要护理，包括妊娠保健、新生儿护理、儿童护理、成人护理、老年护理、临终关怀，直到死亡。

（2）护理贯穿于人的疾病和健康的全过程　在人类的健康与疾病的动态平衡的运动过程中，始终有护理的介入。护理的服务对象由单纯的病人向健康人群转移，护理不仅仅是帮助病人恢复健康，还应包括促使健康人更加健康。

（3）护理为全人类提供服务　护理对象不仅包括个体，也包括群体，护理对象不仅包括个人，也包含家庭、社区，护理的最终目标是提高全人类的健康水平。

（4）护理服务场所不单纯局限于医院　由传统的医院或医疗机构向家庭、社区以及集体场所扩展，如学校、社区、工厂等。

整体护理是一种理念。在这种理念指导下，护理人员以服务对象为中心，根据其需要和特点，提供深入、细致、全面、有针对性的照顾，从而解决服务对象存在或潜在的健康问题，达到恢复健康、增进健康的最终目的。

2. 整体护理的意义

整体护理的实施，为护理领域带来了一场重大变革，具体表现在：

（1）拓宽了护理的服务范围，改变了护士的传统形象　整体护理不但要求护士熟练掌握医疗基本知识和操作技能，还要懂得心理学、社会学、管理学等多门学科知识；不但要求护士关心病人的生理、病理变化，也要对病人的心理变化、社会环境变化等其他因素变化关心；不但要与病人进行交流去发现问题，而且要自己做出决定去解决问题；不但要对病人进行全面管理，而且要对护士护理工作进行评价，使护士成为病人疾病的帮助者、生活的服务者、心理的依赖者、精神的寄托者、健康的保卫者。体现了护士的人生价值，能充分调动护士积极性，增强护士责任心。

（2）充实和改变了护理研究的方向和内容　整体护理在注重疾病护理的同时，更注重对疾病的研究，因此护理中充实了许多有关人的心理、社会、行为、伦理、道德等方面的内容。

（3）有助于建立医护关系和护患关系　在以病人为中心的整体护理实践中，护士开始

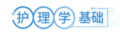

摆脱在疾病护理中医生助手的角色，取而代之，在病人恢复健康的过程中，与医生一同、相互合作、相互补充，形成新型的合作伙伴关系。病人是护理服务的核心，其思想、行为与感受、情绪等都会受到护理人员重视，因此护患关系得以加强；整体护理使病人从入院就得到护士的热情接待，摆脱了环境生疏、孤独、生活困难等困扰；护士对病人有关知识的讲解介绍，使之很好地配合治疗；护士对病人系统地、有计划地护理，可使病人得到较好的治疗；护患之间的接触沟通，能更多地发现问题，为心理、社会、医疗治疗提供更好的依据，避免事的发生，同时可增进彼此间的理解和信任，融洽了护患关系；适宜的健康教育、院后服务等可缩短住院时间，节约费用，增长防病治疗能力，使健康得到充分的保证。

（4）提出了新型护理管理　整体护理的开展要求护理管理者应具有以病人为中心的思想，一切管理手段与管理行为均应是以增进和恢复病人健康为目的。因此，使一些传统护理管理观念有所改变，如在进行病房床单位管理时，强调整齐划一。

（5）改变了护理教育课程设置　整体护理的实施要求护士不仅应有疾病护理能力，而且应有丰富的人文科学知识与沟通技巧等。为了培养合格的护理人才，护理教育的课程设置也相应调整了，从单纯的重视医疗与疾病护理的模式，丰富了许多方面的内容。

（6）适应经济发展和社会进步的需求　有利于整体水平的提高实施整体护理要以一定的经济发展水平为基础，使医疗单位上档次、上规模、完善设施、提高技术和管理水平，扩大护士的知识面，迫使护士自觉地去学习新东西，不断积累总结经验，提高自己的技术性技巧、沟通技巧、交流性技巧以及观察能力、表达能力、应变能力、分析能力、自我完善能力等综合性能力，有利于整个护理队伍素质的提高及整体水平的提高。

项目小结

　　本项目学习重点是现代护理学的发展历程、护理学的任务、护理的工作方式及护理的概念。学习难点为护理学四个基本概念之间的关系、护理相关理论。在学习过程中注重从护理学的发展和护理学概念演变过程中明确护理学的任务和工作方式。

思考与练习

　　病人，男性，71岁，有高血压病史10余年，早餐后在公园锻炼时突然出现头部剧烈疼痛，喷射状呕吐一次，伴左侧肢体瘫痪。被送到医院急诊后，测血压为180/110 mmHg，立即进行头部CT检查，结果提示"高血压脑出血"，入院后立即安置于重症监护室（ICU）进行抢救。

　　请问：

（1）针对病人的情况，应采用哪种护理工作方式？

（2）此种护理工作方式的优缺点是什么？

（王　琳）

数字教学内容

项目二 护士的角色及素质

学习目标

1. 掌握护士角色的功能及要求、护士素质的内容。
2. 熟悉角色的概念与病人的角色。
3. 具有主动培养护士素质的意识。

导学案例

病人，56岁，退休教师。因突发急性心绞痛入院。主诉胸前区疼痛、心慌、胸闷，病人情绪紧张，焦虑不安。护士小张为病人进行治疗与护理。

工作任务：
1. 评估病人角色适应情况。
2. 在工作中体现现代护士的素质。
3. 在为病人提供护理服务时体现护士角色功能。

应知部分

一、护士的角色

随着现代医学的发展及健康观的转变，护士的角色及功能范围也得到了拓展和升华。新的护理模式给护士的传统角色带来了巨大冲击，护士角色发生了根本性改变。护士清晰地认识现代护士角色与病人角色，能帮助护患间建立良好护患关系，有利于护理工作顺利开展。

（一）角色的基础知识

1. 角色的概念

角色是社会学、社会心理学的专用术语，原为戏剧舞台上的演出用语。其含义为：处于一定社会地位的个体或群体，在实现与这种地位相联系的权利与义务中，所表现出符合社会期望的行为和态度的总模式。

角色是存在于社会当中的，所有的角色都不是个人决定的，而是社会客观所赋予的。每个社会角色都代表着一系列有关行为的社会标准。每个人在社会中的所有行为都与各自特定的角色相关联，社会要求每个人必须履行自己相应的角色功能。

2. 角色特征

（1）角色间相互依存　角色是存在于社会当中，任何角色在社会中都不是孤立存在，而是与相关角色相互依存。也就意味着一个人要完成某一角色就必须有一个或一些互补角色存在。例如，要完成学生的角色，就必须有教师角色的存在；又如，要完成护士角色，

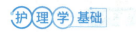

须有病人角色、医生角色等存在。

（2）角色的多重性　每个人在社会上履行不同社会职责时常常会扮演许多不同角色，因此，会出现多种角色集于某一个体的现象，这就是角色的多重性。如一位中年女护士，在家庭中，她是妻子、是母亲；在医院中，她是护士，可能同时又是某学术团体成员；在社会上，她是顾客、是乘客等。

（3）角色期待与角色行为　角色期待指个人在社会系统中的角色地位，其周围的人按照社会角色的一般模式对他的态度、行为方式提出合乎身份的要求和寄予期望。社会对每个角色都有"角色期待"。如护士应具备良好职业素质；病人应遵守医院规章制度，积极配合治疗及护理。角色行为是在角色期待的基础上，实现自己所扮演角色的一系列行为。每个人根据自身对角色期待的认识，表现出不同的角色行为。若个体角色行为符合角色期待，则社会或群体将能和谐、圆满地共同生活。反之则导致角色功能发挥异常甚至引起角色冲突。

3. 角色转变

角色转变是指个体承担并发展一种新角色的过程。每个人在一生中都会获得多种角色，在承担和发展新角色过程中就会经历角色转变。角色转变是一种正向成长，是学习和发展过程中不可避免的。每个人都要通过知识的学习，经验的积累，才能逐步符合新角色的要求，完成角色转变。例如，一位护理专业学生毕业后踏上工作岗位，通过适应新环境，参加系统化学习培训，考试获得了注册护士资格，成为一名合格的临床护士，这就是从学生角色到护士角色的角色转变。

（二）护士角色、病人角色

1. 护士角色

是指护士应具有与职业相适应的社会行为模式。随着现代社会对护士的需求越来越多，护士角色由传统形象逐渐发展到有着专业技能，能解决多种问题，受到社会尊重的护理实践者。因而，当代护士能履行多重角色功能，具有多元化角色。

（1）照顾者

照顾是护士最基本、最重要的角色功能。这种功能通过满足人的基本需要来实现。当人们不能满足自身基本需要时，护士通过提供各种专业知识满足病人生理、心理、社会文化、精神等需求，如食物摄取、排泄、呼吸维持、心理安抚等，以促进其康复。

（2）计划者

护士运用护理专业知识和技能，收集护理对象的生理、心理、社会等相关资料，评估其健康状况，提出健康问题，制定全面的、有针对性的、可行的护理计划，并遵循护理计划为病人实施护理服务，帮助其恢复健康或减轻痛苦。

（3）决策者

指护理人员应用护理专业知识及技能，收集服务对象的有关资料，判断其健康问题原因或诱因，做出护理诊断，并根据服务对象的具体情况制定护理计划。执行计划并判断及评价，在整个护理活动中，护理人员是服务对象健康问题的判断者及护理的决策者。

（4）沟通者

包括收集资料及传递信息。为了提供适合服务对象情况个体化的整体护理，护理人员必须与服务对象、家属、医师、同事及其他健康工作者沟通，以更好地了解服务对象情况，使各种健康服务人员更加明确服务对象的需要及疾病发展过程，最大限度地满足服务对象的需要。

（5）促进康复者

在服务对象由于疾病或意外伤害出现伤残或失去身体某种功能时，护理人员应想方设法为其提供康复护理的专业技术及知识，以帮助病人最大限度地恢复身体健康，并能做到最大限度的独立及自理。

（6）管理者与协调者

在护理工作中，护士必须对日常工作中的人、财、物、信息、时间等各种资源进行有计划、有组织的管理。通过对资源合理利用、整体协调，充分发挥自身的管理才能，运用管理的艺术和技巧，最大限度地满足病人的需要，为病人提供人性化、个性化护理。

病人所获得的医疗护理照顾应是整体性的、连续性的，这需要健康保健系统中所有成员的密切配合才能够完成。在这个团体合作过程中，护士有责任通过有效的沟通，协调合作成员之间的关系，以保证医疗、护理工作能够有序、高效地进行，保证护理对象获得最优质的整体照护。

（7）教育者与咨询者

临床护理教育者的角色主要体现在三个方面：

第一，护士承担了对病人及其家属的健康教育职责。护士利用自己的医学专业知识在医院、家庭和社区等各种场所，针对护理对象不同的特点，对其进行健康教育。

第二，护士还肩负着培养年轻新护士的教育者角色，这类护士通常由具有丰富理论基础和较强实践经验的护士来担任。正是由于有这么多优秀的护理教育者，我们的护理事业才得以传承和发展。

第三，在教育新护士的同时，护理也教育着病人，在临床护理工作中，护士是信息的提供者，是病人及家属的重要咨询对象。护士运用自己的医学知识及沟通技巧，解答病人及家属关于疾病与健康问题的困惑，使病人清楚地认识自己的健康状况，更好地配合治疗，尽快恢复健康。

（8）研究者与著作者

护理专业的发展与进步离不开护理科研。随着护理人员的高学历化，护理队伍整体素质明显提高。护士在实践工作中，要具有科研意识，勇于探索，善于提出新观点，通过提炼原有知识，创造新知识，并总结和推广研究成果，写论文或专著，以利于专业知识的交流，从而指导和改进护理工作，促进护理事业发展。

（9）病人代言人和利益维护者

首先，护士是与病人接触最为密切的人群之一，对病人病情变化、健康需求常常最为了解，可以通过与相关人员有效沟通，及时反映病人及家属的需求，为病人代言，帮助病人解决问题。其次，护士是病人利益的维护者，尤其对无法表达自己意见的病人，如昏迷者、危重者、婴幼儿、老年病人等，护士应采取各种防护措施以保护护理对象的利益不受伤害和威胁。随着医学科学的发展和各种新技术在临床上的应用，病人入院后所面临的是各种检查方式和电子仪器的使用，以及与医疗有关的各种专业人员组成的复杂环境。在这种环境中，护士应保证病人处于安全的治疗环境，以预防病人损伤，最大限度减少检查、

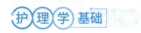

治疗带来的不利影响。

2. 病人角色

患病在每个人的生活中都是一个特殊的事件，每个人都要面对由于疾病所带来的一系列包括身体、情感、需要、行为和社会关系等的改变。病人是各种各样社会角色中的一种，有其特定的行为模式，了解病人角色特点有利于护士对病人行为的理解，有利于更好地开展护理工作。

（1）病人角色的概念

病人通常是指患有疾病、忍受疾病痛苦的人，是医疗护理服务的对象。当一个人患病之后，不管是否从医生处得到证实，这个人就获得了病人角色，原有的社会角色就会部分或全部被病人角色所取代。

美国社会学家帕森斯提出病人角色应包括以下四个方面的内容：

1）部分免除日常工作及生活中应尽的责任　免除的程度取决于疾病的性质、严重程度、病人的责任心以及病人所获得的支持系统等。例如，一个普通感冒病人其免除社会角色的时间一般要少于一位心肌梗死病人。

2）对其陷入疾病状态没有责任　一个人是否患病不是自己所能控制的，因此病人对其患病后所造成的影响没有责任；患病后也不能完全依靠自身力量去恢复健康，需要得到专业的帮助，也享有获得帮助的权利。

3）应主动寻求专业技术帮助　在恢复健康的医疗和护理活动中，病人应主动寻求医生、护士等专业人员的帮助。病人应按照医务人员的要求，积极配合治疗和护理，如戒烟、戒酒、服药、休息等；传染病病人有义务接受隔离，以免疾病扩散。

4）有恢复健康的责任　大多数人在经历疾病给人带来痛苦、不适、伤残等身心折磨后，都希望能早日恢复健康。这不仅是病人自身的需求，更是社会对每位病人的要求，通过积极配合治疗护理、进行适当的康复训练等，为恢复健康而努力，以便其回归原有的社会角色，承担应尽的社会责任。

（2）病人角色的转变

不同的年龄、病情、文化程度、职业、个性的病人对自己的"新角色"有着不同的认识和理解。病人的身份不是与生俱来的，任何一位病人在患病前都是一个健康人，在社会中扮演着各种不同的角色。病人在患病后能否真正转变为病人角色，会直接影响病人对角色的适应。护士应帮助病人尽快适应新角色。一般来说，病人在角色转变中可以出现下列两种情况：

1）角色适应　是指病人现有的行为已经与病人角色的"指定行为"相符合。角色适应是一种最好的结果，有利于医疗护理工作的开展，有利于病人的康复。

2）角色适应不良　许多社会和心理因素都会导致病人的角色适应不良。一般常见的角色适应不良及心理原因如下：

①角色行为缺如：指虽然医生诊断为有病，但病人本人不愿意承认自己患病，没有进入病人角色，这是一种心理防御的表现。常常发生在病人突然获知自己患有重大疾病或疾病突然恶化时，如许多人在初次诊断为癌症或其他严重的、预后不良的疾病时，均有这种防御性心理反应。

②角色行为冲突：是指病人在适应角色过程中，与其原有的各种角色发生心理冲突而引起行为矛盾。表现为病人意识到自己有病，但不能接受病人的角色，且伴有愤怒、焦虑、烦躁、茫然或悲伤等情绪反应。实际上，这是一种视疾病为挫折的心理表现。一般情况下，性格强势、在工作中占主导地位的人容易出现这种行为问题。

③角色行为强化：由于在患病期间病人的依赖性增强和自信心减弱，病人对自己的能力表示怀疑，对承担原来的社会角色恐慌不安，安心于已适应的病人角色，或是自觉病情严重程度超过实际情况，小病大养。如女性病人、老年病人容易发生角色强化。

④角色行为消退：是指病人本已适应了角色，但由于某种原因，使其又重新承担起原来扮演的其他角色，并将其上升到主要位置，从而放弃病人角色。例如，一位慢性肾炎的女性病人，在治疗期间得知自己儿子因骨折住院需要照顾，就立即放弃自己的治疗去照顾儿子。这是因为此时"母亲"的角色在她心中已经占据了主导作用，于是她放弃了病人角色而承担起了母亲的角色。

⑤病人角色行为异常：久病或重病病人常有悲观、厌倦甚至自杀等心理行为。

3. 护理人员在病人角色适应中的作用

由于护理人员与病人接触机会最多，且通常是首先了解病人在角色适应过程中出现问题的人，为了使病人尽快适应病人角色，配合医疗和护理工作以促进疾病的早日康复，护理人员有责任在病人角色适应中起指导作用，指导内容包括以下几个方面：

（1）常规指导

指导病人初次入院时，护理人员向病人介绍病区环境、制度、注意事项等。同时做自我介绍，介绍有关医务人员和同室病友，以消除病人的陌生感和恐惧感，帮助病人树立起在医院环境中充当病人角色的自信心。

（2）随时指导

当病人住院后出现一些新情况，如即将面临痛苦的检查，病人焦虑和恐惧不安时，护理人员应观察并掌握准确的信息，及时进行指导。

（3）感性指导

一些长期住院、伤残及失去工作能力的人，容易对治疗失去信心，甚至产生轻生念头，会出现角色缺如或角色消退等现象。有些病人在疾病恢复期出现病人角色强化现象，护理人员应经常与病人沟通，了解病人情感及情绪变化并给予适当帮助，使其在心理上达到新的平衡。

小贴士

医院对于护士是工作的场所，但是对于病人来说是祛除疾病恢复健康的希望之地，护士与病人的角色是不同的，在临床工作中护士会遇见各种不同的类型的病人，因此护士除了需要具有过硬的护理理论知识和精湛的护理技能素质，同时也要具有心系病人的细心、爱心、耐心、同理心等。

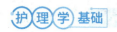

二、护士的素质

（一）素质的概念

素质是指个体在先天禀赋的基础上，受到后天环境和教育的影响，通过自身的认识活动和参加社会实践活动而形成和发展起来的较为稳定和基本的身心要素、结构及其质量水平，是人所特有的一种实力。素质原为心理学的一个专业术语，其解释分为先天和后天两个方面。先天，是自然性的一面，是指人的机体与生俱来的某些生理特点和原有基础，即机体天生的结构形态、感知器官、神经系统，特别是大脑结构和功能上的一系列特点，受遗传影响，这是人能力发展的自然前提和基础。后天，是社会性的一面，主要受后天环境和教育的影响，通过不断地培养、教育自我修养、自我磨炼而获得的一系列知识技能、行为习惯、文化素养、品质特点的综合利用，其占主导作用。

素质不仅是人的一种心理特征，也是人所特有的一种实力。重视素质培养，就是提高人综合实力的重要途径。现代社会具有复杂多变的环境，综合素质的高低往往决定了个体今后的发展趋向和潜力。成功地应对社会各种需求，创造新的价值和努力获得自我实现。是高素质人追求的目标。重视护士素质的培养，有利于护理人才的成长，有利于护理质量的提高，有利于护理专业的发展。

（二）护士素质的内容

护理工作是一种脑力与体力并举，与人的健康及生命密切相关的工作，护理人员经常面临各种危机、突发的情况；涉及护理人员与服务对象、家属、医生、其他护理人员等复杂的人际关系。护理工作需要护理人员日夜轮流值班，影响护理人员日常生活规律等，护理工作的这些特点决定了护理是一个具有高强度压力的专业，这就要求护理人员必须具有高尚的职业道德，扎实的专业知识，精湛的护理技术，良好的心理素质，才能满足护理工作的各种角色要求，应对各种复杂的护理环境，做好服务对象的身心康复护理工作，并维护个人的身心健康。护士素质是在一般素质基础上，结合护理专业特性，对护理工作者提出的特殊职业要求，具有良好职业素质是护士从事护理工作的基本条件，也是护理专业发展的绝对性要素。

1. 总体素质要求

（1）有端庄的仪表及表率作用　要求仪表端庄整洁、表情自然，面带笑容，和蔼可亲。以开明的态度对待服务对象及家属。

（2）有专业责任心　做事认真负责，一丝不苟，敢于承担责任。

（3）有解决问题的能力　面对服务对象的具体问题，能当机立断，果断决策，采取适当的措施。及时解决不同服务对象的各种问题。

（4）有敏锐的洞察能力　能主动观察病人的病情变化，了解服务对象的各种问题，能明确判断护理问题的轻重缓急，并及时处理。

（5）有扎实的理论知识及实践技能　有足够及丰富的专业知识，有熟练实施各种护理措施的能力。

（6）有同情心并能设身处地为服务对象着想　体贴、同情、理解服务对象，并根据服务对象的具体情况实施适当、科学的心理护理。在服务对象需要时，能及时提供护理，尊重服务对象的人格、尊严及权利。

（7）有良好的沟通、咨询及教育能力　能随时将服务对象的病情进展、治疗情况与有关人员沟通，对服务对象的问题耐心倾听，给予适当解答，并能在各种适当场合实施正式或非正式的健康教育。

（8）有主动性和进取心　能不断地学习和进取，有志在护理专业领域中不断地创新及开拓，随时以最好方式护理服务对象。

（9）有独立学习能力　在遇到具体的护理疑难问题时，能主动查阅有关资料，或请教有关专家解决问题。

（10）有自我反省和完善能力　随时了解自己的优势及缺点，不断完善自己的知识及技能。

（11）有科研能力　实施护理科研，解决临床问题，为护理专业的发展贡献力量。

2. 思想道德素质

（1）政治思想素素质　热爱祖国、热爱人民，具有崇高的理想、高尚的道德，树立正确的人生观、价值观，热爱护理事业，对护理事业有坚定的信念和职业自豪感。

（2）职业道德素质　具有崇高的护理道德、诚实的品格和较高的慎独修养；廉洁奉公、具有高度的责任感和同情心。护理工作平凡而辛苦，繁忙而琐碎，护士只有具备良好职业道德素质才能忠于职守、乐于奉献，完成救死扶伤的神圣使命，站在促进人民健康、减轻人民痛苦的临床工作最前沿，担任维护人民健康的保护者，全心全意为人民的健康服务作出贡献。

3. 科学文化素质

（1）基础文化知识　现代护理学发展要求护士必须具备一定的基础文化知识。现代护理已经进入了快速发展阶段，护理工作常常会出现各种理论更新、技术进步，护士只有具备一定的基础文化知识，才能更好地适应现代护理专业的发展。现代护士应牢固树立终身学习的观念，以基础文化知识为基石，为终身学习奠定良好的基础，也为自身护理事业的发展和腾飞提供必备条件。

（2）人文科学及社会科学知识　随着护士角色的多元化，护理工作的复杂化的发展，护士还应具备一定的人文科学及社会科学知识。护理的服务对象是"人"，体现对"人"的尊重，对"生命"的尊重，对人需要的尊重，这是现代护理学与传统护理实践相比最大区别之一。护理学作为一门综合性的学科，需要人文科学与社会科学知识。例如，护士在与病人沟通的过程中，常常要运用人际沟通、心理学、伦理学、社会学、哲学、法学等多种知识；又如，护士在临床实践和管理工作中，常常要运用美学、统计学、经济学等知识。因此，护士只有具备渊博的人文科学及社会科学知识，才能更好地开展护理工作，才能更好地为病人服务。

4. 专业素质

（1）扎实的专业理论知识　护士的专业知识是决定一个护士能否胜任护理工作的基本条件之一。《护士条例》中明确规定，护士必须经过专业注册考试，取得护士执业证书才能从事护理工作。护理的工作直接关系到病人的生命安全，护士只有接受了系统的、专业的护理教育课程，具备了扎实的理论知识才能在临床实践中合理运用，从而为病人提供安全、高效的护理服务。

（2）规范的实践操作能力　护士应具备规范、精确、娴熟的护理技能，规范的护理操作对护理安全起着保障作用，能够有效降低护理安全风险。如在危重病人抢救过程中，能熟练运用呼吸机、心电监护等设备，能迅速建立静脉通道、进行中心静脉压测定等。过硬的实践操作能力，需要护理工作者刻苦勤奋的练习，善于进行经验的总结、改进，积极虚心向护理前辈请教才能获得。

（3）敏锐的洞察能力　护士应用专业知识，准确收集病人资料，通过细致入微的观察，及时发现病人的病情变化，判断问题的轻重缓急并及时处理。护理工作中，病人病情是复杂多变的，有时病人身体或心理的细微改变，就是某些疾病的危险信号。护士只有具备了敏锐的洞察力，才能读懂这些危险信号，在危险发生前发现问题，协助及时治疗和护理。

（4）良好的决策能力　护理学是一门应用性很强的学科，要求护士在护理过程中，面对护理对象的具体问题，能够当机立断，做出分析和决策。护士良好的决策能力，是分析问题和解决问题能力的体现，应用护理程序的工作方法，采取适当的护理措施，解决病人现存的或潜在的健康问题。

（5）较强的沟通能力　沟通能力在护理工作中至关重要，护患良好关系的建立依赖于有效的护患沟通。沟通是一门艺术，体现了护士的素养和内涵。沟通能加强护士的亲和力，能更加准确、全面地收集病人资料，缓解病人的身心压力，提高病人满意度，有利于建立和谐的医疗环境。因此，护士在工作中应重视护患沟通，通过不断学习和训练，提高自身沟通能力。

（6）评判性思维能力　评判性思维是一种理性思维，是在反思的基础上进行分析、推理从而做出正确的判断。护理科研工作的开展需要评判性思维，护理事业的进步、发展和创新需要评判性思维。具有评判性思维的护士不是被动地等待，而是积极思考后做出正确的判断。通过对护理工作现状的积极反思，能提高护士评判性思维能力，提高护士决策能力，为护理对象提供高质量的护理服务。

（7）灵活的应变能力　通常护士是与病人接触最为频繁的人，常常是最早发现病人病情变化的人，面对突然发生的意外情况，护士在工作中应做到灵活果断、敏捷机智、冷静处理，利用自身的专业知识最大限度地满足病人的需求。

（8）自我发展和创新能力　护理事业在不断发展进步，护理专业知识在不断更新。护士在护理工作中常常会遇到新知识，新技能和各种疑难问题，通过不断关注学科新的发展变化，培养自己更新知识的能力，形成一定的专业知识储备，才能实现自我发展。同时要善于发现工作中的问题，运用创造性思维加以解决，提高自身的创新能力。

5. 心理素质

护理工作的特点要求护士具有良好的心理素质。由于护理工作任务繁重、强度高，常常要面对各种突发状况，还要处理纷繁复杂的人际关系。因此，护士常常承受着较大的心理压力。护士要善于调节自己的情绪，及时排解不良心理因素，保持乐观、稳定的情绪，豁达、宽容的胸襟，以真诚、平和的心态为病人提供优质护理服务。

（1）良好的人生观及职业动机　专业活动占据了人们生活的大部分时间，因此，从业人员只有以良好的职业心态及动机选择专业，才能有更好的职业活动。护理专业要求其从业人员能认同并热爱护理专业，有一定职业荣誉感，了解职业的角色要求，有一定择业动机及对专业的成就感要求，有稳定的职业心态，有发自内心的关心及爱护服务对象的能力。

（2）精确的记忆力　护理工作的每一项任务都有严格的时间、具体的数量及对象要求并需要专业知识，要求护理人员能精确地记忆每项护理措施的实施对象、时间、用量等方面。如对病人进行肌内注射，护理人员一定要准确地记住注射对象、药物用量及应用时间，以及可能会出现什么反应，需要采取什么措施以预防反应等。

（3）良好的分析及评判思维能力　临床护理中，护理人员会遇到各种各样的护理问题，这就需要护理人员能依据自己的专业知识，根据服务对象的具体情况分析问题，以创造性地解决相应的护理问题。

（4）稳定的情绪状态及积极的情感感染力　护理人员的工作情绪对服务对象及其家属有直接的感染及影响作用，需要护理人员在工作中经常保持稳定情绪，不要喜怒无常，更不要将自己的生活、家属、工作等问题所产生的情绪带入护理工作中或发泄到服务对象身上，要学会控制自己的情绪，做到遇事沉着冷静，适度地表达自己的情感，遇到紧急、危重病人抢救等情况时，要求冷静而不慌乱，有条不紊，以稳定病人及家属情绪，使病人有安全感、亲切感及信任感。

6. 身体素质

身体素质是人体活动的一种能力，是指人体在运动、劳动、工作与生活中所表现出来的力量、速度、耐力、灵敏度及柔韧性等。护士特殊的工作环境和工作特点决定了护士应具有健康的体魄、充沛的精力、良好的耐受力、敏捷的反应力。护士在平时要注意休养、加强营养、并加强身体锻炼，以确保护理工作的顺利完成。

护士素质的提高是一个终身学习的过程，是一个自我发展、自我完善的过程。每个护士都应明确护士素质的内容，不断加强自身素质的修养，与时俱进，在临床护理工作中，积极学习、主动锻炼，对比自查，找出差距，在实践工作中不断加以完善和提高，努力成为一名素质优良的优秀护士。

项目小结

本项目学习重点是掌握护士角色、护士素质的内容。难点是学生在学习病人角色需要应对的问题时不能用护士素质解决问题，因此需要学生增加课间实践内容。临床护士不仅要求具备丰富的专业知识和技能，还要求具有良好的身心素质和高度的责任感。护士们面临的挑战和困难是多方面的，需要通过不断学习和实践来克服。

思考与练习

病人，45岁，教师，因突发急性心绞痛入院，主诉胸前区疼痛，心慌、胸闷，病人情绪紧张，焦虑不安。

请问：

（1）如何为病人评估角色适应及角色转变的情况？

（2）在日常护理工作中如何体现现代护士的素质？

（3）在高强度的护理工作中护士要如何克服自己的不良情绪？

（蔡　艳）

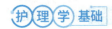

项目三　护理学的理论基础

数字教学内容

学习目标

1. 熟悉需要层次理论及压力与适应理论。
2. 掌握需要层次理论、压力与适应理论在护理中的应用。
3. 具有良好的职业道德修养和人文关怀理念，能应用相关的理论知识指导护理实践。

导学案例

　　病人，男，62岁，因急性阑尾炎入院，入院时右下腹部剧烈疼痛，辗转不安，焦虑、烦躁，需急诊手术治疗。
　　思考：
　　1. 按照马斯洛的人类需要层次理论如何满足病人的需要？
　　2. 如何帮助病人适应压力？

应知部分

一、需要层次理论

　　人类为了生存、生长和发展，必须满足一些基本的需要，如食物、休息、睡眠、交往等。当人的基本需要得到满足时，身心就处于一种平衡状态，有助于个体维持健康。反之，个体则可能会出现紧张、焦虑、愤怒等失衡状态，从而导致身心疾病的发生。所以，护理人员必须掌握有关需要层次理论，从而更好地帮助护理对象满足其基本需要，维护和促进人类健康。

（一）需要的概述

1. 需要的概念

　　需要又称需求，是人脑对生理与社会要求的反映。如在生理上对食物、水、氧气、排泄、休息及避免有害刺激等的需要；在心理上有对交往、自尊、求知欲等的需要。

2. 需要的特征

　　（1）需要的对象性　任何需要都是指向特定的对象。这种对象既可以是物质性的，如食物、住所等，也可以是精神心理性的，如信仰、友谊、尊重等。

　　（2）需要的发展性　人的需要是随着年龄、时期的不同而发展变化的。个体在不同的成长发展阶段，会有不同的优势需要，如婴幼儿期主要以生理需要为主，3岁以后就凸显求知欲望。

　　（3）需要的无限性　需要不会因暂时的满足而终止。当低一级需要得到满足后，就会向更高级的需要发展，个体在不断满足需要的过程中得到成长与发展，并推动了社会进步。

（4）需要的独特性　需要具有独特性是因为个体生理因素、遗传因素、成长发展阶段以及所处的环境因素不同等而导致每个人都有其独特的需要。

（5）需要的社会历史制约性　人各种各样需要的产生与满足受其所处的环境条件与社会发展水平的影响和制约。

3. 影响需要满足的因素

人的基本需要满足的程度可受到诸多因素的影响。因此，护理人员需要了解影响人的基本需要满足的因素，才能帮助护理对象避免或消除不利因素，从而更好地满足护理对象的各种需要。

（1）内在因素

1）生理障碍：由于疾病、疲劳或者损伤等生理方面的变化，可导致人的若干需要不能得到满足。如胃肠道疾病会影响人对营养需求的满足。

2）认知障碍：缺乏知识、信息或语言障碍时，会影响个体正确认识和识别自我需要，从而造成需要的缺失或不被满足。

3）情绪障碍：焦虑、愤怒、恐惧、抑郁、兴奋等情绪均会影响需要满足。如个体在悲伤情绪的支配下，会不思饮食，不愿与人交谈等。

4）个人因素：个人信仰、价值观、性格特征、能力水平、生活习惯等均会影响个体需要满足的程度和方式。

（2）外在因素

1）环境因素：环境陌生、空气污染、噪声等都会影响需要的满足。

2）社会因素：社会制度、经济水平、物质供给条件以及人际关系紧张等也会影响个体需要的满足。

3）文化因素：社会道德观、文化习俗、观念、信仰以及受教育程度等都会影响需要的满足。

（二）人类的需要层次理论

19世纪50年代，许多心理学家、哲学家和护理学家从不同角度探讨了人的基本需要，形成了不同理论，其中以美国著名心理学家马斯洛的需要层次理论最为著名，此理论在许多领域得到广泛应用。

1. 马斯洛（Abraham Human Maslow）的需要层次理论

马斯洛是美国人本主义心理学家。他发表的文章和著作中，提出了人的需要有不同层次，按重要性和发生的先后顺序，由低到高分为五个层次，并按"金字塔"形状加以描述。

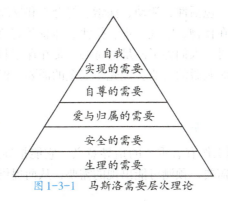

图1-3-1　马斯洛需要层次理论

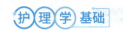

 小贴士

（1）生理的需要　是人类最基本、最低层次、最强有力的需要，包括氧气、水、食物、温度、睡眠、休息、排泄等，是其他需要产生的基础。

（2）安全的需要　指安全感、避免危险、生活稳定有保障。安全需要普遍存在于各个年龄阶段，特别是婴儿期及危重病人更为明显。

（3）爱与归属的需要　指个体对家庭、朋友、伙伴的需要，对得到组织、团体认同的需要。如果这种需要得不到满足，就会产生孤独、空虚、被遗弃等痛苦。

（4）自尊的需要　指个体对自己的尊严和价值追求，包括自尊、尊重他人和被他人尊重。尊重的需要得到满足，可使人有价值、有力量、有成就感，使人自信，否则就会产生自卑、软弱、无助等感觉。

（5）自我实现的需要　是个体最高层次的需要。是指一个人需要充分发挥自己的才能与潜力的要求，实现自己在工作、学习及生活上的愿望、理想和抱负，并能从中得到满足。

马斯洛认为，人的基本需要虽然有层次高低之分，但各层次需要之间彼此关联：首先必须满足较低层次的需要，再考虑较高层次的需要；各种需要得到满足的时间不一定相同，一般是较低层次的需要得到满足后，才会出现更高层次的需要；也可发生各层次需要重叠出现或层次顺序发生改变；越高层的需要满足的方式和程度差异越大；基本需要满足的程度与健康密切相关。

2. 凯利希的需要层次理论

在马斯洛提出人类基本需要层次理论几年后，美国护理学家理查德·凯利希将这一理论加以修改，认为知识的获取是人类好奇心和探索所致。因此，在生理和安全需要之间增加一个层次即刺激的需要，包括性、活动、探索、好奇心和操纵。性和活动的需要获得虽然属于生理需要，但必须在食物、空气、水、排泄、休息及避免疼痛等生理需要获得满足后，才会寻求此需要。同时，人们为了满足好奇心，常在探索和操纵各项事物的时候往往会忽略自身安全，因此有时刺激的需要会优先于安全的需要。但每一时期总有一种需要是占支配地位的。

（三）需要层次理论在护理中的应用

需要层次理论对护理工作有着重要的指导意义，它能指导护士充分认识各类人的需要，明确目前尚未满足的需要，预测可能出现的需要，从而提供有效的护理措施，满足病人需要，促进恢复和维护病人健康。

1. 需要理论对护理实践的意义

（1）帮助护士识别病人未被满足的需要　人在健康状态下，能够依靠自己满足各类需要，但在患病时，有些基本需要就无法通过自己的能力来满足。因此，护士要按照人类基本需要的不同层次，从整体的角度系统收集资料，评估病人尚未满足的需要层次，发现护理问题，立即帮助解决。

（2）确定护理的优先顺序　需要层次理论是按照对人的生存和发展的重要程度排列的，护士可以据此识别问题的轻、重、缓、急，以及在制定护理计划时准确排列护理诊断的先后顺序。一般情况下，越是排在前面的需要越重要，越需及早给予满足。如首先应保持呼吸道通畅、止血、维持有效的循环血量等，满足病人生理的需要；待病情稳定后，为病人采取安全的需要；鼓励病人家属和亲友探视病人，帮助病人建立良好的病友关系和护患关系，满足爱与归属的需要；在治疗和护理过程中应尊重病人的隐私，某些情况下让病人做出自己的选择，满足病人自尊与被尊重的需要；病人正确对待疾病，积极配合治疗和护理，促进康复，满足病人自我实现的需要。

（3）指导护士满足护理对象需要的方式

1）直接帮助：对于完全无法自行满足基本需要的病人，护士应采取有效的护理措施，满足其需要。如昏迷、瘫痪病人和新生儿等，护士应提供全面的帮助。

2）间接帮助：对于只能部分自行满足基本需要的病人，护士应鼓励病人完成力所能及的自理活动，帮助病人发挥最大潜能，促进早日康复。如协助病人功能锻炼等。

3）教育支持：对于基本能够满足需要，但缺乏健康常识的病人，护士可通过卫生宣教、科普讲座、健康咨询等多种形式，为护理对象提供卫生保健知识，消除影响需要满足的因素，避免健康问题的发生和发展。如对孕、产妇进行保健和育儿指导。

2. 应用需要理论满足病人的基本需要

当病人患病时既不能正确地识别自己疾病状态的特殊需要，也有许多需要不能自行满足，必须依靠护士来协助。因此，护士应具备全面评估病人需要的能力，明确尚未满足的需要，并根据其优先次序制定和实施相应的护理措施，以帮助人满足需要，恢复机体的平衡稳定。

（1）生理的需要　疾病常常导致病人各种生理需要无法得到满足。

1）氧气：氧气是最先应被满足的生理需要，尤其是对危重病人，必须给予立即和优先满足，否则会危及生命。常见于呼吸困难、呼吸道阻塞等引起的缺氧，护士针对病人缺氧原因，立即采取措施，满足病人对氧气的需要。

2）水：常见的问题有脱水、水肿、电解质紊乱、酸碱平衡失调。护士应全面评估病人的症状及其原因，及时采取措施，满足病人对水的需要。

3）营养：常见的问题有消瘦、肥胖、各种营养素缺乏、特殊饮食需要。因此，护士应评估病人的营养状况，确定引起病人营养不良或肥胖等的原因，积极采取措施，帮助病人满足营养的需要。

4）温度：包括机体的温度和环境的温度。机体温度过高过低、环境温度过高过低，不仅给病人造成一系列身体上的不适反应，如寒战、头痛等，还会给病人带来精神上的

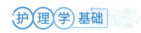

反应。因此，护士应注意评估病人体温的变化，并提供温湿度适宜的环境。

5）排泄：常见问题有便秘、腹泻、大小便失禁、尿潴留、多尿、少尿或无尿等。排泄异常的原因非常复杂，护士应及时发现问题，准确评估病人对排泄方面的需要。

6）休息和睡眠：常见问题有疲乏、各种睡眠形态紊乱等。造成病人睡眠需要不能满足的原因很多，护士应运用专业知识，满足病人睡眠的需要。

7）避免疼痛：各种急、慢性疼痛都会给病人带来一定的身心反应。护士应及时正确地评估病人疼痛情况，针对原因采取积极的预防和处理措施，满足病人避免疼痛的需要。

（2）刺激的需要　病人在患病的急性期，对刺激的需要往往不明显，待急性期过后逐渐明显起来。如卧床病人需要翻身、适当的肢体活动，以防止皮肤受损和肌肉萎缩。长期单调的生活不但会引起情绪低落和体力衰退，智能活动也会受影响。所以护士应注意满足病人刺激的需要，美化病区环境，及时做好健康教育，鼓励病人和周围的人建立良好的人际关系，安排适当的娱乐活动。

（3）安全的需要　人在患病时安全感会降低，特别是对医院环境不熟悉，对医疗技术水平不了解，担心治疗效果和医疗护理技术，对各种检查和治疗感到焦虑、恐惧，担心住院带来的经济问题等。因此，护士应采取各种措施帮助病人提高安全感，用认真的工作态度、娴熟的操作技能、良好的人文关怀获得病人的信任，从而增加病人战胜疾病的信心。

（4）爱与归属的需要　人在患病时无助感增强，因此，爱与归属的需要也就变得更加强烈。病人希望得到家人、朋友、周围人的关心、理解和支持。所以，应建立良好的护患关系，允许家属探视并鼓励其参与病人的护理，帮助病人之间建立友谊。病人只有在获得爱与归属感后，才能真正接受护理。

（5）自尊的需要　人在爱与归属的需要得到满足后，才能感到被重视和尊重，这两种需要是互相关联的。患病后病人会因某些方面的能力下降而影响自身价值的判断，往往会感到由于疾病而失去自身价值或成为别人的负担，担心被轻视等而影响其自尊需要的满足。因此，护士在与病人交往中要礼貌称呼病人，不能直呼其床号，认真倾听病人意见，尊重病人的个人习惯、价值观念及宗教信仰等。在进行护理操作时，应注意避免病人肢体暴露，保护病人隐私，维护病人自尊。让其体验到自己是重要的、被别人接受的、受人尊重的和有价值的。

（6）自我实现的需要　自我实现需要的产生和满足程度因人而异。护理的功能是切实保证低层次需要满足的基础上，为自我实现需要的满足创造条件。在满足基本需要的基础上，护士应鼓励病人表达自己的个性和追求，帮助病人认识自己的能力和条件，鼓励病人积极配合治疗和护理，为达到自我实现而努力。

二、压力与适应理论

压力是一种跨越时间、空间、人格与文化的全人类体验，这种体验贯穿于人的一生。有些压力具有积极的意义，甚至不可或缺，然而，过多的压力或消极的压力会使人产生生理、心理、精神等方面的综合反应。护士应学习压力与适应理论知识，可以运用相关理论更好地明确护理对象的压力，采取各种措施帮助护理对象避免或减轻压力，提高身心适应能力，从而维护和促进护理对象的身心健康。

（一）压力

1. 概述

（1）压力　又称应急或紧张，20世纪"压力之父"汉斯·塞利（Hans Selye）认为压力是指个体对作用于自身的内外环境刺激做出认知评价后，引起的一系列非特异性的生理及心理的紧张反应状态的过程。

（2）压力源　又称应激源或紧张源，指任何能使机体产生压力反应的内外环境的刺激。一般按照性质可分为四类：

1）躯体性：指对个体直接产生刺激作用的各种刺激物，包括各种理化因素、生物因素及生理病理因素的刺激。如冷热刺激、细菌、妊娠、外伤、手术等。

2）心理性：主要指来自大脑中的紧张信息而产生的压力。如考试、比赛、求职竞聘、工作不顺心等易造成心理挫折感、不祥感和心理冲突。

3）社会性：指因各种社会现象及人际关系而产生的刺激。如战争、自然灾害、离婚及人际关系紧张等。

4）文化性：指文化环境的改变而产生的刺激。如在一个陌生的环境，由于生活习惯、语言、信仰、社会价值等方面的不适应而引起的心理冲突。

（3）压力反应机体对压力源所产生的一系列身心反应称压力反应。压力反应一般分为两类。

1）生理反应：实验证实，机体处于压力状态下，可通过一系列神经—内分泌系统、免疫系统等变化影响机体内环境的平衡，出现器官功能障碍。常见生理反应有心率加快、血压升高、呼吸加快、血糖升高、肌张力增加、敏感性增强、胃肠蠕动减慢、免疫力降低。

2）心理反应：包括认知反应、情绪反应和行为反应。

①认知反应：在压力作用下，个体心理内环境稳定状态受到破坏，导致认知能力发生改变。认知的压力反应分积极和消极两种。积极的心理反应可使人注意力集中，对事物的敏感性增加，可提高判断能力及解决问题能力。因此，积极的认知反应有利于充分发挥个人的应对能力。消极的认知反应指情绪过度激动或抑郁，使认知能力降低，对事物的评价和应对无效。具体表现为感知混乱、判断失误、思维迟钝、非现实性想象、行为失控等。

②情绪反应：情绪是人的一种内心体验，具有被动性，而且差异大。主要情绪反应包括：焦虑、忧郁、否认、怀疑、依赖、自卑、孤独、恐惧、愤怒、敌意、自怜等。

③行为反应：压力过大时，强烈的情绪反应及认知能力下降，会使个体对行为的控制力降低或丧失，表现出渴望隐退、回避、抽烟、酗酒、食欲缺乏、烦躁、失眠等。

2. 压力应对

（1）减轻压力的刺激　人在工作、学习和生活中，经常会遇到压力刺激，选择恰当而正确的处理方法，不仅可以缓解和释放压力，还可以使自己获得愉快的情感体验，创造和谐的人际氛围。具体可以采取改善人际关系，运用灵活处事的方法，缓解紧张气氛，以乐观积极的态度对待问题，以轻松幽默方式开展社交活动；科学合理地安排时间，制定有效的行动计划，处理事务当机立断，学会恰当而有艺术性的拒绝，避免压力源的刺激。

（2）正确认识、评价压力　有效化解压力的关键在于对压力的积极评估。应对压力首先要提高认知能力，采用正确的认知方式，既看到事物不利方面的影响，同时也应观察其有利方面的影响，增强自信，平衡情绪。

（3）减轻压力反应　多数压力是无法避免的，只有提高身心的压力承受力，才能减轻压力反应，从而保持身心健康，方法包括进行有规律的有氧运动，有效控制体重；注意摄入平衡的营养膳食；选择有效的缓解压力的技巧，如深呼吸训练、听音乐、渐进性肌肉放松训练、言语想象暗示放松训练等；有效调节心理平衡，正确面对自己和他人，不过分苛求自己及他人；采用积极有效的应对方法，寻求适当的发泄方式，宣泄压力所产生的情感反应。

（4）及时寻求专业帮助　当强烈的压力源导致身心失衡，且无法通过上述方法减轻压力时，容易引发身心疾病。此时必须及时寻求专业人员的帮助。这些专业性帮助可以来自医护人员，也可以来自心理医生、专业咨询师。由他们提供针对性的治疗与护理，以提高个体的应对能力，促进个体身心健康水平。

（二）适应

"适应"在生物学中是一个常用的概念。作为名词来用，它代表某生物个体或物种群体与环境（包括其他生物种群）间的协调程度，它是通过生物个体或物种群体的形态结构、生理功能、行为反应、生活习性表达出来的，如鱼的鳃、梭形体形以及鳞片覆盖、鳍与尾的布局体现了它们对水生环境具有很好的适应能力；蜜蜂的口器是它们对蜜源植物的适应。作为动词来用，适应表示生物物种通过自身形态结构、生理功能、行为反应、生活习性的改变，提高它们对外界环境的协调控制能力，在这里适应的过程便是一个生物进化的过程。

1. 概述

（1）适应的概念　生物体促使自己更能适合生存的一个过程，是应对行为的最终目标，是所有生物的特征。事实上，适应是一种长期的应对行为。人在遇到任何压力源时，都要选择一系列的行为适应。

（2）适应的特点

1）稳定性：适应的目的是最大限度地维持机体内环境的稳定状态，在人遭遇压力源刺激时，机体会动员全身心的力量以适应压力源对机体所造成的不平衡，从而维持个体最佳身心状态。

2）主动性：适应是一种主动的动态过程，也是一种自我调节机制。当人们面对压力源时，会主动地应对或逃避。

3）整体性：适应是一种涉及多个层面全身性的反应过程，适应可以同时包括生理、心理、社会文化等多个层次。

4）差异性：适应能力具有个体差异，与个体遗传、性格及经历等有关。

5）有限性：适应是有限度的。虽然压力源的作用会使人的一些行为和能力发掘出很大的潜力，但适应不能超过一个人身体、社会心理及精神的稳定范围。

6）时间性：适应效果与时间有关，时间充分可以适应得较好，否则难以适应。

2. 压力的适应

（1）生理适应　包括代偿性适应和感觉适应。当外界环境对人体的需要增加或改变时，人体所作出的反应即为代偿性适应，如进行长跑锻炼时，最初感觉心跳加速、呼吸急促、肌肉酸痛，如果长期坚持下去，人体肌肉、心肺等逐渐适应运动的需要，就不再感到压力的存在。感觉适应是指人体对某种固定情况的连续刺激而引起的感觉强度减弱。

（2）心理适应　指人体感到心理压力时，调整自己的态度去认识压力源，摆脱或消除压力，恢复心理平衡的过程。

（3）社会文化适应　"入乡随俗"很好地反映了社会文化适应的状态。

1）社会适应：调整个体的行为举止，以符合社会规范、习惯、信仰，应对各种团体与家庭的压力。

2）文化适应：调整个人的行为，使之符合某一特殊文化环境的要求。如护理不同国籍、不同民族的病人时，应注意尊重其本国文化和民族习俗。

（4）技术适应　指通过技术的掌握，改造自然环境，控制环境中的压力源。

（三）压力与适应理论在护理中的应用

疾病作为一种压力源在人的生命过程中是难以避免的，病人面对疾病的压力源，适应不良时会加重病情。因此，护士应帮助病人处理因疾病和住院造成的压力，提高其适应能力，以恢复和维持身心平衡。

1. 病人面对的压力与适应

（1）住院病人常见的压力源

1）环境陌生：住院病人对病室环境不熟悉，对医生和护士不了解，对医院饮食不习惯，对医院作息时间不适应等。

2）疾病威胁：当病人知道自己可能患了疑难杂症、不治之症，即将进行的手术有可能致残或影响机体功能、自身形象，或突然生病住院等。

3）缺少信息：病人对自己所患疾病的诊断、治疗及将采取的护理措施等不清楚，对手术和药物疗效存在疑虑，对医务人员所说的医学术语不明白，或病人所提的问题没能得到满意的答复等。

4）丧失自尊：病人因患病而失去自我照顾能力，由他人帮助进食、如厕、穿脱衣裤或卧床休息，不能按照自己的意愿行事等。

5）不被重视：医护人员没有及时地协助病人获得基本需要，忽视了与病人及家属的沟通等。

（2）帮助病人预防压力的方法

1）协助病人适应病区环境：护士应为病人创造一个整洁、安静、舒适、安全和愉快轻松的康复环境，主动热情地接待病人，介绍医院及病区环境、规章制度、作息时间及主管医生、责任护士等，使病人消除由于陌生和孤独带来的心理压力。

2）协助病人适应病人角色：护士对病人要表示接纳、尊重、关心和爱护，护士应主动了解不同病情、来自不同生活背景的病人的心理、生理感受及各方面的需要，及时给予恰当的心理疏导，并在各种护理活动中尽量满足病人需要，降低心理压力。

3）提供有关疾病的信息：护士应将有关疾病诊断、治疗、护理、预后等方面信息及时告知病人，并让病人参与治疗和护理计划，减轻病人的焦虑及恐惧情绪，增加自我控制能力和心理安全感，使病人发挥自己的能动性，更好地配合治疗及护理。

4）锻炼病人的自理能力：自理能力是心理健康的一个标志，也是减轻心理压力的一个重要内容。护士应告知病人自理的重要意义，使之尽可能参与自己的治疗及护理，尽量达到最大限度的自理，以恢复病人自尊心、自信心、自我控制感、价值感。

5）加强病人的意志训练：当人患病后多数病人的意志会减退，常出现依赖或软弱，表现为忧虑、悲观、痛苦、恐惧等消极心理，并以消极方式应对。意志坚强的病人会努力克服困难，对恢复健康充满信心。因此，护士在工作中向病人提供有关康复常识，鼓励病人提高意志力，提高战胜疾病的信心。

（3）帮助病人应对压力的方法

1）心理疏导及自我心理保健训练：鼓励病人通过各种方式宣泄内心的感受、想法及痛苦。护士应理解病人的变化与疾病造成的心理压力有关，指导病人进行自我心理保健训练，如用暗示法、活动转换法、倾诉等来发泄自己的消极情绪。

2）调动病人各种社会各种支持系统：社会支持系统的主要功能有提供信息及指导，帮助病人解决问题；提供心理支持，关怀及鼓励，使病人感受到安全，以保持病人的自尊心及价值感；提供物质支持及帮助。护士应帮助病人应用这些支持系统，减轻压力给病人带来的压力反应，提高病人的应对能力。

3）放松训练：放松训练主要通过将注意力集中在呼吸、声音、想象等方面，来降低病人对周围环境的感应能力，以降低交感神经的活动，使肌肉松弛，常用于心理紧张、焦虑、恐惧的病人。放松训练需要病人集中精力，选择自己喜欢的活动，如深呼吸训练，听音乐或其他美妙的自然声音等。

2. 护士面对的压力与适应

护理工作性质决定了护士必须经常面对复杂的压力源，高强度的工作压力会使护士产生工作疲惫感，可表现为情绪不稳定、易怒和对病人热情度下降等，并会影响护士的身心健康，使护理质量下降。因此，护士应明确在工作中可能会出现的压力源，并采取应对措施去调节和适应，以确保身心健康，提高护理质量。

（1）护士常见的压力源　护理工作的压力源主要是在专业及工作方面的问题，工作量及时间分配的问题，环境及资源方面的问题，护理病人方面的问题，管理及人际关系方面的问题等。概括如下：

1）工作环境复杂：医院是一个集社会学、医学、生物学和心理学的复杂体系，同时也是一个充满焦虑、变化和沟通障碍的场所。另外，许多有害因素如细菌、病毒、核放射线等，都是护士要应对的环境因素。

2）工作任务紧迫：护士工作常要面对诸多的复杂性和紧迫性，如急症抢救、生死离别、新技术开展及复杂病情等。护士必须灵活应对，并迅速做出反应，同时还要及时满足病人各种需要，这些都会使护士产生工作压力。

3）工作负荷过重：由于人们对医疗卫生服务的需求越来越高，护士数量普遍不足，加上频繁倒班，对护士的生理、心理、家庭生活、社交活动都有不同程度的影响，导致护士在精力及体力上出现压力。

4）人际沟通复杂：护患沟通和医护沟通是医院中的主要的人际沟通。医院是一个人际沟通复杂的环境，护士要面对的是饱受疾病折磨、心理状态不同、层次不同的病人及其家属。护士还必须应对病人的悲伤、恐惧、愤怒等情绪变化。而护士由于职业角色要求，只能全身心地投入，进行有效的沟通，以维护良好的护患关系，这必将增加护士的心理压力。

5）工作性质风险：医院环境中有许多职业操作因素，如细菌和病毒侵袭，辐射损害，长期接触化学药物和锐器伤等，使护士在客观上面临感染的危险和其他职业性损伤。另外，担心差错、事故的发生，也是护士的工作压力之一，这些风险给护士带来很大的心理压力。

6）自我价值下降：护士分级职责界定尚不十分清晰，工作价值认同感偏低，是产生压力的原因之一。长期紧张的工作使护士产生工作疲乏感，工作热情和责任感受挫，不但影响个人的身心健康和生活，而且还会影响护士工作的质量。

（2）护士适应工作压力的对策　护士应培养自己运用压力与适应的理论，提高自我调节和自我防护能力，增加对外界需求的适应性，缓解或消除应激反应，以维护身心健康，创造良好的护理服务质量。有以下几种对策：

①树立正确的职业价值观，建立现实的期望和目标。

②积极参加继续教育，不断提高专业知识与技能水平，提高自我调节、解决问题的能力。

③注意培养广泛的个人兴趣和爱好，积极参加各类有益身心健康的活动。

④养成健康的生活方式，保证适量的运动，均衡的营养和充足的睡眠，有利于对抗压力源的挑战。

⑤定期用压力源量表自我测量，面对压力时采用适宜的自我调节方法，如听音乐、散步、阅读等，为不良情绪寻求适当的缓冲途径。

⑥建立支持系统，在面对压力时可向亲属、朋友、同事倾诉，寻求帮助。同时善于利用领导和上级主管给予的支持，如给护士提供更多的深造学习机会，提高护士待遇，加强技能培训，合理调配人员，减少护士非专业性的工作，避免工作负荷过大等。

项目小结

本项目学习重点是掌握需要层次理论、压力与适应理论在护理中的应用。

思考与练习

病人，女性，46岁，发热三天，遵医嘱用青霉素。

请问：

（1）患者现在最主要的需要是什么？

（2）护士应如何帮助患者？

（解　琳）

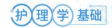

数字教学内容

项目四　护理程序

导学案例

　　患儿，女，5天。因吸吮无力、喂养困难4天入院。患儿系G2P，孕31周出生，出生体重1 400 g。出生后因家庭经济困难未住院治疗。护理检查：T 30℃，P 140次/分，R 42次/分，BP 78/50 mmHg。反应差，哭声弱，两下肢、臀部及后背部硬肿，皮肤黄染、色暗，尿量少。临床初步诊断：新生儿寒冷损伤综合征。

　　工作任务：

1. 收集该病人的相关资料。
2. 列出该病人的主要护理诊断/问题，制定相应的护理计划。

应知部分

一、概述

　　护理程序是一种科学的确认问题、解决问题的工作方法，它从收集资料入手，评估护理对象的健康状态，提出护理诊断，制订并实施相应的护理计划，评价其护理效果，为护理对象提供全面的个体性的整体护理。护理程序的应用，体现了护理工作的科学性、专业性和独特性，为护理学科的发展奠定了基础。

（一）护理程序的概念

　　护理程序是以促进和恢复护理对象的健康为目标所进行的一系列有目的、有计划的护理活动，是一个综合、动态、具有决策和反馈功能的过程，对护理对象进行主动、全面的整体护理，使其达到最佳健康状态。综合性是指要用多学科的知识来处理护理对象对健康问题的反应；动态性是指根据护理对象健康问题的不断变化提出并随时调整护理措施；决策性是指针对护理对象的健康问题决定采取哪些护理措施；反馈性是指实施护理措施后的效果又反过来决定和影响下一步护理措施的制订。因此，护理程序是一种科学的确认问题、解决问题的工作方法。

（二）护理程序的理论基础

护理程序是在吸收多学科理论成果基础上构建而成，这些理论相互联系、相互支持，共同为护理程序提供理论支持，同时又分别在护理程序实践过程中的不同阶段，不同方面发挥特有的指导作用。

1. 系统论

系统论最早于20世纪20年代由美籍奥地利生物学家路德维希·贝塔朗菲（1901—1972）提出。他认为应将有机体当作一个整体或系统考虑。1937年，他又进一步提出和发展了一般系统理论。20世纪60年代后，系统论得到广泛应用，其理论与方法渗透到有关自然和社会的许多学科领域，发挥了重大而深远的影响。护理学领域也不例外，系统论组成了护理程序的框架。

护理的服务对象是人，人是由生理、心理、社会、精神、文化等多要素组成的系统；人是一个开放系统，不断与外界环境进行物质、能量及信息的交换，以维持生命和健康状态；人是一个动态系统，健康机体内可能存在潜在致病因素，患病机体内也存在有利于康复的因素，人的健康状态总是相对的，并保持动态变化。

护理程序作为一个开放的系统，与周围环境相互作用。护理程序中的输入为护理对象的健康状况、护士的知识与技能水平、医疗设施等，经过正确评估和科学决策，制订最优护理计划并实施；输出为实施护理措施后护理对象的身心状况和健康水平，评价预期健康目标实现的程度，并进行信息反馈。若护士能够全面准确收集资料，做出符合实际情况的护理诊断，制订周密细致的护理计划，并深入落实各项护理措施，达到预期目标，护理程序终止；反之，若由于资料收集不全或不确实，诊断不准确，计划不周详，或护理措施落实有偏差，导致目标未达到，则需要重新收集资料，修改护理计划及实施过程，直至达到预期健康目标（图1-4-1）。

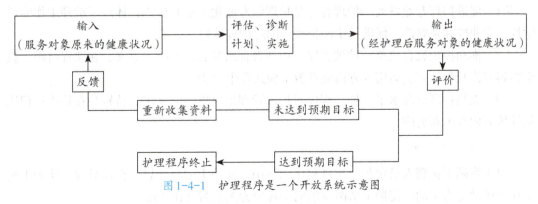

图1-4-1　护理程序是一个开放系统示意图

2. 控制论

控制论于1948年由美国数学家诺伯特·维纳（1894—1964）首先提出，是研究动物和机器中控制及通信的规律，即各种开放系统的控制规律的科学。控制论可应用于任何系统。主要研究系统行为的操纵控制和反馈调节，即研究系统在何种条件下处于稳定状态，采取何种措施可使系统稳定，以及如何使系统从一种稳定状态向另一种所期望的稳定状态过渡。

黑箱是控制论中的一个重要概念，是指那些既不能打开箱盖，也不能从外部观察内部状态的系统。黑箱方法是指只通过考察系统外部，分析系统的输入、输出及其动态过程，通过研究对象的功能及行为推断系统内部结构和机制。将这种方法引入护理程序中，护理对象相当于不打开的黑箱系统，通过观察其外部功能、行为是否达到预期目标，进行信息反馈，控制调节系统的再输入，直到系统输出的功能及行为达到预期目标。

3. 其他理论

在运用护理程序过程中，还需要引用其他理论，如需要层次理论、压力与适应理论、成长与发展理论、信息论以及解决问题论等。这些理论在护理程序的不同阶段、不同方面发挥着独特的指导作用。

（三）护理程序在护理实践中的指导意义

护理程序是一种系统而科学地安排护理活动的工作方法，是为护理对象提供完整的适应个体需要的一种科学护理方法，具有重要的实际意义。

1. 对护理对象的意义

（1）护理对象是护理程序的直接受益者　护理对象是护理程序的核心，一切护理活动都是以满足其需要，促进和恢复护理对象健康为目标。

（2）护理对象获得个体化、持续性护理　护理对象入院后，经管护士为其系统地收集、整理、分析资料，确定其现存的或潜在的健康问题，制订护理计划、护理目标、护理措施，对其实施个体化护理。其他工作人员可根据护理记录和护理计划，清楚地了解护理对象的健康问题和措施执行情况，确保护理对象得到持续性护理服务。

2. 对护理专业的意义

（1）促进护理专业发展　护理程序是护理学专业化的重要标志，体现了护理工作的科学性、专业性和独立性，促进了中国护理与国际护理接轨。

（2）推动护理教育改革　护理程序对护理教育的发展具有指导意义，在课程组织、教学内容安排及教学方法运用等方面促进教学模式发生改变。

（3）提高护理管理水平　护理程序对护理管理提出更高的要求，特别是在临床护理质量评价方面有了新突破。

3. 对护理人员的意义

（1）明确了护理人员角色　护理程序的运用，使护士创新性思维得以显现，使护士的工作由被动变为主动，使护士从医生的助手转变为医生的合作伙伴。

（2）提高了护理人员能力　运用护理程序为护理对象提供个性化、整体化和持续性的护理服务，既有利于提高护士的专业能力，也有利于培养护士独立解决问题能力、决策能力、人际交往能力及评判性思维能力等。

小贴士

在护理工作中，护理人员要有"以人的健康为中心"的护理理念，尊重、关心病人，有良好的沟通能力，形成良好的职业行为习惯，科学地确认问题和系统地解决问题，为病人提供全身心的高质量的整体护理。

二、护理程序的步骤

护理程序分为五个步骤，即护理评估、护理诊断、护理计划、护理实施、护理评价。这五个步骤相互联系，相互影响，是一个循环往复的过程。（图1-4-2）

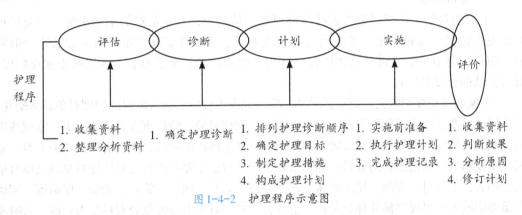

图1-4-2　护理程序示意图

（一）护理评估

护理评估是护理程序的第一步，是指有系统、有组织地收集资料，并对资料加以整理与分析的过程，目的是明确护理对象所要解决的健康问题。护理评估是护理程序的基础，是一个动态、循环的过程，评估的准确与否直接影响护理诊断的确定、护理计划的制订和实施，影响护理目标的实现。在护理程序实施的过程中，还应对护理对象进行随时评估，以便及时确定病情进展情况，发现护理对象住院期间出现的新问题，及时调整护理计划。因此，评估贯穿整个护理过程。

护理评估分为收集、核实、整理、分析和记录资料五个步骤。

1. 收集资料

（1）收集资料的目的

1）为正确确立护理诊断提供依据。

2）为制订合理护理计划提供依据。

3）为评价护理效果提供依据。

4）积累资料，供护理科研参考。

（2）资料的类型

1）按资料的来源划分

①主观资料：指护理对象对自己健康状况的认知和体验，即护理对象的主诉，包括护

理对象所感觉的、所经历的以及看到的、听到的、想到的内容的描述，通常无法被具体地观察或测量，如头晕、麻木、乏力、瘙痒、恶心、疼痛等。主观资料的来源可以是护理对象本人，也可以是其家属、重要影响人或其他医疗人员。

②客观资料：指检查者通过观察、会谈、体格检查和实验室检查等方法获得的有关护理对象健康状况的资料，如黄疸、发绀、呼吸困难、颈项强直、心脏杂音、体温38℃等。

2）按资料的时间划分

①既往资料：是指与护理对象过去健康状况有关的资料，包括既往病史、治疗史、过敏史等。如过去手术经历、吸烟史、常用避孕方法、血糖状况等。

②现在资料：是指与护理对象现在健康状况有关的资料，如现在的血压、脉搏、睡眠、饮食、排便状况等。

（3）资料的来源

1）护理对象：护理对象本人既是资料的直接来源，又是资料的主要来源。只要护理对象意识清楚、精神稳定、非婴幼儿，就应通过会谈、观察及健康评估等方法来获取资料，包括护理对象的主诉、肢体语言、行为、健康需求、生活形态、既往病史和现病史、日常活动的改变等资料。

2）家属及重要影响人：对意识模糊、精神状态不稳定、语言障碍的护理对象及婴幼儿，其家属或重要影响人是获取资料的重要来源。当护理对象病情危重或急诊情况下，家属或重要影响人可能成为资料的唯一来源。即使护理对象能够提供资料，但当资料需要澄清时，家属或重要影响人都是很好的资料来源。重要影响人包括主要照护者及对护理对象的健康有重大影响者，如父母、配偶、兄弟姐妹、其他亲戚、朋友、同事、邻居、老师、保姆等。家属和重要影响人既可提供额外补充资料，也可验证护理对象本身提供的资料是否正确。有时家庭关系紧张的护理对象并不希望护士询问家庭成员，护士应尊重护理对象的意见。

3）其他医务人员：主要是指共同或曾经参与照护护理对象的医疗成员，包括医师、营养师、理疗师、心理医师、康复师、药剂师及其他护士等，都可提供重要资料。

4）病历和记录：病历有护理对象既往病史和现有健康状况，如症状、病程及治疗等，同时也有许多辅助检查的客观资料，如X线、实验室检查报告等。记录包括社区卫生记录和儿童预防接种记录等。病历和记录上已有资料不需重复询问，只有存在疑问时才需澄清。

5）医疗护理文献：护理学及其他相关学科的文献可为护理对象的病情判断、治疗和护理等提供理论依据。

（4）资料的内容

1）一般资料：包括护理对象姓名、性别、年龄、职业、民族、籍贯、文化程度、婚姻状况、宗教信仰、医疗费的支付形式、家庭住址、电话号码、联系人、本次入院的主要原因、入院方式、医疗诊断、收集资料的时间等。

2）过去健康状况：如患病史、住院史、家族史、手术及外伤史、过敏史、婚育史等。

3）生活状况和自理程度：如饮食、睡眠与休息、排泄、烟酒嗜好、清洁卫生、自理能力、活动方式等。

4）护理体检：包括生命体征、身高、体重、意识、瞳孔、皮肤、口腔黏膜、四肢活动度、营养状况，以及心、肺、肝、肾等的主要阳性体征。

5）心理社会状况：如性格开朗或抑郁、多语或沉默，情绪有无紧张、恐惧、焦虑心理，对疾病的认识或态度，对康复有无信心，对护理的要求，希望达到的健康状态，以及对病人心理造成影响的其他因素，如与亲友的关系、经济状况、工作环境等。

（5）收集资料的方法　收集资料的方法主要有：交谈（询问病史）、观察、健康评估、查阅文献等。

1）交谈：通过与护理对象和家属的交谈来收集有关护理对象健康状况的信息，是收集主观资料的最主要方法，同时也有助于与护理对象建立起相互信任的关系。因此，有效而切题的交谈是非常重要的。

①分类：交谈有正式交谈和非正式交谈两种。

正式交谈：是事先通知护理对象，有目的、有计划、有准备的交谈，如入院后采集病史等。

非正式交谈：指护士日常治疗和护理工作中与护理对象随意而自然的交谈。护士在这样的交谈中可了解到护理对象真实的想法和心理反应，为了使护理对象和家属感到亲切而愿意把所有情况说出来，以便护士得到尽可能多的、真实的资料，护士应注意运用沟通技巧，对一些敏感性话题应注意保护护理对象的隐私。

②提问方式：提问的方式有开放式提问和封闭式提问两种。

开放式提问：提问没有可供选择的答案，可以使护理对象对有关问题进行更详细的描述。如"刚才医生已经告诉您疾病诊断了，您对手术有什么想法？""您这次发热后，是如何处理的？"这种提问方式的优点是有利于护理对象开启心扉、发泄和表达被抑制的感情。护理对象自己选择讲话的内容及方式，有较多的自主权。护理人员可以获得较多有关护理对象的信息，以便全面、深入地理解护理对象的想法、情感和行为。其缺点是护理对象可能抓不住重点，甚至离题而占用大量时间。

封闭式提问：封闭式提问是一种将护理对象的应答限制在特定范围之内的提问，护理对象回答问题的选择性较少，甚至有时只回答"是"或"不是"。封闭式提问特别适用于采集病史和获取其他诊断性信息等。例如："您吸烟吗？""您的年龄是？""今天您能下床活动一下吗？""您的胸痛是在哪个部位？"封闭式提问还用于护理对象存在焦虑、语言受限或身体不适等情况下。这种提问方式的优点是护理对象能直接坦率地作出回答，使护理人员能迅速获得所需要的和有价值的信息，节省时间。其缺点是回答问题比较机械死板，护理对象得不到充分解释自己想法和情感的机会，缺乏自主性。

③交谈的发展阶段：交谈一般分为三个阶段进行，即开始阶段、进行阶段和结束阶段。

开始阶段：主要有两个目的。一是与护理对象建立信任友善的关系；二是向护理对象介绍此次谈话的目的、内容及所需时间等，以便护理对象做好准备。

进行阶段：利用有限时间收集资料或发出信息。

结束阶段：顺利、愉快地结束交谈，为今后的交流打下基础。护士应控制好结束谈话的时间和时机，给对方以暗示，并告知下一阶段的治疗护理安排。

④注意事项：a. 安排合适的环境：交谈环境应安静、舒适、不受干扰，并有适宜光线、温度。病人在这样的环境下陈述自己的感受，可感觉放松，压力较小。b. 说明交谈目的和所需要的时间：护士在交谈开始前应先向护理对象说明交谈的目的、交谈所需要的时间，使护理对象有思想准备。c. 引导护理对象抓住交谈主题：护士应事先了解护理对象的资料，准备交谈提纲，按顺序引导护理对象交谈，先从主诉、一般资料开始，再引向

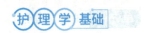

过去健康状况及心理社会情况等；护理对象叙述时，要注意倾听，不要随意打断或提出新的话题，要有意识地引导护理对象抓住主题，对护理对象的陈述或提出的问题，应给予合理的解释和适当的反应，如点头、微笑等；交谈完毕，应对所交谈内容作一小结，并征求护理对象的意见，向护理对象致谢。

2）观察：观察是借观察者的感观收集有关护理对象的资料，通常与交谈或健康评估同时进行，也可单独进行。观察是一个连续的过程，病人一入院就意味着观察的开始。一位有能力的护士必须随时进行观察，并能敏锐地做出适当的反应。常用观察方法如下：

①视觉观察：护士通过视觉观察病人的精神状况、面容与表情、体位、步态、皮肤、黏膜、舌苔、呼吸方式、呼吸节律与速率、四肢活动能力等。

②触觉观察：护士通过手的感觉来判断病人某些器官、组织物理特征的一种检查方法，如脉搏跳动、皮肤温度与湿度、脏器形状与大小，以及肿块位置、大小与表面性质。

③听觉观察：护士运用耳朵辨别病人的各种声音，如病人谈话时的语调、呼吸的声音、咳嗽的声音、喉部有痰的声音、器官的叩诊音等，也可借助听诊器听诊心音、肠鸣音及血管杂音等。

④嗅觉观察：护士运用嗅觉来辨别病人的各种气味，如来自皮肤黏膜、呼吸道、胃肠道、呕吐物、分泌物、排泄物等的异常气味，以判断疾病的性质和变化。

3）健康评估：健康评估是收集客观资料的方法之一。护士运用视诊、触诊、叩诊、听诊、嗅诊等方法，对病人进行全面的体格检查，其目的是了解病人的阳性体征，确立护理诊断，从而制订护理计划。

4）查阅文献：包括护理对象的病历、各种护理记录以及有关文献等。

除以上收集资料的方法外，也可以用心理测量及评定量表对护理对象进行心理社会评估。

2. 核实资料

（1）核实主观资料　主观资料常来源于护理对象的主观感受，因此，不可避免地会出现一定偏差，如护理对象自觉发热，而测试体温却在正常范围。核实主观资料是运用客观方法进一步验证主观资料，而非对护理对象不信任。

（2）澄清含糊资料　如果在资料收集整理过程中，发现有些资料内容不够完整或不够确切，应进一步进行取证和补充，以保证资料的完整性及准确性。例如：病人主诉"排尿正常"，此时护士应询问有关排尿的详细资料，如尿量、次数、颜色、气味等。

3. 整理资料

整理资料是将收集的资料进行归纳、分类，暴露护理对象的护理需求，以确定护理问题。常用的资料分类方法有：

（1）按马斯洛需要层次理论进行整理分类

1）生理的需要：如生命体征、睡眠、休息、饮食、排泄等。

2）安全的需要：如对环境的陌生、对手术的恐惧等。

3）爱与归属的需要：如想念亲人、害怕孤独等。

4）尊重的需要：如由于疾病而感到自卑等。

5）自我实现的需要：如住院会影响工作、学习，无法实现自己的理想等。

（2）按戈登的11种功能性健康形态整理分类

1）健康感知-健康管理形态：如疾病起因、既往入院情况、本次入院期望等。

2）营养代谢形态：如营养、液体的摄入、组织完整性及生长发育等的需求。

3）排泄形态：包括排便、排尿以及皮肤的排泄状况。

4）活动－运动形态：如日常活动情况、有无移动障碍或疲劳等。

5）睡眠－休息形态：如睡眠、休息及精神放松的状况。

6）认知－感知形态：如有无听觉、视觉、触觉障碍，有无疼痛、眩晕等。

7）角色－关系形态：如支持系统、婚姻状况、有无父母或亲属等。

8）自我认识－自我概念形态：如对自我的描述、疾病对自我概念的影响等。

9）性－生理形态：如生育史、月经等。

10）应对－压力耐受形态：如主要生活变化、解决问题的能力等。

11）价值－信念形态：如宗教信仰等。

（3）按北美护理诊断协会（NANDA）的人类反应形态分类法Ⅱ进行诊断分类　主要包括促进健康、营养、排泄与交换、活动/休息、感知/认知、自我感知、角色关系、性、应对/应激耐受性、生活准则、安全/防御、舒适、成长/发展。

4. 分析资料

（1）检查有无遗漏　将资料进行整理分类后，应仔细检查有无遗漏，及时补充，以保证资料的完整性和准确性。

（2）找出异常　收集资料的目的在于发现护理对象的健康问题。因此护士应掌握常用指标的正常值，将所收集到资料与正常值进行比较，并在此基础上进行综合分析，以发现异常情况。

（3）找出相关因素和评估危险因素　对于评估中发现的异常资料，应找出其相关影响因素。有些资料虽然目前还在正常范围，但是由于存在危险因素，若不及时采取预防措施，以后很可能会出现异常，损害护理对象的健康。因此，护士应及时收集资料评估这些危险因素。

5. 记录资料

记录资料是护理评估的最后一步，目前无统一格式，一般可根据收集资料时的分类方法，自行设计表格记录。记录时应遵循全面、客观、准确、及时的原则，并符合医疗护理文件书写要求。具体要求如下：

（1）及时记录，不可遗漏，不能涂改。

（2）主观资料的记录应尽量用病人自己的语言，并加引号。

（3）客观资料的记录应使用医学术语，所描述的词语应准确，应正确反映病人的问题，避免护士的主观判断和结论。

（二）护理诊断

护理诊断是护理程序的第二步。护士运用评判性思维对所收集的资料进行分析，从而判断护理对象现存或潜在的健康问题及引起健康问题的原因。

1. 护理诊断的概念

1990年，北美护理诊断协会提出并通过了护理诊断的定义：护理诊断是关于个人、家庭、社区对现存或潜在的健康问题及生命过程反应的一种临床判断，是护士为达到预期的

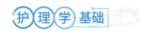

结果选择护理措施的基础，这些预期结果应能通过护理职能达到。

从护理诊断定义可以看出，所描述的人类健康问题必须在护理工作范围之内。护士可通过对护理对象的评估，判定其健康问题，通过护理职能解决或缓解问题。

2. 护理诊断的类型

针对健康问题的性质可将护理诊断分为现存的、潜在的、健康的、综合的护理诊断四种类型，护士需明确不同类型的护理诊断，才能结合护理对象实际情况，制订出满足个体需要的护理计划。

（1）现存的护理诊断　是对护理对象进行评估时所发现的当前正存在的健康问题或反应的描述。书写时，通常将"现存的"省略，如"体液过多""体温过高"即为现存的护理诊断。

（2）潜在的护理诊断　是对易感护理对象的健康状况或生命过程可能出现反应的描述，有学者翻译为危险的护理诊断。护理对象目前虽尚未发生问题，但因危险因素存在，若不进行预防处理就可能会发生健康问题。潜在的护理诊断要求护士有预见性，能够识别当前危险因素，预测可能出现的问题。常用"有……的危险"进行描述，如长期卧床病人存在"有皮肤完整性受损的危险"，昏迷躁动的病人存在"有受伤的危险"。

（3）健康的护理诊断　是对个体、家庭或社区护理对象具有的达到更高健康水平潜能的描述。健康是生理、心理、社会、精神、文化各方面的完好状态。健康的护理诊断表示护理对象目前具有良好的健康行为，也许护理对象并不知道，这种健康行为可能随着时间推移而减弱或丢失。健康的护理诊断目的是强化这些健康行为，帮助健康人促进健康。陈述方式为"潜在的……增强""执行……有效"，如一位母亲的护理诊断为"母乳喂养有效"，护士应帮助这位母亲坚持母乳喂养的良好行为。

（4）综合的护理诊断　是指一组由某种特定的情境或事件所引起的现存的或潜在的护理诊断。如"强暴创伤综合征"是指受害者遭受违背意愿的、强迫的、粗暴的性侵犯后所表现的持续适应不良反应，包括情感反应、多种躯体症状，生活方式发生紊乱的急性期和生活方式重整的长期过程等。

3. 护理诊断的组成

护理诊断由名称、定义、诊断依据以及相关因素四部分组成。

（1）名称　每一项NANDA公认的护理诊断都有其特定名称。名称是对护理对象健康状况的概括性描述，常用改变、受损、缺陷、无效或有效等特定描述语，如"母乳喂养无效""知识缺乏"等。

（2）定义　NANDA在经过临床实践确认后，对每个护理诊断做出明确定义。定义是对名称的一种清晰的、正确的描述，并以此与其他护理诊断相鉴别。例如"便秘"的定义为"个体正常排便习惯改变，便次减少和（或）排出干、硬便的状态"。

（3）诊断依据　明确诊断依据是正确做出护理诊断的前提。诊断依据是指作出护理诊断的临床判断依据，常常是病人所具有的一组症状和体征，以及有关病史，也可以是危险因素，根据诊断依据在特定诊断中的重要程度可将其分为主要依据和次要依据。主要依据是指形成某一特定诊断所应具有的一组症状和体征及有关病史，是诊断成立的必要条件。次要依据是指在形成诊断时，多数情况下会出现的症状、体征及病史，对诊断的形成起支持作用，是诊断成立的辅助条件。如"体温过高"的主要依据是"体温在正常范围以上"。次要依据是"皮肤潮红、触摸发热；心率、呼吸增快；可有抽搐或惊厥发生"。

（4）相关因素　护士要制订出有针对性的预期目标和护理计划，必须明确护理诊断的相关因素。相关因素是指引发护理对象健康问题的原因或情境，常见的相关因素包括以下几个方面：

1）病理生理方面：指与病理生理改变有关的因素。例如"腹泻"的相关因素可能是胃肠道疾病、内分泌代谢性疾病、营养性疾病等。

2）心理方面：指与护理对象的心理状况有关的因素。例如"活动无耐力"可能由疾病后护理对象处于较严重的抑郁状态引起。

3）治疗方面：指与治疗措施有关的因素（用药、手术创伤等）。例如"清理呼吸道无效"可能是手术导致咳嗽无力或无效所致。

4）情境方面：指环境、情境等方面因素（陌生环境、压力刺激等）。例如"体温过低"可能与在低温环境暴露时间过长有关。

5）年龄方面：指在生长发育或成熟过程中与年龄有关的因素。例如"进食自理缺陷"可能与婴幼儿缺乏独立能力有关。

4. 护理诊断的陈述

护理诊断的陈述包括三个要素：P——健康问题，指护理对象现存的和潜在的健康问题；E——相关因素，指引起护理对象健康问题的直接因素、促发因素或危险因素；S——症状或体征，指与健康问题有关的症状或体征。

护理诊断的陈述方式主要有以下三种：

（1）三部分陈述　即PES公式，多用于现存的护理诊断，例如：

1）营养失调（P）：肥胖（S）　与进食过多有关（E）。

2）低效性呼吸形态（P）：呼吸困难（S）　与脊髓损伤导致通气量减少有关（E）。

（2）两部分陈述　即PE公式，只有护理诊断名称和相关因素，而没有症状或体征，多用于"有危险的"护理诊断，因为危险目前尚未发生，所以没有症状或体征。也可作为三部分陈述的简化。例如：

1）有皮肤完整性受损的危险（P）　与长期卧床导致局部组织受压有关（E）。

2）便秘（P）　与生活方式改变有关（E）。

（3）一部分陈述只有P　多用于健康的护理诊断，也可用于综合的护理诊断。例如：

执行治疗方案有效（P）。

以上三种陈述方式中，两部分陈述即PE公式最为常用。

5. 合作性问题——潜在并发症

在临床实践中，护士常遇到无法独立解决的护理问题，不能做出合理的护理诊断。因此，1983年琳达·卡本尼图提出了合作性问题的概念。她认为护士需要解决的问题可分为两类：一类经护士直接采取措施可以解决，属于护理诊断；另一类需要护士与其他健康保健人员，尤其是医生共同合作解决，属于合作性问题。合作性问题需要护士承担监测职责，同时应用医嘱和护理措施预防或减少并发症的发生。合作性问题的陈述方式是"潜在并发症：……"。潜在并发症的英文缩写为PC，如"潜在并发症：心律失常"可简写为"PC：心律失常"。护理诊断与医护合作性问题的区别见表1-4-1。

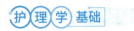

表1-4-1 护理诊断与医护合作性问题的区别

区别点	护理诊断	医护合作性问题
决策者	护理人员	医生与护士共同合作
陈述方式	PES、PE或P公式	潜在并发症：……
职责范围	护理职责范围内独立解决	不是护理职责范围内独立解决的，护士需与其他健康保健人员，尤其是医生共同合作解决
预期目标	需要确定预期目标，作为护理效果评价的标准	不强调确定预期目标，因为不是护理职责范围内能单独解决的
护理措施原则	减轻、消除、预防、排除病痛、促进健康	预防、监测并发症的发生和病情的变化，医护共同进行干预
举例	胸痛：与心肌缺血缺氧有关	潜在并发症：心律失常

6. 护理诊断与医疗诊断的区别

护理诊断和医疗诊断虽同为诊断，但功能却大不相同。护理诊断描述护理对象对其现在或潜在健康问题的反应，护士根据护理诊断可制订出符合护理对象需求的护理计划，帮助其适应和改善所面临的健康问题；而医疗诊断则代表医生基于病史、症状、体征、实验室检查以及病程所确立的疾病名称，可用来作为医疗团队治疗疾病的依据。护理诊断与医疗诊断的主要区别见表1-4-2。

表1-4-2 护理诊断与医疗诊断的区别

区别点	护理诊断	医疗诊断
临床研究对象	关于个体、家庭及社区对现存的或潜在的健康问题或生命过程的反应	对个体病理生理改变的一种临床判断
描述内容	个体对健康问题的反应	一种疾病
决策者	护理人员	医疗人员
职责范围	护理职责范围	医疗职责范围
护士作用	预防和处理	执行医嘱
适用范围	个体、家庭、社区的健康问题	个体疾病
数量	往往多个	一般只有一个
可变性	随病情变化而改变	一旦确诊不会改变
举例	胸痛：与心肌缺血缺氧有关	冠心病

7. 书写护理诊断的注意事项

（1）使用统一的护理诊断名称，所列名称应明确、简单、规范，以利于护士之间的交流与探讨，规范教学。

（2）一个护理诊断针对一个健康问题，一个病人可有多个护理诊断，并随病情发展而变化。

（3）避免用症状或体征代替护理诊断。如某病人大便次数增多，呈黄色稀水样便，伴明显口渴、尿量减少。其护理问题应是"体液不足　与腹泻造成体液丢失有关"，而不是把资料当中的腹泻、少尿等表现当作护理诊断。

（4）护理诊断应明确相关因素，因为护理措施多是针对相关因素制订。同样的护理诊断可因不同的相关因素而具有不同的护理措施。对于相关因素的陈述，应使用"与……有关"的方式。

（5）护理诊断中关于"知识缺乏"的陈述方式较特殊，其陈述方式为"知识缺乏：缺乏……的知识"。如"知识缺乏：缺乏预防糖尿病的知识"。

（6）护理诊断确定的问题应是护理措施能解决或部分解决的。

（7）避免使用可能引起法律纠纷的语句，如将一个长期卧床病人的护理诊断书写为"皮肤完整性受损　与护士未及时给病人翻身有关"，可能会引起法律纠纷，对护士造成伤害。

（8）避免价值判断，如"卫生不良　与懒惰有关"。

（三）护理计划

护理计划是护理程序的第三步，是护士在评估及诊断的基础上，综合运用多学科知识，对护理对象的健康问题、护理目标及护士所要采取的护理措施的一种书面说明。制订计划的目的是使病人得到个性化的护理，保持护理工作的连续性，促进医护人员的交流，并利于评价。护理计划包括四方面内容：排列护理诊断的优先顺序、确定预期目标、制订护理措施、护理计划成文。

1. 排列护理诊断的优先顺序

根据所收集的资料确定的多个护理诊断，按轻、重、缓、急设定先后顺序，使护理工作能够高效、有序地进行。

（1）排序原则

1）优先解决直接危及生命，需立即解决的问题。

2）按马斯洛的人类基本需要层次理论，优先解决低层次需要，再解决高层次需要。

3）在不违反治疗、护理原则的基础上，可优先解决病人主观上认为重要的问题。

4）优先解决现存的问题，但不要忽视潜在的问题。

（2）排列顺序

1）首优问题：指直接威胁生命，需要立即采取行动解决的问题。如气体交换受损、清理呼吸道无效、严重体液不足、心输出量减少等问题，如果不及时采取措施，将直接威胁病人的生命。在紧急情况下，尤其是急危重症病人，可同时存在几个首优问题。

2）中优问题：指虽不直接威胁生命，但对护理对象在精神上和躯体上造成极大痛苦，严重影响健康的问题。如睡眠形态紊乱、有受伤的危险、有感染的危险、语言沟通障碍、压力性尿失禁等。

3）次优问题：指个人在应对发展和生活变化时所遇到的问题，这些问题与疾病或其预后并不直接相关，但同样需要护士给予帮助，使问题得到解决，以便帮助护理对象达到最佳健康状态，如社交孤立、疲乏、精神困扰、家庭作用改变等。

2. 确定预期目标

预期目标也称预期结果，是指护理对象在接受护理后，期望能够达到的健康状态或行为的改变。预期目标针对护理诊断而提出，是选择护理措施的依据，也是评价护理措施的标准。

（1）目标的种类　根据实现目标所需时间的长短可分为短期目标和长期目标。

1）短期目标：是指在较短时间内能够达到的目标（一般少于7天），适合于住院时间较短、病情变化快者。例如："2天后病人可下床行走30米"。

2）长期目标：是指需要相对较长时间才能够达到的目标（一般指一周以上，甚至数月）。长期目标需要护士针对一个长期存在的问题采取连续性干预才能解决，也可通过实现一系列短期目标而达到。例如："半年内体重减轻10 kg"，最好通过一系列短期目标来实现可以定为"每周体重减轻0.5 kg"。短期目标的实现使人看到进步，增强实现长期目标的信心。

（2）目标的陈述方式　预期目标的陈述包括五个要素：主语、谓语、行为标准、条件状语、时间状语。

1）主语：主语应是护理对象，也可以是护理对象的生理功能或机体的一部分，如体重、体温、皮肤、尿量等。有时护理对象在目标陈述中充当主语时，可被省略。

2）谓语：是指主语将要完成且能被观察或测量的行为。

3）行为标准：是指主语完成该行为将要达到的程度，如时间、距离、速度、次数等。

4）条件状语：是指护理对象完成该行为所处的条件状况，并非所有目标陈述都包括此项，如在护士的指导下、借助支撑物等。

5）时间状语：是指护理对象在何时达到目标中陈述的结果。这一要素可督促护士帮助护理对象尽快达到目标。

例如：　两周后　　病人　　借助双拐　　行走　　100 m
　　　　时间状语　主语　　条件状语　　谓语　　行为标准
　　　　住院期间　病人的皮肤　保持　　完整，无压疮
　　　　时间状语　　主语　　谓语　　行为标准

（3）确定预期目标的注意事项

1）目标应以护理对象为中心：目标陈述的是护理对象的行为，而非护理活动本身，更不是描述护士的行为或护理措施，如"住院期间教会病人使用胰岛素笔"应改为"出院前病人能够演示正确使用胰岛素笔的方法"。

2）目标应具有明确的针对性：一个预期目标只能针对一个护理诊断，一个护理诊断可有多个预期目标。因此，一个目标只能用一个行为动词，若出现多个行为动词会造成无法判断目标是否实现。如"1周后病人能用健侧手梳头和进食"类似情况，可以多设几个目标，以保证每个目标只有一个行为动词。

3）目标应切实可行：预期目标应有据可依，而且是护理对象所能达到的。

4）目标应具体：预期目标应可观察或可测量，目标中行为动词避免使用含糊不清、不明确的词。如"2周内病人吸烟量减少"应改为"2周内病人每日吸烟量减至5支"。

5）目标应有时间限制：预期目标应注明具体时间，为确定何时评价提供依据。

6）关于潜在并发症的目标：潜在并发症是合作性问题，仅通过护理往往无法阻止，护士只能监测并发症的发生与发展。如"潜在并发症：心律失常"的预期目标不能是住院期间病人不发生心律失常，因为护士无法阻止心律失常的发生。因此，潜在并发症的目标

可这样书写：并发症被及时发现并得到及时处理。

3. 制定护理措施

护理措施是护士为帮助护理对象达到预期目标所采取的具体方法、行为、手段，是确立护理诊断与目标后的具体实施方案。

（1）护理措施的类型

1）依赖性护理措施：是指护士执行医嘱的护理活动，如遵医嘱给药等。执行依赖性护理措施并非机械地执行，同样要求护士具备一定的知识和技能，例如：遵医嘱给药要求护士掌握相应的药理学知识；进行外周静脉置管要求护士具备相应技能，并能够预测可能出现的后果及并发症。此外，护士还负责与护理对象的沟通，如诊断性检查前沟通及检查后告知结果等。

2）独立性护理措施：是指护士不依赖医嘱，而是运用护理知识和技能可独立完成的护理活动。如对病人进行健康教育等。

3）合作性护理措施：是指护士与其他医务人员共同合作完成的护理活动。如护士与营养师共同制订符合护理对象病情的饮食计划。

（2）制订护理措施的注意事项

1）护理措施应具有科学依据：每项护理措施都应有科学依据，应以医学基础知识、行为科学及人文科学等为基础。护士应依据最新最佳科学证据，结合护理对象的实际情况，运用个人知识技能和临床经验，选择并制订恰当的护理措施。禁止将无科学依据的措施用于护理对象。

2）护理措施应有针对性：护理措施针对护理诊断提出的原因而制订，一个预期目标可通过几项护理措施来实现。

3）护理措施应切实可行、因人而异：制订护理措施应考虑护理对象的具体情况、护理人员数量、技术水平及医院设施等。

4）护理措施应保证护理对象的安全：护士为护理对象提供护理过程中应保证安全。

5）护理措施应具体细致：护理措施的描述应准确明了，以利于护理同一护理对象的其他护士正确执行护理措施，制订时应参阅其他医务人员的病历记录，意见不一致时应协商达成共识。

6）鼓励护理对象参与制订护理措施：鼓励护理对象或家属参与制订护理措施，能使其乐于接受与配合，保证护理措施的最佳效果。

4. 护理计划成文

各个医疗机构护理计划的书写格式不尽相同，一般都有日期、护理诊断、预期目标、护理措施、评价效果等栏目（表1-4-3）。随着护理信息系统在临床的应用，护理计划可由系统智能生成。护士通过点击相应疾病名称，系统将呈现该疾病的标准护理计划，内容是护理诊断及诊断依据、护理目标和护理措施，其中护理诊断遵循首优原则排序。护士只需取消不符合病人病情的护理诊断选项，增加需要的内容，确定后即可生成护理计划。同时还可对已选的护理计划进行调整，例如对护理诊断或依据等内容进行添加、排序和删除，构成个性化护理计划，并保存在系统中。随着病人病情变化，护理诊断及其护理计划可随时增加或停止。

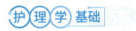
表1-4-3　护理计划单

姓名_____科别_____病室_____床号_____住院号_____

日期	护理诊断	预期目标	护理措施	评价效果	停止日期	签名
2022-08-10 8:30	营养失调：高于机体需要量 与摄入量过多有关	1. 1周内体重下降0.5～1 kg	1. 控制每天摄入量在6.8 MJ内 2. 鼓励病人户外运动，每天2次，每次30分钟	体重下降0.8 kg	2022-08-17 8:30	李×
		2. 8天内会制订低脂食谱	3. 指导病人制订食谱，每天1次	能独立制订低脂食谱	2022-08-18 8:30	李×

（四）护理实施

护理实施是护理程序的第四步，是为达到护理目标而将计划中的各项措施付诸行动的过程。此阶段要求护士具备丰富的专业知识，熟练的操作技能和良好的人际沟通能力，以保证护理计划顺利进行，使护理对象得到高质量护理。

1. 实施步骤

（1）实施前准备　这一阶段要求护士思考与解决以下几个问题。

1）做什么：回顾已经制订好的护理计划，保证计划内容是科学的、安全的、符合护理对象目前情况。护士每一次接触护理对象，可实行多个针对不同护理诊断的护理措施。因此在实施前护士应将这些护理措施组织起来，以保证正确有序地执行。

2）谁去做：确定护理措施是护士自己做，还是与其他医务人员共同完成，需要多少人。

3）怎么做：实施前将使用哪些技术和技巧，回顾技术操作、仪器操作过程。如果需要运用沟通交流，则应考虑在沟通中可能遇到的问题，可以使用的沟通技巧及如何应对等。

4）何时做：根据护理对象的具体情况、健康状态，选择执行护理措施的时间。

5）何地做：确定实施护理措施的场所也十分必要，尤其对于涉及病人隐私的操作，更应注意环境的选择。

（2）执行　执行护理计划的过程是护士运用观察能力、沟通技巧、合作能力和应变能力，娴熟地应用各项护理操作技术的过程。在执行护理计划的过程中，要充分发挥护理对象及其家属的积极性，与其他医务人员相互协调配合，同时密切观察执行计划后护理对象的反应及有无新的问题发生，及时收集资料，迅速、正确地处理一些新的健康问题。

（3）记录　实施各项护理措施后，护士要把各项护理活动的内容、时间、结果及护理对象的反应及时进行完整、准确的文字记录，称为护理记录或护理病程记录。护理记录可以反映护理活动的全过程，利于了解护理对象的身心状况，观察护理效果，为护理评价做准备。

临床护理记录的方式有很多，我国多采用PIO记录方式。

PIO格式：P——护理问题、I——护理措施、O——护理结果（表1-4-4）。

表1-4-4 护理记录单

姓名_____科别_____病室_____床号_____住院号_____

日期	时间	护理记录	护士签名
2022-09-10	9：30	P：体温过高（39.3℃）：与肺部感染有关 I：1. 全身（温水或乙醇）擦浴 　　2. 多饮水，加速毒素的排泄 　　3. 擦浴后30分钟复测体温 　　4. 密切监测降温情况	李敏
	10：00	O：体温降至38℃	

2. 实施方法

（1）分管护士直接为护理对象提供护理。如物理降温、口腔护理等。

（2）与其他医务人员合作，为护理对象提供24小时连续不断整体护理。在连续执行护理工作中，必须有书面或口头交接班。

（3）教育并指导护理对象及其家属共同参与护理。

（五）护理评价

护理评价是护理程序的最后一步，是按照预期目标所规定的时间，将护理后护理对象的健康状况与预期目标进行比较并作出评定和修改。通过评价，可以了解病人是否达到了预期的护理目标。评价虽然是护理程序的最后一步，但评价贯穿于护理活动的全过程。从收集资料开始评价就在不断地进行，而最后一步的评价是一个全面的检查与总结过程。

1. 评价方式

（1）护士自我评价。

（2）护理查房进行同行评价。

（3）护士长、护理专家与护理教师的检查评定。

2. 评价内容

（1）护理过程评价　护理过程评价是评价护士在进行护理活动中的行为是否符合护理程序的要求。如护理病历质量、护理措施实施情况、护理程序工作方法的理解与运用等是否符合标准。

（2）护理效果评价　护理效果评价是评价中最重要的部分。核心内容是评价病人的行为和身心健康的改善情况是否达到预期目标。

（3）评价目标实现程度　护理目标实现的程度一般分为3种：①目标完全实现；②目标部分实现；③目标未实现。

3. 评价步骤

（1）建立评价标准　护理评价主要针对预期目标，即判断护理效果是否达到计划阶段所确定的预期目标。预期目标可指导护士确定评价阶段所需收集资料的类型，并提供判断护理对象健康与否的标准。

（2）收集资料　为评价预期目标是否达到，护士可通过直接访谈、检查、评估护理对象，访谈家属及翻阅病历等方式收集相关主客观资料。

（3）评价预期目标是否实现　根据各项评价标准，将护理对象的反应与预期目标比较，判断预期目标实现的程度。

（4）分析目标未实现的原因　分析目标部分实现或未实现的原因，找出问题所在。

1）所收集的基础资料是否真实、全面、准确？

2）护理诊断是否正确？

3）预期目标是否合适？

4）护理措施是否有针对性且得到有效落实？

5）护理对象及家属是否积极配合？

6）病情是否已经改变或有新的问题发生？原定计划是否失去了有效性？

（5）重审护理计划　对健康问题重新评估后，做出全面计划。一般有以下四种可能：

1）停止：问题已经解决，停止采取护理措施。

2）继续：护理问题有一定改善，但仍然存在，预期目标与护理措施恰当，计划继续进行。

3）取消：对潜在的护理问题若未发生，通过进一步收集资料，确认后取消。

4）修订：目标部分实现或未实现，对诊断、目标、措施中不适当之处加以修改。

项目小结

本项目学习重点是护理程序的概念，护理评估、护理诊断、护理计划、护理实施、护理评价五个步骤及相互联系；学习难点是护理诊断的判断、组成，护理诊断与护理目标的书写格式，护理措施的制订。在学习过程中，应注意与护理对象的有效沟通，注意区别主观资料与客观资料，注意比较护理诊断与医疗诊断、医护合作性问题的区别。

思考与练习

1. 护理程序由哪几个步骤组成？每个步骤的主要护理工作是什么？

2. 护理诊断的陈述方式有哪几种？其中P、E、S各代表什么？

3. 病人，男性，65岁。患高血压病30年。因情绪激动，呼吸急促，心前区剧烈疼痛入院，入院后诊断为急性心肌梗死。请问：

（1）护士在收集资料时，主、客观资料有哪些？

（2）请列出该病人有哪些护理诊断？

（3）病人的护理诊断中，哪项属于首优问题？

（4）请针对首优问题制订护理计划，并以PIO格式进行护理记录。

（吴秋颖）

项目一　护士职业安全与防护

学习目标

1. 掌握护理安全防范的相关概念；护理安全防范的原则；护士职业损伤的危险因素及常见护士职业损伤的防护措施。
2. 熟悉职业安全的影响因素。
3. 了解护理安全防范的意义。
4. 具有保护病人及职业安全防护的意识。

导学案例

护士小王，26岁，工作三年后被安排在艾滋病病房，某日下班前，在处理病房污物的过程中，不慎被污物筒中裸露的穿刺针刺破手指，出血不止。

思考：

（1）小王应立即采取怎样的紧急措施处理伤口？

（2）该情况是否需要报告医院相关部门？

应知部分

一、护士职业安全

（一）概述

1. 概念

（1）护理安全　指在实施护理的全过程中，病人不发生法律和法定的规章制度允许范围以外的心理、机体结构或功能上的损害、障碍、缺陷或死亡。

（2）护理事故　指在护理工作中，由于护理人员的过失，直接造成病人死亡、残疾、功能障碍或造成病人明显人身损害的其他后果。

（3）护理差错　指在护理工作中，因责任心不强、工作粗疏、不严格执行规章制度或违反技术操作规程等，给病人造成精神及肉体的痛苦，或影响医疗护理工作的正常进行，但未造成严重后果和构成事故。

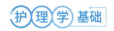

（二）护理安全防范的意义

1. 有利于提高护理质量

随着医疗环境背景的日趋复杂，护理人员面临的职业性危害也日趋增加。在日常护理工作中这些不安全因素直接或间接地影响着护理质量，不仅会使病人的病情加重，推迟病人恢复健康的进程，甚至还有可能会给病人造成器官功能障碍、残疾或死亡。由此可见，护理安全与护理质量密切相关，护理质量体现护理安全的水平，护理安全措施的落实，有利于提高护理质量。

2. 创造和谐的医疗环境

护理安全措施实施得是否有效，直接反映医院理管理水平，影响优质化护理的服务质量。护理不安全因素引发的后果常常会造成医疗护理纠纷，引发护患之间的矛盾和争执，甚至导致法律诉讼。因此，在护理工作中监督护理安全措施执行，控制护理差错、事故发生，保障护理安全制度落实，不仅可以有效地减少差错、事故的发生概率，为病人提供安全可靠的优质护理服务，增强病人的信任感。同时还可以创造和谐的医疗环境，树立护士良好的职业形象。

3. 保护护理人员的自身安全

通过为护士普及护理安全及职业危害防护知识，不仅可以为病人提供高质量的护理服务，保护病人的合法权益不受到侵害，也保护护士的自身安全不受侵害。护士要不断学习安全知识、强化安全意识，对职业行为中的有害因素进行科学性的有效防护，减少职业暴露机会，避免职业伤害，保护自身安全，从而减轻护士职业疲惫感，稳定护理队伍。

（三）护理安全防范的原则

1. 完善组织管理，建立连续监测安全网络

职业安全管理设立三级管理，即医院执业安全管理委员会、职业安全管理办公室、科室职业安全管理小组，分别承担相应的职业安全管理工作。医院护理部实行"护理部主任—科护士长—病区护士长"三级目标管理责任制，护理部设立安全领导小组，科室成立安全监控小组，监督检查护理物品的质量、性能等是否符合安全标准，是否对病人、医护人员及社会构成潜在危险，防止购入假冒伪劣产品。对有可能影响全局或存在安全隐患的工作环节应重点监控，如手术室、急诊科、ICU、供应室等，风险高、涉及广、影响大的工作区域应提高重视并强化监督。

2. 加强护理职业安全教育，强化职业防护意识

重视护理安全教育，提高全体护理人员的安全意识，是保证护理安全的基础。通过开展经常性安全教育活动，树立"安全第一"的观念，提高护理人员的风险意识，增强护理安全工作的自觉性，使护理人员具有良好的职业道德，促使安全护理行为的养成。

3. 强化法制观念，增强法律意识

护理不安全因素引发的后果，需要依据法律手段予以解决。因此，护理人员要加强法律知识学习，增强法律意识、强化法制观念，自觉遵守法律、法规，以防范由于法制观念不强所造成的护理差错和事故，并学会用法律武器维护自身的合法权益。

4. 加强专业理论和技术培训

临床上发生技术性护理事故的原因很多，如：护理人员的理论知识不够扎实，临床经验不足，技术操作失误等。因此，提高护理人员的业务素质，是护理安全的重要环节。通过对护理人员进行定期培训，不断提高其专业水平，防止技术性护理差错、事故的发生，促进护理安全各项工作的落实。

5. 建立健全规章制度，提高整体安全防范的有效性

提高护理安全防范，预防护理差错、事故的发生，应重点提高整体护理系统运行的安全性和应对的有效性。建立健全安全管理制度，落实各项安全管理措施。护理人员自觉遵守职业安全规范要求，并依据护理岗位的需求和护理服务的质量标准，最大限度地减少由于护理人力资源短缺、组织管理滞后、失误技术操作等造成的安全隐患。

6. 强化和推进标准预防

可采用美国疾病控制中心提出的标准预防进行护理职业防护，即所有病人的血液、体液、分泌物及排泄物等都具有潜在的传染性，接触时均应采取防护措施，以防止血源性传播疾病和非血源性传播疾病的传播。

标准预防有3个基本内容：

（1）隔离对象　所有病人的血液、体液、分泌物、排泄物及其被污染的物品等都具有传染性。

（2）防护　坚持对病人和医务人员共同负责的原则，强调双向防护，防止疾病双向传播。

（3）隔离措施　根据疾病主要传播途径，采取相应的隔离措施（包括接触隔离、空气隔离及微粒隔离等），其重点是手卫生。

标准预防技术包括洗手、戴手套、穿隔离衣、带护目镜和面罩等，通过采取综合性防护措施，减少受感染的机会。护士必须正确掌握各级防护标准、防护措施及各种防护物品使用方法，以避免防护不足或防护过度。

7. 科学化管理，重视护士的个人保健

合理配置护理人员，尊重理解护士工作的繁重及不规律性，减轻护士工作超负荷，设法改善工作环境，妥善处理人际关系，营造良好的工作氛围，从而减轻护士压力。医院为护理人员定期进行健康查体和免疫接种。

二、护士职业防护

（一）概述

1. 概念

（1）护理职业暴露　是指护理人员从事诊疗、护理活动中接触有毒、有害物质或病原微生物，以及受到心理、社会等因素的影响而损害健康或危及生命的职业暴露。

（2）护理职业风险　是指护理服务过程中可能发生的一切不安全事件。

（3）护理职业防护　是指在护理工作中采取多种有效措施，保护护士免受职业有害因素的损伤或将其损伤降到最低程度。

2. 护理职业防护的意义

（1）提高护士职业生命质量　护理职业防护措施的有效实施，不仅可以避免由职业有

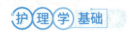

害因素对护士造成的机体损害，而且还可以控制由环境和行为引发的不安全因素。通过职业防护可以维护护士的身体健康，减轻心理压力，增强社会适应能力，提高护士职业生命质量。

（2）科学规避护理职业风险　通过对职业防护知识的学习和技能强化的规范化培训，可以提高护士对职业防护的防范意识，自觉履行职业规范要求，有效控制职业性有害因素，科学有效地规避护理职业风险。有关研究表明，暴露后预防能减少81%的病毒感染，医护人员发生职业暴露后及时采取补救措施是降低职业危害的有效方法。

（3）营造轻松和谐的工作氛围　良好安全的护理职业环境，不仅可以使护士产生愉悦的心情，还可以增加职业满意度、安全感和成就感，也能使之形成对职业选择的认同感。同时轻松愉快的工作氛围，可以缓解护士工作的压力，改善其精神卫生状况，提高护士的职业适应能力。

（二）护士职业损伤的危险因素

1. 生物性因素

生物性因素是指医护人员在从事规范的诊断、治疗、护理及检验等工作过程中，意外接触、吸入或食入的病原微生物或含有病原微生物的污染物。生物因素是影响护理职业安全最常见的职业性有害因素。护理工作环境中主要的生物性因素为细菌和病毒。

（1）细菌：护理工作中常见的致病菌　葡萄球菌、链球菌、肺炎球菌、大肠杆菌等，它们广泛存在于病人的各种分泌物、排泄物及用过的衣物和器具中，通过呼吸道、消化道、血液及皮肤等途径感染护理人员。

（2）病毒：护理工作环境中常见的病毒　肝炎病毒、艾滋病病毒、冠状病毒等，传播途径以呼吸道和血液传播较多。在护士因职业性损伤感染的疾病中，最危险、最常见的是人类免疫缺陷病毒（HIV）、乙型肝炎病毒（HBV）、丙型肝炎病毒（HCV）。

2. 化学性因素

化学性因素是指医务人员在工作中，可通过各种途径接触到多种化学消毒剂或化疗物质而使自身受到不同程度的损伤。

（1）化学消毒剂　如甲醛、过氧乙酸、含氯消毒剂、戊二醛等。接触即可刺激皮肤、眼、呼吸道，引起皮肤过敏、流泪、恶心、呕吐等。长期接触不仅可造成肝脏损害和肺纤维化，还会损害中枢神经系统，表现为头痛及记忆力减退。

（2）化疗药物　长期接触化疗药物的护士如防护不当，也可因为配药或注射等使皮肤直接接触、吞食或吸入而受到低剂量化疗药物的潜在危害，长期接触可导致远期影响，如白细胞下降和自然流产率增高，而且还有致癌、致畸、致突变及脏器损伤的危险。

（3）麻醉废气　短时吸入麻醉废气可引起护士头痛，注意力不集中，应变能力差及烦躁等症状，长时间吸入麻醉废气在体内蓄积后可发生慢性氟化物中毒，造成遗传性影响及对生育功能的影响。

3. 物理性因素

在护理工作中，常见的物理因素造成的损伤有锐器伤、负重伤、放射性损伤及温度性损伤。

（1）锐器伤　锐器伤是护理人员最常见的职业性有害因素之一。而感染的锐器伤是导致血源性传播疾病的最主要因素。其中危害性最大的是乙型肝炎病毒、丙型肝炎病毒和艾滋病病毒。同时锐器伤可对护士造成较大的心理影响，产生焦虑、恐惧等。

（2）机械性损伤　临床护理人员在工作中，劳动强度较大，负重过度，特别是ICU科、精神科、急诊等，需要搬运病人的机会较多，用力不当，不正确的弯腰等，容易扭伤腰部，引发腰椎间盘突出，造成自身伤害。此外，长时间站立、走动还可引起下肢静脉曲张等。

（3）温度损伤　常见的温度性损伤有热水瓶、热水袋所致的烫伤；易燃易爆物品，如氧气、乙醇等所致的各种烧伤；各种电器使用，如烤灯、高频电刀所致的烧伤等。

（4）放射性损伤　护理人员在日常工作中，不可避免会接触到紫外线、激光等放射物质，造成不同程度的皮肤红斑、紫外线性眼炎等不良反应。在为病人进行放射性诊断和治疗的过程中，如果护理人员自我保护不当，会造成机体免疫功能障碍，可导致放射性皮炎、皮肤溃疡坏死，严重者会导致血液系统功能障碍或致癌。

（5）噪声　主要来源于监护仪、呼吸机的机械声、报警声以及电话铃声、病人的呻吟声、物品及机器移动的声音等。WHO规定的医院噪声标准，即病房中的声音强度不应超过35～40 dB。护理人员长期处于这样的工作环境中，会引发多器官功能的改变，严重者可导致听力、神经系统等的损害。

4. 心理－社会因素

目前，我国各级医院中护士数量与病人数量相比明显不足。随着医学模式和健康观念的转变，护士工作不是单纯地执行医嘱，同时还承担着护理者、管理者、教育者等多种角色。另外人际关系的特殊性与复杂性也影响着护士的身心状态，容易情绪紧张，产生身心疲劳，使护理工作的风险性增加，这不仅影响护士身体健康，而且还影响着护士的心理健康，同时影响着社会群体对护士职业的尊重与选择。

（三）护士职业损伤的防护措施

1. 锐器伤的职业防护

锐器伤是一种由医疗利器，如注射器针头、缝针、各种穿刺针、手术刀、剪刀、碎玻璃、安瓿等造成的意外伤害。

（1）引发锐器伤的原因

1）自我防护意识淡薄：护士对锐器伤的危害认识不足，缺乏系统的防护知识。

2）护士技术不熟练和操作不规范：使用锐器进行护理操作时，技术不熟练或操作不规范均易造成锐器伤，如徒手掰安瓿、随便丢弃一次性注射器针头和留置针针芯、双手回套针帽、缝合针、手术器械摆放不规整及传递不规范等。

3）意外损伤：整理治疗盘、治疗室台面时被裸露的针头或碎玻璃扎伤；手术过程中锐器传递时造成误伤、他伤；注射器、输液器毁形过程中被刺伤；在刷洗医疗器械时也容易受伤。

4）病人原因：实施各种注射、拔针时病人不配合，使护士在操作中产生紧张情绪，

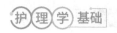

导致操作失误造成误伤。

5）教育培训不到位，防护用品不到位：医院未开展安全防护教育，对护士未进行相关培训；防护用品不足、未使用具有安全防护功能的一次性医疗用品等。

6）身心疲惫：护理人力不足、工作量及压力过大，易使护士出现身心疲惫，在护理操作时精力不集中而导致误伤。

（2）锐器伤的防护措施

1）增强自我防护意识：护士进行有可能接触病人血液、体液的治疗和护理时，必须戴手套。操作完毕，脱去手套后应立即洗手，必要时进行手的消毒。手部皮肤发生破损时，诊疗和护理操作时必须戴双层手套。保证充足的光线，器械传递要娴熟规范，特别注意防止被针头、缝合针、刀片等锐器刺伤或划伤。

2）锐器使用中的防护：使用安瓿制剂时，先用砂轮划痕再掰安瓿，可垫棉花或纱布以防损伤皮肤。抽吸药液时严格使用无菌针头，抽吸后必须立即单手操作套上针帽。静脉加药时须去除针头经三通给予。制定完善的手术器械摆放及传递规定，规范器械护士的基本操作。

3）严格管理医疗废物：使用后的锐器应当直接放入耐刺、防渗漏的利器盒内，以防止刺伤。锐器不应与其他医疗垃圾混放，应放置在特定的场所。护理工作中使用便捷的符合国际标准的锐器回收器，严格执行医疗垃圾分类标准。封好的锐器回收器应有明确的标志，便于监督执行。

4）纠正锐器损伤的危险行为：禁止用双手分离污染的针头和注射器；禁止用手直接接触使用后的针头、刀片等锐器；禁止用手折弯或弄直针头；禁止双手回套针头帽；禁止直接传递锐器（手术中锐器用弯盘或托盘传递）；禁止徒手携带裸露针头等锐器；禁止消毒液浸泡针头；禁止直接接触医疗垃圾。

5）加强护士健康管理：建立护士健康档案，定期体检；建立损伤后登记上报制度；建立医疗锐器处理流程；建立受伤员工监控体系，追踪伤者状况。

6）有效沟通相互配合：为不合作或昏迷躁动病人治疗时，易发生锐器伤害，因此必须请求其他人员协助配合，尽量减少锐器误伤自己或病人。

7）合理安排工作时间：根据工作性质，灵活机动的安排休息时间，使护士身心得以缓冲，减轻压力，焕发精神，提高工作效率，减少锐器伤的发生，提高护理工作效率。

（3）锐器伤紧急处理方法

1）立即用健侧手从近心端向远心端挤压，排出伤口部位的血液，禁止在伤口局部来回挤压，避免产生虹吸现象，将污染血液回吸入血管，增加感染机会。

2）肥皂水清洗伤口并用流水冲洗 5 min。

3）用 0.5% 碘伏、2% 碘酊、75% 乙醇消毒伤口并包扎。

4）受伤后 24 小时内向主管部门汇报并填写锐器伤登记表，必须在 72 小时内做 HIV、HBV 等基础水平检查。

5）请有关专家评估根据病人血液中含病毒的多少和伤口深度、暴露时间、范围进行评估，做相应的处理。

小贴士

护理人员应苦练技能，做到技术精湛、操作规范。工作中应避免因技术不熟练或操作不规范给病人造成锐器伤；同时，要做好自我防护，坚决杜绝锐器伤。一旦出现锐器伤要会应急处理，请专家评估并做好上报工作。

2. 化疗药物损害的职业防护

（1）概念

广义的化学治疗是指病原微生物、寄生虫所引起的感染性疾病以及肿瘤采用化学治疗的方法，简称化疗。理想的化疗药物应对病原体、寄生虫和肿瘤有高度选择性，而对机体的毒性很小。从狭义上讲，现在化疗多指对于恶性肿瘤的化学药物治疗。

（2）化疗药物损害的原因

1）药物准备和使用过程中可能发生的药物接触：如从药瓶中拔出针头时导致药物飞溅；打开安瓿时，药物粉末、药液向外飞溅；连接管、输液器、输液袋、输液瓶、药瓶的渗漏和破裂导致药物泄漏；拔针时造成部分药物喷出等。

2）注射操作过程中可能发生的药物接触：如针头脱落，药液溢出；玻璃瓶、安瓿使用中破裂，药物溢出；护士在注射过程中意外损伤自己等。

3）废弃物丢弃过程中可能发生的药物接触：如丢弃被化疗药物污染的材料时的接触；处理化疗病人体液或排泄物时的接触；处置吸收或沾染了接受化疗药物治疗病人体液的被服及其他织物的接触；清除溅出或溢出药物时的接触等。

（3）化疗药物损害的防护措施

1）配制化疗药物的环境要求：条件允许应设专门化疗配药间，配有空气净化装置，在专用层流柜内配药，以保持洁净的配置环境，操作台面应覆以一次性防渗透性防护垫或吸水纸，以吸附溅出的药液，以免蒸发造成空气污染。

2）配制化疗药物的准备要求：配置前用流动水洗手，佩戴一次性防护口罩、帽子、面罩、工作服外套、一次性防渗透隔离衣。

3）配制化疗药物的操作要求：割锯安瓿前应轻弹其颈部，使附着的药粉降落至瓶底。掰开安瓿时应在锯锉部位垫纱布。

4）执行化疗药物操作要求：①从药瓶中吸取药液后，先用无菌纱布或棉球裹住瓶塞，再撤针头，防止拔出针头的瞬间药液外溢。②抽取药液以不超过注射器容量的3/4为宜，防止针栓从针筒中意外滑落。③操作完毕，脱去手套后用流动水和洗手液彻底洗手并行沐浴，减轻药物毒性作用。

5）污染物品的处理要求：①凡与化疗药物接触过的针头、注射器、输液管、棉球、棉签等，必须收集在专用的密闭垃圾桶内，标明警示标志统一处理，不能与普通垃圾等同处理。②处理污物时，护士要戴帽子、口罩及手套，处理完毕后应彻底洗手。

6）化疗护士的素质要求：①执行化疗的护士应经过专业培训，增强职业危害的防护意识，主动实施各项防护措施。②注意锻炼身体，定期体检，每隔6个月检查肝功能、血常规及免疫功能。怀孕护士避免接触化疗药物，以免出现流产、胎儿畸形。

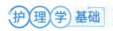

（4）化疗药物暴露后的处理流程

1）迅速脱去手套或隔离衣。

2）立即用肥皂水和清水洗污染部位的皮肤。

3）眼睛被污染时应迅速用清水或等渗洁眼液冲洗眼睛。

4）记录接触情况，必要时就医治疗。

3. 负重伤的职业防护

（1）概念

负重伤指由于工作性质的原因常需要搬动或移动重物，而使身体负重过度或不合理用力等，导致肌肉、骨骼、关节的损伤。

（2）负重伤的原因

1）较大的工作强度：临床护士工作强度较大，工作节奏快，尤其是手术室、急救中心的护士，精神高度紧张，随时准备处理应急事件。长期处于此环境中，使护士身体负荷过重，当用力不当及长时间站立工作时，腰部很易受伤，导致椎间盘突出症及下肢静脉曲张等负重伤的发生。

2）长期的积累性损伤：损伤是护士发生椎间盘突出症的常见原因，蓄积性损伤是其重要的诱因。临床护士执行相关护理操作中，弯腰、扭转动作较多，对腰部损伤较大，长期的损伤积累导致腰部负荷加重，使其易患腰部疾病。此外，年轻护士急性腰部损伤容易引发腰椎间盘突出症。

（3）负重伤防护措施

1）加强锻炼，提高身体素质：加强腰部锻炼是预防负重伤的重要措施。通过锻炼可提高机体免疫力，同时还可增加身体的柔韧性、增加骨关节活动度、减轻骨关节损伤，如健美操、太极拳、瑜伽等。

2）保持正确的劳动姿势：护士在日常的工作、生活中，应注意保持正确的工作姿势，不仅可以预防腰肌劳损的发生，还可以延缓椎间盘退变的进程，从而预防椎间盘突出症的发生。在站立或坐位时应尽可能保持腰椎伸直，使脊柱支撑力增大，避免因过度屈曲引起腰部韧带劳损，减轻身体重力对腰椎的损伤。在弯腰时，应两足分开使重力落在髋关节和两足处，降低腰部负荷。弯腰搬重物时，应先伸直腰部，再屈髋下蹲，后髋及膝关节用力，随后挺腰将重物搬起。

3）经常变换姿势：护理工作者应定期变换体位，缓解肌肉、关节、骨骼疲劳，减轻脊柱负荷。同时护士要避免过于剧烈的活动，防止拉伤腰部肌肉，损伤椎间盘。

4）使用劳动保护具：护士在工作中可以佩腰围等保护用具以加强腰部的稳定性，保护腰肌和椎间盘不受损伤。腰椎间盘突出症的护士在急性期疼痛加重时坚持佩戴，于卧床休息时解下。腰围只在活动工作时使用，以免长时间使用造成腰肌萎缩，导致腰背疼痛等。

5）促进下肢血液循环：由于工作性质缘故，护理工作者常常会超时站立，导致下肢静脉血液回流受阻，发生下肢静脉曲张，甚至引发严重后果。为了预防下肢静脉曲张的发生，护士在站立工作过程中，应注意：

①避免长时间保持同一姿势，适当、轻微的活动，有助于促进下肢血液循环。

②站立时，可让双腿轮流支撑身体重量，并可适当做踮脚动作，促进小腿肌肉收缩，

减轻静脉血液淤积。

③工作间歇可以适当做下肢运动操，尽量抬高下肢，以促进血液回流。

④穿弹力袜或捆绑弹力绷带，可以促进下肢血液回流，减轻肢体的沉重感和疲劳感

6）养成良好的生活饮习惯

①从事护理工作的人员，提倡卧硬板床休息，并注意床垫的厚度适宜。

②应注意避免长时间弯腰活动，减少弯腰次数。

7）科学合理饮食：由于护士每天承担繁重的护理工作，应注意营养的科学调配。

①多食富含钙、铁、锌的食物，如牛奶、菠菜、西红柿、骨头汤等。

②增加机体内蛋白质的摄入量，多食肉、蛋、鱼及豆制品等。

③多食富含维生素B、维生素E的食物，如花生、芝麻等。维生素B可缓解疼痛、减轻疲劳；维生素E可扩张血管、促进血流，消除肌肉紧张。

项目小结

　　本项目学习重点是护理安全防范的原则及常见护理职业损伤的防护措施；难点是护理职业损伤的主要防范措施。学习过程中要理论联系实际，掌握常见护理职业损伤的防护措施和应急处理方法，以保证病人及护理人员自身的安全。

思考与练习

　　护士，36岁，在医院肿瘤科病房工作。在为病人配置化疗药物时，因药瓶内压力过大，拔针时不慎将药物溅到面部及眼内。

　　请问：

（1）护士应立即采取哪些应急措施进行处理？

（2）在配置化疗药物时，护士应采取哪些防护措施？

（孙士兵）

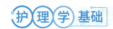

数字教学内容

项目二　病区

导学案例

病人，男，45岁。个体商户。近年来经常有泛酸、饱胀嗳气、饥饿不适及餐后定时性慢性中上腹部疼痛，有时恶心、呕吐，呕吐物一般为食物残渣或胃液。今天突然出现呕血，呕血量约有1 000 ml，被"120"救护车送到急诊科，患者意识淡漠、出汗、面色苍白、四肢湿冷，测血压80/50 mmHg，脉搏细速，呼吸急促。诊断为十二肠溃疡穿孔。

思考：

1. 针对病人的病情，急诊科护士接诊后应配合医生采取哪些护理措施？
2. 病区护士应如何为病人创设适于休养的医院环境？

应知部分

一、病区的设置和布局

病区是住院病人接受诊断、治疗、护理和修养的场所，也是医护人员开展医疗、预防、教学、科研活动的重要基地。做好病区工作是保证医疗护理质量的重要环节。

一般每个病区均设有病室、治疗室、抢救室、医护办公室、配膳室等。有条件的病区可设置病人娱乐室、会客室、健身室等。

每个病区设30～40张病床为宜，每间病室设1～6张病床，两床之间距离应不少于1 m。病床之间应设隔帘或屏风，以便于维护病人的隐私权，满足病人自尊的需要。

二、病区的环境管理

病区环境包括物理环境和社会环境。

（一）病区的物理环境

病区的物理环境是影响病人身心舒适的重要因素，环境的性质影响治疗效果及疾病的康复。护士应以病人为中心，对病区物理环境进行适当的调控，努力创造一个整洁、舒适、安全、安静的住院环境，满足病人休养、生活、治疗等需要，以促进病人疾病的痊愈和健康的恢复。

1. 整洁

主要指病区的护理单元和医疗护理环境应整洁。要求达到避免污垢积存，防止细菌滋生的目的。保持病区环境整洁的措施有：

（1）病区陈设齐全，规格统一，布局合理，摆放整齐，方便取用。

（2）保持病人及病床单位清洁，床单被套及衣裤及时更换。

（3）及时清除治疗护理后的废弃物及病人的排泄物。

2. 安静

安静的医院环境可使病人减轻焦虑，得到充分的休息和睡眠，促进其早日康复。根据WHO规定的噪音标准，白天病区较理想的声音强度应维持在35~40 dB。达到50~60 dB，病人可感到疲倦不安，影响休息与睡眠。长时间暴露在90 dB以上的环境中，可导致疲倦、焦躁、易怒、头痛、头晕、耳鸣、失眠以及血压升高等。当声音强度达到或超过120 dB时，可造成听力丧失或永久性失聪。因而为更好地控制噪声，保持病区安静的环境，护理人员在工作中应做到：

（1）"四轻"：即说话轻、走路轻、操作轻、关门轻。

（2）病室的桌、椅脚应钉上橡胶垫；推车的轮轴、门窗交合链应滴注润滑油并定期检查。

（3）加强对病人及家属宣传保持病室安静的重要性，共同创造良好的休养环境。

3. 舒适

主要指病室的温度、湿度、通风、采光、色彩和绿化等方面对病人的影响及调节。

（1）温度　适宜的温度可使病人感到舒适、安宁，能减少能量消耗，利于散热，并可降低肾脏的负担，有利于病人的休息、治疗及护理工作的进行。病室适宜的温度一般为18~22℃，婴儿室、手术室、产房、ICU、CCU等，室温应调高至22~24℃为宜。室温过高会使神经系统受到抑制，干扰消化与呼吸功能，不利于机体散热，病人常表现出烦躁；室温过低，冷的刺激可使病人肌肉紧张，畏寒，还会使病人在接受诊疗护理时受凉。因此，病室应备有室温计，随时观察室温并给予调节，可根据季节和条件采用不同的措施，如夏天可用风扇使室内空气流通，或使用空调设备调节；冬天可采用火炉取暖，或使用暖气设备保持室温。此外，应根据气温变化适当增减病人的衣服和盖被，在执行治疗、护理操作时，应尽量避免暴露病人。

（2）湿度　湿度会影响皮肤蒸发散热的速度，从而影响病人的舒适感。病室的相对湿度以50%~60%为宜。湿度过高，机体蒸发作用减弱，出汗受到抑制，病人感觉湿闷不适，尿量增加，加重肾脏负担；湿度过低，空气干燥，水分大量蒸发，病人感到呼吸道黏膜干燥、口干、咽痛、烦渴等，对气管切开、呼吸道感染、急性喉炎的病人尤为不利。因此，病室应备有湿度计，便于观察和调节湿度，可根据季节和条件采用开窗通风、地面洒水、暖气上放置湿毛巾、使用加湿器，或利用空调设备等措施调节室内湿度。

（3）通风　通风换气可以降低室内空气中微生物的密度，降低二氧化碳浓度，提高空气中的含氧量，保持空气清新，调节室内温度和湿度，使病人心情愉快、增加舒适感，有利于病人康复。通风效果因通风面积（门窗大小）、室内外温差、通风时间及室外气流速度而异。一般每次通风时间为30 min左右，冬季通风时应注意保暖，避免对流风。

（4）光线　病室采光有自然光源和人工光源。适宜的光线使病人感到舒适、愉快，并有利于病情观察和诊疗、护理工作的进行。此外，日光中的紫外线，具有杀菌作用，并可促进机体表面无活性的维生素 D_2 转变成有活性的维生素 D_3，对小儿的生长发育起着重要作用。因此，病室应经常开窗，但应避免阳光直接照射眼睛，防止引起目眩；午睡时应用窗帘遮挡光线，以免引起病人不适。夜间睡眠时可打开地灯，既能保证巡视工作的进行，又不影响病人的睡眠。

（5）色彩　色彩会影响人的情绪、行为和健康。以往病室及医务人员的工作服多采用白色，易使病人产生冷漠、单调、恐惧感。现代医院多根据不同护理对象的需求而选择合适的色彩，如儿科护士服装采用粉红色，给人温馨亲切的感觉，减轻儿童的恐惧感；手术室选用绿色或蓝色，给人安静舒适的感觉，增加病人的安全感。

（6）绿化　绿色植物可使人赏心悦目，并增添生机。可在病室内外及走廊上摆设绿色盆景植物，在病区周围建设草坪、种植树木等，优化住院环境。

4. 安全

安全是指安定、无危险、无伤害。为病人提供安全的环境包括以下内容：

（1）避免各种原因所致的躯体损伤　如浴室、厕所地面应有防滑设备，防止潮湿所致病人滑倒跌伤；昏迷病人应加床档或使用约束带，防止病人坠床或撞伤；小儿或意识障碍者热疗时应注意温度控制及保护皮肤，防止烫伤等。

（2）避免医源性损伤　由于医务人员的言语及行为不慎，对病人造成心理、生理上的损伤，称为医源性损伤。护士给病人进行治疗护理操作时，应严格遵循操作规程和查对制度，防止差错和事故发生；加强责任心，语言、行为应符合职业规范，避免造成病人生理和心理上的损伤。

（3）预防医院内感染　病区应有严格的管理系统和措施，预防医院内感染。如操作中严格执行无菌技术操作原则和消毒隔离制度，定期对病室及各种设备进行清洁、消毒、灭菌等。

（二）病区的社会环境

医院是社会的一部分，而病区是一个特殊的社会环境，病人进住医院后，对接触的社会环境常常感到陌生和不习惯，护士有责任为病人创造和维持一个良好的社会环境，消除病人不良的心理反应，帮助病人尽快适应医院的社会环境。

1. 建立良好的护患关系

病人来到医院这样一个陌生环境，让病人能够体会到受欢迎和被关心的情感，在实施护理活动中，应一视同仁。护士操作技术娴熟，动作稳、准、轻、快，减轻病人的心理负担，增加安全感、信任感。善于发挥语言的积极作用，帮助病人树立战胜疾病的信心。

2. 建立良好的群体关系

引导病人互相关心、互相帮助、互相鼓励，协助病友间建立良好的情感交流，正确消除不良情绪，使病室呈现愉快、和谐的气氛。引导病人遵守医院各项规章制度，积极配合治疗和护理，促进疾病康复。加强与家属的沟通，取得支持与合作，解除病人的后顾之忧，共同做好病人的身心护理。

小贴士

在护理工作中，护理人员要为病人创设一个安全、舒适的物理环境及和谐的社会环境；要为病人提供舒适、安全、实用、耐用的床单位，充分体现医院人性化服务；还要有严谨求实的工作态度和良好的沟通技巧，能理解、关心、体贴病人。

职业技能训练

技能一　病床单位及设备

病床是病人休息和睡眠的用具，是病人单位的主要设备。病人床单位应符合实用、耐用、平紧、舒适、安全的原则。临床上常见的病床单位有备用床、暂空床、麻醉床。

一、病床单位

病床单位是医疗机构提供给病人使用的家具和设备。它是病人住院期间用以休息、睡眠、饮食、排泄、活动和治疗的最基本的生活单位（图2-2-1）。

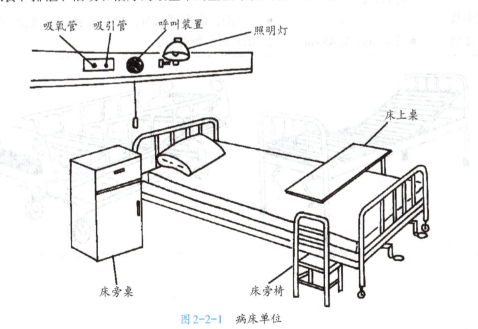

图2-2-1　病床单位

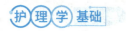

二、设备规格与要求

见表2-2-1。

表2-2-1 设备规格与要求

物品名称	规格	要求
床	●长200 cm，宽90 cm，高60 cm	●不锈钢床：床头、床尾可支起或摇起，以调节体位。床脚装有小轮，便于移动，可固定（图2-2-2） ●木板床：骨科病人多用，或在不锈钢床上放一块木板 ●电动控制多功能床：病人可通过按钮自行控制床的升降或改变体位（图2-2-3）
床垫	●长宽与床规格相同，厚9~10 cm	●用棕丝或海绵作为垫芯，垫面选用牢固的布料制作
床褥	●长宽与床规格相同	●用棉花作褥芯，棉布作褥面
棉胎	●长210 cm，宽160 cm	●多用棉花胎，也可用人造棉或羽绒被
枕芯	●长60 cm，宽40 cm	●内装荞麦皮、木棉或高弹睛纶丝绵，以棉布作枕面
大单	●长250 cm，宽180 cm	●用棉布制作
被套	●长230 cm，宽170 cm	●用棉布制作，尾端开口处钉有系带
枕套	●长75 cm，宽45 cm	●用棉布制作
橡胶中单	●长85 cm，两端各加白布40 cm，宽65 cm	●中间用橡胶制作，两端用棉布制作 ●用棉布制作
中单	●长170 cm，宽85 cm	●放于病人床头一侧，用于放置日常用品
床旁桌	●长45 cm，宽45 cm，高85 cm	●宽大、有靠背，供病人或探视者用
床旁椅		●可移动，高度可调节，供病人在床上进食、写字、
跨床桌	●长80 cm，宽45 cm	阅读等活动时使用

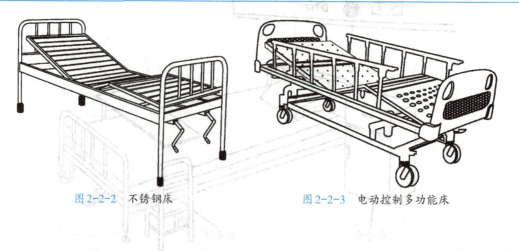

图2-2-2 不锈钢床   图2-2-3 电动控制多功能床

技能二 铺床法

一、备用床（图2-2-4）

【目　的】

1. 保持病室整洁、舒适和美观。

2. 准备迎接新病人。

【准　备】

1. 护士准备　衣帽整洁，洗手、戴口罩。

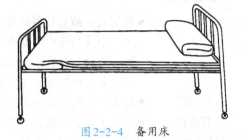

图2-2-4　备用床

2. 用物准备　床、床垫、床褥、棉胎、枕芯、大单、被套、枕套、床旁桌、床旁椅、床刷及湿布套、必要时备消毒小毛巾。

3. 环境准备　病室清洁、通风，病人未进行治疗或进餐。

【实　施】

见表2-2-2。

表2-2-2　铺备用床法

操作步骤	操作说明
备物检查	●备齐用物，按取用顺序放于治疗车上（自下而上放置套、棉胎或毛毯、被套、大单、床褥），推车至床旁
	●检查床、床垫的功能是否完好，调整床至合适高度
移开桌椅	●移开床旁桌，距床约20 cm
	●移椅至床尾正中15 cm，用物放椅上
翻转床垫	●酌情翻转床垫
铺单包角	●将床褥齐床头平铺于床垫上
	●取大单放于床褥上，大单纵、横中线与床的纵、横线对齐，分别向床头、床尾，近侧、对侧展开；先铺近侧床头，面向床角，一手将床头床垫托起，一手伸过床头中线，将大单包塞于床垫下，在距床头约30 cm处，向上提起大单边缘，使其同床边垂直，呈一等边三角形，以床沿为界，将三角形分为两半，将上半三角覆盖于床上，下半三角平整地塞于床垫下，再将上半三角翻下塞于床垫下（图2-2-5），至床尾拉紧大单，同法铺近侧床尾角，拉紧大单中部，双手掌心向上，将大单平塞于床垫下，转至对侧，同法铺对侧大单
套好被套	●"S"式：被套正面向上，被套头端齐床头放置，被套纵中线与床纵中线对齐，分别向床尾、近侧、对侧展开，将被套开口端的上层1/3部分打开，将折好的棉胎置于被套开口处，将棉胎上缘中部拉至被套封口处，棉胎上端与被套封口紧贴，将竖折的棉胎向两边展开，先展近侧，后展对侧，与被套边平齐，对好两上角，盖被的上缘平齐床头，至床尾，逐层拉平盖被，系带。将盖被的两侧向内折与床沿平齐，折成被筒，将盖被尾端向内折叠齐床尾或塞于床垫下（图2-2-6）

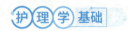

续表

操作步骤	操作说明
	● 卷筒式：被套反射向外，齐床头放置，分别向床尾、床两侧打开，开口向床尾，中线与床中线对齐。将棉胎平铺于被套上，上缘与被套封口边齐，将棉胎与被套一并自床头卷向床尾，再由开口端翻转至床头，于床尾处拉平棉胎及被套，系好带子（图2-2-7）
折成被筒	● 将盖被的两侧向内折与床沿平齐，折成被筒；将尾端向内折叠，与床尾平齐
套枕放置	● 于床尾处套好枕套，系好带，开口背门，横放于床头盖被上
桌椅归位	● 移回床旁桌椅，保持床单位整洁美观
	● 洗手

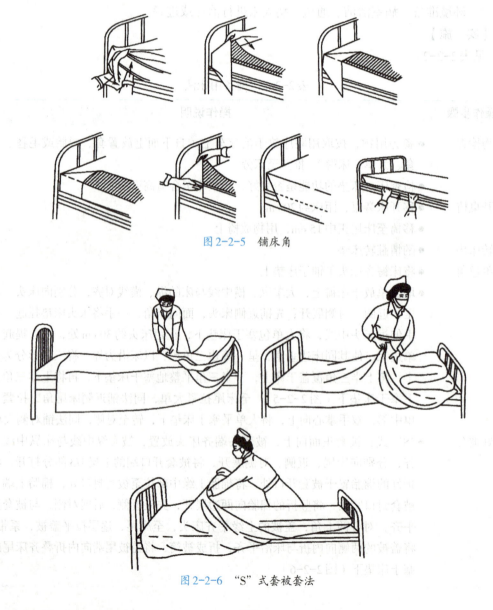

图2-2-5　铺床角

图2-2-6　"S"式套被套法

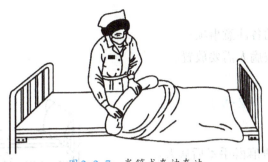

图2-2-7　卷筒式套被套法

【注意事项】

1. 病床单位应符合实用、耐用、舒适、安全、美观的原则。大单、被套、枕套均应做到平、整、紧、实、美。

2. 动作轻稳，避免抖动、拍打等动作，以免微生物传播。

3. 应用省时、节力原则：

（1）铺床时身体应靠近床，两脚前后或左右分开，扩大支撑面，降低重心，增加身体的稳定性。

（2）应用臂部肌肉力量，手臂动作平稳协调，有节律地连续进行。

（3）翻转床垫时应借助自身的重量以节省体力，减少扭伤。

（4）先铺床头，后铺床尾，再铺中部，铺好一侧，再铺另一侧，避免多余无效动作，减少走动次数。

二、暂空床（图2-2-8）

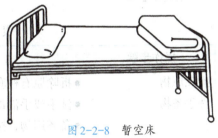

图2-2-8　暂空床

【目　的】

保持病室整洁、美观，供新病人或者暂时离床活动的病人使用。

【准　备】

1. 护士准备　衣帽整洁，洗手、戴口罩。

2. 用物准备　同备用床。必要时备橡胶单及中单。

3. 环境准备　同备用床。

【实　施】

见表2-2-3。

表2-2-3　铺暂空床法

操作步骤	操作说明
折叠盖被 酌情铺单	●将备用床的盖被头端向内折1/4，再扇形三折于床尾，并使各层平齐 ●根据病情需要铺橡胶单和中单；将橡胶单上缘距床头45～55 cm，中线与床中线对齐并展开；将中单以同法铺在橡胶单上，两侧边缘下垂部分一起平整地塞入床垫下。转至对侧，将橡胶单和中单拉紧塞入床垫下
整理归位	●将枕头放回床头，移回床旁桌椅，洗手

【注意事项】

1. 同铺备用床法的各注意事项。

2. 橡胶单及中单按病人需要放置。

三、麻醉床（图2-2-9）

【目 的】

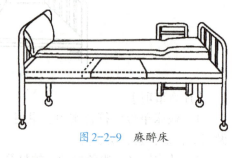

图2-2-9 麻醉床

1. 便于接受和护理麻醉手术后病人。

2. 使病人安全、舒适，预防并发症。

3. 保护被褥不被伤口渗液、呕吐物、排泄物等污染，保持床铺整洁。

【准 备】

1. 护士准备 了解病人的病情、手术部位、麻醉方式等。

2. 用物准备 同备用床，另备橡胶单和中单各两条。麻醉护理盘（无菌巾内：压舌板、张口器、舌钳、牙垫、治疗碗、镊子、通气导管、输氧导管、吸痰导管和纱布数块；无菌巾外：血压计、听诊器、护理记录单和笔、弯盘、棉签、胶布、手电筒）、输液架，必要时备负压吸引器、氧气、胃肠减压器、热水袋、毛毯。

3. 环境准备 同备用床。

【实 施】

见表2-2-4。

表2-2-4 铺麻醉床法

操作步骤	操作说明
撤除原物	●拆除原有枕套、被套、大单等，放于污物袋内
洗手备物	●洗手或手消毒
	●备齐用物，按取用顺序放于治疗车上，推车至床旁
铺单包角	●同备用床铺好近侧大单
	●根据病情需要铺好橡胶单和中单：①腹部手术者铺于床中部。同暂空床，铺好床中部侧橡胶单和中单；②颈、胸部手术或全麻手术者铺于床头。橡胶单与中单上缘齐床头，下缘压在中部橡胶单和中单上，将边缘下垂部分塞入床垫下；③下肢手术者橡胶单和中单铺于床尾。非全麻手术时铺于手术部位即可
	●转至对侧，同法逐层铺好大单、橡胶单和中单
折叠盖被	●同备用床法套被套并折成被筒，将盖被纵向三折叠于一侧床边，开口处向门（图2-2-9）
套枕放置	●套枕套同备用床法，将枕横立于床头，开口背门
桌椅归位	●移回床旁桌，椅子置于盖被折叠侧
整理	●将麻醉护理盘置于床旁桌椅上，其他用物妥善放置，洗手或手消毒

【注意事项】

1. 同备用床法各注意事项。

2. 应换上清洁被单，橡胶单及中单按病人需要放置，保证术后病人舒适。

3. 实施抢救和护理所需用物应齐全。

项目小结

本项目学习重点是病区环境管理和铺床技术；学习难点为铺床技术，要求铺好的备用床、暂空床、麻醉床达到平、整、紧，达到安全、舒适、实用、耐用的目的。在学习过程中注意归纳病区环境管理的要求与铺床操作中的注意事项，比较备用床、暂空床和麻醉床铺法的异同点。

思考与练习

1. 病人，男性，78岁。高血压病史20年，因脑出血来院就诊收住院。体格检查：T 36.5℃，P 72次/分，R 26次/分，BP 180/110 mmHg。病人处于昏迷状态，右侧肢体活动障碍，右侧瞳孔散大，对光反应消失。

请问：

（1）作为病区护士应为其准备哪种床单位？

（2）病区护士应为病人采取哪些保持病室安静的护理措施？

2. 病人，女性，65岁，因"发热、恶心、呕吐、持续右下腹疼痛2小时"来院就诊，初步诊断为"急性阑尾炎"入院。体格检查：T 37.6℃，P 96次/分，R 20次/分，BP 110/70 mmHg。神志清醒，右下腹部有压痛、反跳痛、腹肌紧张等阳性体征。医嘱：立即做阑尾彩色多普勒超声、心电图、血液生化检查等。

请问：

（1）作为病区护士，你应该为病人准备哪种床单位？

（2）病人需进行手术治疗，作为手术室护士应如何为病人调节手术室内的温湿度？

（吴秋颖）

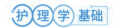
项目三　运送病人法

学习目标

1. 学会应用轮椅、平车运送病人的方法。
2. 了解人体力学在护理中的应用，减轻护患双方的疲劳，确保病人与护士自身安全。
3. 具有良好的职业道德。

导学案例

病人，男，62岁，既往有肺心病病史8年。近日因着凉，出现呼吸困难，口唇发绀，烦躁不安，来院就诊。查体：R 24次/分，P 120次/分。血气分析：PaO_2 50 mmHg，$PaCO_2$ 65 mmHg，诊断为"Ⅱ型呼衰"。急诊室已给予静脉输液、氧气吸入，现将其送入病房。

思考：

1. 作为急诊护士应采取何种方式护送病人入病房？
2. 护送过程中，应注意哪些事项？

应知部分

人体力学在护理中的应用

人体力学是运用力学原理研究维持和掌握身体的平衡，以及人体由一种姿势变成另一种姿势时身体如何有效协调的一门科学。在护理活动中，护士正确运用力学原理，可帮助病人采取正确的姿势和体位，减轻病人肌肉紧张，增进舒适度和安全感，促进康复。同时，还可避免护士在执行各项护理操作过程中因不正确的姿势而引起的肌肉疲劳，造成肌肉、肌腱劳损，达到自我保护的目的。

（一）杠杆原理

杠杆是利用直杆或曲杆在外力作用下绕杆上一固定点转动的一种简单机械。在人体中有许多的杠杆在起作用。骨骼、关节、骨骼肌构成了人体运动系统，人体的运动基本符合杠杆原理，其中骨骼可以看作是杠杆，关节是运动的支点，骨骼肌的舒缩产生的力为运动的动力，骨在骨骼肌收缩、舒张产生的力的作用下绕关节移动或旋转，完成运动过程。

根据杠杆的力点、支点和阻力点位置的不同，可将杠杆分为三类：

1. 平衡杠杆（第一定律）　平衡杠杆是支点位于力点和阻力点之间的杠杆。杠杆的动力臂与阻力臂可等长，也可不等长。如头部在寰枕关节上进行的仰头与低头的动作，寰椎为支点，头颅的重心为阻力点，位于支点前方，颈前颈后肌群产生的力为作用力。当颈前肌群产生的力与重力的力矩之和与颈后肌群产生的力与力矩相等时，头部处于平衡状态。

2. 省力杠杆（第二定律） 省力杠杆是阻力点位于力点和支点之间的杠杆。因为杠杆的动力臂比阻力臂长，所以省力。例如人用脚尖站立时，脚尖是支点，脚跟后的肌肉产生的力是作用力，体重产生的阻力位于中间，由于阻力臂始终小于动力臂，所以用较小的力就能支持体重。

3. 速度杠杆（第三定律） 速度杠杆是力点位于阻力点和支点之间的杠杆。是人体最常见的杠杆运动。例如手臂举起重物时的肘关节运动，肘关节是支点，重物重心为阻力点，手臂前肌群产生的作用力位于中间。又如上臂外展的动作，支点在肩关节中心，上臂三角肌产生的作用力位于支点和手臂重量产生的阻力点中间。由于这类杠杆的动力臂始终小于阻力臂，因而费力，但却能获得较大的运动速度和范围。

（二）平衡和稳定

为了使物体保持平衡，必须使作用于物体的一切外力相互平衡。人体局部平衡是整个人体平衡不可缺少的一部分，而整个人体平衡也是由各个局部平衡来实现的。物体或人体的平衡与稳定，是由其重量、重心的高低、支撑面的大小、重力线与支撑面边缘之间的距离而决定的。

1. 物体的重量与稳定度成正比 物体重量越大，稳定度越高，安全性也越高。较轻的物体比较重的物体更容易被推倒。

2. 物体的重心高度与稳定度成反比 重心是物体重量的中心。人体重心的位置随人体姿势的不同而变化，当人直立垂臂时，重心位于骨盆处（图2-3-1）；如把手臂举过头顶，则重心随之升高；当身体下蹲时，重心下降；甚至吸气时膈肌下降，重心也会下降。人或物体的重心越低，稳定度越大。

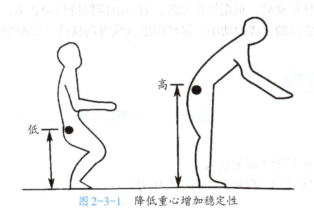

图2-3-1 降低重心增加稳定性

3. 支撑面大小与稳定度成正比 支撑面是人或物体与地面接触的各支点表面及各支点间的面积所构成的表面积。各支点间的距离越大，物体的支撑面越大。支撑面越大，人或物体越稳定。例如，老年人站立或行走时使用手杖，就起到了扩大支撑面，从而增加稳定度的作用。

4. 重力线、支撑面与稳定的关系 重力线是指通过重心垂直于地面的线。人体只有在重力线通过支撑面时，才能保持动态平衡。例如，当人从座椅上站起时，应该先将身体前倾，两脚前后分开，使重力线落在扩大的支撑面内，这样可以平稳地站起来。否则，重

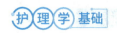

力线落在支撑面以外，身体还须运用腰部力量才能保持人体的平衡，如体弱者无法运用腰部力量，就又回到原来的座位上，不容易站起。

（三）人体力学应用的原则

1. 扩大支撑面　护士在进行护理操作过程中，应根据实际需要两脚前后或左右分开，以扩大支撑面，利于保持身体的平衡。在给病人安置卧位时，也应尽量扩大支撑面，如安置侧卧位时，应两臂屈肘，一手放于枕旁，一手放于胸前，两下肢前后分开，上腿弯曲，下腿稍伸直，以稳定病人的卧位。

2. 降低重心　护士在进行低平面的护理操作或取放位置较低的物体时，双下肢应前后或左右分开，同时屈膝屈髋下蹲，尽量降低身体的重心，维持身体的稳定性。

3. 减少身体重力线的偏移　护士在提拿物品或抬起病人移动时，应尽量将其靠近自己的身体，同时以下蹲代替弯腰工作，减少重力线偏移，以使重力线落在支撑面内，有利于增加稳定性，减少腰部肌肉做功。

4. 利用杠杆作用　护士在持物时，肘部应紧靠身体，前臂和所持物体靠近身体，使阻力臂缩短而省力。在提取重物时，可将其分为相等的两部分，分别由两手提拿，更好地保持身体的平衡。

5. 尽量使用大肌肉或多肌群　根据肌肉的生理特点，肌力的大小与肌纤维数及横断面积成正比，同样的重量被多束肌肉分散，不易疲劳。因此，护士在进行护理操作时，能使用整只手时，避免只用手指进行操作；能使用手臂力量时，避免只用手腕力量；能使用躯干和下肢肌肉的力量时，尽量避免只使用上肢的力量。如端治疗盘时，应将五指分开，托住治疗盘并与手臂一起用力，由于多肌群用力，故不易疲劳。

6. 使用最小量肌力做功　移动重物时应注意平稳、有节律并计划好所要移动的位置和方向，如物体一旦移动后，根据惯性原理，容易继续保持移动状态，此时用平稳、有节律的移动比快速、急拉的方式做功小。尽可能沿直线方向移动，以减少体力的消耗。

职业技能训练

技能一　轮椅运送法

【目　的】
1. 运送不能行走但能坐起的病人。
2. 帮助病人离床活动，促进血液循环及体力恢复。

【准　备】
1. 评估
（1）病人的一般情况及认知反应，如年龄、体重、活动能力、意识状态等。
（2）轮椅性能是否良好。
（3）季节和室外温度。
2. 计划
（1）护士准备：衣帽整洁，修剪指甲、洗手、戴口罩。
（2）病人准备：了解使用轮椅的目的、注意事项及配合方法；在护士协助下穿好衣裤。

（3）用物准备：轮椅（性能良好）、根据室外温度准备外衣或毛毯、夹子或别针，按需准备软枕。

（4）环境准备：地面整洁、平坦，通道宽敞，移开障碍物。

【实　施】

见表2-3-1。

表2-3-1　轮椅运送法

操作步骤	操作说明
核对解释	●核对床头（尾）卡及病人腕带，向病人及家属解释、说明操作的目的、方法，取得合作
固定轮椅	●推轮椅至床旁，将椅背与床尾平齐，面向床头 ●固定车闸，翻起脚踏板
协助上椅	●天气寒冷时铺毛毯于轮椅上，毛毯上端高过病人颈部15 cm ●扶病人坐于床缘，双手撑住床面，协助病人穿衣裤、鞋袜 ●请病人双手置于护士肩上，护士双手环抱病人腰部，协助病人下床站立、移向轮椅，告知病人扶住轮椅扶手，转身坐入轮椅中（图2-3-1） ●放下脚踏板，协助病人将双脚置于其上 ●寒冷时将毛毯上端翻折围在病人颈部，用别针固定；两侧用毛毯围住双臂，做成两个袖筒，并用别针固定在腕部；再用毛毯将身体及下肢包裹好，置双脚于脚踏板上
整理病床	●铺暂空床，保持病室整洁、美观
运送病人	●嘱病人手扶把手，尽量靠后坐，不可前倾或自行下轮椅，系好安全带，松闸，推病人至目的地
协助下椅	●推轮椅至病床尾，将椅背与床尾平齐，面向床头 ●固定车闸，翻起脚踏板 ●松解毛毯 ●协助病人站起、转身，慢慢坐回床边
协助卧位	●帮助病人脱去鞋及外衣
整理记录	●整理床单位，轮椅推回原处，必要时记录

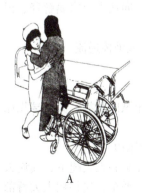
A
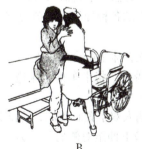
B
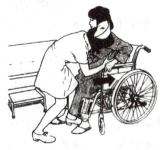
C

图2-3-2　协助病人坐入轮椅

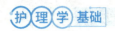

【注意事项】

1. 使用前检查轮椅的性能是否完好，确保病人安全。

2. 使病人坐于轮椅正中部位，告知其身体尽量向后靠并握紧轮椅扶手，运送过程中不可向前倾身、自行站起或下轮椅，以确保安全。对于不能自行保持身体平衡的病人，可使用安全带。

3. 推轮椅时速度应适宜、平稳，下坡时速度要慢，以免发生意外。

4. 运送过程中，注意观察病人的反应，并询问病人的感觉，如有不适，及时处理。

5. 根据天气增加衣物，注意保暖，防止受凉。

技能二　平车运送法

【目　的】

运送不能起床的病人入院、做各种检查、治疗、手术或转运等（图2-3-3）。

【准　备】

1. 评估

（1）病人的一般情况及认知反应，如年龄、体重、活动能力、意识状态等。

（2）平车性能是否良好。

（3）季节和室外温度。

2. 计划

（1）护士准备：衣帽整洁，洗手；根据病人体重及病情，确定需要护士人数。

（2）病人准备：清醒病人需了解平车运送的目的、注意事项及配合方法。

（3）用物准备：平车（性能良好）、橡胶中单和大单包好的垫子、枕头、毛毯或棉被，根据病情需要准备帆布中单或木板。

（4）环境准备：环境宽敞，地面整洁、平坦，移开障碍物。

【实　施】

见表2-3-2。

表2-3-2　平车运送法

操作步骤	操作说明
核对解释	●推平车至病床旁，核对床头（尾）卡及病人腕带，向病人及家属解释、说明操作的目的及配合方法，取得病人合作
安置导管	●检查并妥善安置人身上的各种导管，避免脱落、受压或液体逆流
①一人搬运法 放置平车	●适用于病情允许，能在床上配合的病人 ●移开床旁椅，松开盖被，将平车推至床边，与病床纵向紧靠，大轮端靠床头，固定车闸或抵住平车
移动病人	●护士站在床边，将病人双手置胸腹部，协助其移至床边
搬运病人	●护士一手臂自病人腋下伸至对侧肩部，另一手臂伸至病人大腿下，嘱病人双臂交叉于护士颈部，护士抱起病人，转身移步向平车，先将病人大臀部轻放于平车中央，再放下肢及上身（图2-3-4）

续表

操作步骤	操作说明
②二人搬运法 放置平车	●适用于不能活动，体重较重者 ●移开床旁椅，松开盖被 ●推平车至床尾，使平车头端与床尾呈钝角，固定车闸
移动病人	●甲、乙两护士站在床边，将病人双手置胸腹部，协助其移至床边
搬运病人	●甲护士一手臂托住病人的头、颈、肩部，另一手臂托住病人的腰部；乙护士一手臂托在病人的臀部，另一手臂托住病人腘窝　二人同时抬起，使病人身体向护士侧倾斜，转身移步将病人轻放于平车中央（图2-3-5）
③三人搬运法 放置平车	●适用于不能活动，体重过重的病人 ●移开床旁椅，松开盖被 ●推平车至床尾，使平车头端与床尾呈钝角，固定车闸
移动病人	●甲、乙两护士站在床边，将病人双手置胸腹部，协助其移至床边
搬运病人	●甲护士一手臂托住病人的头、颈、肩，另一手臂托住背部；乙护士一手臂托住病人的腰部，另一手臂托住臀部；丙护士一手臂托住病人的腘窝，另一手臂托住小腿，由一人发出口令，三人合力抬起病人，使病人身体向护士侧倾斜，移步将病人轻放于平车中央（图2-3-6）
④四人搬运法 放置平车	●适用于颈椎、腰椎骨折的病人或病情危重的病人 ●移开床旁桌椅，松开盖被 ●在病人腰部、臀部下铺帆布中单或大单，将病人双手置于胸腹部 ●将平车推至床边，与病床纵向紧靠，大轮端靠床头，固定车闸
搬运病人	●甲护士站于床头，握住大单头端，或托住病人头、颈、肩部；乙护士站于床尾，握住大单尾端，或托住病人两腿；丙护士和丁护士分别站于病床及平车两侧，紧握大单或帆布中单四角，由一人发出口令，四人同时抬起，将病人轻放于平车中央
安置病人	●根据病情需要安置病人合适的卧位，用盖被包裹病人，露出头部
整理病床	●铺好暂空床，将床旁桌椅放回原处，保持病室整洁
运送病人	●松开车闸，推病人至指定地点
协助回床	●一人、二人、三人、四人搬运法，回床搬运与离床搬运方法相同

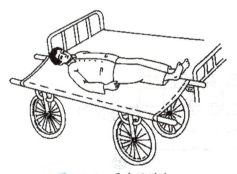

图2-3-3　平车运送法

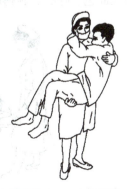

图2-3-4　一人搬运法

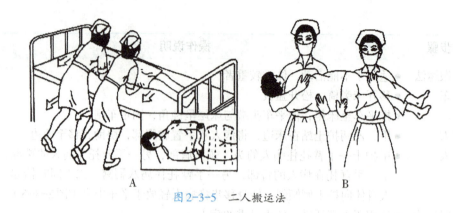

A   B

图 2-3-5　二人搬运法

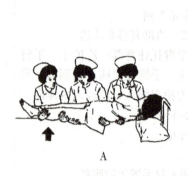 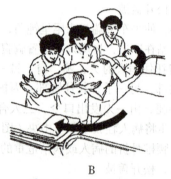 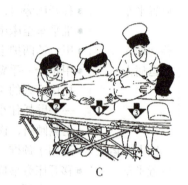

A   B   C

图 2-3-6　三人搬运法

【注意事项】

1. 使用前检查平车，保持其性能完好，确保病人安全。

2. 搬运前妥善安置好病人身上的各种导管，避免导管脱落、扭曲、受压、液体逆流。运送过程中，不中断治疗，输液管、吸氧管及引流管等应保持通畅。

3. 搬运病人时遵循节力原则，身体尽量靠近病人，两腿分开，扩大支撑面，保持平衡。同时动作要轻稳，协调一致，以保证病人安全、舒适。

4. 病人卧于平车中央，头部位于大轮端一端，因大轮转运次数少，可减轻运送过程中的颠簸不适感。

5. 运送过程中保持车速平稳、适宜。护士站于病人头侧（图 2-3-7），以利于观察病情，注意病人面色、呼吸、脉搏的变化。

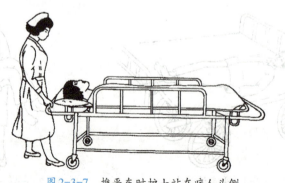

图 2-3-7　推平车时护士站在病人头侧

6. 平车上、下坡时，病人的头部应位于高处一端，以免引起不适。

7. 昏迷病人采取去枕仰卧位，头偏向一侧；骨折病人，车上应垫木板，并固定好骨部位。

8. 推车进出门时，应先将门打开，不可用车撞门，以免震动病人及损坏建筑物。

9. 如天气寒冷，注意保暖，避免病人受凉。

 小贴士

医用过床器

医用过床器也称"过床易"，是利用高科技材料之间的平滑滚动来帮助医护人员将病人非常平稳、安全地过床或移位，可用于手术台、病床、CT台、X线检查台之间过床，也可用在康复或危重病人的护理中，例如给病人移位、侧身、清洁等。医用过床器极大地降低了医护人员搬运过床病人的劳动强度及可能出现的意外风险，同时减轻了病人被搬动时的痛苦。

技能三　担架运送法

【目　的】

主要用于无条件使用平车时运送病人入院、检查、治疗或转运，如在战地、野外或急救时，担架运送法的优点是上下交通工具方便，且不受地形、道路等条件的限制。

【准　备】

1. 护士准备：评估病人，根据其体重、病情等情况确定搬运人数。

2. 病人准备：了解担架使用的目的、方法及注意事项，主动配合。

3. 用物准备：担架、软垫、枕头、毛毯或棉被。

4. 环境准备：环境宽敞，道路通畅，移开障碍物。

【实　施】

担架的使用方法同平车运送法，可采用二人或三人搬运法。搬运病人时，应先由两人将担架抬起，使之与床沿平齐，便于搬运病人，搬运时尽量保持平稳，不要晃动。

【注意事项】

1. 搬运病人过程中应遵循节力原则，保证病人安全、舒适。

2. 运送过程中，步伐应保持一致，确保平稳。

3. 胸、腰椎损伤的病人应使用硬板担架。

4. 护送过程中注意观察病人病情的变化，不中断治疗，保持各种导管通畅。

5. 上、下楼梯及交通工具时，病人头部应处于高处。

6. 注意保暖，避免受凉。

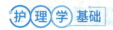

项目小结

　　本项目学习重点是应用轮椅、平车运送病人的方法，人体力学在护理中的应用，运送病人的过程中如何确保病人与护士自身安全。

思考与练习

病人，女，56岁，右腿骨折，行动不便。

请问：

（1）护士应该用何种方式运送病人去做检查？

（2）二人搬运病法的注意事项有哪些？

（解　琳）

项目四　临床常用卧位

学习目标

1. 掌握临床常用卧位的适用范围及安置方法；保护用具的适用范围。
2. 熟悉辅助器具的使用。
3. 了解病人不安全的因素。
4. 学会根据病情为病人安置卧位、协助病人翻身侧卧及移向床头的方法。
5. 具有爱伤观念，在实施护理操作过程中语言亲切、态度和蔼，动作轻柔，使病人感觉舒适与安全。

导学案例

病人，男，32岁，病人1小时前进食后突发剧烈腹痛，伴畏寒、恶心、呕吐，自服消炎药物后症状无明显缓解，入院查体和辅助检查诊断为"急性化脓性阑尾炎"，急诊在椎管内麻醉下行阑尾切除术，术中顺利，术后病情平稳回到病房。

工作任务：

1. 病人回病房后，为其安置正确的卧位。
2. 术后第二天，病人主诉切口处疼痛，请根据该病人病情为其安置合适的卧位，并做好健康教育。

应知部分

一、卧位的性质

卧位是指病人休息和适应医疗护理需要所采取的卧床姿势。临床上常根据病人的病情、治疗与护理的需要采取不同的卧位，这样不仅使病人感觉舒适，而且对治疗疾病、减轻症状及进行各种检查、预防并发症均能起到良好的作用。护士在临床护理工作中应熟悉各种常用卧位的适用范围及安置方法，指导并协助病人采取正确、舒适和安全的卧位。

（一）卧位的自主性

根据卧位的自主性，可将卧位分为主动卧位、被动卧位和被迫卧位三种。

1. 主动卧位：病人身体活动自如，能据自己的意愿随意改变体位，称主动卧位，常见于病情较轻的病人，术前及恢复期的病人。

2. 被动卧位：病人自身无变换位的能力躺在被安置的卧位，称被动卧位。常见于昏迷、瘫痪、极度衰弱的病人。

3. 被迫卧位：病人意识清晰，也有变换卧位的能力，由于疾病的影响或治疗的原因，被迫采取的卧位，称被迫卧位。如支气管哮喘急性发作的病人，由于呼吸极度困难而被迫采取端坐位。

（二）卧位的平衡稳定性

根据卧位的平衡稳定性，可将卧位分为稳定性卧位和不稳定性卧位。

1. 稳定性卧位：支撑面大，重心低，平衡稳定，病人感到轻松舒适的卧位（图2-4-1）。

2. 不稳定性卧位：支撑面小，重心较高，难以平衡，病人为保持此种卧位易造成肌肉紧张、疲劳、不适，应尽量避免病人采取不稳定卧位（图2-4-2）。

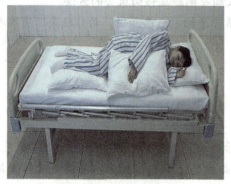
图2-4-1　稳定性卧位

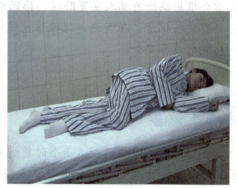
图2-4-2　不稳定性卧位

二、卧位的种类

（一）仰卧位

1. 去枕仰卧位

【适用范围】

（1）昏迷或全身麻醉未清醒的病人，避免呕吐物误入气管而引起窒息或肺部并发症。

（2）椎管内麻醉或脊髓腔穿刺术后6~8小时的病人，预防颅内压降低而引起的头痛。因为穿刺后，脑脊液可自穿刺点漏出至脊膜腔外，造成颅内压降低，牵张颅内静脉窦和脑膜等组织而引起头痛。

【安置方法】

病人去枕仰卧，头偏向一侧，两臂放于身体两侧，两腿伸直，自然放平，将枕头横立于床头（图2-4-3）。

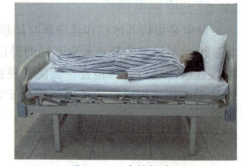
图2-4-3　去枕仰卧位

2. 中凹卧位（休克卧位）

【适用范围】

休克病人。抬高头胸部，保持气道通畅，有利于通气，从而改善缺氧症状。抬高下肢，有利于静脉血液回流，增加心脏排出量从而缓解休克症状。

【安置方法】

病人仰卧，抬高头胸部10°～20°，抬高下肢20°～30°（图2-4-4）。

3. 屈膝仰卧位

【适用范围】

（1）胸腹部检查，可使腹部肌肉放松，便于检查。

（2）行导尿术及会阴冲洗等，暴露操作部位，便于操作。

【安置方法】

病人仰卧，头下垫枕，两臂放于身体两侧，两膝屈曲，并稍向外分开（图2-4-5）。检查或操作时注意保暖及保护病人隐私。

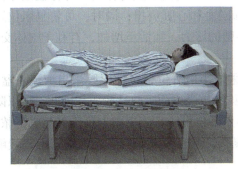

图2-4-4　中凹卧位

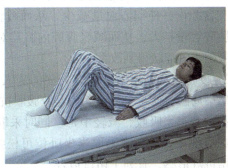

图2-4-5　屈膝仰卧位

（二）侧卧位

【适用范围】

1. 检查：肛门、胃镜、肠镜等检查，便于暴露操作部位，方便操作。

2. 灌肠：病人侧卧，臀部尽量靠近床沿，方便操作。

3. 预防压疮：侧卧位与仰卧位交替，可避免局部组织长期受压，防止压疮发生。

4. 臀部肌内注射，病人应上腿伸直，下腿弯曲，以充分放松注射侧的臀部肌肉。

【安置方法】

病人侧卧，臀部稍后移，两臂屈时，一手放于胸前，一手放于枕旁，上腿弯曲，下腿稍伸直。必要时在两膝之间、胸腹部、背部可放置软枕，以扩大支撑面，增加稳定性，使病人感到舒适与安全（图2-4-6）。

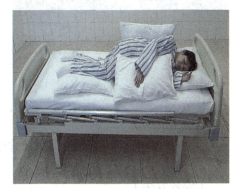

图2-4-6　侧卧位

（三）俯卧位

【适用范围】

1. 腰背部检查或配合胰、胆管造影检查。

2. 脊椎手术后或腰、背、臀部有伤口，不能平卧或侧卧的病人。

3. 胃肠胀气所致腹痛。采取俯卧位时，可使腹腔容积增大，从而缓解胃肠胀气所致的腹痛。

【安置方法】

病人俯卧，头偏向一侧，两臂屈曲放于头的两侧，两腿伸直，胸下、髋部及踝部各放一软枕（图2-4-7）。

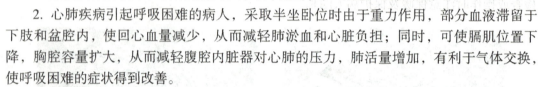

图2-4-7　俯卧位

（四）半坐卧位

【适用范围】

1. 某些面部及颈部手术后的病人。采取半坐卧位，可减少局部出血。

2. 心肺疾病引起呼吸困难的病人，采取半坐卧位时由于重力作用，部分血液滞留于下肢和盆腔内，使回心血量减少，从而减轻肺淤血和心脏负担；同时，可使膈肌位置下降，胸腔容量扩大，从而减轻腹腔内脏器对心肺的压力，肺活量增加，有利于气体交换，使呼吸困难的症状得到改善。

3. 腹腔、盆腔手术后或有炎症的病人。采取半坐卧位，可使腹腔渗出液流入盆腔，促使感染局限，便于引流。因为盆腔腹膜抗感染性较强，而吸收性较弱。因此，可以防止炎症扩散和毒素吸收，减轻中毒。同时采取半坐卧位可防止感染向上蔓延引起膈下脓肿。此外，腹部手术后病人采取半坐卧位可松弛腹肌，减轻腹部切口缝合处的张力，缓解疼痛，增进舒适感，有利于切口愈合。

4. 疾病恢复期体质虚弱的病人。采取半坐卧位，可使病人逐渐适应体位的变化，有利于向站立位过渡。

【安置方法】

病人仰卧，先摇起床头支架与床呈30°～50°，再摇起膝下支架，以防病人下滑。必要时，床尾可置一软枕，垫于病人的足底，增进病人舒适感，防止足底触及床尾栏杆。放平时，先摇平膝下支架，再放平床头支架（图2-4-8）。

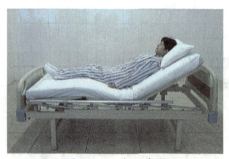

图2-4-8　半坐卧位

（五）端坐位

【适用范围】

急性肺水肿、心包积液、支气管哮喘发作的病人等。由于呼吸极度困难，病人被迫端坐。

【安置方法】

扶病人坐起，并用床头支架或靠背架将床头抬高70°～80°，病人身体稍向前倾，床上放一跨床小桌，桌上放一软枕，病人可伏桌休息，背部放置一软枕，使病人能同时向后倚靠，膝下支架抬高15°～20°以防身体下滑。必要时加床栏，保证病人安全（图2-4-9）。

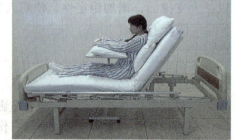

图2-4-9　端坐卧位

（六）头低足高位

【适用范围】

1. 肺部分泌物引流，使痰液易于咳出。

2. 十二指肠引流术，病人需同时采取右侧卧位，以利于胆汁引流。

3. 妊娠时胎膜早破，可防止脐带脱垂。

4. 跟骨或胫骨结节牵引时，可利用人体重力作为反牵引力。

【安置方法】

病人仰卧，可将一软枕横立于床头，以防碰伤头部。床尾用支托物垫高 15～30 cm（图 2-4-10）。该体位易使病人感到不适，不可长时间使用，颅内压增高者禁用。

（七）头高足低位

【适用范围】

1. 颅脑疾病、颅脑手术后的病人，可减轻颅内压，预防脑水肿。

2. 颈椎骨折的病人进行预骨牵引时，利用人体重力作为反牵引力。

【安置方法】

病人仰卧，床头用支托物垫高 15～30 cm 或根据病情而定，床尾横立一软枕，以防足部触及床尾栏杆（图 2-4-11）。

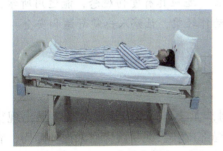 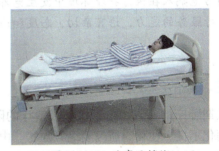

图 2-4-10　头低足高位　　　　　图 2-4-11　头高足低位

（八）膝胸卧位

【适用范围】

1. 肛门、直肠、乙状结肠镜检查及治疗。

2. 矫正胎位不正或子宫后倾。

3. 促进产后子宫复原。

【安置方法】

病人跪卧，两小腿平放于床上，稍分开，大腿和床面垂直，胸贴床面，腹部悬空，臀部抬起，头转向一侧，两臂屈肘，放于头的两侧（图 2-4-12）。

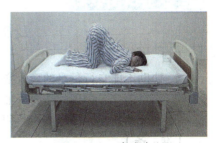

图 2-4-12　膝胸卧位

（九）截石位

【适用范围】

1. 会阴、肛门部位的检查、治疗或手术。如膀胱镜、妇产科检查、阴道灌洗等。

2. 产妇分娩。

【安置方法】

病人仰卧于检查床上，两腿分开，放于支腿架上，支腿架上放软垫，臀部齐台边，两手放于身体两侧或胸前（图2-4-13）。采取该体位时应注意保护病人隐私并做好保暖。

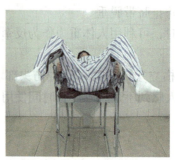

图2-4-13　截石位

小贴士

安全环境是指平安而无危险、无伤害的环境。护理人员在护理工作中，必须采取有效的措施防范病人在医疗护理环境中发生意外伤害。还应具有爱伤观念，能运用所学施予人性化医疗服务的能力，语言亲切、态度和蔼，动作轻柔，让病人感觉舒适和安全。

三、卧位的变换

长期卧床的病人，由于疾病或治疗的限制，无法自行翻身更换体位，易出现精神萎靡、消化不良、便秘、肌肉萎缩等症状。由于局部皮肤长期受压，血液循环障碍，容易发生压疮。呼吸道分泌物不易咳出，易发生坠积性肺炎。因此，护士应定时协助病人更换体位，以保持病人舒适安全和预防并发症的发生。

职业技能训练

技能一　协助病人翻身侧卧法

【目　的】

1. 协助不能自行翻身的病人变换卧位，使病人感觉舒适。
2. 满足治疗、护理的需要，如背部皮肤护理、肌内注射、灌肠等。
3. 预防并发症，如压疮、坠积性肺炎等。

【准　备】

1. 护士准备：着装整洁，洗手，戴口罩，视病人情况决定护士人数。
2. 病人准备：让病人及家属了解更换卧位的目的、过程及配合要点，并取得合作。
3. 用物准备：据病情准备好枕头，床栏等物品。
4. 环境准备：环境整洁、安静、光线充足、温度适宜，必要时进行遮挡。

【实　施】

见表2-4-1。

表2-4-1　协助病人翻身侧卧法

操作步骤	操作说明
核对解释	●核对病人床号、姓名，向病人及家属解释操作目的、过程及有关注意事项，以取得病人配合
安置导管	●将各种导管和输液管装置等安置妥当，必要时将盖被折叠至床尾或一侧
安置病人	●病人仰卧位，双手放于腹部，双腿屈曲
协助翻身	
一人协助法	●适用于体重较轻的病人（图2-4-14） ●先将病人枕头移向近侧，然后将病人的肩部、臀部移向近侧，再将病人的双下肢移近并屈曲 ●护士一手托肩，一手扶膝，轻轻将病人转向对侧，使病人背向护士 ●按侧卧位要求，在病人的背部、胸前及两膝间放置软枕，扩大支撑面，使病人感到舒适、安全
二人协助法	●适用于病情较重或体重较重的病人（图2-4-15） ●甲、乙两名护士站在床的同一侧，护士甲托住病人颈肩部和腰部，护士乙托住病人臀部和腘窝部，两人同时将病人稍抬起移向近侧 ●两名护士分别托扶病人的肩、腰部和臀、膝部，轻轻将病人转向对侧，在病人的背部、胸前及两膝间放置软枕，使病人感到舒适、安全
三人协助法	●适用于脊椎损伤或脊椎手术后的病人 ●护士甲固定病人头部，沿纵轴向上略加牵引，使头、颈部随躯体一起慢慢移动 ●护士乙双手分别置于病人肩部、背部 ●护士丙双手分别置于病人腰部和臀部，三人同时缓慢移动，使头、颈、肩、腰、髋保持同一水平，将病人平移至近侧 ●翻转至侧卧位，角度不超过60° ●将软枕放于病人背部支撑身体，另一软枕放于两膝之间
检查安置	●保持病人各肢体处于功能位，各管道通畅
整理记录	●整理床单位，洗手，记录翻身时间和皮肤状况，做好交接班

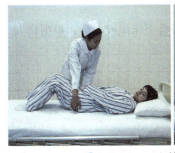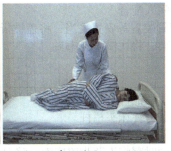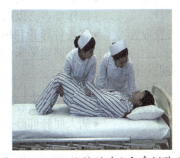

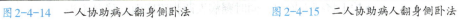

图2-4-14　一人协助病人翻身侧卧法　　　　图2-4-15　二人协助病人翻身侧卧法

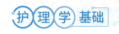

【注意事项】

1. 翻身时，护士应注意节力原则。如尽量让病人靠近护士，使重力线通过支撑面以保持平衡，缩短重力臂，达到省力、安全目的。

2. 移动病人时动作轻稳，协调一致，应将病人身体稍抬起，再行翻身，不可有拖、拉、推等动作，以免擦伤皮肤。

3. 翻身时应注意为病人保暖并防止坠床。

4. 根据病人病情及皮肤受压部位情况，确定翻身间隔的时间，如发现病人皮肤红肿或破损，应及时处理，酌情增加翻身次数，同时做好记录及交班。

5. 若病人身上置有多种导管及输液装置时，协助翻身前应先将导管安置妥当，变换体位后仔细检查并保持各种导管畅通，防止导管发生脱落、移位、扭曲、受压等情况。

6. 协助有特殊情况的病人翻身时应注意：

（1）为手术后病人翻身前，应先检查敷料是否脱落或潮湿，必要时先换药再翻身。

（2）颅脑手术后的病人，应采取健侧卧位或平卧位；翻身时不能剧烈翻动头部，以免引起脑疝，压迫脑干，导致病人突然死亡。

（3）颈椎骨折、颅骨牵引等病人采用轴线翻身法，翻身时不可放松牵引。

（4）石膏固定或伤口较大的病人，翻身后应将患处置于合适位置，防止肢体或伤口受压。

技能二　协助病人移向床头法

【目　的】

协助滑向床尾而不能自行移动的病人移向床头，恢复安全而舒适的卧位。

【准　备】

1. 护士准备：着装整洁，洗手、戴口罩，视病人情况决定护士人数。

2. 病人准备：病人及家属了解移向床头的目的、过程及配合要点，并取得合作。

3. 用物准备：根据病情备好枕头等物品。

4. 环境准备：环境整洁、安静、光线充足、温度适宜，必要时进行遮挡。

【实　施】

见表2-4-2。

表2-4-2　协助病人移向床头法

操作步骤	操作说明
核对解释	●核对病人床号、姓名，向病人及家属解释操作目的、过程及注意事项，说明操作要点，以取得病人配合
安置导管	●将各种导管和输液管装置等安置妥当，将盖被折叠至床尾或一侧，根据病人的病情放平床头支架，将枕横立于床头
协助移位 （图2-4-16） 一人协助法	●适用于体重较轻，生活能部分自理的病人 ●病人屈膝仰卧，两手握住床头栏杆 ●护士靠近床缘，一手托住病人肩背部，一手托住臀部 ●护士将病人抬起，同时嘱病人两脚蹬床面，移向床头

续表

操作步骤	操作说明
二人协助法	●适用于病情较重或体重较重的病人 ●病人屈膝仰卧 ●两名护士分别站在床的两侧，交叉托住病人的肩部和臀部（或两名护士位于同侧，一人托住颈、肩及腰部，另一人托住臀部及腘窝部），两人同时抬起将病人移向床头
检查安置 整理记录	●放回枕头，协助病人取舒适卧位 ●整理床单位，洗手，记录翻身时间和皮肤状况，做好交接班

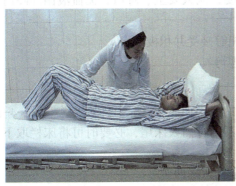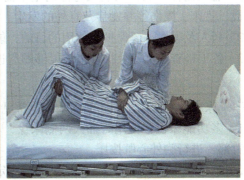

图2-4-16　协助病人移向床头法

【注意事项】

1. 两人协助移向床头时，护士应动作轻稳、节力、协调一致，使病人舒适安全。

2. 移动病人时，应将病人抬离床面，不可有拖、拉、推等动作，以免擦伤皮肤。

3. 移动病人时，应将枕头横立于床头以保护头部，防止头部碰撞床头栏杆。

四、保护具的应用

临床护理工作中，在评估病人的安全需要后，对意识障碍、躁动不安、行动不便等具有潜在安全隐患的病人，护理人员应综合病人及家属的生理、心理及社会等方面的需要，采取必要的保护措施。如保护具、辅助器具的应用，为病人提供全面的健康维护，确保病人安全，提高病人的生活质量。

（一）保护具的应用

保护具是在特殊情况下用来限制病人身体某部位的活动，以达到维护病人安全与治疗效果的各种器具。

1. 适用范围

（1）儿科病人：尤其是未满6岁儿童，因认知及自我保护能力尚未发育完善，易发生坠床、撞伤、抓伤等意外或不配合治疗等行为。

（2）容易发生坠床的病人：如麻醉后未清醒者，意识模糊、躁动不安、失明、痉挛者或老年人。

（3）某些手术后的病人：如白内障摘除术后的病人。

（4）精神病病人：如躁狂症、抑郁症、有自杀或自伤倾向者。

（5）长期卧床、极度消瘦、虚弱的病人。

（6）皮肤瘙痒者：包括全身或局部瘙痒难忍者。

2. 使用原则

（1）知情同意原则：使用前询问病人及家属，解释使用保护具的原因、目的、分类及方法。

（2）短期使用原则：使用保护具要确保病人安全，且只能短期使用。

（3）随时评价原则：应随时评价病人的情况。

1）能满足保护具使用病人身体的基本需要，病人安全、舒适，无血液循环障碍、皮肤破损、坠床、撞伤等并发症及意外的发生。

2）病人及家属了解保护具使用的目的，能够接受并积极配合。

3）各项检查、治疗及护理措施能够顺利进行。

3. 使用方法

（1）床栏：主要用于预防病人坠床。常见的有多功能床栏、半自动床栏（图2-4-17）。

1）多功能床栏：使用时插入两侧床缘，不用时插入床尾，必要时可将床栏取下垫于病人背部，进行胸外心脏按压。

2）半自动床栏：可按需升降，不用时固定在床缘两侧。

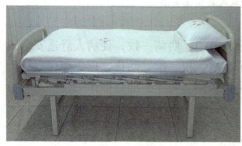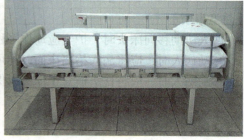

图2-4-17 床栏

（2）约束带：主要用于保护躁动的病人，限制失控的肢体活动，防止病人自伤或伤害他人。根据部位的不同，约束带可分为宽绷带、肩部约束带、膝部约束带、尼龙搭扣约束带等。

1）宽绷带：常用于固定手腕及踝部。使用时，先用棉垫包裹手腕部或踝部，再用宽绷带打成双套结（图2-4-18），套在棉垫外，稍拉紧并将绷带系于床缘，松紧以肢体不脱出，又不影响血液循环为宜（图2-4-19）。

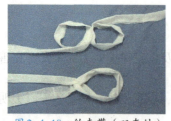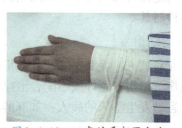

图2-4-18 约束带（双套结）　　图2-4-19 双套结手部固定法

2）肩部约束带：主要用于固定病人的肩部，限制其坐起，肩部约束带用宽布制成宽8 cm，长120 cm，一端制成袖筒，袖筒上有细带。使用时，将袖筒套于病人两侧肩部，腋窝处垫棉垫。两袖筒上的细带在胸前打结固定，将两条较宽的长带系于床头，必要时将枕头横立于床头。也可将大单斜折成长条进行固定（图2-4-20）。

3）膝部约束带：主要用于固定病人的膝部，限制其下肢活动。膝部约束带用宽布制成，宽10 cm，长250 cm，宽带中部相距15 cm处分别钉两条双头带。使用时，先在两膝、腘窝处垫棉垫，再将约束带横放于两膝上，宽带下的两头带分别固定一侧膝关节，然后将宽带两端系于床缘。也可将大单斜折成长条进行固定（图2-4-21）。

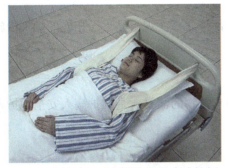
图2-4-20　约束带肩部固定法

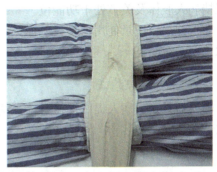
图2-4-21　约束带膝部固定法

4）尼龙搭扣约束带：用于固定病人的手腕、上臂、踝部及膝部。约束带由宽面和尼龙搭扣制成（图2-4-22），使用时，将约束带置于关节处，被约束部位垫上棉垫，对合约束带上的尼龙搭扣后将带子系于床缘，注意松紧适宜。

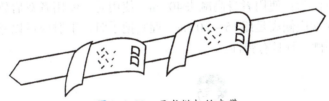
图2-4-22　尼龙搭扣约束带

（3）支被架：主要用于肢体瘫痪或极度衰弱的病人，防止盖被压迫肢体而造成不适或影响肢体的功能位置造成永久性的伤害，如足下垂等并发症，也可用于烧伤病人（图2-4-23）。

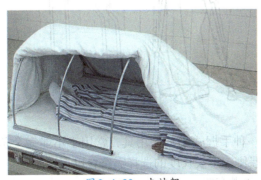
图2-4-23　支被架

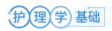
护理学基础

4. 注意事项

（1）严格掌握保护具应用的适应证：为维护人的自尊，使用前要向病人及家属做好解释工作。

（2）注意观察：使用约束带时，约束带下应垫衬垫，固定时松紧适宜（能伸入1~2个手指为宜）。约束期间应注意观察（15~30分钟观察一次）约束部位的皮肤颜色、温度、活动及感觉，若发现肢体皮肤苍白、麻木、冰冷时，应立即放松约束带，必要时进行局部按摩，促进血液循环。

（3）制动性保护具只能短期使用：约束带要定时松解，一般每2小时放松一次，同时应保持病人肢体及关节处于功能位。

（4）记录：记录使用保护具的原因、时间、部位、每次观察结果、相应的护理措施及解除约束的时间。

（二）辅助器具的使用

辅助器具是为病人提供保持身体平衡与身体支持物的器材，是维护病人安全的护理措施之一。

1. 适用范围

辅助身体残障或因疾病、高龄而行动不便者进行活动，以保障病人的安全。

2. 使用方法

（1）拐杖（图2-4-24）：是提供短期或长期残障者离床时使用的一种支持性辅助用具。

使用拐杖最重要的是长度合适、安全稳妥。拐杖的长度包括腋垫和杖底橡胶垫，合适长度的简易计算方法为：使用者身高减去40 cm。使用时，使用者双肩放松，身体挺直站立，腋窝与拐杖底端应侧离足跟15~20 cm。握紧把手时，手肘应可以弯曲。拐杖底面应较宽并有较深的凹槽，且具有弹性。

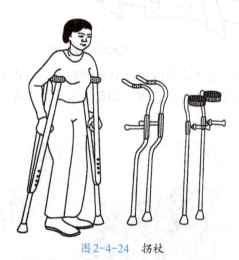

图2-4-24　拐杖

（2）手杖：手杖是一种手握式的辅助用具，常用于不能完全负重的残障者或老年人。手杖应由健侧手臂用力握住。手杖长度的选择需符合以下原则：

1）肘部在负重时能稍微弯曲。

2）手柄适于抓握，弯曲部与髋部同高，手握手柄时感觉舒适。

手杖可为木制或金属制。木制手杖长短是固定的，不能调整；金属制手杖可依身高来调整。手杖的底端可为单脚或四脚型（图2-4-25）。

（3）助行器：其支撑面积大，稳定性好，适用于上肢健康，下功能较差的病人。常见的有步行式助行器和轮式助行器，选用时应先对病人进行评估，以确定助行器的种类（图2-4-26）。

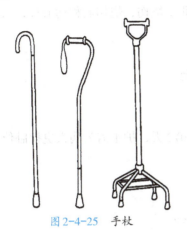
图2-4-25　手杖

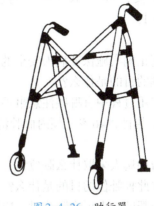
图2-4-26　助行器

3. 注意事项

（1）使用者意识清楚，身体状态良好、稳定。

（2）选择适合自身的辅助器，使用者的手臂、肩部或背部应无伤痛，活动不受限制，以免影响手臂的支撑力。

（3）使用辅助器时，病人的鞋要合脚、防滑，衣服要宽松、合身。

（4）拐杖和手杖末端有橡皮装置，可增加与地面的摩擦阻力而防滑，同时注意保持地面的清洁、干燥、无障碍物，防止滑倒或跌伤。

（5）选择较大的练习场地，避免拥挤和注意力分散。

（6）必要时备一把椅子，供病人疲劳时休息。

项目小结

　　本项目学习重点是卧位的种类、协助病人翻身侧卧及移向床头法；学习难点是安置各种卧位。在学习过程中要求熟练掌握协助病人更换卧位的方法；学会根据病人病情和治疗的需要，为其选择并安置合适的卧位，协助其更换卧位，保障病人的舒适和安全；重视安全护理的重要性，掌握保护病人安全的措施及保护具的适用范围和使用原则。

思考与练习

　　1. 病人，男性，45岁。患胃溃疡5年。现出现腹部不适、恶心，继而呕吐大量鲜血。

查体：呼吸急促，脉搏细速，血压70/50 mmHg。

请问：

（1）应帮助病人采取什么卧位？

（2）病人的卧位属于什么性质？

（3）采取此种卧位的目的是什么？

（4）如何为病人安置卧位？

2. 患儿，女，5岁。双下肢不慎被烧伤，Ⅱ度烧伤，烧伤面积达15%，入院经评估后需要使用保护具。

请问：

（1）如何正确实施保证病人安全的护理措施？

（2）护理的目的是什么？

（3）在使用过程中有哪些注意事项？

3. 病人，男性，46岁。颅内血肿清除术后第2天，护士需为病人更换卧位。

请问：

（1）应帮助病人采取什么卧位？

（2）采取此种卧位的目的是什么？

（3）护士帮助病人更换卧位时，应注意什么？

（吴秋颖）

项目五   医院感染的预防与控制

数字教学内容

学习目标

1. 掌握清洁、消毒、灭菌、无菌技术的概念；无菌技术操作原则、消毒隔离原则。
2. 熟悉医院感染的预防与控制措施；常用物理和化学消毒灭菌的方法、适用范围及注意事项。
3. 学会无菌技术操作、隔离技术操作；常用消毒溶液的配制。
4. 具有良好的职业道德和无菌观念。

导学案例

　　病人，女，45 岁，小学教师。今日晨右下腹部疼痛，进行性加重，伴有畏寒、发热、恶心、呕吐来医院就诊。查体"腹部有压痛、反跳痛及肌紧张"，血常规检查示"白细胞计数增加，中性粒细胞增多"，B 超检查示"急性阑尾炎"。征得病人同意后，医生决定立即手术。护士遵医嘱为病人做术前准备，行备皮及导尿术。

　　思考：

　　1. 导尿时，应如何坚持无菌技术操作，以防尿路感染？

　　2. 灭菌后的导尿包无菌有效期为多少天？

　　3. 操作中，怎样戴无菌手套？

应知部分

一、医院感染

　　医院环境中，人员密集，病原微生物种类繁多，各种医疗技术广泛应用，抗生素和免疫抑制剂大量使用，病人的免疫功能存在不同程度的下降或缺陷，均是导致医院感染机会不断增加的因素。目前，对医院感染的预防和控制已经受到各级卫生行政部门和医院的高度重视，成为医院管理中的一项重要工作。WHO 提出有效控制医院感染的关键措施：清洁、消毒、灭菌、无菌技术、隔离、合理使用抗生素、消毒灭菌效果监测等，这些措施贯穿于护理活动的全过程。因此，护理人员必须熟练掌握医院预防和控制感染的相关知识及措施，杜绝院内感染的发生。

（一）概述

1. 医院感染的概念

　　医院感染又称医院获得性感染，是指病人、陪护人员、探视者及医院工作人员在医院活动期间遭受病原体侵袭而引起的诊断明确的感染或疾病。医院感染的内涵包括：①病原

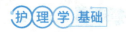

体的获得或感染的发生是在医院内，包括出院以后才出现症状的感染，但不包括入院时已有的或已潜伏的感染。②医院感染所涉及的对象包括一切在医院内活动的人员，但主要研究对象是住院病人。

2. 医院感染的分类

根据病原体的来源不同，将医院感染分为内源性感染和外源性感染两种类型。

（1）内源性感染：又称自身感染，是指病人自身携带的病原体引起的感染。在人的体表或体内定植、寄生的正常菌群，正常情况下对人体无感染力而不致病；当人的健康状况不佳、免疫功能低下及抗生素应用不合理时，就会引起感染。

（2）外源性感染：又称交叉感染，是指病原体来自病人体外，通过直接或间接感染途径，传播给病人所引起的感染。如：病人与病人之间、病人与医院工作人员之间的直接感染，或通过水、空气、医疗器械之间的间接感染。

（二）医院感染的形成

1. 医院感染形成的条件

医院感染的形成必须具备三个条件，即感染源、传播途径和易感宿主，当三者同时存在并相互联系构成了感染链，感染即可发生。

（1）感染源是指病原微生物自然生存、繁殖及排出的场所或宿主（人或动物），是导致感染的来源。引起医院感染的主要感染源包括：①已感染的病人及病原携带者。②病人自身。③动物感染源。④医院环境。

（2）传播途径是指病原微生物从感染源传到易感宿主的途径和方式。医院感染的主要传播途径有：①接触传播，包括直接接触传播和间接接触传播。②空气传播。③注射、输液、输血传播。④饮水、食物传播。⑤生物媒介传播。

（3）易感宿主是指对感染性疾病缺乏免疫力而容易感染的人。若把易感宿主作为一个总体，则称为易感人群。当宿主的免疫力下降时，则易引起感染。医院是感染人群相对集中的地方，易发生感染和感染流行。

常见的易感人群包括：机体免疫功能受损者、长期使用抗生素者、老年人及婴幼儿等。

2. 医院感染形成的原因

（1）医务人员对医院感染的严重性认识不足，不能严格执行无菌技术操作和消毒隔离制度。

（2）医院感染管理制度不健全，缺乏对消毒灭菌效果的监测或监测不严格。

（3）易感病人增多。随着社会经济和环境的变化，慢性疾病、恶性肿瘤、老年病人占比例增大，而这些病人的抵抗力往往比较低，更容易发生感染。此外，随着医疗技术的进步，使用免疫抑制剂，接受化疗、放疗的病人增多，该类病人其自身免疫功能下降也成为易感者。

（4）大量新型抗生素的应用不当。由于抗生素的应用不当，使病人体内的正常菌群失调，耐药菌株增多，致使病程延长，内源性感染发生的机会增加。

（5）介入性诊治手段的广泛应用。各种导管、内镜、穿刺针的使用，不仅可把外界的微生物带入体内，同时还损伤了机体的防御屏障，使病原体容易侵入机体造成感染。

（6）医院布局不合理和隔离设施不健全。医院的布局不合理，分区不明确，不符合隔离原则；设施不利于消毒隔离，或消毒隔离措施不健全。

（三）医院感染的预防及控制

1. 建立三级监控体系

在医院感染管理委员会的领导下，建立层次分明的三级监控管理体系。一级管理——临床科室感染管理小组，科室主任、护士长负责制，监控医生、护士具体开展医院感染控制工作；二级管理——医院感染管理科，由专职人员负责全院感染预防及控制方面的管理和业务工作的开展；三级管理——医院感染管理委员会，是感染管理领导决策机构，全面负责医院感染管理。

2. 健全各项规章制度，并认真贯彻落实

（1）管理制度　与医院感染管理相关的制度主要有：清洁卫生制度，消毒隔离制度，供应室物品消毒灭菌制度，医疗废物管理制度，病人入院、住院、出院三个阶段的随时、终末和预防性消毒制度，以及感染管理报告制度等。

（2）监测制度　定期监测医院内空气及各种物体表面的细菌总数、种类及其动态变化。包括：消毒灭菌效果的监测，环境卫生学监测，对感染高发科室的监测，医院感染病例监测。

（3）消毒质量控制标准　按照国家卫生行政部门所规定的《医院消毒卫生标准》执行，如医护人员手的消毒、医疗器械消毒、空气环境质量、物体表面的消毒、各种管道装置的消毒等均应符合相关标准。

3. 医院建筑布局合理，设施有利于消毒隔离

医院的建筑布局应符合消毒隔离规范的要求。如门诊部各功能科室的设置应符合病人就诊的流程，就诊病人单向流动，避免病人之间来回交叉接触；门诊和病区中设置足够的洗手设备，便于医务人员和病人随时洗手；感染科应与普通病区分开。

4. 加强人员监测，阻断感染链

人员监测主要是控制感染源和易感人群，特别是易感病人，仔细检查和明确病人的潜在病灶和带菌状态，及时给予适当治疗；对感染危险指数高的病人采取保护性隔离和选择性去污措施，控制内源性感染的发生。做好消毒隔离工作，切实做到控制传染源，切断传播途径，保护易感人群，杜绝感染的发生。

5. 合理使用抗生素

严格掌握抗生素的使用指征，根据药敏试验结果选择抗生素，采用适当的剂量、给药途径和疗程，尽量避免使用广谱抗生素，不宜预防性使用抗生素。

6. 加强医院感染学教育，强化医务人员在医院感染管理中的职责

加强医院感染学教育，提高医务人员的理论和技术水平，强化预防和控制医院感染的自觉性，在各工作环节上从严把关，并履行在医院感染管理中的职责。

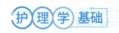

二、清洁、消毒、灭菌

清洁、消毒、灭菌是保证医院生物环境安全，预防和控制医院感染的重要措施，包括医院环境的清洁、消毒，诊疗器械、用具及一般物品的消毒和灭菌等。各种消毒灭菌方法的正确运用是确保消毒、灭菌效果的关键。

（一）概念

1. 清洁是指清除物体表面的污垢、尘埃和有机物，以去除和减少微生物的方法。

2. 消毒是指用物理或化学方法清除或杀灭除芽孢以外的所有病原微生物，使其数量减少到无害程度的方法。

3. 灭菌是指用物理或化学方法杀灭所有微生物，包括致病和非致病微生物，也包括细菌芽孢和真菌孢子的方法。

（二）清洁、消毒、灭菌的方法

1. 医院常用的清洁方法

医院常用的清洁方法有水洗、机械去污和去污剂去污。适用于医院地面、墙壁、家具、医疗护理用品等物体表面的处理以及物品消毒灭菌前的处理。

医院常见污渍的去除方法有：碘酊污渍用乙醇擦拭；甲紫污渍用乙醇或草酸溶液擦拭；陈旧血迹用过氧化氢溶液擦拭后用清水洗净；高锰酸钾污渍用维生素C溶液擦洗，或用0.2%～0.5%过氧乙酸溶液浸泡后用水清洗；墨水污渍用肥皂、清水搓洗，不能洗净时用稀盐酸或草酸溶液清洗，也可用氨水或过氧化氢溶液褪色；铁锈污渍浸入1%热草酸溶液中，再用清水洗净，也可用热醋酸浸泡。

2. 物理消毒灭菌法

物理消毒灭菌法是利用物理因素如热力、辐射、电离辐射、过滤等，将微生物清除或杀灭的方法。医院的消毒灭菌处理一般首选物理方法。

（1）热力消毒灭菌法　热力消毒灭菌法是利用热力破坏微生物的蛋白质、核酸、细胞壁和细胞膜，导致其死亡的一类方法，是应用最早、效果可靠、使用最广泛的消毒灭菌方法。主要分为干热法和湿热法两类。

1）干热消毒灭菌法：干热是指相对湿度在20%以下的高热。干热是由空气导热，速度较慢，所以消毒灭菌所需温度高、时间长。

①燃烧法：是一种简单、迅速、彻底的灭菌方法。常用于某些特殊感染（如破伤风芽孢杆菌、气性坏疽芽孢杆菌、铜绿假单胞菌及朊毒体感染）的敷料处理及其他已污染且无保留价值的物品，如污染纸张、医用垃圾、病理标本等的处理；微生物实验室接种环的灭菌及培养试管口和塞子的消毒；某些耐高温的器械，如金属类、搪瓷类，在急用或无条件用其他方法灭菌时，也可用燃烧法灭菌。

操作：a. 器械类：放在火焰上烧灼20秒；b. 容器类：倒入少量95%乙醇，慢慢转动容器，使乙醇分布均匀，点火燃烧至熄灭，时间应超过3分钟，或烧至炽热、发红；c. 开启或关闭培养试管时，将塞子和试管口放在火焰上烧灼，来回旋转2～3次；d. 特殊感染的敷料和无保留价值的物品可直接投入焚烧炉内焚烧。

注意事项：a. 在燃烧过程中不得添加乙醇，以免引起火焰上窜而致灼伤或火灾。b. 燃烧时须远离易燃易爆物品，如氧气、汽油、乙醚等。c. 贵重器械及刀剪等锐利器械不宜采用燃烧法灭菌，以免损坏器械或使锋刃变钝。

②干烤法：用特定的干烤箱通电加热，达到消毒或灭菌效果。这种方法适用于高温下不变质、不损坏、不蒸发的物品，如油剂、粉剂软膏、金属、玻璃、搪瓷等物品的消毒或灭菌。（表2-5-1）

表2-5-1　干烤消毒灭菌的温度及时间要求

消毒灭菌效果	温度	时间
消毒	120～140℃	10～20分钟
灭菌	160℃	2小时
	170℃	1小时
	180℃	30分钟

注意事项：a. 灭菌前物品应清洁，玻璃器皿需保持干燥。b. 物品包装不宜过大，烤箱内放入物品不宜过多，以箱体高度的2/3满为宜，不与烤箱底部及四壁接触，物品间留有充分的空间。c. 在灭菌的中途不宜打开烤箱重新放入物品。d. 灭菌后要待温度降至40℃以下再打开烤箱，以防炸裂。

2）湿热消毒灭菌法：湿热是由空气和水蒸气导热，导热速度快，穿透力强，与干热法相比，消毒灭菌所需温度低、时间短。

①煮沸消毒法：将水煮至100℃，维持5～10分钟可达到消毒效果，但对细菌芽孢和真菌污染的物品，煮沸时间应延长到15分钟至数小时。将碳酸氢钠加入水中，配成1%～2%的浓度时，水的沸点可达到105℃，除增强杀菌效果外，还有去污、防锈的作用。煮沸消毒法适用于耐高温、耐潮湿的物品，如金属、搪瓷、玻璃、橡胶类等，但不能用于外科手术器械的灭菌。

操作：将物品刷洗干净，全部浸没在水中，然后加热煮沸，水沸后开始计时。

注意事项：a. 煮沸前将物品洗刷干净，全部浸没于水中。b. 物品不宜放置过多，一般不超过容器的3/4。c. 消毒时间从水沸后开始计时，若中途加入物品，则应从第二次水沸后重新计时。d. 有轴节的器械及带盖的容器应打开，大小相同的碗、盆不能叠放，不透水的物品应垂直放置。e. 玻璃类物品应在冷水或温水中放入，橡胶类物品待水沸后放入，煮沸3～5分钟取出，空腔导管应在腔内充满水。f. 高山地区海拔高度每增高300 m，需延长煮沸时间2分钟，或采用加压煮锅。

②压力蒸汽灭菌法：利用高压下的高温饱和蒸汽杀灭所有微生物及其芽孢。灭菌效果可靠，是物理灭菌法中最有效的方法，为医院首选的灭菌方法。常用于耐高温、耐高压、耐潮湿的物品，如各类器械、敷料、搪瓷、橡胶、玻璃制品及溶液等灭菌。

压力蒸汽灭菌器分类：目前医院常用的压力蒸汽灭菌器有下排气压力蒸汽灭菌器和预真空压力蒸汽灭菌器两类，下排气式压力蒸汽灭菌器又包括手提式和卧式两种。a. 手提式压力蒸汽灭菌器为一金属圆筒，分内外两层，盖上有排气阀、安全阀和压力表。这种压

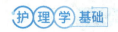

力蒸汽灭菌器便于携带，使用方法简易，适宜于基层医疗单位使用（图2-5-1）。b. 卧式压力蒸汽灭菌器，下部有排气孔，灭菌时从灭菌器上部输入蒸汽，利用冷热空气的比重差异，迫使容器内的冷空气自底部排气孔排出，使容器内的压力和温度升高。当压力在103~137.30 kPa时，温度可达121~126℃，经15~30分钟即可达到灭菌目的（图2-5-2）。c. 预真空压力蒸汽灭菌器，配有真空泵和空气过滤装置，在输入蒸汽前，先抽出灭菌器内的冷空气，使之形成负压，再输入蒸汽。在负压作用下，蒸汽能迅速穿透物品，压力可达205 kPa，温度高达132℃，维持4~5分钟即能达到灭菌效果。

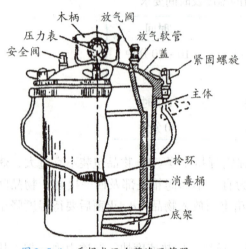

图2-5-1 手提式压力蒸汽灭菌器

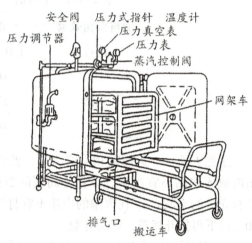

图2-5-2 卧式压力蒸汽灭菌器

压力蒸汽灭菌的注意事项：a. 灭菌物品包装和容器要合适，下排气式压力蒸汽灭菌器物品包不大于30 cm×30 cm×25 cm，预真空压力蒸汽灭菌器物品包不大于30 cm×30 cm×50 cm，以利于蒸汽穿透；盛装物品的容器应有孔，灭菌时将容器盖打开，利于蒸汽进入。b. 灭菌物品合理摆放，各包之间应留有空隙，以便蒸汽流通、穿透；同类材质的器械、器具和物品，应同一批次进行灭菌；材质不同时，布类物品放在金属、搪瓷类物品之上，以免蒸汽遇冷凝成水珠，使布类受潮，影响灭菌效果。c. 控制加热速度，避免加热过急、过快导致灭菌柜室温度上升与物品内部温度上升不一致而影响灭菌效果。d. 灭菌后的物品应待干燥后才能取出备用。e. 注意操作安全，操作人员应经过专业培训、考试合格后方可上岗。f. 应定期监测灭菌效果。

压力蒸汽灭菌效果的监测：a. 物理监测法：用150℃或200℃的留点温度计，使用前将留点温度计汞柱甩至50℃以下，放入灭菌包内，灭菌后检查其读数是否达到灭菌温度。b. 化学监测法：通过化学指示剂的化学反应，在一定的温度和时间下呈现的颜色变化来判断是否达到灭菌要求，是临床广泛使用的常规监测手段。其方法是将化学指示卡放在待灭菌物品包的中央部位，或在包的外面粘贴化学指示胶带，在一个灭菌周期结束后，根据指示胶带（卡）颜色及性状的改变来判断灭菌效果。c. 生物监测法：是最可靠的监测方法。利用对热耐受力较强的非致病性嗜热脂肪杆菌芽孢作为指示剂，制成每片含10^6个嗜热脂肪杆菌芽孢的菌纸片，使用时将10片菌纸片分别放于灭菌器四角及中央，待灭菌完毕，用无菌镊子取出后，放入培养基内，在56℃温箱中培养48小时至1周，若全部菌纸片均无细菌生长，则表示灭菌合格。（图2-5-3）

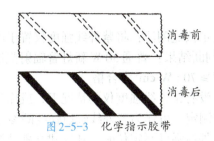

图 2-5-3 化学指示胶带

低温蒸汽消毒法：将蒸汽输入预先抽空的压力蒸汽灭菌锅内，控制其温度在73~80℃，持续10~15分钟，可杀灭大多数致病微生物。此方法主要用于不耐高热的物品，如内镜、塑料制品、橡胶制品等的消毒。

流通蒸汽消毒法：又称常压蒸汽消毒法。在1个大气压下，用100℃左右的水蒸气进行消毒。消毒的时间应从水沸腾后开始计时，维持10~15分钟，可杀灭细菌繁殖体，但不能杀死芽孢。此方法常用于食品和一些不耐高热的物品消毒。

（2）光照消毒法

1）日光暴晒法：由于日光具有热、干燥和紫外线的作用，有一定的灭菌效果，常用于床垫、毛毯、棉胎、衣服、书籍等的消毒。

操作：将物品放在阳光下直接暴晒6小时，定时翻动，使物品各面均能受到日光照射。

2）紫外线灯光照射消毒法：紫外线灯是人工制造的低压汞石英灯，通电后，汞气化产生紫外线，经5~7分钟后，受紫外线照射的氧气电离产生臭氧，增强了杀菌效果。紫外线的杀菌效力与其波长有密切关系，杀菌的最佳波长是250~270 nm。常用的紫外线灯有15 W、20 W、30 W、40 W四种。还有低臭氧紫外线灯、高臭氧紫外线灯、高强度紫外线灯。

①紫外线的杀菌机制：破坏菌体蛋白质中的氨基酸，使菌体蛋白光解变性；使微生物的DNA失去转化能力；降低细菌体内氧化酶的活性，使氧化能力丧失；使空气中的氧电离产生具有极强杀菌作用的臭氧。

②紫外线杀菌的特点：紫外线能杀灭多种微生物，但杀菌效果不一样，对杆菌杀菌力强，对球菌杀菌力弱，对真菌、酵母菌更弱，对生长期细菌敏感，对芽孢敏感性差；紫外线的辐射能量低，穿透力弱，不能穿透液体、玻璃、尘埃、纸张及其他固体物质，仅能杀灭照射到的微生物。

③紫外线灯使用方法：使用时可采用悬吊式灯管照射、移动式灯架照射和紫外线消毒箱照射。空气消毒：消毒前做好室内清洁卫生工作，减少尘埃和水雾，关闭门窗，人员停止走动。每10 m² 面积安装1支30 W的紫外线灯，有效距离不超过2 m，照射时间不少于30分钟。物品消毒：消毒时将物品摊开或挂起，以减少遮挡，扩大照射面积。有效距离为25~60 cm，照射时间不少于30分钟。

④注意事项：保持紫外线灯的清洁，灯管表面一般每两周用无水乙醇棉球擦拭一次，发现灯管表面有灰尘、油污时应随时擦拭；被消毒的物品应定时翻动，使其表面受到直接照射；注意保护眼睛及皮肤，防止发生角膜炎、结膜炎及皮肤红斑，照射时嘱病人离开房间，或双眼戴墨镜，或用纱布遮盖双眼，肢体用被单遮盖；紫外线消毒的适宜温度是20~40℃，相对湿度为40%~60%，过高或过低均可影响消毒效果；消毒时间应从灯亮5~7分钟后开始计时，关灯后如需再开启，应间隔3~4分钟；为保证消毒效果，应定期检测灯管照射强度及杀菌效果。

⑤消毒效果的监测：

紫外线灯管辐射强度测定仪监测法：将紫外线强度仪置于所测紫外线灯管的正中垂直1 m处，开灯照射5分钟后判断结果：普通30 W新灯管辐射强度$\geq 90\ \mu W/cm^2$为合格，使用中的紫外线灯管辐射强度$\geq 70\ \mu W/cm^2$为合格。

化学指示卡测定法：在没有紫外线强度仪的情况下，或作日常性监测时，可用紫外线强度与消毒剂量指示卡进行测定，可作为紫外线辐射强度的参考值。

使用时间累计法：无紫外线强度测定仪时，还应建立紫外线灯管使用时间记录卡，凡使用时间累计超过1 000小时，则应更换灯管。

生物检测法：可用标准菌片，在紫外线消毒后计算杀菌率来评价紫外线的消毒效果。定期作空气培养，也可检测紫外线的消毒效果。

3）臭氧消毒法：臭氧在常温下为强氧化剂，通过强大的氧化作用而杀菌，可杀灭细菌繁殖体、病毒、芽孢、真菌，并可破坏肉毒杆菌毒素。主要用于空气消毒、医院污水消毒、物品表面消毒。

①消毒方法：

空气消毒：臭氧对空气中的微生物有明显的杀灭作用，采用30 mg/m³浓度的臭氧，作用15分钟，对自然菌的杀灭率可达到90%以上。用臭氧消毒空气，必须是密闭空间，消毒后至少30分钟后人方能进入。可用于手术室、病房、工厂的无菌车间的空气消毒。

物品表面的消毒：臭氧对物品表面的微生物有杀灭作用，但作用缓慢，一般要30 mg/m³，相对湿度$\geq 70\%$，作用60～120分钟才能达到消毒效果。

②注意事项：臭氧对人体有毒，国家规定大气中允许浓度为0.2 mg/m³；臭氧为强氧化剂，对多种物品有损坏作用，可使铜片出现绿色锈斑、使橡胶老化、变色、弹性降低，甚至变脆、断裂，使织物漂白褪色等，使用时应注意；温度、湿度、有机物等多种因素可影响臭氧的杀菌作用，使用时应加以控制。

（3）电离辐射灭菌法　电离辐射灭菌法是利用γ射线、伦琴射线或电子加速器产生高能电子束的辐射进行灭菌。由于电离辐射灭菌是在常温下灭菌，故又称"冷灭菌"。这种方法具有广谱杀菌作用，可用于金属、橡胶、塑料、高分子集合物（如一次性注射器、输液器、输血器、聚乙烯心瓣膜等）、精密医疗器械、生物医学制品等的灭菌。

电离辐射灭菌的优点：①消毒均匀、彻底，在一定剂量条件下，能杀死各种微生物。②不会使被灭菌的物品升温，特别适合不耐高热物品的消毒灭菌。③节约能源，价格便宜。

（4）微波消毒灭菌法　微波是一种频率高、波长短的电磁波。在电磁波的高频交流电场中，物品的极性分子发生极化，并频繁改变方向，互相摩擦使温度迅速升高，达到消毒灭菌的作用。微波消毒具有节能、无污染、作用快、温度低等特点，常用于食品、餐具的处理、医疗文件、药品及耐热非金属材料器械的消毒灭菌。一般物品在5～10 kW功率的微波炉中，持续3～15分钟，即可达到灭菌要求。

（5）等离子体灭菌法　等离子体灭菌是利用氧化氮气或氧、氮、氩等混合气体，在特制的容器内进行辉光放电，产生低温等离子体进行灭菌。适用于注射器、导管等一次性医疗用品的灭菌。其优点是无毒性残留，灭菌时间短，低热不损坏灭菌材料。

（6）机械除菌法　机械除菌是指用机械的方法，如冲洗、刷、擦、扫、抹、铲除、过滤等，除掉物品表面、水、空气、人畜体表的有害微生物，以减少微生物的数量和感染的机会，如医院中的手术室、ICU、产房、母婴室、保护性隔离室及制剂室等采用的层流通风、过滤除菌法均属于机械除菌法。层流通风主要使室外空气通过空隙小于0.2 μm的高效过滤器，以垂直或水平两种气流呈流线状流入室内，再以等速流过房间后流出，使室内产生的尘粒或微生物随气流方向排出房间。过滤、除菌可除掉空气中的0.5～5 μm的尘埃，以达到洁净空气的目的。

3. 化学消毒灭菌法

化学消毒灭菌是利用化学药物杀灭微生物的方法。凡不宜采用热力消毒灭菌的物品，都可选用化学消毒灭菌的方法，如病人的皮肤、黏膜、排泄物及周围环境，光学仪器，金属锐器盒和某些塑料制品的消毒。

（1）化学消毒灭菌的原理　化学消毒灭菌是利用化学药物渗透到细菌体内，使菌体蛋白质凝固变性，酶蛋白失去活性，引起微生物代谢障碍；或破坏细胞膜的结构，改变其通透性，使细胞破裂、溶解，从而达到消毒灭菌的目的。

（2）消毒剂的选择及分类

1）选择消毒剂的原则：①消毒效果好，可迅速杀灭细菌及其芽孢、病毒（尤其是肝炎病毒）。②无腐蚀性，不会导致消毒物品被腐蚀破坏而缩短使用期限。③无刺激性，与皮肤接触不引起皮肤过敏反应。④经济实用，成本低，可大量采用。⑤稳定性好，与其他物质（如酸、碱、有机物等）接触不改变其原有性质。⑥残留量低，使用后易于清除消毒物品上的残留药液。

2）消毒剂分类：根据化学消毒剂消毒效果的强弱可分四类：

①灭菌剂：能杀灭一切微生物（包括芽孢和真菌孢子）的化学制剂。如戊二醛、甲醛、过氧乙酸、环氧乙烷等。

②高效消毒剂：能杀灭一切细菌繁殖体、结核杆菌、病毒、真菌及其孢子和绝大多数细菌芽孢的消毒剂。如含氯消毒剂、二氧化氯和一些复配的消毒剂。

③中效消毒剂：能杀灭细菌繁殖体、结核杆菌、病毒，不能杀灭芽孢的消毒剂。如碘类、醇类、酚类消毒剂等。

④低效消毒剂：能杀灭细菌繁殖体、部分真菌孢子和亲脂性病毒，不能杀灭结核杆菌、亲水性病毒和芽孢的消毒剂。如苯扎溴铵、氯己定等。

（3）化学消毒剂的使用原则

1）能用物理方法消毒灭菌的，尽量不使用化学消毒灭菌法。

2）根据物品的性能及微生物的特性选择合适的消毒剂。

3）严格掌握消毒剂的有效浓度、消毒时间及使用方法。

4）消毒剂应定期更换，易挥发的消毒剂要加盖盛放，并定期检测、调整其浓度。

5）浸泡消毒前，应将物品洗净、擦干再浸泡在消毒液内，并打开物品的轴节或套盖，管腔内注满消毒液。

6）浸泡消毒后的物品，在使用前需用无菌蒸馏水或生理盐水冲洗，气体消毒剂消毒后的物品，待气体散发后再使用，以免消毒剂刺激人体组织。

7）消毒液中不能放置纱布、棉花等物，因这类物品可吸附消毒剂而降低消毒效力。

8）熟悉消毒剂的毒副作用，做好工作人员的防护。

（4）化学消毒剂的使用方法

1）浸泡法：浸泡法是化学消毒灭菌法中最常用的方法。将物品浸泡于消毒液中，在

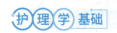

标准的浓度与时间内达到消毒灭菌作用。适用于耐湿不耐热的物品消毒，如人体体表、锐利器械、化学纤维制品、精密仪器等。

2）喷雾法：用喷雾器将消毒液均匀喷洒在空气中和物体表面，在标准的浓度内达到消毒作用。用于空气和物品表面如墙壁、地面等的消毒。

3）擦拭法：用消毒液擦拭物品表面，在标准浓度内达到消毒作用。用于桌椅、墙壁、地面等的消毒。

4）熏蒸法：将消毒剂加热或加入氧化剂使之汽化，在标准浓度与时间达到消毒灭菌作用。用于空气及物品的消毒。

①空气消毒：将消毒剂加热或加入氧化剂进行熏蒸，消毒完毕打开门窗通风换气。常用的消毒剂（表2-5-2）。

②物品消毒：常用于不耐湿、不耐高温的物品，如精密仪器、血压计、听诊器、传染病人使用过的票证、书报等物品的消毒，常用甲醛消毒箱进行。

表2-5-2　空气熏蒸消毒法

消毒剂	剂量	消毒方法	消毒时间
2%过氧乙酸	$8 \ ml/m^3$	加热熏蒸	密闭门窗30～120分钟
纯乳酸	$0.12 \ ml/m^3$	加等量水，加热熏蒸	密闭门窗30～120分钟
食醋	$5～10 \ ml/m^3$	加热水1～2倍，加热熏蒸	密闭门窗30～120分钟

（5）常用化学消毒剂（表2-5-3）。

表2-5-3　常用化学消毒剂

消毒剂	效力	作用原理	使用范围	注意事项
环氧乙烷（又名氧化乙烯）	灭菌剂	与菌体蛋白结合，使酶代谢受阻而导致其死亡。能杀灭细菌、病毒、真菌、立克次体和芽孢	①少量物品放入丁基橡胶袋中消毒；大量物品放入环氧乙烷气体灭菌柜内消毒，时间6小时②精密仪器、化纤、器械的消毒、灭菌，剂量为800～1200mg/L，温度为54℃±2℃，相对湿度为60%±10%，时间为2.5～4小时	①易燃、易爆物品，且有一定的毒性，使用时应严格遵守操作程序②存放在阴凉、通风、无火源处③储存温度不可超过40℃，以防爆炸④灭菌后的物品须作通气处理，待清除环氧乙烷残留物方可使用⑤每次消毒时均应进行效果检测
戊二醛	灭菌剂	使菌体蛋白灭活，能杀灭细菌、真菌、芽孢和病毒	2%戊二醛溶液加入0.3%碳酸氢钠，成为2%碱性戊二醛，用于浸泡不耐高温的金属器械、医学仪器、内窥镜等，消毒需20～45分钟，灭菌需10小时	①对皮肤、黏膜、眼睛有刺激性，使用时加强防护②浸泡金属类物品时，加入0.5%亚硝酸钠作为防锈剂③消毒后的物品，应用无菌蒸馏水充分冲洗，防止残留药物伤害人体组织

续表

消毒剂	效力	作用原理	使用范围	注意事项
				④容易氧化分解，使杀菌力降低，需现用现配 ⑤消毒液每周过滤1次，每两周更换1次
过氧乙酸（PAA）	灭菌剂	能产生新生态氧，使菌体蛋白质氧化，细菌死亡。能杀灭细菌、真菌、芽孢和病毒	①0.2%溶液用于皮肤消毒，0.02%用于黏膜冲洗消毒 ②浸泡消毒用0.2%~1%溶液，时间为30~60分钟 ③0.2%~0.4%溶液用于环境喷洒消毒	①存放于阴凉通风处，使用前应测定有效含量，原液浓度低于12%时，应禁止使用 ②对金属有腐蚀性，对织物有漂白作用，金属制品与织物经浸泡消毒后，需及时用无菌水冲洗干净 ③易氧化分解而降低杀菌效力，应现配现用；配制时忌与碱或有机物相混合 ④原液浓度高，有刺激性和腐蚀性，配制时应注意防护
37%~40%甲醛	灭菌剂	使菌体蛋白质变性，酶失去活性。有广谱杀菌作用，能杀灭细菌、真菌、病毒和芽孢	消毒为100 mg/L，灭菌为500 mg/L，调节温度52~56℃，相对湿度70%~80%，加热产生甲醛气体，密闭消毒箱3 h以上	①蒸汽穿透力弱，消毒物品应摊开或挂起，物品中间应留有空隙 ②消毒时应严格控制环境，室温和湿度，以免影响消毒效果 ③甲醛有致癌作用，消毒后可用抽风通气或氨水中和法去除残留甲醛气体 ④甲醛箱消毒物品时，不能用自然挥发法 ⑤不宜用于空气消毒，以防致癌
过氧化氢	高效消毒剂	使菌体蛋白质氧化，细菌死亡。能杀灭细菌、真菌、芽孢和病毒	①3%的溶液用于物品消毒，浸泡30分钟，或用于物品表面擦拭消毒 ②用1%~1.5%的溶液漱口 ③用3%的溶液冲洗伤口	①保存于阴凉通风处，使用前应测定有效含量 ②稀释液不稳定，应现配现用，配制时忌与还原剂、碱、碘化物、高锰酸钾等强氧化剂相混合 ③对金属有腐蚀性，对织物有漂白作用 ④使用浓溶液时，谨防溅入眼睛内或皮肤黏膜上，一旦溅上，应及时用清水冲洗 ⑤消毒被血液或脓液污染的物品时，应延长消毒时间
含氯消毒剂（常用的有液氯、	高效消毒剂	在水溶液中放出有效氯，破坏细菌酶	①被细菌繁殖体污染的物品，用含有效氯0.02%的消毒液浸泡10分钟，	①保存在密封容器内，置于阴凉、干燥、通风处，减少有效氯的丧失

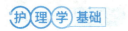

消毒剂	效力	作用原理	使用范围	注意事项
漂白粉、漂白粉精、次氯酸钠及84消毒液等）		的活性而致其死亡。能杀死各种病原菌、病毒和芽孢	或进行擦拭；被肝炎病毒、结核杆菌、细菌芽孢污染的物品，用0.2%的消毒液，浸泡30分钟②用含有效氯0.05%~0.2%的消毒液均匀喷洒地面、墙壁及物品表面，作用30~60分钟③排泄物5份加漂白粉1份搅拌，放置2~6小时；尿液100 ml加漂白粉1 g，放置1小时	②配制的溶液稳定性差，须现配现用③有腐蚀及漂白作用，不宜用于金属制品、有色衣服及油漆家具的消毒④定期更换消毒液
碘酊	高效消毒剂	使菌体蛋白质氧化变性。能杀灭大部分细菌、真菌、芽孢及原虫	①2%溶液用于皮肤消毒，待干后再用70%乙醇脱碘②2.5%溶液用于脐带断端消毒，涂擦后待干，再用70%乙醇脱碘	①对皮肤有较强的刺激性，不能用于黏膜消毒②对金属有腐蚀作用，不可用于金属器械的消毒③对碘过敏者禁用④保存时需加盖
碘伏	中效消毒剂	破坏细菌胞膜的通透性屏障，使蛋白质漏出，或与细菌酶蛋白起碘化反应而使之失活。能杀灭细菌、病毒	①0.5%~2.0%的碘伏溶液用于皮肤消毒，涂擦2次，作用2~3分钟②0.05%~0.1%碘伏溶液用于浸泡清洗并晾干后的物品，时间为30分钟③0.05%碘伏溶液用于黏膜、创面消毒，时间3~5分钟	①碘伏稀释后稳定性差，宜现配现用②避光密闭保存，置阴凉处③对二价金属有腐蚀性，不宜用于相应金属制品消毒
乙醇	中效消毒剂	使菌体蛋白凝固变性。对肝炎及芽孢无效	①75%溶液用于消毒皮肤或物品表面②75%溶液用于浸泡消毒，时间5~10分钟以上③95%溶液可用于燃烧灭菌	①使用浓度不能超过80%，浓度过高或过低均影响杀菌效果②因不能杀灭芽孢，故不适于手术器械的灭菌③易挥发，需加盖保存，定期测定并调整其密度，以保持有效浓度④有刺激性，不宜用于黏膜及创面消毒⑤易燃，应加盖置于避火处
氯己定（洗必泰）	低效消毒剂	能破坏细胞膜的酶活性，使细胞的胞浆破裂。对细菌繁殖体有	①4%氯己定乙醇溶液用于擦拭手术和注射部位皮肤，涂擦2次，作用时间2分钟②0.05%~0.1%氯己定	①对肥皂、碘、高锰酸钾等阴离子表面活性剂有拮抗作用②创面脓液过多时，应延长冲洗时间

续表

消毒剂	效力	作用原理	使用范围	注意事项
苯扎溴铵（新洁尔灭）	低效消毒剂	较强的杀菌作用，但不能杀灭芽孢、分枝杆菌和病毒 为阳离子表面活性剂，能吸附带阴离子的细菌，破坏细胞膜，改变细胞的渗透性，使蛋白质变性，还可破坏细菌酶的活性，导致菌体自溶死亡	水溶液用于冲洗阴道、膀胱、伤口创面等，以预防和控制感染 ①0.05%～0.1%溶液用于皮肤消毒，作用3～5分钟 ②0.05%溶液用于黏膜消毒，作用3～5分钟 ③0.1%～0.2%溶液用于环境表面消毒，作用30分钟	①对肥皂、碘、高锰酸钾等阴离子表面活性剂有拮抗作用 ②有吸附作用，会降低药效，溶液内不可投入纱布、棉花等物品，以免影响消毒效果 ③对铝制品有破坏作用，不可用铝制品容器盛装

小贴士

在临床工作中，护理人员要有高度的责任心。医院感染的预防和控制，是所有医护人员的共同责任，是保证医疗护理质量和医疗安全的重要内容。医院一定要认真落实预防与控制感染的各项措施、标准和规范，确保人员安全，杜绝医院感染的发生。

职业技能训练

技能一 洗手与手的消毒

医务人员的双手经常接触病人及污染物品，是医院感染最主要的传播媒介，因此，洗手及手的消毒是预防医院感染最重要的措施之一。当手部接触病人的血液、体液和分泌物或直接为传染病人进行检查、治疗、护理后，应进行手卫生消毒。

一、洗手技术

【目 的】

去除手部皮肤上的污垢、碎屑及部分病原菌，减少对无菌物品、清洁物品、患者以及自身的污染。

【准 备】

1. 护士准备　衣帽整洁，修剪指甲，取下手表及其他饰物，卷袖过前臂中断。
2. 用物准备　洗手池、洗手液、肥皂液或速干手消毒液、小毛巾或纸巾或干手机。

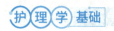

3．环境准备　环境清洁、宽敞。

【实　施】

见表2-5-4和图2-5-4。

表2-5-4　标准洗手法

操作步骤	操作说明
湿润双手	打开水龙头，调节水流及水温，充分淋湿双手
涂洗手液	将洗手液或肥皂涂抹于双手及手腕上
揉搓双手	揉搓双手至少15秒，揉搓步骤
	双手掌心对掌心相互揉搓
	手指交错，掌心对手背揉搓并交换
	掌心相对，双手交叉，沿指缝相互揉搓
	两手互握，一手手掌揉搓另一手指背并交换
	一手拇指放于握拳状的另一手掌中旋转揉搓，然后交换
	一手指尖放于另一手掌心中揉搓，然后交换
	一手手指掌面及手掌包绕另一手的腕部旋转揉搓，然后交换
冲净双手	打开水龙头，用流水冲净双手洗手液
擦干双手	关闭水龙头，擦干双手或烘干双手

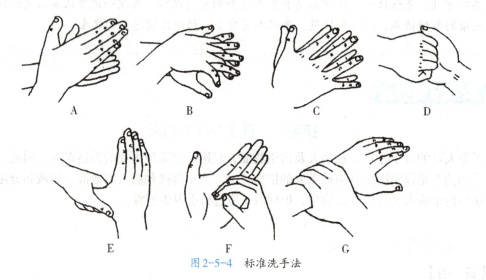

图2-5-4　标准洗手法

【注意事项】

1．揉搓时稍用力，每个部位至少揉搓10次，双手揉搓时间不少于15秒，如双手有明显污染，应延长洗手时间最好达到30秒。

2．注意清洗指甲、指尖、指缝和指关节等易污染的部位。

3．注意调节合适的水温、水流，避免污染周围环境。

二、手的消毒

【目 的】

1. 避免污染无菌物品或清洁物品。

2. 避免感染及交叉感染。

【准 备】

1. 护士准备 衣帽整洁，修剪指甲，取下手表及其他饰物，卷袖过肘或前臂中段。

2. 用物准备 流水洗手设备和肥皂液、消毒液、手盆、手刷、盛放用过的手刷和小毛巾容器各1个、小毛巾或纸巾或干手机。

3. 环境准备 环境清洁、宽敞，物品放置符合要求，方便取用。

【实 施】

见表2-5-5。

表2-5-5 卫生手消毒

操作步骤	操作说明
刷手法	
①湿润双手	打开水龙头，调整适宜的水流，淋湿双手
②刷洗双手	将手刷蘸肥皂液，按顺序刷洗。按前臂、腕部、手背、手掌、指缝、指甲的顺序彻底刷洗。刷洗每只手共30秒，流水冲净泡沫；同样的方法刷洗另一手、冲净；重复刷洗双手一次，两次共2分钟
③擦干双手	取小毛巾或纸巾擦干，或用烘干机吹干
消毒液浸泡法	
①浸泡双手	将双手浸泡于消毒液中
②擦洗双手	用小毛巾或手刷反复擦洗，按前臂、腕部、手背、手掌、指缝、指甲的顺序彻底刷洗，每手1分钟，共2分钟；或两手相互揉搓2分钟
③冲净擦干	用流水冲净消毒液，擦干或烘干双手
消毒液擦拭法	
涂擦双手	用0.3%～0.5%碘伏或快速手消毒剂揉搓双手2分钟，任其自干

【注意事项】

1. 刷手时身体应与水池保持一定距离，以免污染水池或水溅到身上。

2. 刷洗的范围应超过被污染的范围，刷洗顺序为前臂、腕部、手掌、手背、手指、指缝、指甲。

3. 流水冲洗时，腕部要低于肘部，使水从前臂流向指尖。

技能二 无菌技术

无菌技术是医疗护理操作中预防医院感染的一项重要而基本的操作技术。医护人员必须加强无菌观念，熟练掌握这一技术，在医疗护理活动中严格遵守操作规程，以保证病人的安全。

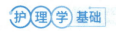

一、概述

（一）基本概念

1. 无菌技术是指在医疗、护理操作中，防止一切微生物侵入人体和防止无菌物品、无菌区域被污染的一系列操作技术和管理方法。

2. 无菌物品是指经过灭菌处理后未被污染的物品。

3. 无菌区域是指经过灭菌处理后未被污染的区域。

4. 非无菌物品是指未经灭菌处理，或经过灭菌处理后又被污染的物品。

5. 非无菌区域是指未经灭菌处理，或经过灭菌处理后又被污染的区域。

（二）无菌技术操作原则

1. 保持环境清洁　无菌技术操作的环境应清洁、宽敞。操作前30分钟停止清扫地面及更换床单等，减少人员走动，以减少室内空气中的尘埃。

2. 工作人员整洁　操作前，工作人员要修剪指甲并洗手，戴帽子和口罩，必要时穿无菌衣、戴无菌手套。

3. 妥善保管无菌物品　无菌物品与非无菌物品应分开放置，并有明显标志；无菌物品必须存放在无菌包或无菌容器内，不可暴露于空气中；无菌包或容器外要注明物品名称、灭菌日期、粘贴化学指示胶带，存放在清洁、干燥、固定的地方，并按灭菌日期的先后顺序摆放；无菌包在未被污染的情况下，有效期一般为7天，一旦过期或受潮均应重新灭菌。

4. 正确取用无菌物品　取用无菌物品必须使用无菌持物钳；无菌物品一经取出，即使未用，也不可放回无菌容器内。

5. 操作中保持无菌　进行无菌操作时，操作者应与无菌区域保持一定距离，并面向无菌区；手臂应保持在腰部或操作台平面以上，不可跨越无菌区，手不可触及无菌物品；不可面对无菌区谈笑、咳嗽、打喷嚏；如无菌物品疑有污染或已被污染，应予以更换并重新灭菌。

6. 防止交叉感染　一套无菌物品只供一位病人使用，以防止交叉感染。

二、无菌技术基本操作

无菌技术是保持无菌物品及无菌区域不被污染，防止病原微生物传播给他人的一系列操作方法，包括无菌持物钳的使用、无菌容器的使用、无菌包的使用、铺无菌治疗盘、取用无菌溶液、戴脱无菌手套等。

（一）无菌持物钳的使用

无菌持物钳是用于夹取或传递无菌物品的器械。

【目　的】

用于取用或传递无菌物品。

【准　备】

1. 护士准备　着装整齐，剪指甲、洗手，戴口罩。

2. 用物准备　临床常用的无菌持物钳有三叉钳、卵圆钳、长镊子和短镊子四种（图2-5-5）。

无菌持物钳的消毒灭菌与保存（图2-5-6）：

（1）消毒液浸泡法：无菌持物钳经压力蒸汽灭菌后，浸泡在盛有消毒液的无菌大口有盖容器内，容器内的液面浸没钳的轴节以上2~3 cm或镊子长度的1/2，每个容器存放一把无菌持物钳。持物钳及容器每周清洁、灭菌2次，同时更换消毒液，使用频率较高的部门，如门诊换药室则每日更换并灭菌。

（2）干置法：无菌持物钳也可干置法保存，即将灭菌后的无菌持物钳放在干燥的无菌容器内，4~6小时更换一次。

3. 环境准备　清洁、宽敞、明亮，符合无菌操作要求。

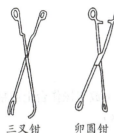
三叉钳　　卵圆钳
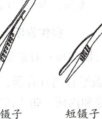
长镊子　　短镊子
图2-5-5　无菌持物钳种类

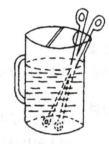
图2-5-6　无菌持物钳浸泡消毒

【实　施】

见表2-5-6。

表2-5-6　无菌持物钳的使用

操作步骤	操作说明
检查标识	检查并核对名称、灭菌标识、灭菌日期
取用无菌持物钳	打开无菌持物钳容器盖，手心向下持无菌持物钳上1/3处，钳端闭合，垂直取出（图2-5-7）
将持物钳放回容器	使用时保持钳端向下，不可倒转向上
	使用后闭合钳端，垂直放回容器内

【注意事项】

1. 到距离较远处取物时，应将持物钳和容器一起移至操作处使用，以防止无菌持物钳在空气中暴露过久而污染。

2. 不可用无菌持物钳夹取油纱布，以防油粘于钳端而影响灭菌效果；也不可用于换药或消毒皮肤，以防无菌持物钳被污染。

3. 使用过程中，无菌持物钳应保持在使用者腰部水平以上，不可过高或过低，以免超出视线范围造成污染。

4. 无菌持物钳如被污染或可疑污染，应重新灭菌。

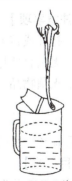
图2-5-7　取用无菌持物钳

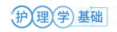

（二）无菌容器的使用

无菌容器是用于盛放无菌物品的容器。

【目 的】

用于存放无菌物品，保持已灭菌的物品处于无菌状态。

【准 备】

1. 护士准备　着装整齐，剪指甲，洗手，戴口罩。
2. 用物准备　无菌容器（无菌器械盒、无菌敷料缸、贮槽等）、无菌持物钳、笔。
3. 环境准备　操作区域整洁、宽敞、安全，操作台清洁、干燥、平坦。

【实 施】

见表2-5-7。

表2-5-7　无菌容器的使用

操作步骤	操作说明
检查核对	检查无菌容器的名称、灭菌日期、指示胶带是否变色
打开容器	取无菌物品，打开无菌容器盖平移离开容器，将盖内面朝上放于操作台上或拿在手上，手不可触及盖的边缘和内面，防止污染（图2-5-8）
取用物品	用无菌持物钳取出所需无菌物品放于无菌盘或无菌容器内，夹取无菌物品时，无菌持物钳及物品均不可触及容器边缘
盖上容器	取物后将容器盖由近侧向对侧盖上
托持容器	手持无菌容器时，应托起容器底部，不可触及容器内面及边缘（图2-5-9）

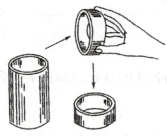

图2-5-8　打开无菌容器盖

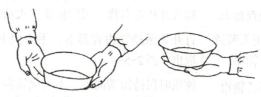

图2-5-9　托持无菌容器

【注意事项】

1. 打开或盖上无菌容器盖时，手不可触及容器及盖的边缘和内壁。
2. 无菌容器打开后，手臂及其他非无菌物品不可跨越容器上方。
3. 无菌物品一经取出，即使未用，也不可再放回容器内。

（三）无菌包的使用

无菌包是用双层包布包裹物品并经灭菌处理后的各类治疗包。

【目 的】

用于包裹无菌物品，保持包内的无菌物品处于无菌状态。

【准　备】

1. 护士准备　着装整洁，剪指甲，洗手，戴口罩。
2. 环境准备　操作区域整洁、宽敞、安全，操作台清洁、干燥、平坦。
3. 用物准备　无菌包、无菌持物钳及容器、笔。

选用质厚、致密、未脱脂的纯棉布制成双层包布，将需灭菌的物品放于包布内包扎后经灭菌处理，即成无菌包。

无菌包包扎法：将需灭菌的物品放于包布中央，将包布近侧一角折起盖住物品，再分别折盖左右两角，然后盖上最后一角，将系带以"十"字形扎妥或用化学指示胶带粘贴（图2-5-10），包外表明物品名称、灭菌日期，粘贴指示胶带。如为玻璃制品应先用棉垫包裹后再包扎。

【实　施】

见表2-5-8。

表2-5-8　无菌包的使用

操作步骤	操作说明
检查核对	检查无菌包的名称、灭菌日期、有效期、指示胶带是否变色，包布是否潮湿、松解及破损
松解包扎	将包布放于操作台上撕开粘贴的胶带或解开系带卷放在包布下
打开布包	手捏住包布角外面，依次逐层揭开包布的对角和左右两角，最后打开内角，打开无菌包
取用无菌物品	用无菌持物钳夹取所需的无菌物品，放在无菌区域内
重新包盖	如包内无菌物品未用完，按原折痕依次包盖，系带"十"字形缠绕扎好，注明开包日期、时间并签名（图2-5-10）
递送物品	将包托在手上打开，另一只手将包布四角抓住，将物品放在无菌区域或递送给术者（图2-5-11）

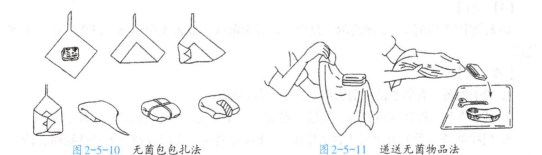

图2-5-10　无菌包包扎法　　　　　图2-5-11　递送无菌物品法

【注意事项】

1. 使用过程中，手及其他非无菌物品不可触及包布的内面。
2. 手臂或其他非无菌物品不可跨越已打开的无菌包上方。
3. 一次性物品包装外标签模糊、已过有效期、包装漏气或破损均不可使用。

（四）取用无菌溶液

【目　的】

将无菌密封瓶内的无菌液体倒入无菌容器内，供无菌操作使用。

【准　备】

1. 护士准备　着装整洁，剪指甲、洗手、戴口罩。

2. 环境准备　操作区域整洁、宽敞、安全，光线明亮，操作台清洁、干燥、平坦。

3. 用物准备　无菌溶液、无菌容器、开瓶器、消毒液、无菌棉签、弯盘、笔。

【实　施】

见表2-5-9。

表2-5-9　取用无菌溶液

操作步骤	操作说明
检查核对	核对药液名称、溶度、剂量和有效期，检查瓶盖无松动，瓶身无裂痕，溶液无混浊、沉淀、变色及絮状物等，方可使用
打开瓶塞	启开瓶盖，消毒瓶塞，待干后打开瓶塞，手不能触及瓶口及瓶塞内面
倒取溶液	手持溶液瓶，瓶签朝向掌心，倒出少许溶液旋转冲洗瓶口，再由原处倒出溶液至无菌容器中（图2-5-12）
盖上瓶塞	倒好溶液后立即将瓶塞盖上
签署时间	在瓶签上注明开瓶日期、时间并签名

【注意事项】

1. 不可将物品伸入无菌溶液瓶内蘸取溶液或直接接触瓶口倒溶液。

2. 已倒出的溶液即使未被污染，也不再倒回瓶内。

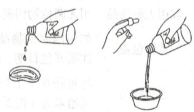

图2-5-12　取用无菌溶液法

（五）铺无菌盘

【目　的】

将无菌巾铺在清洁、干燥的治疗盘内，形成无菌区，放置无菌物品，以供诊疗、护理使用。

【准　备】

1. 护士准备　着装整洁，剪指甲、洗手、戴口罩。

2. 环境准备　操作区域整洁、宽敞、安全，光线明亮，操作台清洁、干燥、平坦。

3. 用物准备　无菌治疗包（含治疗巾）、无菌物品包、无菌容器、无菌持物钳、治疗盘、小卡片、笔。

治疗巾按便于使用的方法折叠：

（1）纵折法：将治疗巾连续纵折2次，再连续横折2次。（图2-5-13）

（2）横折法：将治疗巾先横向对折后再纵向对折，然后再重复一次。（图2-5-14）

（3）扇形折叠法：将治疗巾先纵向扇形折叠成4折，再横向扇形折叠成4折。

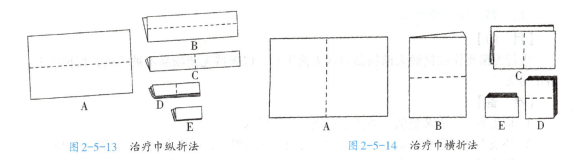

图 2-5-13 治疗巾纵折法　　　　　图 2-5-14 治疗巾横折法

【实　施】

见表 2-5-10。

表 2-5-10 铺无菌盘

操作步骤	操作说明
检查核对	检查无菌包名称、灭菌日期、有无潮湿、松散破损
取无菌巾	打开无菌包，用无持物钳取一块治疗巾，置于治疗盘内，如包内治疗巾未用完，应按原折痕包好，注明开包日期及时间
铺无菌盘	单层铺盘法：双手捏住无菌治疗巾一边外面两角，轻轻抖开，双折平铺于治疗盘上，内面为无菌面。将上层向远端折成扇形4折，开口向外（无菌面向上），使治疗巾内面构成无菌区 盖巾：放入无菌物品，双手捏住上层治疗巾左右角的外面，将无菌巾拉平盖于无菌物品上，上下层边缘对齐。然后将开口处向上翻折两次，两侧边缘分别向下折一次，露出治疗盘边缘（图2-5-15） 双层铺盘法：双手捏住无菌巾一边的外面两角，轻轻抖开，从远到近，3折成双层底，上层呈扇形折叠，开口朝外 盖巾：放入无菌物品后，拉平上层无菌巾，盖于无菌物品上，边缘对齐按要求折叠（图2-5-16）
记录签名	记录无菌盘名称、铺盘日期和时间、护士签全名

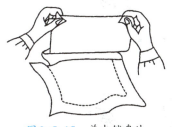
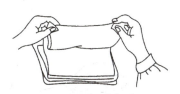

图 2-5-15 单巾铺盘法　　　　图 2-5-16 双巾铺盘法

【注意事项】

1. 治疗盘必须清洁、干燥，无菌巾应保持干燥，一旦潮湿应视为污染，即不可再使用。

2. 操作过程中，手及其他非无菌物品不可触及无菌面，不可跨越无菌区。

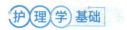

（六）戴、脱无菌手套

【目　的】

进行无菌操作或接触无菌物品时戴无菌手套，以保持无菌物品不被污染，保护病人，防止感染。

【准　备】

1. 护士准备　着装整洁，剪指甲、洗手、戴口罩。
2. 环境准备　操作区域整洁、宽敞、安全，光线明亮，操作台清洁、干燥、平坦。
3. 用物准备　无菌手套包。

【实　施】

见表2-5-11。

表2-5-11　戴、脱无菌手套

操作步骤	操作说明
检查核对	核对无菌手套号码、有效期，包装是否完整、无破损
打开手套袋	将手套袋平放于清洁、干燥桌面上打开
取出手套	两手分别掀起手套袋开口处外层，捏住手套翻折部分，将两手套对合，一手捏住，取出手套
戴上手套	一手捏住两手套翻折面，另一手伸入手套内戴好，已戴手套的手指伸入另一手套翻折的内面，戴好另一手，将手套翻折部分翻转，双手调整手套位置，开始操作（图2-5-17）
脱下手套	操作完毕，脱下手套（图2-5-18）
整理洗手	将用过的手套放入医用垃圾袋内，洗手

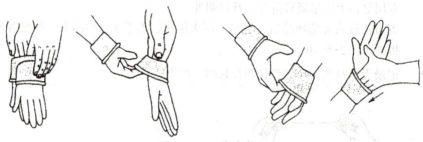

图2-5-17　戴手套法

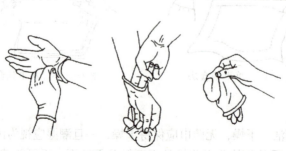

图2-5-18　脱手套法

120

【注意事项】

1. 戴无菌手套后，双手应始终保持在腰部或操作台平面以上、视线范围以内。

2. 发现手套有破裂，或不慎污染或疑有污染，应立即更换。

3. 脱手套时，应将手套翻转脱下，不可强行拉扯。

技能三　隔离技术

隔离是将传染源和高度易感人群安置在指定地点和特殊环境中，暂时避免与周围人群接触，对前者采取传染源隔离，防止传染病病原体向外传播，对后者采取保护性隔离，保护易感人群免受感染。隔离是预防医院感染的重要措施之一，护士应自觉遵守隔离制度，熟练应用相关隔离技术；通过教育使出入医院的所有人员理解隔离的意义并能主动配合隔离工作。

一、隔离的基本知识

（一）传染病区隔离单位的设置

传染病区应与普通病区分开，远离食堂、水源和其他公共场所，相邻病区楼房相隔约30 m，侧面防护距离约10 m，以防止空气对流传播。病区设有工作人员与病人分别进出的门和通道，设立三区之间的缓冲间，配置必要的卫生、消毒及隔离设备。

病人的安置：①以病人为隔离单位：每个病人有独立的环境及用具，与其他病人及不同病种病人间进行隔离。②以病室为隔离单位：同一病种病人安排在同一病室内，但病原体不同的病人应分开收治。③凡未确诊、或发生混合感染、或有强烈传染性及病情危重的病人，应住单独隔离室。

（二）隔离区域的划分及隔离要求

1. 清洁区指未被病原微生物污染的区域。包括治疗室，医务人员的值班室、卫生间、更衣室、浴室以及储物间、配餐间等场所。

隔离要求：病人及病人接触过的物品不得进入清洁区；工作人员接触病人后需刷手、脱去隔离衣及鞋后方可进入清洁区。

2. 半污染区指有可能被病原微生物污染的区域。包括医务人员的办公室、护士站、病人用后的物品及医疗器械等的处理室、病室内走廊、检验室等。

隔离要求：病人或穿隔离衣的工作人员通过走廊时，不得接触墙壁、家具等；各类检验标本应放在指定的存放盘和存放架上，检验后的标本及容器等应严格按要求分别处理。

3. 污染区指被病原微生物污染的区域。包括病室、病人使用的卫生间及浴室、处置室、污染间、病人入院出院处理室、病区外走廊等。

隔离要求：污染区的物品未经消毒处理，不得带到他处；工作人员进入污染区时，必须穿隔离衣，戴口罩、帽子、必要时换隔离鞋；离开前脱隔离衣、鞋，并消毒双手。

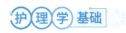

二、隔离原则

（一）一般消毒隔离

1. 隔离标志明确，卫生设施齐全　病室门前及病床床尾应悬挂隔离标志，门口放置用消毒液浸湿的脚垫，门外设立隔离衣悬挂架（柜或壁橱）、流水洗手池，备有洗手液及手刷、干手设备、避污纸。

2. 工作人员进出隔离室的要求　①工作人员进入隔离区必须按规定戴口罩、帽子，穿隔离衣，并在规定范围内活动。②穿隔离衣前，必须将所需物品备齐，各种护理操作应有计划地集中执行，以减少穿脱隔离衣及消毒手的次数。③一切操作严格遵守隔离规程。④接触病人或污染物品后，离开隔离室前均需消毒双手。

3. 分类处理隔离室内物品　①污染物品不得带入清洁区内，任何污染物品必须先经过消毒后再处理。②病人接触过的物品，须经严格消毒后方可递交，如病人的衣物、稿件、钱币等须经消毒处理后才能交给家属带回。③病人的排泄物、分泌物、呕吐物须经消毒后方可排放。④需送出病区处理的物品，应放入专用污物袋内，袋外要有明显标记。

4. 病室用物及空气消毒　病室每日用紫外线照射，或用消毒液喷雾，进行空气消毒；每日晨间护理后，用消毒液擦拭病床及床旁桌椅。

5. 加强被隔离病人的心理护理　了解病人的心理情况，尽量解除病人因隔离而产生的恐惧、孤独、自卑等心理反应。在严格执行隔离要求的同时，要对病人热情，向病人及家属解释隔离的重要性及暂时性，以取得其信任和合作。

6. 解除隔离的标准　病人的传染性分泌物连续三次培养结果均为阴性或已渡过隔离期，医生开出医嘱后，方可解除隔离。

7. 严格执行陪护和探视制度　隔离病室应限制人员出入，病人必须陪护或探视时，应事先向病人及陪护、探视者进行相关隔离防护知识的教育和解释，使之能严格遵守各项制度。

（二）终末消毒处理

终末消毒是指对出院、转科或死亡的病人及其所住病室、用物、医疗器械等进行的消毒处理。

1. 病人的终末消毒处理　病人出院或转科前应沐浴、换上清洁衣服，个人用物经消毒处理后一并带出。如病人死亡，须用消毒液作尸体护理，并用浸透消毒液的棉球填塞口、鼻、耳、阴道、肛门等孔道，然后用一次性尸单或消毒液浸泡过的尸单包裹尸体。

2. 病室的终末消毒处理　将被服放入污物袋，经消毒后再清洗；关闭病室门窗，打开窗旁桌，摊开棉被，竖起床垫，用消毒液熏蒸或用紫外线照射，然后打开门窗通风；用消毒液擦拭家具、地面；体温计用消毒液浸泡，血压计及听诊器采用熏蒸消毒。

三、隔离的种类及措施

根据病原体传播途径不同，将隔离分为以下几种，并按不同种类实施相应的隔离措施。

(一) 严密隔离

严密隔离适用于经飞沫、分泌物、排泄物直接或间接传播的烈性传染病，如霍乱、鼠疫、传染性非典型肺炎（SARS）、人感染高致病性禽流感等。主要的隔离措施有：

1. 设专用隔离室，病人住单人间病室，通向过道的门窗须关闭，室内用具力求简单、耐消毒，室外挂有明显的标志。

2. 进入隔离室前必须戴好口罩、帽子，穿隔离衣、隔离鞋，戴手套，必要时注射疫苗或采取预防措施。接触病人或被污染的物品后，护理另一病人前、离开隔离室前均须消毒双手。

3. 病人的分泌物、呕吐物和排泄物应严格消毒处理。污染敷料装袋标记后送焚烧处理。

4. 室内空气、地面、物品表面每日用消毒液喷洒或紫外线照射消毒。

5. 禁止病人离开隔离室，禁止探视与陪护。

(二) 接触隔离

接触隔离适用于经体表或伤口直接或间接接触而感染的疾病，如新生儿脓疱病、破伤风、气性坏疽、狂犬病、铜绿假单胞菌感染等。主要的隔离措施有：

1. 设专用隔离室，病人应住单间病室，室外挂有明显的标志。

2. 进入隔离室前必须戴好口罩、帽子、穿隔离衣。接触病人及污染的或可能污染的物品后，护理另一病人前、离开隔离室前均须消毒双手。工作人员的手或皮肤有破损者应避免接触病人，必要时戴双层手套。

3. 污染的敷料应装袋标记后焚烧。使用过的衣服、被单等布类及医疗器械均须先灭菌后再进行清洁、消毒、灭菌。

(三) 呼吸道隔离

呼吸道隔离适用于经空气传播的感染性疾病，如肺结核、流脑、百日咳、腮腺炎、麻疹等。主要的隔离措施有：

1. 设专用隔离室，相同病原体引起的感染病人可同居一室，通向走道的门窗须关闭，室外挂有明显的标志。有条件时尽量使隔离室远离其他病室。室内空气用紫外线照射或消毒液喷洒，每日一次。

2. 进入隔离室前必须戴好口罩、帽子并保持口罩清洁干燥，必要时穿隔离衣、戴手套。接触病人或污染物品后、护理另一病人前、离开隔离室前均须消毒双手。

3. 为病人准备专用的痰杯，口鼻分泌物需经消毒处理后方可排放。

(四) 肠道隔离

肠道隔离适用于通过消化道分泌物及粪便间接或直接污染的食物或水源而传播的疾病，如细菌性痢疾、伤寒、病毒性胃肠炎、甲型肝炎、戊型肝炎、脑膜炎、心包炎、脊髓灰质炎等。主要的隔离措施有：

1. 同种病原体感染的病人同居一室，不同病种的病人最好分室而居，如需同居一室，应做好床旁隔离，每一床应加隔离标记，病人不能相互交换物品。病室应有防蝇设备，并

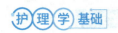

做到无鼠、无蟑螂。

2. 接触不同病种病人需分别穿隔离衣，接触污染物品时需戴手套。接触病人或污染物品后、护理另一病人前、离开隔离室前均须消毒双手。

3. 病人的食物、便器各自专用，严格消毒处理。排泄物、呕吐物及吃剩的食物均应消毒处理后方可倒掉。

（五）血液-体液隔离

血液-体液隔离适用于病毒性肝炎、艾滋病、梅毒、黄热病、登革热、疟疾等直接或间接接触血液或体液传播的疾病。主要的隔离措施有：

1. 同种病原体感染的病人可同室隔离，但在病人自理能力低下或出血不能控制，造成环境污染的情况下应单独隔离。隔离室内应有防蚊虫、防虱蚤等设备。隔离室外应有明显标志。

2. 接触血液或体液时应戴口罩、手套；有可能发生血液、体液飞溅时，应戴防渗透的口罩及护目镜；血液或体液可能污染工作服时应穿防渗透的隔离衣。操作完毕，脱去手套后应立即洗手。若手被血液、体液污染或可能污染时，应立即用消毒液洗手。防止被注射针头等利器刺伤。

3. 被血液或体液污染的室内物品，应立即用 1 500～2 000 mg/L 含氯消毒剂清洗消毒。被血液或体液污染的敷料及其他物品应装袋送消毒或焚烧处理。病人用过的针头等锐器应放入耐刺、防渗漏且有标记的容器内，直接送焚烧处理。

（六）昆虫隔离

适用于预防以昆虫为媒介而传播的疾病，如乙型脑炎、流行性出血热、疟疾、斑疹伤寒等。主要的隔离措施有：

1. 病室有防蚊、防鼠设施，并定期进行有效的灭蚊、灭鼠处理。

2. 斑疹伤寒、回归热、流行性出血热病人入院时，应经灭虱或杀螨处理并彻底清洁、更衣后方可入住同病种病室。

（七）保护性隔离

又称反向隔离，适用于抵抗力特别低下的病人，如大面积烧伤、早产儿、白血病、器官移植、免疫缺陷等。主要的隔离措施有：

1. 设专用隔离室，病人住单间病室隔离。病室空气应保持正压通风，定时换气，地面、家具等应进行严格的消毒。

2. 凡进入室内，均应穿戴灭菌后的隔离衣、帽子、口罩、手套及拖鞋，未经消毒处理的物品不得带入隔离区。接触病人前后及护理下一位病人前，均应洗手并消毒双手。凡患有呼吸道疾病或咽部带菌者应避免接触病人。

3. 病人的引流物、排泄物以及被病人的血液及体液污染的物品，应及时分装密闭，标记后送指定地点。

4. 禁止入室探视。特殊情况必须探视者，应采取相应的隔离措施。

四、隔离技术

隔离技术是为了保护病人和工作人员，避免相互传播，减少污染和交叉感染的发生而实施的一系列操技术。

（一）帽子、口罩的使用

【目　的】

1. 戴帽子可防止工作人员的头屑掉落、头发散落或被污染。

2. 戴口罩可保护病人及工作人员，避免相互传染，并防止飞沫污染无菌物品、清洁物品或伤口。

【准　备】

1. 护士准备　着装整齐，剪指甲、洗手。

2. 用物准备　清洁口罩（用6～8层纱布缝制成的纱布口罩或一次性口罩）、清洁帽子。

3. 环境准备　清洁、宽敞。

【实　施】

见表2-5-12。

表2-5-12　帽子、口罩的使用

操作步骤	操作说明
戴帽子、口罩	戴帽子（帽子要全部遮住头发）
	洗手后戴口罩（口罩要遮住口、鼻）
取下口罩	洗手后取下口罩，双手握住口罩两侧带子，将污染面向内折叠，放入胸前清洁小口袋或小塑料袋内
用后处理	离开污染区前将口罩、帽子放入特定的污物袋内，以便集中处理

【注意事项】

1. 戴、脱口罩前应洗手，戴上口罩后，不可用污染的手接触口罩。

2. 口罩不用时应取下，不能挂在胸前。

3. 口罩潮湿或被污染，应立即更换；接触严密隔离病人后应更换口罩。

（二）避污纸的使用

【目　的】

用避污纸遮盖拿取物品或进行简单操作，可以保持双手或物品不被污染，可省略消毒洗手的手续。

【准　备】

1. 护士准备　着装整齐，戴口罩、帽子，剪指甲、洗手。

2. 用物准备　避污纸、污物桶。

3. 环境准备　整洁、宽敞、安全。

【实　施】

见表2-5-13。

表2-5-13　避污纸的使用

操作步骤	操作说明
取避污纸	从页面抓取所需的避污纸，不可掀页撕取，注意保持避污纸清洁以防交叉感染（图2-5-19）
用后处理	避污纸丢入污物桶内，集中焚烧处理

【注意事项】

不可掀页撕取，以免污染下页纸片。

（三）穿、脱隔离衣

【目　的】

1. 保护工作人员和病人免受病原体的侵袭。

2. 防止病原微生物播散，避免交叉感染。

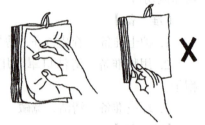

图2-5-19　取避污纸法

【准　备】

1. 护士准备　穿好工作服、工作裤，戴隔离帽、口罩，取下手表及其他首饰，卷衣袖过肘关节（夏季）或前臂中段（冬季），剪指甲、洗手。

2. 用物准备　隔离衣、挂衣架、消毒洗手设备、污物袋。

3. 环境准备　整洁、宽敞、安全。

【实　施】

见表2-5-14。

表2-5-14　穿隔离衣

操作步骤	操作说明
穿隔离衣	
持领取衣	手持隔离衣的衣领取下隔离衣，将衣领两端向外折齐，露出袖内口，使清洁面朝向自己
穿好衣袖	右手持衣领，左手伸入袖内，露出左手；换手持衣领，按上法穿好另一衣袖
扣好领扣、袖口	两手持衣领，由领子中央向后顺着边缘将领扣系好，污染的袖口不可触及衣领、面部和帽子。扣好袖扣或系上袖带（此时手已被污染）
系好腰带	解开腰带活结，将隔离衣一边向前拉，同法捏住另一侧；双手在背后将边缘对齐，向一侧折叠并以一手按住折叠处，另一手将同侧腰带拉至背后压住折叠处，腰带在背后交叉，回到前面打一活结（图2-5-20）
脱隔离衣	
松解腰带	解开腰带，在前面打一活结
解扣塞袖	解开袖口，在肘部将部分衣袖塞入工作服衣袖下，暴露双手，勿使衣袖外面塞入袖内

126

操作步骤	操作说明
消毒双手	消毒双手，刷洗双手并擦干
解开领扣	小心解开领扣
脱下衣袖	一手伸入另一侧袖内，拉下衣袖过手并裹住手，再用裹住的手握住另一衣袖的外面将袖拉下，双手在袖内对齐衣袖，并轮换从袖管中退至衣肩，用右手握住两肩缝，先退出左手，再用左手握住衣领，退出右手（图2-5-21）
污衣送洗	隔离衣污染面向内折，卷好投入污物袋中

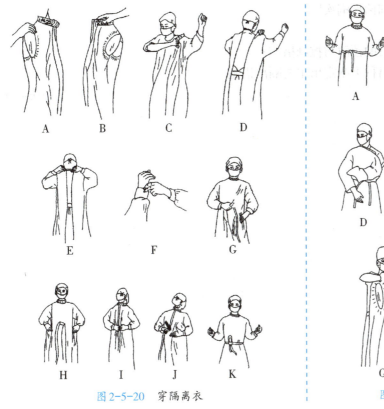

图2-5-20　穿隔离衣

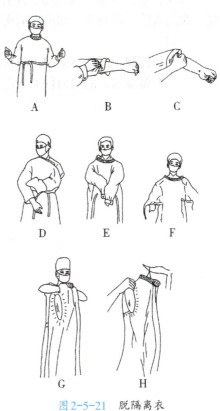

图2-5-21　脱隔离衣

【注意事项】

1. 穿隔离衣前要检查隔离衣，以保证无潮湿、无破损；隔离衣长短要合适，应全部遮盖工作服。

2. 在穿脱隔离衣的过程中，隔离衣的污染面不可触碰清洁面以及操作者的面部、帽子及工作服。

3. 穿好隔离衣后，不得进入清洁区；双手应保持在腰部以上、视线范围内，避免接触清洁物品。

4. 隔离衣每日更换，如有潮湿或污染，应立即更换。

5. 脱下的隔离衣如挂在半污染区，清洁面向外；挂在污染区则污染面向外。

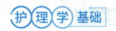

项目小结

　　本项目学习重点是常用消毒灭菌原则，无菌技术及隔离技术操作原则；技能重点是无菌技术及隔离技术基本操作。在学习中，掌握无菌、隔离观念，具备职业自我保护意识，杜绝交叉感染的发生。

思考与练习

　　病人，女，74岁，因发热，伴有畏寒，头痛、肌肉酸痛、全身乏力，恶心、呕吐、腹痛、腹泻入院。诊断为"细菌性痢疾"。

　　请问：

　　（1）如何制定医院感染的预防与控制措施？

　　（2）根据该病人的隔离种类制定出主要隔离措施。

（孙士兵）

单元三　入院护理

项目一　医疗护理环境

学习目标

1. 掌握医院的任务；门诊、急诊护理工作内容；病区物理环境的管理。
2. 熟悉医院的性质和种类。
3. 了解医院的组织结构；门诊、急诊的设置与布局。
4. 具有良好护患沟通能力、严谨的工作态度和人文关怀理念。

导学案例

病人，61岁，出租车司机。8年来经常有饥饿不适、饱胀嗳气、泛酸及餐后定时性慢性中上腹疼痛，有时伴有恶心、呕吐，呕吐物为食物残渣及胃液，症状加重时可有黑便。今日出现大呕血，呕血量达 1 500 ml，入院时意识淡漠、心悸、出汗、血压 70/45 mmHg，脉搏快而弱，面色苍白，四肢冰冷，诊断为十二指肠溃疡穿孔。

思考：

1. 作为急诊护士在医生未到之前护士应如何进行抢救？
2. 抢救时对于医生的口头医嘱护士应如何处理？

应知部分

一、医院

医院是指广大民众或特定人群进行防病治病的场所，以提供诊治和护理服务的医务人员为基础，通过医务人员的集体协作，运用医学理论和技术，对住院或门诊、急诊病人实施科学正确的诊治与护理服务。

（一）医院的性质和任务

1. 医院的性质

1982年卫生部颁发的《全国医院工作条例》指出："医院是防病治病、保障人民健康的社会主义卫生事业单位，必须贯彻党和国家的卫生工作方针政策，遵守政府法令，为社会主义现代化建设服务。"这是我国医院的基本性质。

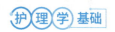

2. 医院的任务

卫生部颁发的《全国医院工作条例》指出，医院的任务：医院必须以医疗工作为中心，在提高医疗质量的基础上，保证教学和科研任务的完成，并不断提高教学质量和科研水平。同时做好扩大预防、指导基层和计划生育的技术工作。

（1）医疗工作　医院的中心任务是医疗工作。医院应以防病治病、救死扶伤为宗旨，以诊疗和护理两大业务为主体，与医疗技术部门密切配合，形成一个医疗服务的整体，为服务对象提供持续改进的医疗护理服务。

（2）教学工作　教学是医院的重要功能。医院应为医学各专业提供实践场所，使医学院校学生能够深入医院进行临床实践的学习，同时，医院还应为卫生专业人员提供不断接受医学继续教育的机会，更新知识，加强医学技术训练。

（3）科学研究　医院是医学科学发展的重要基地，医院不仅为科学研究者提供了丰富的研究数据，同时还为科研提供了临床实践的场地，使研究人员能对临床复杂病例的进行分析与探究；并对医疗护理技术不断改进、完善和创新。

（4）预防和社区卫生服务　医院除承担医疗工作外，医院还需对广大民众开展预防保健服务、社区和家庭的卫生保健服务。为基层医院提供计划生育指导、健康教育和咨询、疾病普查等，提倡健康的生活方式，增强人们自我维护健康的意识，延长人们的生命，提高生活质量。

（二）医院的种类

1. 医院的分类

根据不同的分类方法，可将医院划分为不同的类型（表3-1-1）。

表3-1-1　医院的分类

划分方法	医院类型
按收治范围	综合医院、专科医院
按特定任务	军队医院、企业医院、医学院校附属医院
按地区	城市医院（市、区、街道医院）、农村医院（县、乡、镇医院）
按产权归属	公立医院、私立医院、股份制医院、股份合作制医院、中外合资医院
按卫生部分级管理制度	一级医院、二级医院、三级医院

2. 医院的分级

我国从1989年开始，实行医院分级管理制度。医院分级管理是按照医院的功能和相应规模、技术建设、管理及服务质量综合水平，将其划分为一定级别和等次的标准化管理。依据卫生部《医院分级管理标准》，医院分为三级（一、二、三级）、十等（每级分甲、乙、丙三等，三级医院增设特等）。

（1）一级医院　是指直接向一定人口（≤10万）的社区提供预防、医疗、保健、康复服务的基层医院。如农村乡、镇卫生院，城市的社区卫生服务中心等。

（2）二级医院　是指向多个社区（其半径人口在10万以上）提供医疗卫生服务并承

担一定教学、科研任务的地区性医院。如一般市、县医院，省、直辖市的区级医院和一定规模的厂矿、企事业单位的职工医院等。

（3）三级医院　是指向多个地区甚至全国范围提供高水平综合性医疗卫生服务和执行医学高等教学、科研任务的区域性以上的医院。具有指导一、二级医院业务工作与相互合作职能。如国家、省、市直属的市级大医院，医学院校的附属医院等。

（三）医院的组织结构

根据我国医院的组织结构模式，医院大致由三大系统构成：诊疗部门、辅助诊疗部门和行政后勤部门（图3-1-1）。各部门之间既分工明确，各尽其责，又相互协调，相互合作。

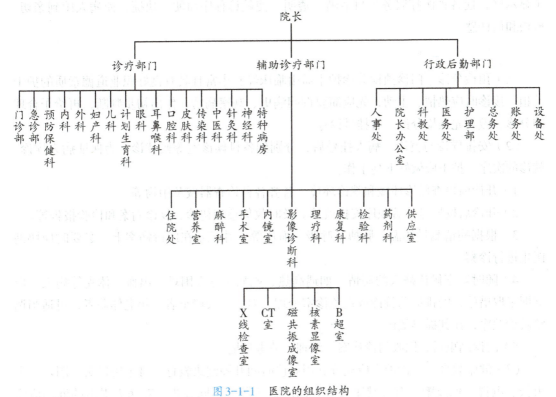

图3-1-1　医院的组织结构

二、门诊部

门诊部是医院面向社会的窗口，是医院医疗工作的第一线，是直接为公众提供诊断、治疗、护理和预防保健服务的场所。门诊部的医疗护理工作质量直接影响公众对医院的认识和评价。

（一）门　诊

门诊具有病人聚集、病种复杂、交叉感染的可能性大、季节随机性强、人员流动性大、就诊时间短等特点。因此，对门诊的设施、布局、组织管理、医疗护理服务提出了

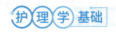

较高的要求。门诊护理人员应树立为病人提供优质服务的理念，使病人得到及时的诊断与治疗。

1. 门诊的设置和布局

门诊设有和医院各科室相对应的诊室，并设有挂号室、收费室、化验室、药房、治疗室、候诊室等。诊室内配备诊查床，床前设有遮隔设备，室内设有洗手池和诊断桌，其上放置各种体检用具、化验检查申请单、处方等。治疗室内备有急救物品和设备，如氧气、吸引装置、急救药品等。

门诊的候诊、就诊环境以方便病人为目的，应做到美化、绿化、安静、整洁、布局合理，备有醒目的标志和指示路牌，可设立总服务台、导诊台，配备多媒体查询触摸屏和电子显示屏，使各种医疗服务项目清晰、透明，使就诊程序简便、快捷，使病人感到亲切、放松和信任感。

2. 门诊护理工作

（1）预检分诊　门诊预检分诊护士需由临床经验丰富且具有良好职业道德素质的护士承担。接诊时应热情、主动，先应简要询问病史、观察病情，作出初步判断，再给予合理的分诊，做到先预检分诊，后挂号诊疗。

（2）安排候诊与就诊　病人挂号后，分别到各科候诊室等候就诊。为保证病人候诊、就诊的次序，护士应做好下列工作：

1）开诊前检查候诊环境和就诊环境，备齐各种检查器械及用物等。

2）开诊后按挂号先后顺序安排就诊。及时收集整理初诊、复诊病案和检验报告等。

3）根据病情测量体温、脉搏、呼吸、血压等，并记录在门诊病案上。必要时应协助医生进行诊察。

4）随时观察候诊病人的病情。如遇高热、剧痛、呼吸困难、出血、休克等病人，应立即采取措施，安排提前就诊或送急诊室处理；对病情较严重者、年老体弱者，可适当调整就诊顺序，让其提早就诊。

5）门诊结束后，回收门诊病案，整理、消毒环境。

（3）健康教育　门诊护士应充分利用候诊时间开展健康教育。可采用口头、图片、黑板报、电视录像或赠送有关健康教育方面的宣传册等不同方式。对病人提出的询问应耐心、热情给予解答。

（4）实施治疗　依据医嘱执行治疗，如注射、换药、导尿、灌肠、穿刺等，护士必须严格执行操作规程，确保治疗及时、安全、有效。

（5）消毒隔离　门诊具有病人集中，人群流量大，病种复杂等特点，易发生交叉感染。因此，需认真做好消毒隔离工作。门诊的空气、地面、墙壁、扶手、桌椅、诊查床、平车、轮椅等，应定期进行清洁、消毒处理。遇传染病或疑似传染病病人，应分诊到隔离门诊就诊，并做好疫情报告。

（6）保健工作　经过培训的护士可直接参与各类保健门诊的咨询或诊疗工作，如健康体检、预防接种、健康教育等保健工作。

（二）急　诊

急诊是医院诊治急、危重症病人的场所，是抢救病人生命的第一线。当危及生命及意外灾害事件发生时，急诊护士应能立即组织人力、物力，实施快速、高效的抢救工作。

1. 急诊的设置和布局

急诊一般设有预检处、诊室、抢救室、治疗室、监护室、观察室、清创室、药房、化验室、X射线室、心电图室、挂号室及收费室等，形成一个相对独立的单元，以保证急救工作的顺利完成。

急诊环境应做到宽敞、明亮、通风、安静和整洁，应设有专用电话、急救车、平车、轮椅等运送及通讯工具，设有专用路线和宽敞的通道通往医院各临床科室，标志清晰，路标指向醒目，夜间有明显的灯光，易于病人和家属寻找，以赢得抢救时间，提供给病人快速的救治服务。

2. 急诊护理工作

（1）预检分诊　预检护士负责接待前来就诊的病人，并依据急诊就诊标准，通过一问、二看、三检查、四分诊的顺序，初步判断疾病的轻重缓急，及时将病人分诊到相应的诊室、抢救室进行诊治或抢救。遇有危重病人时应立即通知值班医生及抢救室护士；遇有法律纠纷、交通事故、刑事案件等应立即通知医院保卫部门或公安部门，并请家属或陪送人员留下；遇到意外灾害性事件应立即通知护士长和有关科室。

（2）抢救工作　包括抢救物品的准备和配合抢救。

1）急救物品准备：急诊常用的抢救物品包括一般用物、无菌物品和急救包、急救设备、急救药品和通讯设备等。一切急救物品应做到"五定"，即定数量品种、定点安置、定人保管、定期消毒灭菌和定期检查维修，保证急救物品完好率要求达到100%。

2）配合抢救：

①护士必须严格遵守操作规程，争分夺秒实施抢救。在医生到达之前，护士应根据病情快速做出分析和初步判断，并实施紧急处理，如建立静脉通道、测量血压、止血、给氧、吸痰、配血，进行人工呼吸和胸外心脏按压等。医生到达后，立即汇报抢救情况和效果，并积极配合医生进行抢救，正确执行医嘱。

②做好抢救记录：护士应及时、准确、清晰地做好抢救记录，要详细记录与抢救有关的事件并注明时间，如病人和医生到达时间、各项抢救措施落实的时间（如用药、吸氧、心肺复苏等）、执行医嘱的内容及病情动态变化。

③严格执行查对制度：在抢救过程中，如为口头医嘱，护士必须向医生复述一遍，当双方确认无误后方可执行。

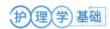

④抢救完毕后，请医生在6 h内补写医嘱与处方。各种急救药品的空药瓶需经两人核对后方可弃去。输液袋、输血袋等用后要统一放置，以便查对。

（3）病情观察　急诊科应设急诊留观室，设有一定数量的观察床位，以收治暂时未确诊的病人，或已明确诊断但因各种原因暂时不能住院的病人，或只需短时观察，病情稳定后即可返家的病人。留观时间一般为3～7天。留观室护士应做好下列护理工作：

1）进行入室登记、建立病历，书写病情报告。

2）应主动巡视病人，密切观察，正确执行医嘱，认真完成各项护理工作，关注病人心理反应，加强心理护理。

3）做好病人及其家属的管理工作。

病人入院护理是临床护理工作的重要内容之一。对于入院的病人，护士按照整体护理的要求，运用护理程序对病人进行评估，了解病人的护理需要，给予针对性的护理措施，使病人尽快适应环境，积极配合治疗护理。

项目小结

本项目学习重点是门诊、急诊的护理工作，熟悉医院的性质和种类。在学习过程中注意掌握门诊和急诊的护理工作。

思考与练习

1. 病人，男性，76岁，发热三天，持续咳嗽，呼吸急促伴有胸闷，来医院就诊。

请问：

（1）门诊导诊护士，应如何指导病人就医？

（2）护士应如何做好门诊消毒隔离工作？

2. 病人，男，78岁。高血压病史20余年，1周前出现轻度头晕、头痛，测得血压165/100 mmHg。医生建议暂留观室观察。

请问：

（1）作为留观室护士应做哪些护理工作？

（2）留观室一般收治哪些病人？留观多长时间？

（吴秋颖）

项目二　病人入院的护理

数字教学内容

学习目标

1. 掌握病人入院护理的工作内容；分级护理的适用对象及护理要点。
2. 掌握住院处的护理工作内容。
3. 具有良好的职业道德修养和人文关怀理念。

导学案例

　　病人，62岁，既往有肺心病病史8年。近日因着凉，出现呼吸困难，口唇发绀，烦躁不安，来院就诊。查体：R 24次/分，P 120次/分。血气分析：PaO_2 50 mmHg，$PaCO_2$ 65 mmHg，诊断为"Ⅱ型呼衰"。急诊室已给予静脉输液、氧气吸入，现将其送入病房。

　　思考：

　　1.如何为该病人实施入病区前的入院程序工作？

　　2.根据该病人的病情，应选用哪种方式护送其入院？

　　3.该病人入病区后，病区护士应如何为其进行初步护理？

应知部分

　　入院护理是指病人经过门诊或急诊医生诊查，确定需要住院做进一步观察、检查和治疗时，进入病区后，由护士为病人进行的一系列护理活动。

一、住院处的护理

（一）办理住院手续

　　病人或家属持医生签发的住院证到住院处办理住院手续，包括验证住院证、填写住院登记表、填写病历首页、交纳住院保证金。由住院处通知相应病区的值班护士，根据病情做好接收新病人的准备。对急、危重症或急诊手术的病人，应先行入院或实施手术，再补办住院手续。

（二）进行卫生处置

　　护士根据医院条件、病人病情及身体状况，在卫生处置室对病人进行卫生处置，如理发、淋浴、更衣、剪指（趾）甲等。急、危重症病人、即将分娩的孕妇、体弱者可酌情免浴；有虱、虮者应先行灭虱、虮，再进行卫生处置；对于传染病病人或疑似传染病的病

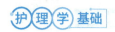

人，应安置于隔离病室进行卫生处置。病人换下的衣服、不急用的物品及贵重物品需交给家属带回或按手续存放于住院处。

（三）护送病人入病区

住院处护士携门诊病历护送病人入病区，根据病人病情选用步行、轮椅、平车或担架的护送方式。护送过程中注意安全和保暖，不可停止输液、给氧等必要的治疗。护送病人入病区后，住院处护士与病区护士就病人的病情、治疗、护理措施及物品进行认真交接，并记录。

小贴士

护理人员在迎接病人，介绍相关人员及住院环境时，要具有良好的职业道德及护患沟通能力，协助病人尽快适应医院环境，消除紧张、焦虑等不良情绪；尽量满足病人各种合理需求，调动其配合治疗和护理的积极性，体现"以病人为中心"的人文关怀理念。

二、病人入病区后的初步护理

（一）一般病人入院护理

1. 准备床单位　病区护士接到住院处通知后，应立即根据病人的病情需要准备床单位，将备用床改为暂空床，酌情加铺橡胶单和中单，并备好病人所需用物。

2. 迎接新病人　病人入病区后，负责接待的护士应以热情的态度，亲切的语言迎接病人，消除病人的陌生感，增加病人的安全感和对护士的信任。首先向病人作自我介绍，说明自己的工作职责，并为病人介绍主管医生及同室病友，扶助病人卧床休息，为病人佩戴标识腕带。

3. 通知医生诊疗　通知负责医生诊查病人，必要时协助医生为病人体检。

4. 建立住院病历并填写相关表格

（1）排列住院病历，顺序为：体温单、医嘱单、入院记录、病史及体格检查、病程记录（手术、分娩记录等）、会诊记录、各种检验及检查报告单、护理病案、住院病案首页、住院证及门诊病案。

（2）用蓝（黑）色笔逐页填写住院病历的眉栏项目及页码。

（3）在体温单40～42℃相应的时间栏内用红笔纵行填写入院时间。

（4）填写病人入院登记本、诊断卡、床头（尾）卡，并将诊断卡及床头（尾）卡分别插于病人一览表和床头或床尾夹内。

5. 测量生命体征和体重　为病人测量体温、脉搏、呼吸、血压及体重，并记录于体温单相应栏内。

6. 介绍与指导　向病人及家属介绍病区和病室环境、医院规章制度、床单位及相关设施的使用方法，指导常规标本（如粪便、尿液、痰液标本）的留取方法、时间及注意事项。

7. 执行医嘱　遵医嘱执行各项治疗措施，按"分级护理"实施护理工作。

8. 准备膳食　通知营养室为病人准备膳食。

9. 完成入院护理评估　收集病人的有关健康资料，对病人的健康状况进行评估，了解病人存在的健康问题，制订护理计划，并填写入院护理评估单。

（二）急、危重症病人入院护理

1. 准备床单位　病区护士接到住院处通知后，应立即根据病人的病情准备床单位，病床应安置在危重病室或抢救室，将备用床改为暂空床，加铺橡胶中单和中单，急诊手术病人备麻醉床。

2. 通知医生，做好抢救准备　备好急救药品及器材，如急救车、氧气、吸引器、输液用物等，通知相关医生做好抢救准备。

3. 认真进行交接　病人入病区后，病区护士应立即与护送人员就病人的病情、治疗、护理措施及有关物品进行交接。

4. 配合抢救　密切观察病情变化，积极配合医生进行抢救，并做好记录。

5. 询问病史　对有语言及听力障碍、昏迷、意识模糊的病人及婴幼儿，需暂留陪护人员，以便询问病人病史。

三、分级护理

分级护理是指病人在住院期间，医护人员根据病人病情的轻、重、缓、急以及生活自理能力，确定并实施不同级别的护理。临床上一般将分级护理分为四个级别：特级护理、一级护理、二级护理、三级护理（表3-2-1）。

表3-2-1　分级护理

护理级别	适用对象	护理要点
特级护理	●病情危重，随时可能发生病情变化需要进行抢救的病人；重症监护病人；各种术后的病人；严重创伤或大面积烧伤的病人；使用呼吸机辅助呼吸，并需要严密监护病情的病人；实施连续性肾脏替代治疗（CRRT）并需要严密监护生命体征的病人；其他有生命危险，需要严密监护生命体征的病人	①专人24小时监护，严密观察病情变化，监测生命体征；②根据医嘱，正确实施治疗；③准确测量出入量；④根据病人病情，正确实施基础护理和专科护理，如口腔护理、压疮护理、气道护理及管路护理等，实施安全措施；⑤保持病人的舒适和功能体位；⑥实施床旁交接班
一级护理	●病情趋向稳定的重症病人；手术后或者治疗期间需严格卧床的病人；生活完全不能自理且病情不稳定的病人；生活部分自理，病情随时可能发生变化的病人	①每1小时巡视病人1次，观察病情变化；②根据病人病情，测量生命体征；③根据医嘱，正确实施治疗；④根据病人病情，正确实施基础护理和专科护理，如口腔护理、压疮护理、气道护理及管路护理等，实施安全措施；⑤提供护理相关的健康指导

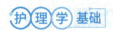

续表

护理级别	适用对象	护理要点
二级护理	●病情稳定，仍需卧床的病人；生活部分自理的病人	①每2小时巡视病人1次，观察病情变化；②根据病人病情，测量生命体征；③根据医嘱，正确实施治疗；④根据病情，正确实施护理措施和安全措施；⑤提供护理相关的健康指导
三级护理	●生活完全自理且病情稳定的病人；生活完全自理且处于康复期的病人	①每3小时巡视病人1次，观察病情变化；②根据病人病情，测量生命体征；③根据医嘱，正确实施治疗；④提供护理相关的健康指导

注：此表根据2009年卫生部《综合医院分级护理指导原则（试行）》制订。

项目小结

本项目学习重点是病人入院的护理工作内容；分级护理的适用对象和护理要点。本单元学习难点是急、危重症病人的入院护理工作、分级护理的适用对象和护理要点。在学习过程中应注意一般病人和急危重症病人入院护理的区别。

思考与练习

1. 病人，男性，76岁，高血压病史十余年，晨起时左边身体失去感觉，继而意识丧失。被"120"救护车送到急诊科。经医生检查诊断为"脑出血"，需住院治疗。
请问：
（1）家属办理住院手续的依据是什么？
（2）病人入院的程序有哪些？应安置在什么病室？
（3）护理人员在病人入病区后需做哪些护理工作？
2. 病人，男，35岁。在高空作业中不慎坠落致"脾破裂"而急诊入院。
请问：
（1）病人送至手术室后，护士应为病人准备哪种床单位？
（2）术后病人病情趋向稳定，但仍需严格卧床，此时应对病人实施的护理级别是什么？该级别的护理要点是什么？

（吴秋颖）

138

数字教学内容

项目三　生命体征的评估及护理

学习目标

1. 掌握正常的生命体征及生理变化，异常生命体征的评估及护理措施。
2. 熟悉体温的产生及生理调节。
3. 了解血压、脉搏的产生及呼吸过程。
4. 学会生命体征的测量方法，测量注意事项。
5. 具有良好的护患沟通能力、职业道德修养和人文关怀理念。

导学案例

病人，女，65岁。3天前淋雨受凉后出现寒战、头疼、肌肉酸痛、咳嗽、打喷嚏。今日因发热、气急而入院。既往有高血压、冠心病。

思考：

1. 如何正确为病人测量体温、脉搏、呼吸及血压？
2. 如何对高热病人实施护理？

应知部分

一、体温的评估及护理

（一）正常体温及生理变化

1. 体温的产生及生理调节

（1）体温的产生　体温是因三大营养物质糖、脂肪、蛋白质氧化分解而产生。三大营养物质在体内氧化时释放能量，其总能量的50%转化为热能，维持体温，并不断地散发到体外；其余不足50%的能量贮存在三磷酸腺苷内，供机体利用，最终仍转为热能散发到体外。

（2）产热与散热

1）产热过程：人体以化学方式产热，安静时，机体的主要产热器官是内脏。按单位重量计算，肝是产热量最大器官。产热的主要方式有食物氧化、骨骼肌运动、交感神经兴奋等。

2）散热过程：人体以物理方式散热，散热的主要部位是皮肤，呼吸、排泄也能散发部分热量。散热的方式有辐射、传导、对流和蒸发。

①辐射散热：辐射是人体安静状态下处于较低环境温度中的主要散热方式。是指热由一个物体表面通过电磁波的形式传至另一个与它不接触物体表面的一种散热方式，散热量的多少与皮肤和周围环境的温度差、机体有效辐射面积等有关。

②传导散热：是指机体将热量传给同它相接触的较冷物体的一种散热方式。散热量多少取决于皮肤和接触物之间的温差、接触面积和物体的导热性能。水的导热性良好，临床上常用冰袋、冰帽为高热病人降温。

③对流散热：是指通过气体或液体的流动来交换热量的一种散热方式，是传导散热的一种特殊形式。对流散热量与气体或液体的流动速度成正比关系。

④蒸发散热：指液态转化气态，同时带走大量热量（1g水蒸发可带走2.4kJ的热量）的一种散热方式，蒸发散热的量受环境温度和湿度的影响。当环境温度等于或高于人体皮肤温度时，蒸发是主要的散热形式。是机体通过体表水分的蒸发来散失体热的一种方式。蒸发散热分为不显汗和显汗两种形式。临床上对高热病人采用乙醇拭浴或温水拭浴的方法，通过乙醇或温水的蒸发，起到降温作用。

3）体温的调节：包括自主性体温调节和行为性体温调节两种方式。自主性体温调节是在下丘脑体温调节中枢的控制下，机体受内、外环境温度刺激，通过一系列生理反应，调节机体产热和散热，使体温保持相对恒定的体温调节方式。行为性体温调节是以自主性体温调节为基础，是对自主性体温调节的补充。通常意义上的体温调节是指自主性体温调节。

2. 正常体温及生理性变化

（1）正常体温（表3-3-1）

表3-3-1 成人体温正常范围及平均值

部　位	正常范围	平均温度
腋温	36.0～37.0℃	36.5℃
口温	36.3～37.2℃	37.0℃
肛温	36.5～37.7℃	37.5℃

（2）生理性变化　体温可随昼夜、年龄、性别、运动、用药等因素而出现生理性波动，但其变化范围很小，一般不超过0.5～1.0℃。

1）昼夜变化：正常人体温在24小时内呈周期性波动，一般清晨2～6时最低，午后2～8时最高。但变化范围不大，一般不超过0.5～1.0℃。这种昼夜规律性变化与机体活动的生物节律有关。

2）年龄：儿童体温略高于成年人，成年人体温略高于老年人，新生儿尤其是早产儿，由于体温调节功能尚未发育完善，体温极易受环境温度的影响而变化。因此对新生儿应加强护理，做好防寒保暖措施。不同年龄的人其体温有所不同，与机体基础代谢水平不同有关。

3）性别：一般成年女性体温平均比男性高0.3℃，可能与女性皮下脂肪层较厚，散热减少有关。女性基础体温随月经周期而发生规律性变化。在排卵前体温较低，排卵日体温最低，排卵后体温逐渐升高，这与体内孕激素水平周期性变化有关。因此在临床上可通过连续测量基础体温了解月经周期中有无排卵和确定排卵日期。

4）运动：人体活动时体温升高，与肌肉活动时代谢增强，产热量增加有关。因此，临床上应在病人安静状态下测量体温。

5）药物：麻醉药物可抑制体温调节中枢，使体温调节发生障碍，并能扩张血管，导致散热增加，因此手术病人在术中、术后要注意保暖；有些药物可通过抑制汗腺分泌而使体温升高。

6）其他：情绪、饮食、环境的变化等都会对体温产生影响，在测量体温时应加以考虑。

（二）异常体温的评估及护理

1. 体温过高

体温过高又称发热。指机体在致热原作用下，体温调节中枢的调定点上移而引起的调节性体温升高。当体温上升超过正常值的0.5℃或一昼夜体温波动在1℃以上即可称为发热。

（1）临床分级（以口腔温度为例）发热程度可划分为：

低　　热：37.3～38.0℃。

中度热：38.1～39.0℃。

高　　热：39.1～41.0℃。

超高热：41.0℃以上。

（2）发热过程及临床表现　一般发热过程分三个时期：

1）体温上升期：其特点为产热大于散热。病人主要表现为畏寒、皮肤苍白、无汗、皮肤温度下降，有时伴寒战。体温上升有骤升和渐升两种方式，如体温在数小时内迅速升至高峰称为骤生，见于肺炎球菌性肺炎、疟疾；如体温在数小时内逐渐上升称渐生，见于伤寒等。

2）高热持续期：其特点是产热和散热在较高水平上趋于平衡，体温维持在较高状态。病人主要表现为颜面潮红、皮肤灼热、口唇干燥、呼吸和脉搏加快、头痛、食欲缺乏、全身不适、尿量减少，严重者可出现谵妄、昏迷。

3）退热期：其特点是散热增加而产热趋于正常，体温恢复至正常水平。此期病人表现为大量出汗和皮肤温度降低。退热有骤退和渐退两种方式，骤退是指体温在数小时内降至正常，见于大叶性肺炎、疟疾等，骤退时由于体温急剧下降，大量出汗体液丧失，年老体弱和心血管病人易出现血压下降、脉搏细速、四肢厥冷等虚脱或休克现象，护理中应注意加强观察；渐退是指体温在数天内降至正常，见于伤寒、风湿热等。

（3）常见热型　临床上把各种体温曲线的形态称为热型。不同的发热性疾病可表现出不同的热型，加强观察有助于疾病的诊断。常见热型有以下四种（图3-3-1）：

1）稽留热：体温持续在39～40℃，达数日或数周，24小时波动范围不超过1℃。常见于肺炎球菌性肺炎、伤寒等。

2）弛张热：体温在39℃以上，24小时内温差超过1℃，但最低体温仍高于正常水平。常见于败血症、风湿热等。

3）间歇热：体温骤升至39℃以上，持续数小时或更长，然后下降至正常或正常以下，经过一段时间的间歇，体温又升高，并反复发作，即高热期和无热期交替出现。常见于疟疾等。

4）不规则热：体温在24小时内变化无一定规律，且持续时间不定。常见流行性感冒、癌性发热等。

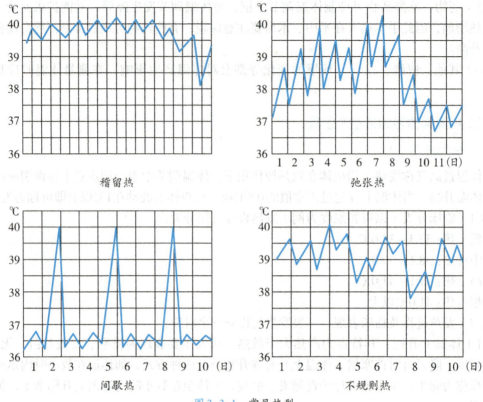

图 3-3-1 常见热型

（4）高热病人的护理措施

1）降低体温：根据病情采取物理降温或药物降温方法。物理降温可分为局部用冷和全身用冷两种。如体温超过39℃可采用局部用冷，如可采用冷毛巾、冰袋冷敷头部；体温超过39.5℃可采取全身用冷，可采用温水（或乙醇）擦浴，以达到降温目的。根据医嘱给予药物降温时应注意药物剂量，防止退热时大量出汗引起虚脱或休克。降温30分钟后应测量体温，并做好记录和交班。

2）病情观察

①定时测量体温，一般每日测量4次，高热病人每4小时测量体温1次，待体温恢复正常3天后，改为每日2次。

②注意观察是否有淋巴结肿大、寒战、出血、肝脾肿大、结膜充血、关节疼痛等。

③观察发热原因及诱因是否消除，比如饮食不洁、过度疲劳及应用抗生素、免疫抑制剂等。

④观察有无抽搐、惊厥、意识障碍等现象发生，并给予对症处理。

⑤观察出入量，如饮食、饮水量、尿量及体重变化。

⑥观察四肢末梢循环情况，有无四肢厥冷、发绀等。

⑦观察治疗效果，比较治疗前、治疗后病人的全身症状及实验室检查结果，调整护理措施和治疗方案。

3）维持水、电解质平衡：应鼓励高热病人多饮水，每日摄入量不能低于2 500～

3 000 ml，必要时输液补充水分。

4）补充营养：给予高热量、高蛋白、高维生素、易消化的流质或半流质饮食。

5）促进休息：发热病人应适当休息，减少活动。高热病人应绝对卧床休息。

6）增进舒适

①口腔护理：护士应协助病人在晨起、餐后及睡前漱口，保持口腔清洁，如口唇干裂可涂液体石蜡。

②皮肤护理：退热期病人大量出汗，应及时擦干汗液，更换衣服和床单，保持皮肤清洁、干燥，防止着凉。

③预防并发症：对长期高热卧床的病人，应协助更换卧位，预防压疮和坠积性肺炎等并发症的发生。

7）心理护理：对高热病人进行有针对性的心理护理，给予精神安慰和支持，缓解紧张情绪，尽量满足病人合理的身心需要。

2. 体温过低

体温低于35℃以下称为体温过低。常见于早产儿、重度营养不良及极度衰竭的病人。此外，长时间暴露在低温环境中使机体散热过多过快，导致体温过低；颅脑外伤、脊髓受损、药物中毒等导致的体温调节中枢功能受损也是造成体温过低的常见原因。体温过低是一种危险的信号，常提示疾病的严重程度和不良预后。

（1）临床分级（以口腔温度为例）

轻度：32.1～35℃。

中度：30.0～32℃。

重度：<30.0℃，瞳孔散大，对光反射消失。

致死温度：23～25℃。

（2）临床表现　体温过低时病人常有体温不升、皮肤苍白、四肢冰冷、呼吸减慢、脉搏细弱、血压下降，感觉和反应迟钝、嗜睡、甚至昏迷等。

（3）护理措施

1）保暖措施：采取适当的保暖措施，首先应提高室温在24～26℃，其次可采取局部保暖措施，如给病人加盖被、给予热饮料、足部放置热水袋等方法，以提高机体温度。但对于老年人、小儿及昏迷病人，保暖的同时要注意防止烫伤。

2）病情观察：密切观察病人的生命体征，持续监测体温的变化，至少每小时测量体温一次，直至体温恢复正常并稳定，同时注意呼吸、脉搏、血压的变化。

3）病因治疗：采取积极的治疗措施，去除引起体温过低的原因，使体温逐渐恢复至正常。

4）配合抢救：积极配合医生做好抢救准备。

5）积极指导：教会病人避免导致体温过低的因素，如营养不良、衣服穿着过少、供暖设施不足、患某些疾病等。

二、脉搏的评估及护理

在每一个心动周期中，随着心脏的节律性收缩和舒张，动脉内的压力发生周期性变

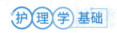

化，导致动脉管壁产生有节律的搏动，称为动脉脉搏，简称脉搏。因此，正常情况下，脉率与心率是一致的，当脉搏微弱不易测量时，应测心率。

（一）正常脉搏及生理性变化

1. 脉搏的产生

心脏窦房结发出冲动引起心脏收缩，使左心室将血液射入主动脉，主动脉内压力增高，动脉管壁随之扩张，当心脏舒张时，主动脉内压力降低，使主动脉管壁又弹性回缩，这种动脉管壁随心脏的收缩和舒张而出现周期性的起伏搏动即形成了脉搏。

2. 正常脉搏及生理性变化

（1）脉率　正常成人在安静状态下，脉率为60~100次/分，脉率受诸多因素的影响而发生一定范围的波动。正常情况下，脉率和心率是相等的，脉率是心率的指示，当脉率微弱难以测量时，应测量心率。

1）年龄：新生儿、幼儿脉率较快，随着年龄的增长而逐渐减慢，老年人稍增快。

2）性别：同龄女性的脉率比男性稍快，平均脉率相差5次/分。

3）体型：身体瘦高者比矮胖者的脉率慢。体表面积越大，脉搏越慢。

4）活动与情绪：一般在运动、愤怒、恐惧、兴奋及焦虑时可使脉率增快，休息、睡眠时脉率减慢。

5）药物与饮食：使用兴奋剂、饮浓茶或咖啡及进食可使脉率加快；使用镇静剂、洋地黄类药物、禁食可使脉率减慢。

（2）脉律　即脉搏的节律性。它一定程度上反映了心脏的功能，正常脉搏搏动均匀规则，间隔时间相等。但正常小儿、青年和部分成年人中可出现吸气时脉律增快，呼气时减慢的现象，表现为脉搏跳动的间隔时间不等，称为窦性心律不齐，一般无临床意义。

（3）脉搏的强弱　指血流冲击血管壁力量强度的大小。

（4）动脉管壁的情况　正常动脉管壁光滑、柔软，富有弹性。

（二）异常脉搏的评估及护理

1. 异常脉搏的观察

（1）脉率异常

1）速脉：指在安静状态下成人脉率每分钟超过100次，又称心动过速。常见于发热，甲状腺功能亢进、大出血、疼痛等病人。一般体温每升高1℃成人脉率每分钟约增加10次，儿童增加15次。

2）缓脉：指在安静状态下成人脉率每分钟少于60次，又称心动过缓。常见于颅内压增高、甲状腺功能减退、房室传导阻滞等。

（2）节律异常

1）间歇脉：在一系列正常均匀的脉搏中，出现一次提前而较弱的脉搏，其后有一较正常延长的间歇（即代偿性间歇），称间歇脉，亦称过早搏动。如每隔一个或两个正常搏动后出现一次过早搏动，前者称二联律，后者称三联律。常见于各种器质性心脏病或洋地黄中毒等病人。正常人在过度疲劳、精神兴奋时偶尔也出现间歇脉。

2）绌脉：在同一单位时间内脉率少于心率，称绌脉或脉搏短绌。其特点是听诊时心律完全不规则，心率快慢不一，心音强弱不等。常见于心房纤维颤动的病人。

（3）强弱异常

1）洪脉：当心输出量增加，周围动脉阻力较小，动脉充盈度和脉压较大时，脉搏搏动强大有力，称洪脉。常见于高热、甲状腺功能亢进、主动脉瓣关闭不全等病人。

2）丝脉：当心输出量减少，周围动脉阻力较大，动脉充盈度降低时，脉搏搏动细弱无力，扪之如细丝，称丝脉。常见于心功能不全、大出血、休克等。

3）交替脉：指节律正常而强弱交替出现的脉搏。是左心室衰竭的重要体征。常见于高血压性心脏病、冠心病、主动脉瓣关闭不全等病人。

4）奇脉：当平静吸气时脉搏明显减弱或消失称为奇脉。常见于心包积液、缩窄性心包炎的病人。

5）水冲脉：脉搏骤起骤落，急促而有力，如潮水涨落样称水冲脉。常见于甲状腺功能亢进、先天性动脉导管未闭、主动脉瓣关闭不全、严重贫血等病人。

（4）动脉壁异常　正常动脉用手指压迫时，其远端动脉管不能触及，若仍能触到者，提示动脉硬化。

2. 异常脉搏的护理

（1）卧床休息　根据病情指导病人适量活动，必要时增加卧床时间，以减少心肌耗氧量。

（2）观察病情　观察脉搏有无频率、节律和强弱的异常以及动脉壁的弹性；观察药物疗效及不良反应。

（3）急救准备　各种急救物品齐全，急救仪器处于良好备用状态。

（4）心理护理　进行有针对性的心理护理，以缓解病人的紧张、恐惧情绪。

（5）健康教育　指导病人及家属合理饮食，戒烟戒酒；认识脉搏监测的重要性，掌握正确监测方法，学会自我监测脉搏及观察药物的不良反应，指导病人服用抗心律失常药物期间，不可自行随意调整药物剂量；指导病人进清淡易消化的饮食；注意劳逸结合，生活有规律，保持情绪稳定。

三、呼吸的评估及护理

为确保新陈代谢的正常进行和内环境的相对稳定，机体需要不断地从外界环境中摄取氧气，并把自身产生的二氧化碳排出体外，这种机体与环境之间进行气体交换的过程，称为呼吸。准确测量呼吸可以了解呼吸系统功能状况。

(一) 正常呼吸及生理性变化

1. 正常呼吸

正常成人安静状态下呼吸频率为16～20次/分，节律规则，呼吸运动均匀平稳，无声且不费力。呼吸与脉搏的比例为1∶4～1∶5。一般情况下，男性及儿童以腹式呼吸为主；女性以胸式呼吸为主。

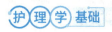

2. 生理性变化

（1）年龄：年龄越小，呼吸频率越快，如新生儿呼吸约44次/分。

（2）性别：同年龄的女性呼吸较男性呼吸稍快。

（3）运动：由于剧烈的运动机代谢增加可引起呼吸加快，而休息和睡眠时呼吸则减慢。

（4）情绪：强烈的情绪变化，如恐惧、愤怒、害怕、悲伤或兴奋等可刺激呼吸中枢，引起呼吸加快或屏气。

（5）其他：如环境温度升高可使呼吸加深加快；气压的变化也会影响呼吸。如在高山或飞机上的高空低氧环境时，吸入的氧气不足以维持机体的耗氧量，呼吸会代偿性地加深加快。

（二）异常呼吸的评估及护理

1. 异常呼吸的评估

（1）频率异常

1）呼吸过速：成人在安静状态下呼吸频率超过24次/分，称为呼吸过速。常见于发热、疼痛、甲状腺功能亢进、贫血等病人。一般体温每升高1℃，呼吸频率每分钟增加3～4次。

2）呼吸过缓：成人在安静状态下呼吸频率低于12次/分，称为呼吸过缓。

常见于颅内压增高、巴比妥类药物中毒等。

（2）深浅度异常

1）深度呼吸：又称库斯莫呼吸，是一种深而规则的大呼吸，可伴有鼾音。

常见于糖尿病酮症酸中毒、尿毒症酸中毒等病人。

2）浅快呼吸：是一种浅表而不规则的呼吸，有时呈叹息样。可见于呼吸肌麻痹、也可见于濒死期病人。

（3）节律异常

1）潮式呼吸：又称陈-施呼吸，是一种周期性的呼吸异常，其表现为呼吸由浅慢逐渐变为深快，再由深快转为浅慢，经一段时间的呼吸暂停（5～30 s）后，又开始重复以上的周期性变化。多见于中枢神经系统疾病，如脑炎、脑膜炎、颅内压增高、巴比妥类药物中毒等病人。

2）间断呼吸：又称毕奥呼吸。表现为有规律地呼吸几次后，突然停止，间隔一段时间后又开始呼吸，如此反复交替。多见于颅内病变或呼吸中枢衰竭的病人。

（4）声音异常

1）蝉鸣样呼吸：即吸气时产生一种极高的音响，似蝉鸣样。常见于喉头水肿、痉挛、喉头异物等。

2）鼾声呼吸：即呼吸时发出一种粗大的鼾声。由于气管或支气管分泌物增多所致，多见于昏迷病人，也可见于睡眠呼吸暂停综合征病人。

（5）呼吸困难　呼吸困难是指呼吸频率、节律和深浅度的异常。病人感觉空气不足，胸闷。主要由于气体交换不足、机体缺氧所致，是一种常见的症状及体征。

临床上可分为：

1）吸气性呼吸困难：病人表现为吸气困难，吸气时间延长，伴有明显的三凹症（胸骨上窝、锁骨上窝、肋间隙凹陷）。由于上呼吸道部分梗阻，气体进入肺部不畅，呼吸肌收缩，肺内负压增高所致。多见于气管阻塞、喉头水肿、气管异物等。

2）呼气性呼吸困难：病人表现为呼气费力、呼气时间延长。由于下呼吸道部分梗阻，气体呼出不畅所致。多见于支气管哮喘、阻塞性肺气肿等。

3）混合性呼吸困难：病人表现为吸气、呼气均感费力、呼吸表浅、频率增加。由于广泛性肺部病变使呼吸面积减少，影响换气功能所致。常见于重症肺炎、广泛性肺纤维化、大面积肺不张、大量胸腔积液和气胸等。正常呼吸与异常呼吸类型的特点比较（图3-3-2）。

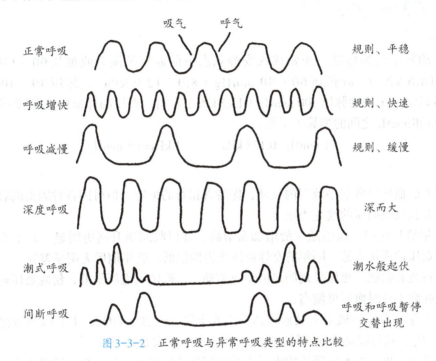

图3-3-2　正常呼吸与异常呼吸类型的特点比较

2. 异常呼吸的护理

（1）保持呼吸道通畅　及时清除呼吸道分泌物，气道分泌物较多时，协助病人翻身拍背，充分排出痰液，对痰液黏稠者给予雾化吸入，必要时采取吸痰等措施，保持呼吸道通畅。

（2）配合治疗　遵医嘱给药，给予氧气吸入或使用呼吸机，提高动脉血氧含量，促进气体交换，改善呼吸困难。

（3）改善环境　调节室内温湿度，保持空气清新、湿润，减少呼吸道不适感；提供安静环境以利于病人休息，减少耗氧量。

（4）监测呼吸　观察呼吸频率、节律及深浅度的变化，有无呼吸困难及其他伴随症状，随时监测血气分析结果，掌握病人的病情变化。

（5）心理护理　紧张、恐惧的情绪因素可加重缺氧，应细心安慰病人，使病人情绪稳定，配合治疗。

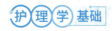

（6）健康教育　戒烟限酒，养成规律的生活习惯，指导病人及其家属认识呼吸监测的重要性，并能正确测量呼吸及自我护理。指导病人进行呼吸功能的锻炼。

四、血压的评估及护理

血压是指血液在血管内流动时对血管壁的侧压力，血压分为动脉血压、静脉血压和毛细血管压，人们生活中所说的血压一般指动脉血压。在一个心动周期中，动脉血压随着心室节律性的收缩和舒张而发生周期性的变化。当心室收缩时，动脉血压上升达到的最高值称收缩压。当心室舒张时，动脉血压下降达到的最低值称为舒张压。收缩压和舒张压之差称为脉压。

（一）正常血压及生理性变化

1. 正常血压

以肱动脉血压为标准，正常成人安静状态下的血压范围为收缩压 90～140 mmHg（12.0～18.6 kPa），舒张压 60～90 mmHg（8.0～12.0 kPa），脉压 30～40 mmHg（4.0～5.3 kPa），平均动脉压 100 mmHg（13.3 kPa）左右。血压的计量单位有 kPa 和 mmHg两种，kPa 和 mmHg 之间的换算关系是：

$$1 \text{ mmHg}=0.133 \text{ kPa} \qquad 1 \text{ kPa}=7.5 \text{ mmHg}$$

2. 生理性变化

正常人的血压经常在小范围内波动，保持着相对的恒定。但可因各种因素的影响而有所改变，并且以收缩压的改变为主。

（1）年龄与性别　血压随年龄增加而增高，并以收缩压升高更明显。新生儿血压最低，儿童血压比成年人低。同年龄女性血压比男性偏低，更年期后无明显差异。

（2）昼夜和睡眠　血压呈现明显的昼夜波动，一般清晨血压最低，傍晚血压最高，过度劳累或睡眠不佳时血压可偏高。

（3）测量部位　一般右上肢血压约高于左上肢 10～20 mmHg，下肢收缩压比上肢高 20～40 mmHg，这与股动脉的管径较肱动脉粗，血流量大有关。

（4）环境温度　在寒冷环境中由于末梢血管收缩血压可上升，高温环境下由于皮肤血管扩张血压可略下降。

（5）体位和体型　立位血压高于坐位，坐位血压高于卧位，这与重力引起的代偿机制有关。但长期卧床、贫血或使用降药物的病人，若由卧位变成立位时可出现头晕、心慌等直立性低血压的表现。高大、肥胖者血压较高。

（6）其他　情绪激动、剧烈运动、疼痛、吸烟等均可导致收缩压升高，舒张压一般无变化。此外，饮酒、摄盐过多、应用药物等对血压也有影响。

（二）异常血压的评估及护理

1. 异常血压

（1）高血压　指正常状态下，成人收缩压 ≥ 140 mmHg，和（或）舒张压 ≥ 90 mmHg。

（2）低血压　指正常状态下，成人收缩压低于 90 mmHg，舒张压低于 60 mmHg，称为低血压。常见于大量失血、休克、急性心力衰竭等病人。

（3）脉压变化

1）脉压增大：脉压超过40 mmHg称脉压增大。常见于主动脉硬化、主动脉瓣关闭不全、甲状腺功能亢进等。

2）脉压减小：脉压低于30 mmHg称脉压减小。常见于心包积液、缩窄性心包炎、主动脉瓣狭窄、心力衰竭等。

2. 血压异常的护理

（1）病情观察　判断血压有无异常，如有异常应加强血压监测，及时了解血压变化，同时密切观察其伴随症状。

（2）注意休息　根据血压情况合理安排休息与活动，保持环境的安静、温湿度适宜。病人血压较高时应嘱其卧床休息，遵医嘱给予降压药物。如血压过低，应迅速安置病人为平卧位，并针对病因给予应急处理。

（3）合理饮食　提供低脂、低盐、低胆固醇、高维生素、富含纤维素的易消化的无刺激性食物。高血压病人应减少钠盐摄入，逐步降至WHO推荐的每人每日食盐6 g的要求。

（4）心理护理　长期的抑绪或情绪激动、急剧而强烈的精神创伤可使交感－肾上腺素活性增强，血压升高，因此病人保持良好的心理状态非常重要。可通过了解病人性格及社会心理因素进行疏导，说明疾病过程，训练病人自我控制力，消除紧张和压抑的心理，保持最佳心理状态，主动配合治疗与护理。

（5）坚持运动　积极参加力所能及的劳动和适当的体育运动，以改善血液循环，增强心血管功能。鼓励高血压病人采用每周3～5次、每次持续30分钟左右中等强度的运动，如步行、慢跑、游泳、太极拳等，应注意量力而行，循序渐进。

（6）健康教育　让病人建立良好的生活方式、如戒烟限酒、生活规律、情绪稳定；学会自我监控血压与紧急情况的处理。

职业技能训练

技能一　体温测量技术

一、体温计的种类及构造

1. 水银体温计（图3-3-3）。
2. 电子体温计。
3. 可弃式。
4. 其他。

图3-3-3　水银体温计

二、体温计的消毒与检测

1. 体温计消毒法　为了防止交叉感染，用后的体温计应进行消毒处理。

（1）口表、腋表消毒法：使用后即浸泡于消毒液中，5 min后取出清水冲净，擦干，放入另一消毒液容器中，浸泡30 min后取出，用冷开水冲洗干净，拭干后用手或离心机将汞柱甩至35℃以下，存放于清洁盒内备用。切忌用40℃以上的热水浸泡、冲洗体温计，防止汞过度膨胀，引起爆裂。

（2）肛表消毒法：先用消毒纱布擦净，再按上述方法单独进行消毒。

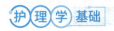

（3）电子体温计消毒法：将电子感温探头根据材质不同用消毒液浸泡或熏蒸。

2. 体温计检测法　为保证测量准确，使用中的体温计（包括新使用的体温计）应定期进行准确性检测。检测时，先将全部体温计的水银柱甩至35℃以下，再同时放入已测好的40℃的水中，3 min后取出检视。如误差在0.2℃以上、玻璃柱出现裂隙或水银柱自行下降，则不能再使用。合格体温计用纱布擦干后，放入清洁容器内备用。

三、体温测量技术

【目　的】

1. 判断体温有无异常。
2. 监测体温变化，分析热型，观察伴随症状。
3. 为疾病的诊断、治疗、护理和预防提供依据。

【准　备】

1. 护士准备　衣帽整洁，修剪指甲，洗手，戴口罩。
2. 病人准备　了解测量体温的目的、方法、注意事项及配合要点。测量前20～30 min无剧烈运动、进食、洗澡、灌肠等影响体温的因素。
3. 环境准备　病室安静、整洁，光线充足，必要时拉上窗帘或用屏风遮挡。
4. 用物准备　测量盘内备清洁干燥的容器，容器内放置清洁体温计，消毒液纱布、弯盘、记录本、笔及有秒针的表，如测肛温可另备润滑油、棉签、卫生纸。

【实　施】

见表3-3-2。

表3-3-2　体温测量技术

操作步骤	操作说明
核对解释 检查用物 选择部位 口温测量	●核对病人床号、姓名；解释目的、配合方法及注意事项，取得病人合作 ●检查体温计是否完好，将体温计水银柱甩至35℃以下 ●根据病人情况选择合适测量部位 ●将口表水银端斜放于舌下热窝处，此处靠近舌动脉，是口腔中温度最高的部位，嘱病人闭唇含住口表，勿用牙咬体温计，用鼻呼吸
	●测量3 min，获得准确的测量结果（图3-3-4）
腋温测量	●擦干汗液，将腋表水银端放于腋窝处，指导病人屈臂过胸夹紧体温计，紧贴皮肤测量10分钟（图3-3-5）
肛温测量	●病人取侧卧、俯卧或屈膝仰卧位，暴露测温部位便于测量，必要时用屏风遮挡 ●润滑肛表水银端，轻轻插入肛门3～4 cm，婴儿将汞槽轻插入肛门即可 ●测量3分钟后，取出体温计，先用消毒纱布擦净体温计再用卫生纸为病人擦净肛门
检测记录	●正确读数，告诉病人测量结果，感谢病人配合，合理解释测量结果 ●将结果记录在记录本上
整理消毒 绘制或录入	●为病人整理衣被，协助病人取舒适体位，将体温计进行消毒 ●绘制在体温单上或录入护理信息系统中

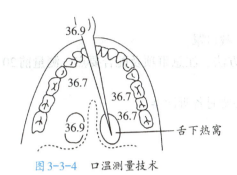

图 3-3-4　口温测量技术

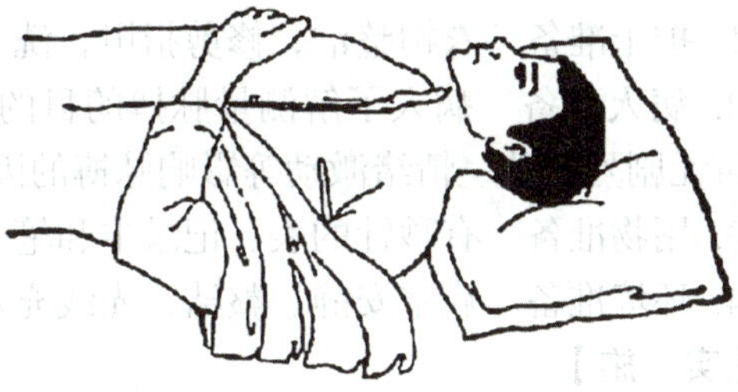

图 3-3-5　腋温测量技术

【注意事项】

1. 测量体温前，应认真清点体温计的数量，并检查体温计是否完好，水银柱是否在35℃以下。

2. 精神异常、昏迷、婴幼儿、口腔疾患、口鼻手术或呼吸困难及不能合作者，不宜测口温；进食或面颊部冷、热敷后，应间隔30 min后测量。

3. 腋下出汗较多，腋下有创伤、手术、炎症者，肩关节受伤或极度消瘦夹不紧体温计者不宜测腋温。

4. 腹泻、直肠或肛门手术者禁忌测肛温；心肌梗死病人不宜测肛温，以免刺激肛门引起迷走神经反射，导致心动过缓；坐浴或灌肠者须待30 min后方可测直肠温度。

5. 如病人不慎咬破体温计，应立即清除玻璃碎屑以免损伤唇、舌、口腔、食管和胃肠道黏膜，再口服蛋清或牛奶以延缓汞的吸收。若病情允许，可服用粗纤维食物，以促进汞的排出。

6. 发现体温与病情不相符合时，应在床边监测，必要时测口温和肛温做对照。

7. 严格做好体温计的清洁消毒工作，防止交叉感染。传染病人的体温计应固定使用。

8. 新入院、手术后病人，每日测量体温4次，连续测量三天，三天后体温恢复正常改每天测量2次。

技能二　脉搏测量技术

一、脉搏的测量部位

凡身体浅表且靠近骨骼的大动脉均可作为测量脉搏的部位。临床上最常选择的触诊部位是桡动脉，其次是颞动脉、颈动脉、肱动脉、腘动脉、足背动脉、胫后动脉和股动脉等。（图3-3-6）

二、测量脉搏的技术

【目　的】

1. 判断脉搏有无异常。

2. 监测脉搏变化，间接了解心脏的功能状态。

3. 为疾病的诊断、治疗、护理和预防提供依据。

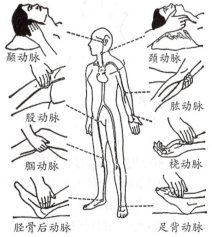

图 3-3-6　常见诊脉部位

【准　备】

1. 护士准备　衣帽整洁，修剪指甲，洗手，戴口罩。

2. 病人准备　病人了解测量脉搏的目的、方法、注意事项及配合要点。测量前20～30 min无剧烈运动、情绪激动等影响脉搏的因素。

3. 用物准备　有秒针的表、记录本和笔，必要时备听诊器。

4. 环境准备　病室安静、整洁，光线充足。

【实　施】

见表3-3-3。

表3-3-3　脉搏测量技术

操作步骤	操作说明
核对解释	●向病人解释测量目的、配合方法及注意事项，取得病人合作
选择部位	●病人取卧位或坐位，常选用桡动脉，手腕伸展，手臂取舒适位置，便于护士测量
正确测量	●护士以示指、中指、无名指的指端触及被测动脉，压力大小以能清晰触及脉搏搏动为宜，测量30 s，将所测得数值乘2，即为脉率。 ●危重病人应测1 min。触摸不清可用听诊器测心率（图3-3-7）
绌脉测量	●应由2名护士同时测量。一人听心率，另一人测脉率，由听心率者发出"起"与"停"的口令，计数1分钟（图3-3-8）
记录数值	●单位：次/分，如70次/分；绌脉：心率/脉率，如100/70次/分
绘制或录入	●将脉搏测得的数值绘制在体温单上或录入护理信息系统

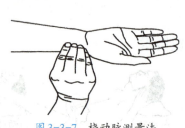

图3-3-7　桡动脉测量法

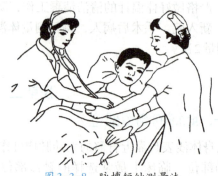

图3-3-8　脉搏短绌测量法

【注意事项】

1. 如病人有剧烈运动、紧张、恐惧、哭闹等活动，应让其安静休息15～20分钟再测量。

2. 不可用拇指诊脉，因拇指小动脉搏动较强，易与病人的脉搏相混淆。

3. 为偏瘫或肢体有损伤的病人测脉率应选择健侧肢体，以免患侧肢体血液循环不良影响测量结果的准确性。

4. 测量脉率的同时，还应注意脉搏的节律、强弱、动脉管壁的弹性、紧张度等，发现异常及时报告医生并详细记录。

技能三 呼吸测量技术

【目 的】

1. 判断呼吸有无异常。

2. 监测呼吸变化，间接了解呼吸系统功能状态。

3. 为疾病的诊断、治疗、护理和预防提供依据。

【准 备】

1. 护士准备 衣帽整洁，修剪指甲，洗手。

2. 病人准备 测量前20～30 min无剧烈运动、情绪激动等影响呼吸的因素。

3. 用物准备 有秒针的表、记录本和笔，必要时备棉花。

4. 环境准备 病室安静、整洁，光线充足。

【实 施】

见表3-3-4。

表3-3-4 呼吸测量技术

操作步骤	操作说明
核对解释 选择部位 正确测量	●向病人解释测量目的、配合方法及注意事项，取得病人合作 ●病人取舒适体位，精神放松，避免引起病人紧张 ●护士仍保持诊脉手势，分散病人注意力，使病人处于自然呼吸的状态 ●观察病人胸部或腹部的起伏（一起一伏为一次呼吸）测量30秒，将所得的数值乘2，即为呼吸频率 ●异常呼吸或婴幼儿应测1分钟，同时观察呼吸深度、节律、声音及有无呼吸困难 ●危重病人呼吸微弱不易观察时，可用少许棉花置于病人鼻孔前，观察棉花纤维被吹动的次数，计数1分钟（图3-3-9）
记录数值 绘制或录入	●单位：次/分，如20次/分 ●将呼吸测得的数值记录在体温单上或录入护理信息系统

【注意事项】

1. 测呼吸时应转移病人注意力，使其处于自然呼吸状态，以保持测量的准确性。

2. 幼儿宜先测量呼吸后测量体温，再测其他生命体征。因测量体温幼儿易哭闹不配合而影响呼吸测量。

3. 测量呼吸前如有剧烈运动、情绪激动等，应休息30分钟后测量。

4. 危重病人呼吸微弱，可用少许棉花放于病人鼻孔前，观察棉花被吹动的次数，计时1分钟。

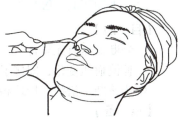

图3-3-9 危重病人呼吸测量

技能四 血压测量技术

一、血压计的种类

常用的血压计主要有汞柱式血压计、表式血压计（弹簧式）和电子血压计三种。

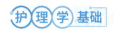

二、血压计的构造

血压计主要由三个部分组成。

1. 输气球及调节空气压力的阀门。

2. 袖带：为长方形扁平橡胶袋，袖带的长度和宽度应符合标准，一般常用的袖带橡胶带长24 cm，宽12 cm，外层布套长48 cm。

3. 测压计（图3-3-10）

1）汞柱式血压计：又称汞柱血压计，由玻璃管、标尺、水银槽三部分组成。血压计盒盖内壁上固定有一根玻璃管，管面上标有双刻度为0～300 mmHg（0～40 kPa），每小格相当于2 mmHg（0.5 kPa），玻璃管上端和大气相通，其下端和水银槽相通。水银槽内装有水银，输气球送入空气后，水银由玻璃管底部上升，汞柱上缘所指即为压力刻度。汞柱式血压计的优点是测得数值较准确可靠，但重量较重，且玻璃管易碎。

2）表式血压计：呈圆盘状，正面盘上标有刻度及读数，盘中央有一指针，以示血压数值。其优点是体积小，便于携带，但应定期和汞柱式血压计校验。

3）电子血压计：袖带内有一换能器，有自动采样微电脑控制数字运算，自动放气程序，数秒内可得到收缩压、舒张压、脉搏数值。全自动电子数字血压计只需要按动开关键，一切都可以自动完成。优点是清晰直观，使用方便，也可排除测量者听觉不灵敏、噪音干扰等造成的误差，但需定期校验。

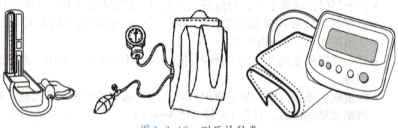

图3-3-10　测压计种类

三、测量血压的技术

【目　的】

1. 判断血压有无异常。

2. 监测血压变化，间接了解循环系统的功能状况。

3. 为诊断、治疗、护理和预防提供依据。

【准　备】

1. 护士准备　衣帽整洁，修剪指甲，洗手，戴口罩。

2. 病人准备　病人了解测量血压的目的、方法、注意事项及配合要点。测量前15～30 min无运动、吸烟、情绪变化等影响血压的因素。

3. 用物准备　血压计、听诊器、记录本及笔。如为汞柱式应检查血压计玻璃管有无裂损，水银有无漏出，输气球与橡胶管有无漏气。

4. 环境准备　病室安静、整洁，光线充足。

【实　施】

见表3-3-5。

表3-3-5　血压测量技术

操作步骤	操作说明
核对解释	●向病人解释测量目的、配合方法及注意事项，取得病人合作
选择部位 （上肢肱动脉）	●病人取坐位或仰卧位，被测肢体应和心脏处于同一水平（坐位平第四肋、卧位平腋中线）卷袖露臂，手掌向上，肘部伸直，必要时脱袖以免袖口过紧，影响血压准确性，放妥血压计，开启水银槽
缠绕袖带	●驱尽袖带内空气，将袖带橡胶管向下正对肘窝，平整地缠于上臂中部，使袖带下缘距肘窝2~3 cm，松紧以能放入一指为宜
加压注气	●先触摸肱动脉搏动，再将听诊器胸件置于肱动脉搏动最明显处，关闭气门，均匀充气至肱动脉搏动音消失再升高20~30 mmHg，充气不可过快过猛，以免水银溢出
缓慢放气	●缓慢放气（每秒4 mmHg的速度），注意肱动脉搏动声音和水银柱刻度变化，视线应与汞柱所指刻度保持同一高度
判断数值	●当听到第一声搏动音时水银柱所指刻度为收缩压；当搏动声突然减弱或消失，此时水银柱所指刻度为舒张压
整理归位	●测量后排尽袖带内余气，整理袖带放入盒内，将血压计盒盖右倾45°，使水银全部回流槽内，关闭水银槽开关，平稳放置 ●协助病人取舒适体位，告知测量结果，感谢病人配合
记录数值	●以分数式表示，收缩压/舒张压 mmHg；如变音与消失音之间有差异则两个读数都应记录，记录方法为：收缩压/变音/消失音 mmHg
绘制或录入	●将血压测得的数值记录在体温单上或录入护理信息系统（图3-3-11）
选择部位 （下肢腘动脉）	●病人取仰卧、俯卧或侧卧位。协助病人卷裤或脱去一侧裤子，露出测量部位。便于测量，同时减少误差
缠绕袖带	●将袖带缠于大腿下部，其下缘距腘窝3~5 cm，将听诊器置腘动脉搏动处，其余同肱动脉测量法
记录数值	●同肱动脉测量法，并注明为下肢血压（图3-3-12）

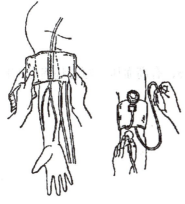

图 3-3-11　上肢血压测量法

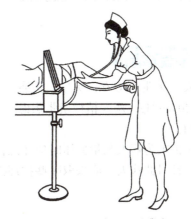

图 3-3-12　下肢血压测量法

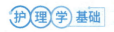

【注意事项】

1. 需长期观察血压的病人应做到四定：定时间、定部位、定体位、定血压计。

2. 为偏瘫、肢体外伤或手术的病人测血压时应选择健侧肢体测量。

3. 排除影响血压的因素：

（1）袖带过宽使大段血管受压，致搏动音在到达袖带下缘之前已消失，故测得血压值偏低；袖带过窄测得的血压值偏高。

（2）袖带过紧使血管在未充气前已受压，测得血压值偏低；袖带过松使橡胶袋呈球状，以致有效测量面积变窄，导致测得血压值偏高。

（3）肱动脉高于心脏水平，测得血压值偏低，肱动脉低于心脏水平，测得血压值偏高。

（4）视线低于汞柱，使血压读数偏高；视线高于汞柱，使血压读数偏低。

4. 发现血压异常或听不清时，应重新测量。重测时，应先将袖带内空气驱尽，汞柱降至"0"点，稍待片刻后再测量，一般连测 2~3 次，取其最低值，必要时可行双侧肢体血压测量对照。

5. 测量血压前，如病人运动、情绪激动、吸烟、进食等，应安静休息 15~30 分钟后测量。

小贴士

生命体征是重要的临床指征，可以直接反应病人的病情。作为护理人员应准确进行测量，确保数值的准确性、正确性，为疾病诊断提供第一手资料。护理人员应具备娴熟的技能、较强的沟通能力及严谨求实的工作态度。

项目小结

本项目学习重点掌握体温、脉搏、呼吸、血压的正常值、测量方法及注意事项；掌握体温、脉搏、呼吸、血压异常病人的评估及护理。本章学习难点为机体散热方式、常见热型，以及脉搏短绌、呼吸及血压的正确测量。

思考与练习

病人，女性，76 岁，头晕、头痛、胸闷伴恶心，有高血压、冠心病病史 3 年，入院血压 170/120 mmHg，病人精神紧张焦虑。

请问：

（1）护士为病人测量血压时应注意什么？

（2）针对此病人，应采取哪些护理措施？

（孙士兵）

单元四 生活护理

项目一 病人的清洁护理

数字教学内容

学习目标

1. 学会对病人进行清洁护理的方法。
2. 具有爱伤观念，在实施护理操作过程中关心、尊重病人，具有良好的职业道德。

导学案例

李伯伯，男，62岁，既往有肺心病病史8年。近日因着凉，出现呼吸困难，口唇发绀，烦躁不安，来院就诊。查体：R 24次/分，P 120次/分。血气分析：PaO_2 50 mmHg，病人于7天前在全麻下行右肺上叶切除术，一天前出监护室回病房。由于年老体弱、伤口疼痛，生活不能自理。

思考：

1. 如何正确实施特殊口腔护理，从而提高病人的舒适度？
2. 为患者更换床单时，如何保持床铺平整、干燥？

应知部分

良好的清洁卫生状况，既能提高人的舒适度，又可以增强自信，是人的基本需要之一。健康人具有保持身体清洁的能力，但病人由于疾病的影响，自我照顾能力降低，往往无法满足自身清洁的需要，护士应根据病人的病情，制定合理、有效、安全的清洁护理计划，使病人在住院期间舒适，建立良好的护患关系，促进身心健康。

一、口腔护理

（一）评估

1. 基本状况和自理能力的评估

（1）病人的临床诊断，自理能力，进食、进水情况，口腔卫生状况及意识状态，是否具有传染性等。

（2）病人的心理反应及合作程度。

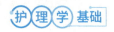

2. 口腔状况的评估

评估病人口腔内的各种情况，根据病人口腔的具体情况，提供相应的口腔清洁护理措施。（表4-1-1）

表4-1-1　口腔护理评估表

评估部位	评估结果		
	好	较好	差
黏膜	湿润、完整	干燥、完整	干燥、黏膜破损或有溃疡
牙龈	无出血、萎缩	轻微萎缩、出血	萎缩，容易出血、肿胀
唾液	中量、透明	少量或多量	半透明或黏稠
腭部	湿润、无或有少量碎屑	干燥，有少量或中量碎屑	干燥，有大量碎屑，有破溃
舌	湿润、少量舌苔	干燥，有中量舌苔	舌面干燥，有溃疡或炎症，有大量舌苔，或覆盖黄色舌苔
气味	无味或有味	有难闻的气味	有刺鼻的气味
牙/义齿	齐全、无龋齿、脱落较少 佩戴义齿合适	脱落较多、中量牙垢、无龋齿或牙齿间引流义齿不合适	大部分或全部脱落；有许多空洞，有裂隙，牙齿间流脓液义齿不合适
唇	滑润、质软、无裂口	粗糙干燥有少量痂皮，有裂口，有出血倾向	干燥，有裂口，有大量痂皮，有分泌物，易出血
损伤/手术	无	小面积损伤/小手术	大面积损伤/大手术
pH	正常值（6.6～7.1）	偏酸性或偏碱性	偏酸性或偏碱性

3. 口腔保健知识评估

评估病人对口腔卫生重要性的认识程度，对口腔保健知识的了解程度。根据病人情况采取相应的健康指导与护理。

（1）病人是否有刷牙、漱口的习惯，方法是否正确，对于义齿的清洁是否正确。

（2）病人对于口腔保健用品的选择、使用、保养是否得当。

（3）病人对预防口腔疾病知识的了解程度。

4. 义齿状况评估

（1）了解病人有无活动性义齿及义齿佩戴的情况。

（2）评估病人掌握活动性义齿的保养知识情况。

（二）口腔清洁护理

口腔卫生可以促进人体的舒适与健康。健康人的口腔内存有大量的致病性和非致病性微生物。健康状态时，机体抵抗力强，通过每天进食、饮水、刷牙和漱口等活动可以清除或减少病菌，一般不会出现口腔健康问题。但当患病时，由于机体抵抗力降低，饮水、进食、刷牙等活动的减少，口腔内的细菌大量繁殖，可能引起口臭、口腔炎症、溃疡及其他并发症，还可能影响个人形象，降低食欲及消化功能，也可能对社会交往带来不好的影响。因此，护士应协助病人保持口腔清洁。护士应提供口腔清洁的指导，使病人了解口腔健康的重要性进而自觉维持良好的口腔卫生，预防感染，促进舒适与健康。

（1）培养良好的口腔卫生习惯 指导病人早、晚刷牙，餐后漱口，以减少龋齿的发生。睡前不应进食对牙齿有刺激性或腐蚀性食物，减少食物中精制糖及糖类的量，当口腔过于干燥时，鼓励病人多饮水。保持口腔湿润，勤刷牙、勤漱口。

（2）指导病人正确清洁牙齿。

1）刷牙方法

①选择合适的牙刷：要求外形较小、质地柔软、表面平滑的毛刷。使用已磨损或硬毛牙刷，不仅清洁效果不好，而且容易导致牙齿磨损和牙龈损伤，因此牙刷应每3个月更换一次，也可选择电动牙刷。根据需要选择含氟或药物牙膏。含氟牙膏具有抗菌和保护牙齿的作用，药物牙膏一般能抵制细菌生长，起到预防龋齿和治疗牙齿过敏的作用。牙膏不宜常用一种，应轮换使用。

②指导正确的刷牙方法：在每天晨起、临睡前和餐后均应刷牙。刷牙时牙刷刷毛与牙齿成45°角，快速环形来回震颤，每次刷2～3颗牙；前排牙的内面可用牙刷毛面的前端震颤刷洗；刷咬合面时刷毛与牙平行来回反复刷洗。顺序：上下牙外面—上下牙内面—上下咬合面—舌面。也可沿牙纵向刷，牙外面、内面、咬合面及舌上面均应刷到。刷完后漱净口腔内的食物碎屑及残余牙膏。刷牙方法是上、下竖刷法，即沿牙齿的纵向刷洗。提倡做到"三个3"，即在三餐后的3分钟内刷牙，刷牙至少3分钟。（图4-1-1）

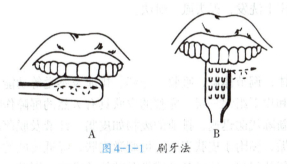

图4-1-1 刷牙法

2）正确使用牙线：对牙齿、牙龈的损伤较小，并且可以清除牙齿间的牙菌斑和碎屑预防牙周病。每次餐后应用牙线剔牙，不宜用牙签剔牙，防止损伤牙龈。

①牙线材料：尼龙线、丝线、涤纶线、棉线等。

②方法：拉取出一段约40 cm长的牙线，将线头两端分别以线压线的方式在两手示指第一指节上绕2～3圈，两示指间的距离为5～10 cm，用拇指或中指支撑将牙线拉直，将牙线沿牙齿侧面滑进牙缝内，上下左右轻柔地刮动，清洁牙的表面、侧面及牙龈深处的牙缝。反复数次，之后漱口。牙线为一次性使用，避免重复使用（图4-1-2）。

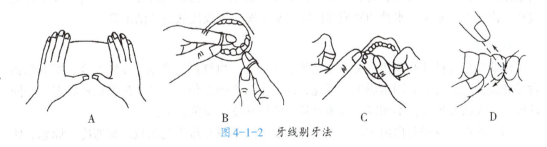

图4-1-2 牙线剔牙法

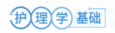

二、头发护理

头部是人体皮脂腺分布最多的部位。皮脂、汗液伴灰尘常黏附于头发、头皮上，形成污垢，除散发难闻气味外，还可引起脱发和其他皮肤疾病。头发护理是维持病人舒适的重要护理操作之一。清洁、整齐、外观美丽的头发与健康、自尊与自信密切相关。经常清理和清洗头发，可去除头皮屑和尘埃，促进头发血液循环，维护头发健康并能预防感染。因此，对于病情较重，自理能力下降，无法完成头发护理的病人，护士应予以协助病人梳理、清洁头发，保持头发健康。

（一）评估

1. 头发卫生状况评估　头发的分布、长度、清洁状况、有无光泽、有无虱子等；头发的脆性与韧性、干湿度、尾端有无分叉；头皮有无瘙痒、破损、病变或皮疹等。

2. 自理能力状况　评估病人是否卧床，有无肢体活动受限，自行梳发或洗发的能力，梳发或洗发时需要部分协助还是完全协助。

3. 头发护理知识　评估病人及家属对头发清洁护理重要性和相关知识的了解程度，如梳发、洗发的正确方法及头发护理用具的选择等。

（二）头发护理

包括床上梳发，床上洗发，灭头虱、蚁法。

三、皮肤护理

皮肤具有保护机体，调节体温，吸收、分泌、排泄及感觉等功能。它是身体最大的器官，分为表皮、真皮和皮下组织三层。完整的皮肤具有天然的屏障作用，可避免微生物的入侵。同时，皮肤的新陈代谢迅速，排泄的废物如皮脂、汗液及脱落的表皮碎屑与外界微生物及尘埃结合成污垢，黏附于皮肤表面，可刺激皮肤，降低皮肤的抵抗力，破坏其屏障作用，成为微生物入侵的门户，造成各种感染及其他并发症。因此，保持皮肤清洁，是促进病人舒适和健康的一项重要措施。

（一）评估

皮肤状况可反映个体健康状态。健康的皮肤温暖、光滑、柔软、不干燥、不油腻，且无发红、破损、肿块和其他疾病征象。自我感觉清爽、舒适，无任何刺激感，对冷、热及触摸感觉良好。护士可通过视诊和触诊评估病人皮肤，作为病人一般健康资料和清洁护理的依据护士在评估病人皮肤时，应仔细检查皮肤的颜色、温度与湿度、感觉与弹性及有无皮疹、出血点、紫癜、水肿和瘢痕等皮肤异常情况，以及皮肤的清洁度等。

1. 颜色

皮肤颜色与种族和遗传有关，受毛细血管分布、血红蛋白含量、皮肤厚度、皮下脂肪含量和皮肤色素含量等因素影响。因此，同一个人不同部位、不同生理及疾病状态、不同环境下，皮肤颜色也各不相同。临床上常见的异常皮肤颜色包括：

（1）苍白　皮肤苍白由贫血、末梢毛细血管痉挛或充盈不足所致，如寒冷、惊恐、休克虚脱以及主动脉瓣关闭不全等。

（2）发红　皮肤发红由毛细血管扩张充血，血流加速、血量增加及红细胞含量增多所致。生理情况见于运动、饮酒后；病理情况见于发热性疾病，如肺炎球菌性肺炎、肺结核及猩红热等。

（3）发绀　皮肤呈青紫色，由于单位容积血液中还原血红蛋白含量增高所致，常见于口唇、耳郭、面颊和肢端。

（4）黄染　皮肤黏膜发黄称为黄染。常见原因如下：

1）黄疸：由于血清内胆红素浓度增高致使皮肤黏膜发黄称为黄疸。当血清总胆红素浓度超过34.2 μmol/L时，可出现黄疸。其皮肤黄染特点是：①首先出现于巩膜、硬腭后部及软腭黏膜，随胆红素浓度的继续增高，黏膜黄染更明显时，方出现皮肤黄染；②巩膜黄染呈连续性，近巩膜缘处黄染轻、黄色淡，远角巩膜处黄染重、黄色深。

2）胡萝卜素增高：因过多食用胡萝卜、南瓜、橘子导致血中胡萝卜素增高，当超过2.5 g时，可出现皮肤黄染。其皮肤黄染特点是：①首先出现于手掌、足底、前额及鼻部皮肤；②一般不出现巩膜和口腔黏膜黄染；③血中胆红素浓度不高；④停止食用富含胡萝卜素的蔬菜或果汁后，皮肤黄染逐渐消退。

3）长期服用含有黄色素药物：如米帕林、呋类等药物可引起皮肤黄染。其皮肤黄染特点是：①首先出现在皮肤，严重者也可出现在巩膜；②巩膜黄染的特点是近角巩膜缘处黄染重，黄色深；离角巩膜缘越远，黄染越轻，黄色越淡，此点与黄疸相区别。

（5）色素沉着　由于皮肤基底层黑色素增多而导致局部或全身皮肤色泽加深。生理情况下，身体的外露部分以及乳头、腋窝、生殖器官、关节、肛门周围等处皮肤色素较深。若上述部位色素明显加深或其他部位出现色素沉着，则提示为病理征象。常见于慢性肾上腺皮质功能减退、肝硬化等。

（6）色素脱失　正常皮肤均含有一定的色素，是由于皮肤和毛囊的黑色素细胞内酪氨酶系统的功能减退或丧失，进而影响黑色素形成时，可发生色素脱失。临床上常见的色素脱失见于白癜风、白斑和白化病。

2. 温度与湿度

皮肤温度有赖于真皮层循环血量，可提示有无感染和循环障碍。如局部炎症或全身发热时，循环血量增多，局部皮温增高；休克时，末梢循环差，皮温降低。另外，皮肤温度受室温影响，并伴随皮肤颜色变化。皮肤苍白表明环境较冷或有血液循环障碍；皮肤发红表明环境温度较高或有炎症存在。

皮肤湿度与皮肤排泌功能有关。排泌功能由汗腺和皮脂腺完成，其中汗腺起主要作用。出汗多者皮肤湿润，出汗少者皮肤干燥。病理情况下出汗增多或无汗具有一定的诊断价值。手足皮肤发凉大汗淋漓称为冷汗，常见于休克和虚脱病人。

3. 感觉与弹性

当皮肤对温度、压力和触摸存在感觉障碍时，表明皮肤有广泛性或局限性损伤；皮肤有瘙痒感表明皮肤干燥或有过敏现象的发生。皮肤弹性与年龄、营养状态、皮下脂肪及组织间隙所含液体量有关。儿童及青年皮肤紧致，富有弹性；中年以后皮肤组织逐渐松弛，弹性减弱；老年人皮肤组织萎缩，皮下脂肪减少，弹性减弱。检查皮肤弹性时，常选择手

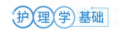

背或上臂内侧部位，以拇指和示指将皮肤提起，松手后若皮肤皱褶迅速平复为弹性正常，若皱褶平复缓慢为弹性减弱。皮肤弹性减弱常见于老年人、长期消耗性疾病病人或严重脱水者。

4. 完整性与清洁度

检查皮肤有无破损、皮疹、水疱、硬结和斑点，确定皮肤病灶的部位及范围；通过皮肤的湿润度、污垢和油脂情况及病人身体的气味来评估皮肤的完整性和清洁度。

（二）皮肤护理

1. 皮肤清洁卫生指导

清洁皮肤可去除皮肤污垢，刺激皮肤血液循环。同时，皮肤清洁可使个体感觉清新、放松，利于维持外观和增进自尊。因此，护士需指导病人采用合理的皮肤清洁方法。洗浴频率应根据体力活动强度、是否出汗、个人习惯以及季节和环境变化特点适当调整。

（1）青壮年　因体力活动强度大和皮脂分泌旺盛，可适当增加洗浴频率；老年人因代谢活动低下和皮肤干燥，洗浴频率不宜过频。出汗较多者，经常洗浴并保持皮肤干燥可防止因皮肤潮湿而致的皮肤破损；皮肤干燥者，应酌情减少沐浴次数。洗浴方式取决于病人的年龄、活动能力、健康状况及个人习惯等。

（2）婴幼儿　宜采用盆浴，独自站立行走后可采用淋浴。以清洁皮肤为目的，采用流动的水淋浴为宜；以放松或治疗为目的推荐盆浴。盆浴时一般先行淋浴，去掉污垢后再进入。

（3）妊娠7个月以上的孕妇　禁止盆浴，淋浴时避免污水倒流而致感染。若病人活动受限，则护士为其进行床上擦浴。洗浴时间控制在10分钟左右。

（4）空腹、饱食、酒后以及长时间体力或脑力活动后　不宜立即洗浴，因上述情况可成脑供血不足，严重时可引发低血糖，导致晕厥等意外发生。

2. 遵循的原则

无论病人采取何种洗浴方式，护理人员均应遵循以下原则：

（1）提供私密空间　关闭门窗或拉上隔帘。若为病人擦浴时，只暴露正在擦洗的部位，注意适时遮盖身体其他部位，保护病人隐私，也可以防止病人受凉。

（2）保证安全　洗浴区域配备必要的安全措施，如防滑地面、扶手等；在离开病人床单位时，需妥善安放床栏（特别是不能自理或意识丧失病人）；在临时离开病室时，应将呼叫器放于病人易取位置。

（3）注意保暖　关闭门窗，控制室温，避免空气对流。皮肤潮湿时，空气对流易导致热量大量散失。洗浴过程中尽量减少病人身体暴露，避免病人着凉。

（4）提高病人自理能力　鼓励病人尽可能参与洗浴过程，根据需要给予协助。

（5）满足病人的需求　按照病人的意愿事先将换洗的清洁衣服和卫生用品放至于病人床边或浴室内。以便在清洗后能更换清洁的衣裤。

3. 正确选择洗浴用品

洗浴用品包括浴液、浴皂、浴盐等，护士应根据病人的皮肤状况、个人喜好及洗浴用品的性质选择。浴液性质较温和，适合中、干性皮肤；浴皂、浴盐较适合偏油性皮肤。在考虑病人喜好时，对于病人不宜使用的洗浴用品需向病人讲明原因劝导病人避免使用，同时取得病人理解。

（三）压疮的预防及护理

压疮也称压力性溃疡。是由于身体局部组织长期受压，血液循环障碍，发生持续缺血缺氧、营养不良而导致的组织破损和坏死。压疮本身并不是原发疾病，大多是由于其他原发病未能很好地护理而造成的皮肤损伤。一旦发生压疮，不仅给病人带来痛苦、加重病情及延长疾病康复的时间，严重时还会因继发感染引起败血症而危及生命。因此，必须加强病人皮肤护理，预防和减少压疮发生。

1. 压疮发生的主要原因

（1）局部组织持续受压

1）卧床病人长时间不改变体位，局部组织受压过久，出现血液循环障碍。引起压疮发生的力学因素主要是垂直压力、摩擦力和剪切力引起，通常是2~3种力联合作用所致。

①垂直压力：对局部组织的持续性垂直压力是引起压疮的最主要原因。当持续性垂直压力超过毛细血管压（正常为16~32 mmHg）时，即可阻断毛细血管对组织的灌注，致使氧和营养物质供应不足，代谢废物排泄受阻，导致组织发生缺血、溃烂或坏死。压疮形成与压力强度和持续时间有密切关系。压力越大，持续时间越长，发生压疮的概率就越高。此外，压疮发生与组织耐受性有关，肌肉和脂肪组织因代谢活跃，较皮肤对压力更为敏感，因此最先受累且较早出现变性和坏死。垂直压力常见于长时间采用某种体位，如卧位、坐位者。

②摩擦力：当病人长期卧床或坐轮椅时，摩擦力作用于皮肤，汗液等易损害皮肤角质层，发生压疮。是由两层相互接触的表面发生相对移动而产生。摩擦力作用于皮肤可损害皮肤的保护性角质层而使皮肤屏障作用受损，增加皮肤对压疮的敏感性。摩擦力主要来源于皮肤与衣、裤或床单表面逆行的阻力摩擦，尤其当床面不平整（如床单或衣裤有皱褶或床单有渣屑）时，皮肤受到的摩擦力会增加。病人在床上活动或坐轮椅时，皮肤随时可受到床单和轮椅表面的逆行力摩擦。搬运病人时拖、拉、推等动作也会产生摩擦力而使病人皮肤受到损伤。皮肤擦伤后，受潮湿、污染而易发生压疮。

③剪切力：是由两层组织相邻表面间的滑行而产生的进行性相对移位所引起，由压力和摩擦力协同作用而成，与体位有密切关系。如半坐卧位时，骨骼及深层组织由于重力作用向下滑行，而皮肤及表层组织由于摩擦力的缘故仍停留在原位，从而导致两层组织间产生牵张而形成剪切力。剪切力发生时因由筋膜下及肌肉内穿出供应皮肤的毛细血管被牵拉、扭曲、撕裂，阻断局部皮肤、皮下组织、肌层等全层组织的血液供应，引起血液循环障碍而发生深层组织坏死，形成剪切力性溃疡（图4-1-3）。由剪切力造成的严重伤害早期不易被发现且多表现为口小底大的潜行伤口。当剪切力与压力共同作用时，阻断血流的作用将更加显著。

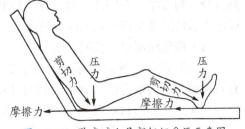

图4-1-3 卧床病人局部组织受压示意图

2）使用石膏绷带、夹板固定时，衬垫不当，松紧不适宜，致使局部血液循环不良。

（2）潮湿对皮肤的刺激　皮肤经常受到汗液、尿液、各种渗出液、引流液等物质的刺激，引起皮肤酸碱度的改变，致使表皮角质层的抵抗力下降，皮肤组织破损，容易继发感染。

（3）全身营养不良　全身营养不良及水肿者，皮肤变薄，抵抗力减弱，受力后容易破损营养摄入不足，则蛋白质合成减少，皮下脂肪减少，肌肉萎缩，受压处缺乏肌肉和脂肪组织的保护，引起血液循环障碍，因而易发生压疮。

2. 压疮的易发部位

压疮好发于受压和缺乏脂肪组织保护、无肌肉包裹或肌层较薄的骨骼隆突处。卧位不同，受压点及好发部位也不同（图4-1-4）。

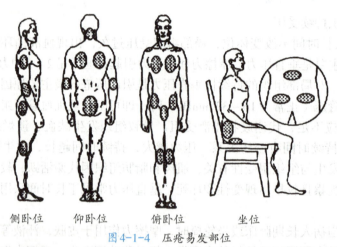

侧卧位　　仰卧位　　俯卧位　　坐位

图4-1-4　压疮易发部位

仰卧位：好发于枕骨粗隆、肩胛部、肘部、脊椎体隆突处，骶尾部、足跟部。

侧卧位：好发于耳郭、肩峰部、肘部、髋部（大转子）、膝关节的内外侧、内外踝处。

俯卧位：好发于耳郭、面颊部、肩部、女性乳房、男性生殖器、髂嵴、膝部、脚趾处。

坐位：好发于坐骨结节。

3. 压疮的预防

绝大多数压疮是能够预防的，护士应针对病人的不同情况给予精心、科学的护理，将压疮的发生率降至最低程度。

压疮的预防关键在于消除其发生的原因。因此，要求做到"七勤一好"，即勤观察、勤翻身、勤按摩、勤擦洗、勤整理、勤更换、勤交班、营养好。交班时要严格细致地交接局部皮肤情况及护理措施的执行情况。

（1）避免局部组织长期受压

①定时翻身，解除局部组织持续受压是有效预防压疮的关键。经常翻身是最简单而有效地解除压力的方法。翻身间隔的时间应根据病情及局部受压情况而定。一般每2小时翻身一次，必要时每小时翻身一次，建应床头翻身记录卡（表4-1-2），翻身后及时记录，严格交接班。协助病人翻身时，避免拖、拉、推等，以防擦伤皮肤。有条件可使用电动翻

转床帮助病人翻身。

表4-1-2 翻身记录卡

姓名： 床号：

日期/时间	卧位	皮肤情况	备注	执行者

②保护骨隆突处，支持身体空隙处：将病人体位安置妥当后，骨隆突部位还可以使用透明贴或减压贴保护，同时，可酌情在骨隆突部位和易受压部位垫棉垫、海绵垫等，以保护骨隆突处和支持身体空隙处。在配合使用各种设施的同时，还应经常变换体位，因为即使是很小的力，组织长时间受压得不到血液供应，也会导致组织的损伤。这些措施可避免局部组织持续受压，但不能代替定时翻身。

③正确使用石膏绷带及夹板固定：对使用石膏绷带、夹板、牵引的病人，衬垫应平整、松软适度，并严密观察局部状况及指（趾）端的皮肤颜色、温度、运动及感觉；认真听取病人的反映，如发现石膏绷带凹凸不平，应立即报告医生，及时处理。

（2）避免潮湿刺激　大小便失禁、出汗及分泌物多的病人，应及时擦洗干净，保护皮肤免受刺激；床铺要经常保持清洁干燥、平整无碎屑；被服污染要及时更换；不可让病人直接躺卧干橡胶单或塑料布上；小儿要勤换尿布。

（3）避免摩擦力和剪切力　摩擦易损伤皮肤角质层，使皮肤抵抗力下降，所以应防止病人身体滑动。协助病人翻身、更换床单及衣服时，一定要抬起病人的身体，避免拖、拉、推等动作，以免形成摩擦力而损伤皮肤；半卧位时，注意防止身体下滑。

①当病人取头高脚低位时，床头抬高的角度不宜过大，当病人取半坐卧位时，如使用双摇床，可将头部摇高30°～50°角，下肢摇高10°～20°角；如使用靠背架，按照上述角度调整头部高度，在下肢腘窝处垫软枕，防止病人身体下滑。

②长期使用轮椅或坐椅子的病人，应适当地使用约束带，防止病人身体下滑。

③协助病人翻身、更换体位或搬运病人的过程中，应将病人的身体托起，避免身体与床面直接接触，防止拖、拉、推等动作造成皮肤摩擦而损伤。

④床上使用便器时，应检查便器是否完好，有破损的便器不得使用；在协助病人使用便器时，在便器边缘垫一层软纸保护皮肤；送、取便器时，嘱病人或协助病人将臀部抬高不能强行塞或拉，以免损伤皮肤。

（4）促进局部血液循环　对易发生压疮的病人，要经常检查受压皮肤的情况，用温水擦浴并行局部按摩或红外线照射。

1）手法按摩

①全背按摩：协助病人俯卧或侧卧，露出背部，先以热水进行擦洗，再以两手或一手蘸50%乙醇或润滑剂按摩。可采用按摩法、揉捏法、叩击法等。a. 按摩法：护士站于病

人右侧，双手掌蘸少许50%乙醇或润滑剂，从骶尾部开始，沿脊柱两侧向上按摩，至肩部时手法稍轻，以环形动作向下按摩至腰部、骶尾部，如此反复按摩，再用拇指指腹由骶尾部开始沿脊柱按摩至第七颈椎处；b. 揉捏法：用大拇指及其余四指一连串抓起或捏起大块肌肉，采取有节律地抓起或压缩动作，先揉捏病人的一侧背部及上臂，由臀部往上至肩部；c.叩击法：用两手掌小指侧，轻轻叩敲臀部、背部及肩部擦干穿衣。

②局部按摩：蘸少许50%乙醇（也可使用红花油）或润滑剂，以手掌鱼际、小鱼际肌紧贴皮肤，力量由轻到重，由重到轻，每次3～5分钟。

2）电动按摩器：按摩器震动可以代替各种手法按摩。操作者根据不同部位选择合适的按摩头，并将按摩器头紧贴皮肤进行按摩。

3）红外线灯照射：由于远红外线具有较好的热效应，引起一系列生理效应。如改善人体微循环；提高机体血液中吞噬细胞的吞噬功能，从而提高人体的免疫力和抗病能力；有消炎、消肿、活血镇痛的作用；激活生物大分子的活性、活化组织细胞等。使破损的皮肤快速干燥、结痂，控制感染进一步发展，达到预防与治疗压疮的目的。每天1～2次，每次10～15分钟。

（5）增进营养的摄入 营养不良不仅是导致压疮的内因之一，而且会影响压疮的愈合。良好的营养是创面愈合的重要条件。因此，在病情允许的情况下，应给予高蛋白、高热量、高维生素及富含锌元素的饮食，以增强机体抵抗力和组织修复能力，促进慢性溃疡的愈合。

（6）健康教育 为使病人和家属有效地参与或独立地采取预防压疮的措施，向病人及家属介绍压疮的发生原因、临床表现、预防和护理措施，使其掌握预防压疮的基本技能，积极地参与到预防压疮的护理活动中。

4. 压疮的分期

根据压疮的发展过程和轻重程度不同，压疮可分三期（表4-1-3）。

表4-1-3　压疮的分期

分期	原因	临床表现
淤血红润期	局部皮肤受压或受到潮湿刺激后，出现暂时性循环障碍	压疮的初期表现为红、肿、热、麻木。解除压力后，皮肤颜色不能恢复正常。此期皮肤的完整性未受到破坏，为可逆性改变
炎性浸润期	红肿部位继续受压，血循环仍未得到改善，静脉回流受到阻碍，局部静脉出现淤血	受压表面可呈紫红色，皮下产生硬结，表皮水疱形成，水疱破溃后，创面潮湿红润，病人有疼痛感
溃疡期	静脉血回流严重受阻，局部淤血导致血栓形成，组织缺血、缺氧	轻者（浅度溃疡期）：表皮水疱扩大、破溃，创面有黄色脓液流出，形成溃疡，疼痛加重 重者（坏死溃疡期）：坏死组织发黑，脓性分泌物增多，有臭味，溃疡深达真皮下层和肌肉层，可深达骨面，甚至可引起败血症，危及病人生命

四、晨晚间护理

晨晚间护理是护士为生活不能自理的病人，如危重、昏迷、瘫痪、高热、大手术后及年老体弱病人，于晨间及晚间所进行的生活护理。恢复期病人的晨晚间护理，可在护士的指导与协助下进行。

（一）晨间护理

晨间护理是基础护理的一项重要内容，一般于每天清晨诊疗工作前完成。病人经过整夜的睡眠，往往需要进行必要的清洁护理，以维护其身心舒适，使病人以愉快的心情迎接新的一天。晨间护理可促进身体受压部位的血液循环，预防压疮等并发症的发生，并可保持床单位和病室的整洁美观。通过晨间护理可观察和了解病人病情，为诊断、治疗和护理计划的制订提供依据，同时还可增进护患交流，满足病人身心两方面的需要。晨间护理的内容包括：

1. 问候病人并了解睡眠情况。

2. 协助病人排便、漱口、刷牙（必要时特殊口腔护理）、洗脸、洗手、梳头、翻身，问候病人并了解睡眠情况，了解病人皮肤受压情况，进行背部按摩等。

3. 观察病情，根据需要进行心理护理和卫生宣教。

4. 按"卧有病人床更换床单法"整理床单位，需要时更换衣、被、大单等。

5. 酌情开窗通风，保持室内空气新鲜。

（二）晚间护理

通过晚间护理，可为病人提供良好的睡眠条件，保持病室内安静、清洁，使病人能舒适入睡。同时还能了解病人的病情变化，鼓励其战胜疾病的信心。晚间护理的内容包括：

1. 协助病人漱口、刷牙（必要时进行特殊口腔护理）、洗脸、洗手。

2. 协助病人翻身，检查皮肤受压情况，用热水擦背，进行背部按摩，进行预防压疮的护理。

3. 用热水泡脚，女病人清洗会阴。就寝前协助病人排便。按"卧有病人床更换床单法"整理床单位，根据气温增减被盖。

4. 酌情关闭门窗，保持病室安静，关病室顶灯，开地灯，使光线柔和。协助病人处于舒适卧位，使其易于入睡。

5. 加强巡视，了解病人睡眠情况，并酌情处理。

小贴士

会阴部护理是对会阴及其周围皮肤的清洁护理，包括会阴部擦洗和会阴部冲洗。通常情况下生活能够自理的病人，会阴部的清洁是和沐浴一起进行的，每日2次，便后应及时清洁。必要时根据病人情况酌情增加清洁次数，直至洗净为止。

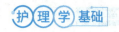

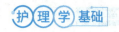职业技能训练

技能一　特殊口腔护理

根据病人状况的不同，临床上对禁食、昏迷、高热、鼻饲、大手术后、口腔疾患及血液病等存在口腔清洁能力缺陷的病人常采用特殊口腔护理。每日进行2~3次。也可酌情增加次数。

【目　的】

1. 保持口腔清洁、湿润，预防口腔感染等并发症的发生。

2. 去除口垢、口臭，促进食欲，保持口腔正常的功能。

3. 观察口腔黏膜、舌苔的变化及口腔有无特殊气味，以便了解病情的变化情况。

【准　备】

1. 护士准备　衣帽整洁，修剪指甲，洗手，戴口罩。

2. 病人准备　了解口腔护理的目的、方法及配合要点，愿意合作。

3. 用物准备　治疗盘内备治疗碗（内盛含有漱口溶液的棉球不少于18个、弯血管钳、镊子）、压舌板、治疗巾、纱布（以上物品可用一次性口腔护理包，漱口溶液临时倒取）弯盘、漱口杯、吸水管、棉签、手电筒，需要时备开口器。外用药：按需准备，常用的有液状石蜡、冰硼散、锡类散、西瓜霜、金霉素甘油、制霉菌素甘油等。常用漱口溶液见表4-1-4。

表4-1-4　常用漱口溶液

名称	作用	适用的口腔pH
0.9%氯化钠溶液	清洁口腔、预防感染	中性
朵贝尔溶液（复方硼砂溶液）	轻度抑菌、除臭	中性
0.08%甲硝唑溶液	用于厌氧菌感染	中性
0.02%呋喃西林溶液	清洁口腔、广谱抗菌	中性
中药漱口液（金银花、野菊花等）	清热、解毒、消肿、止血、抗菌	中性
0.01%氯己定溶液（洗必泰）	清洁口腔、广谱抗菌	中性或偏碱性
0.1%醋酸溶液	用于铜绿假单胞菌感染	偏碱性
2%~3%硼酸溶液	酸性防腐剂，抑菌	偏碱性
1%~3%过氧化氢溶液	防腐、防臭，适用于口腔感染有溃烂、坏死组织者	偏酸性
1%~4%碳酸氢钠溶液	碱性溶液，用于真菌感染	偏酸性

4. 环境准备　病室安静、整洁，光线适宜。

【实　施】

见表4-1-5。

表4-1-5 口腔护理方法

操作步骤	操作说明
核对解释 安置体位	●携用物至床旁，核对并向病人及家属解释目的及配合方法，以取得合作 ●协助病人侧卧或仰卧、头侧向护士，便于操作，防止误吸 ●铺治疗巾于病人颌下及胸前，置弯盘于口角旁
观察口腔	●用棉球湿润口唇，协助病人漱口（昏迷的病人禁忌漱口） ●嘱病人张口，护士用压舌板轻轻撑开颊部，持手电筒观察口腔黏膜有无出血、溃疡等现象（图4-1-5） ●昏迷及牙齿紧闭、无法自行张口的病人，可用张口器
擦洗口腔	●嘱病人张口（昏迷及牙齿紧闭、无法自行张口的病人，可用开口器从臼齿处放入撑开上下齿），以弯血管钳夹取含有漱口液的棉球（每次一个，以不滴水为宜）放入颊部内侧，咬合上下齿，由内向门齿纵向擦洗牙齿的外侧面；同法擦洗另一侧 ●嘱病人张开上、下齿，依次擦洗一侧牙齿的上内侧面、上咬合面、下内侧面、下咬合面，再依"Z"字形擦洗一侧颊部；同法擦洗另一侧 ●由内向外擦洗硬腭、舌面、舌下，勿触及咽部，以免引起恶心
漱口涂药	●意识清醒者，用温开水再次漱口，拭去病人口角处水渍，清点棉球 ●检查口腔，如口腔黏膜有溃疡、真菌感染等，酌情涂药于患处 ●口唇干裂者可涂液状石蜡
整理记录	●协助病人取舒适卧位，整理床单位，清理用物，必要时记录

【注意事项】

1. 擦洗时动作要轻柔，特别是对凝血功能障碍的病人，要防止损伤口腔黏膜及牙龈。

2. 昏迷病人禁忌漱口；需用开口器时，应从臼齿处放入（牙齿紧闭者不可暴力助其张口）；擦洗时需用血管钳夹紧棉球，每次一个，防止棉球遗留在口腔内；棉球不可过湿，以防病人将溶液吸入呼吸道。

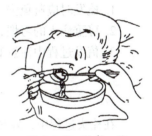

图4-1-5 观察口腔

3. 应注意观察长期使用抗生素的病人口腔内有无真菌感染。

4. 传染病病人的用物按隔离消毒原则处理。为婴幼儿、危重病人、躁动病人测温时，应有专人守护，以防发生意外。

5. 活动性义齿应先取出清洁，待操作结束后协助病人戴上。暂时不用的义齿，可清洁后放入冷开水中浸泡并每天更换清水。不可浸入热水，也不可用乙醇等消毒溶液浸泡或消毒，防止变形、变色、老化。

技能二 床上梳发

【目　的】

1. 去除头皮屑及污垢，保持头发整齐、清洁，减少感染的机会。

2. 刺激头部血液循环，促进头发的生长和代谢。

3. 使病人舒适、美观，增强自尊和自信。

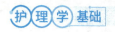

【准　备】

1. 护士准备　衣帽整洁，修剪指甲，洗手，戴口罩。

2. 病人准备　了解梳发目的、方法及配合要点，愿意合作。

3. 用物准备　治疗盘内备梳子、治疗巾、30%乙醇、纸袋。必要时备发夹和橡皮筋。

4. 环境准备　安静、整洁，光线充足。必要时关门窗，调节室温。

【实　施】

见表4-1-6。

表4-1-6　床上梳头

操作步骤	操作说明
核对解释	●携用物至床旁，核对并解释目的，取得理解合作
安置体位	●协助病人坐位，铺治疗巾于肩上；如病人不能坐起，可选择平卧位、头偏向一侧，铺治疗巾于枕头上
梳发	●将头发从中间分成两边，一手握住一股头发，一手由发梢梳至发根
	●如头发已纠结成团，可用30%乙醇湿润后再慢慢梳顺。同法梳理另一侧
	●长发编辫或扎成束
整理	●取下治疗巾，将脱落的头发缠紧置于纸中，协助病人取舒适卧位。整理床单位，询问无其他需要后离开

【注意事项】

1. 梳发时应避免强行梳拉，以免造成病人不适或疼痛。

2. 尊重病人的习惯，尽可能满足个人喜好。

3. 梳发过程中注意观察病人的反应，可适当按摩头皮以促进血液循环，增进舒适。

技能三　床上洗发

在梳头过程中，发现病人头皮屑过多、头皮油脂分泌旺盛、头发黏结污垢，应及时为病人洗发。长期卧床病人，根据病情，应每周给予床上洗发一次，病人如有头虱，须经过灭虱处理后，再将头发洗净。

【目　的】

1. 清除头皮屑及污物，保持清洁头发，去除头发异味，减少感染机会。

2. 按摩头皮，促进头部血液循环，利于头发的生长和代谢。

3. 促进病人舒适、美观，增进病人身心健康，维护自尊和自信，建立良好的护患关系。

【准　备】

1. 护士准备　衣帽整洁，修剪指甲，洗手，戴口罩。

2. 病人准备　了解洗发目的、方法及配合要点，愿意合作。

3. 用物准备　马蹄形垫（卷）洗发：①治疗车上备橡胶马蹄形垫或自制马蹄形卷；②治疗盘内置小橡胶单、毛巾、浴巾、纱布或眼罩、别针、不吸水棉球2个或耳塞、洗发液、梳子、镜子。③水壶（内盛40~45℃热水）、量杯、污水盆（桶）。必要时备电吹风。

4. 环境准备　安静、整洁、明亮。必要时关闭门窗，调节室温处于22~26℃。

【实　施】

见表4-1-7。

表4-1-7　床上洗发

操作步骤	操作说明
马蹄形垫（卷）洗发法	
核对解释	●携用物到病人床旁，核对病人并解释操作的目的及配合方法，以取得合作
移开桌椅	●调节室温至22～26℃，根据需要关门窗
安置体位	●摇平床头，移开床旁桌、助病人取仰卧位，上半身斜向床边、头偏向一侧
	●用物放于方便取用之处，铺橡胶单及治疗巾于枕头上，松开病人衣领向内反折，将毛巾围于颈部，用别针固定，铺治疗巾于颈肩下
放置垫槽	●病人屈膝，可垫枕于两膝下，使病人体位舒适
	●置马蹄形垫（图4-1-6）于病人后颈部，将大橡胶单围于马蹄形垫上形成水槽，置于病人后颈下，头部在槽中，槽口下部接污水盆，也可用大浴巾制成马蹄形卷（图4-1-7）代替，用棉球塞两耳，纱布遮盖双眼或嘱病人闭上眼睛
洗净头发	●将水壶内热水倒入量杯内，试水温，确定水温合适后，充分湿润头发
	●将洗发液均匀涂在头发上，用指腹揉搓头皮和头发，适当按摩，方向由发际向头顶部至枕后。
	●一手抬起头部，另一手洗净脑后部头发，
擦干头发	●用温水冲洗头发，至洗净头发为止
	●洗发结束，解下颈部毛巾包住头发，一手托住头部，一手撤去马蹄形垫
	●协助病人仰卧于床正中，将橡胶单及浴巾一并移至头部
	●用包头的毛巾擦拭头发，再用浴巾擦干头发或用电吹风吹干，梳理成病人喜欢的发型
整理用物	●撤去用物，协助病人取舒适卧位，使病人整洁舒适
	●还原床旁桌椅，清理用物。整理床铺记录

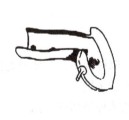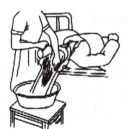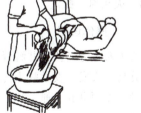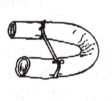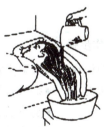

图4-1-6　马蹄形垫洗发法　　　　图4-1-7　马蹄形卷洗发法

【注意事项】

1. 注意保暖，避免病人着凉或烫伤。

2. 洗发时间不宜过久，观察病情变化，如面色、脉搏、呼吸有异常时应停止操作。

3. 洗发时，防止眼、耳进水，避免衣领和床单被水沾湿。

4. 揉搓力量要适中，用指腹搓洗，以防造成头皮抓伤或疼痛。

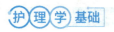

5. 极度虚弱、病情危重的病人不宜洗发。

技能四　灭头虱、虮法

头虱生长于头发和头皮上，体型很小，呈卵圆形，浅灰色。其卵（虮）很像头屑，系固态颗粒，紧紧地粘在头发上，不易去掉。虱子可导致局部皮肤瘙痒，抓破后可引起皮肤感染，还可传播疾病，如流行性斑疹伤寒、回归热。发现病人感染虱虮，护士应立即给予灭虱、除虮。

【目　的】

消灭虱、虮，预防交叉感染和传播疾病的发生。

【准　备】

1. 护士准备　穿隔离衣，戴手套、帽子、口罩。

2. 病人准备　了解灭头虱、虮法目的，愿意合作。

3. 用物准备　治疗盘内备洗发用物、治疗中单（2~3 条）、治疗碗（内盛灭虱药液）、篦子（齿间嵌少许棉花）、塑料帽子、纱布（数块）、纸袋、布口袋（或枕套）、隔离衣、清洁衣裤、清洁被套、枕套、大单。

灭虱药液配制：

（1）30% 含酸百部酊剂：取百部 30 g 放入瓶内，加 50% 乙醇 100 ml（或 65 度白酒 100 ml），再加入纯乙酸 1 ml，加盖密封，48 小时后即可使用。

（2）30% 含酸百部煎剂：取百部 30 g，加水 500 ml 煎煮 30 分钟，用双层纱布过滤，挤出药渣中的药液；将药渣再加水 500 ml 煮 30 分钟，过滤，挤出药液。将两次药液合并煎至 100 ml，冷却后加纯乙酸 1 ml（或食醋 30 ml）。

4. 环境准备　病情许可的情况下，可在处置室进行，以维护病人的自尊。根据季节关窗，调节室温。

【实　施】

见表 4-1-8。

表 4-1-8　灭头虱、虮法

操作步骤	操作说明
核对解释	●穿隔离衣，戴手套，携用物到病人床旁，核对并解释，取得合作，用屏风遮挡
剃头剪发	●病人若是男性或儿童，应动员剃去头发，女性病人先剪短头发
	●剪下的头发，可用纸包好烧毁，以便彻底灭虱、虮，预防传染病的传播
蘸药涂擦	●将头发分成若干小股蘸药涂擦
	●用纱布蘸灭虱药液，按顺序涂遍头发，同时用手揉搓，直至湿透全部头发，反复揉搓 10 分钟以上，再戴上帽子或用治疗巾严密包裹头发
篦虱洗发	●24 小时后取帽，用篦子篦去死的虱虮，并洗发
更换衣被	●完毕后，协助病人更换衣裤、被服，将污衣裤和被服放入布袋内，封口扎紧，按隔离原则进行消毒处理
整理记录	●协助病人取舒适卧位，整理床单位，清理用物

【注意事项】

1. 操作中应防止灭虱药液沾污面部及眼部。

2. 用药后，应注意观察病人局部及全身有无反应。

3. 严格执行消毒隔离制度，以防感染发生。

技能五　淋浴或盆浴

适用于能自行完成沐浴过程的病人。护士根据其自理能力给予病人协助。

【目　的】

1. 去除皮肤污垢，保持皮肤清洁，使病人舒适。

2. 促进皮肤血液循环，增强皮肤的排泄功能，预防皮肤感染、压疮等并发症的发生。

3. 使肌肉放松，增强皮肤对外界刺激的敏感性。

4. 观察和了解病人的情况，满足病人的身心需要。

【准　备】

1. 护士准备　衣帽整洁，修剪指甲，洗手，戴口罩。

2. 病人准备　了解淋浴和盆浴的目的、方法及注意事项，贵重物品妥善存放。

3. 用物准备　毛巾两条、浴巾、浴皂或浴液、清洁衣裤、防滑拖鞋。

4. 环境准备　调节浴室温度处于 22～26℃，水温以 40～45℃为宜，浴室内有信号铃、扶手浴盆及地面有防滑设施。必要时备椅子。

【实　施】

见表 4-1-9。

（表 4-1-9）　淋浴或盆浴

操作步骤	操作说明
核对解释	●核对并向病人说明有关事项，告知信号铃使用方法、勿用湿手接触电源开关等
协助沐浴	●协助病人入浴室，安置好病人
	●如为盆浴，先调好水温 40～45℃，浴盆中的水位不可超过心脏水平，以免引起胸闷
	●注意沐浴时间，浸泡时间不可超过 20 分钟，防止意外发生
观察记录	●浴后观察病人情况，若遇病人发生意外，应迅速救治和护理
	●协助病人回病室休息，必要时做好记录

【注意事项】

1. 沐浴应在进餐 1 小时后进行，以免影响消化。

2. 浴室不应锁门，可在门外挂牌示意，以便出现意外可及时入室处理。

3. 沐浴中防止病人受凉、晕厥、烫伤、滑倒等意外情况发生，并教会病人使用信号铃。

4. 妊娠 7 个月以上的孕妇禁用盆浴；衰弱、创伤和患心脏病需要卧床休息的病人不宜淋浴或盆浴。

5. 传染病病人根据病种、病情，按隔离消毒原则进行。

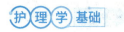

技能六　床上擦浴

适用于病情较重、卧床、活动受限及无法自行沐浴的病人。

【目　的】

1. 同淋浴和盆浴。

2. 协助病人活动肢体，防止关节僵硬和肌肉挛缩等并发症的发生。

【准　备】

1. 护士准备　衣帽整洁，修剪指甲，洗手，戴口罩。

2. 病人准备　了解床上擦浴的目的、方法、注意事项及配合要点；病情稳定，皮肤情况较好。

3. 用物准备　治疗车上备脸盆、足盆各一只，水桶两只（一桶盛50～52℃热水，一桶接污水；治疗盘内置毛巾（两条）、浴巾、小橡胶单、浴皂或浴液、梳子、小剪刀、50%乙醇、润滑剂（不主张使用爽身粉）、清洁衣裤和被服。需要时备便器及便器巾、屏风。

4. 环境准备　关好门窗，调节室温处于22～26℃，必要时用屏风或床帘遮挡。

【实　施】

见表4-1-10。

表4-1-10　床上擦浴

操作步骤	操作说明
核对解释 调节室温	●携用物至床旁，核对并解释操作目的及步骤，取得合作 ●关闭门窗，遮挡屏风，调节室温处于22～26℃，防止受凉，保护病人的隐私，按需要给予便器
调节体位	●移开床旁桌椅 ●根据病情放平床头及床尾支架，放下或移去近侧床栏，松开床尾盖被，将病人身体移向床缘，靠近护士
调节水温	●将脸盆放于床旁桌椅上，水盆内倒入热水约2/3满，调试水温至50～52℃，防止受凉或烫伤
擦洗面颈	●将微湿的热毛巾包在右手上呈手套式（图4-1-8）擦洗面颈 ●洗眼部：由内眦擦向外眦，揉洗毛巾后同法擦洗另一侧 ●洗脸、鼻、颈部：手套式持巾，依"3"字形擦洗一侧额部、面颊部、鼻翼、人中、耳后、下颌直至颈部。同法擦洗另一侧。然后用较干毛巾再擦洗一遍 ●注意擦净耳后及颈部皮肤皱褶处
擦洗上肢	●脱去上衣，先脱近侧，后脱对侧，如肢体有外伤，先脱健侧，后脱患侧，暴露一侧上肢 ●在一侧上肢下垫上浴巾，一手支托病人肘部及前臂，另一手由远心端向近心端方向从肩擦洗上肢到手擦拭肘部及前臂 ●一侧上肢擦洗完毕，协助病人侧卧，同法擦洗另一侧上肢
浸泡双手 擦洗胸腹	●将病人双手浸泡于盆内热水中，洗净并擦干 ●根据需要换水、测试水温 ●协助病人仰卧，在胸腹部位下铺上浴巾，护士一手略掀起浴巾的一边，用另一包有毛巾的手擦洗病人的胸部及腹部 ●女性病人擦洗中应特别注意擦净女性乳房下的皮肤皱褶处

续表

操作步骤	操作说明
擦洗背部	●协助病人侧卧，背向护士，将浴巾纵向铺于病人背侧下 ●依次擦洗后颈部、背部和臀部，擦洗后根据情况用50%乙醇按摩受压部位 ●协助病人穿上清洁上衣，先穿对侧后穿近侧，如肢体有外伤，先穿患侧后穿健侧
擦洗下肢	●协助病人平卧 ●为病人脱去裤子，浴巾一半铺于一侧腿下，另一半覆盖腿上 ●依次擦洗髋部、大腿、小腿，并以浴巾轻拍或拭干 ●同法擦洗另一侧下肢 ●如皮肤污垢较多，可先用热水湿润皮肤，再用涂有浴皂或浴液的毛巾擦洗，然后用湿毛巾拭净浴液，最后用浴巾擦干（即一湿、二皂、三净、四干）注意及时换水、洗净毛巾
浸泡双足	●协助病人两腿屈膝，置小橡胶单、浴巾于病人脚下，足盆放于小橡胶单之上 ●将病人两脚分别轻放于盆内热水中浸泡、洗净，确保洗净脚趾之间的部位 ●移去足盆及小橡胶单，两脚放于浴巾上擦干
清洗会阴	●铺浴巾于病人臀下，换水、换毛巾 ●协助或指导病人清洗会阴，女病人由耻骨联合向肛门方向清洗 ●换上清洁裤子 ●根据病人需要，给病人梳发，修剪指（趾）甲 ●酌情在骨骼隆突部位用50%乙醇按摩足跟、内外踝，预防压疮的发生 ●安置舒适的卧位
整理记录	●整理用物 ●洗手，做好记录

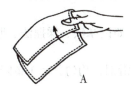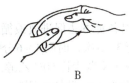

A　　　　　　　　B　　　　　　　　C

图4-1-8　包手巾法

【注意事项】

1. 注意节力原则。操作时，使病人尽量靠近自己，站立时，两脚稍分开，重心应在身体中央或稍低处。

2. 减少翻动次数和暴露病人，防止着凉。动作要轻柔、敏捷，有伤口或导管时应注意保护。

3. 擦净腋窝、腹股沟等皮肤皱褶处。

4. 密切观察病人情况，如病人出现寒战、面色苍白等应立即停止擦洗，并给予适当处理。

技能七　背部按摩

背部按摩可以刺激皮肤和肌肉组织促进血液循环，提高皮肤组织的抵抗力，增进舒适，预防压疮的发生。

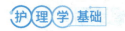

【目　的】

1. 促进背部血液循环，预防压疮等并发症的发生。

2. 观察病人的一般情况，满足病人的身心需要。

3. 促进病人的舒适，减轻体位性疲劳。

【准　备】

1. 护士准备　衣帽整洁，修剪指甲，洗手，戴口罩。

2. 病人准备　了解背部护理的目的、方法及配合要点。

3. 用物准备　浴巾、毛巾、脸盆（内盛50～52℃热水）、50%乙醇、润滑剂、清洁衣裤。按需备便器、便器巾及屏风。

4. 环境准备　关好门窗，调节室温处于22～26℃。

【实　施】

见表4-1-11。

表4-1-11　背部按摩

操作步骤	操作说明
核对解释 调节室温	●携用物至病人床旁，核对并向病人解释操作的目的及方法，取得病人合作 ●关门窗，调节室温处于22～26℃，用屏风遮挡病人。按需要给病人使用便器，放下或移去近侧床栏，松开床尾盖被
皮肤观察 清洁背部	●协助病人俯卧或侧卧（背向护士），病人身体靠近护士，露出背部，观察受压部位 ●铺浴巾于病人背部（侧卧铺浴巾于背侧下，未铺压的部分用浴巾侧遮盖背部） ●将面盆放于床尾椅上，水盆倒入热水至2/3满，测试水温，调至50～52℃ ●将浸湿的毛巾拧成半干包于手上，掀起浴巾，依次擦洗颈部、肩部、背部及臀部，至擦净为止
背部按摩 ◆按摩法 ◆揉捏法 ◆叩击法	●用50%乙醇或润滑剂以各种方法促进血液循环，如按摩法、揉捏法、叩击法，同一部位每个动作执行3～5次，时间4～6分钟 ●护士站于病人右侧，双手掌蘸少许50%乙醇或润滑剂，均匀分散于鱼际、小鱼际及掌心，从骶尾部开始，沿脊柱两侧向上按摩，至肩部时手法稍轻，以环形动作向下按摩至腰部、骶尾部，如此反复按摩，再用拇指脂腹由骶尾部开始沿脊柱按摩至第七颈椎（图4-1-9） ●用大拇指及其余四指一连串抓起或捏起大块肌肉，采取有节律地抓起或压缩动作，先捏病人的一侧背部及上臂，由臀部再向上揉捏至肩部 ●用两手掌小指侧，轻轻叩敲击臀部、背部及颈肩部 ●按摩完毕，用浴巾拭去皮肤上过多的湿气，涂上润滑剂，移去浴巾，协助病人穿衣，取适合的体位
整理记录	●整理床单位，拉起床栏，清理用物，洗手记录

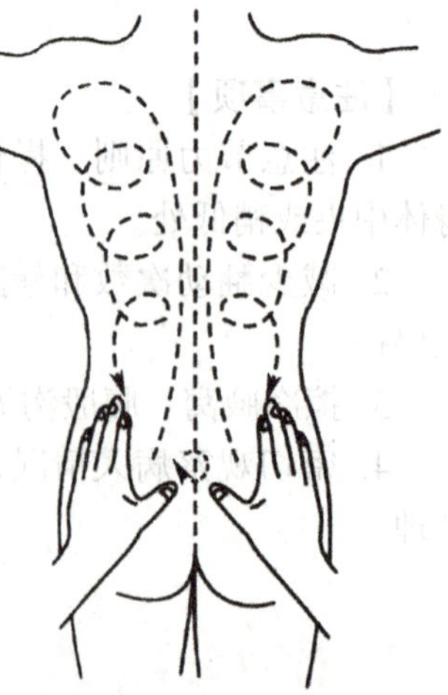

图4-1-9　按摩法

【注意事项】

1. 操作中保护病人隐私，注意保暖，防止着凉。

2. 背部护理前了解病人病情，施力大小适中，如为背部手术或肋骨骨折的病人禁止背部按摩。

3. 按摩时，与病人交谈，了解病人感受，使其感觉自然、舒适。

4. 按摩背部时，注意节力原则，根据按摩部位的变化，调整身体姿势。

5. 若受压部位皮肤出现红、肿等淤血红润期表现时，则不能按摩，以防皮肤破损，引起感染，可用拇指指腹以环形动作围绕压疮周围正常皮肤处进行按揉，以增进局部皮肤的血液循环，改善缺氧。

技能八 卧有病人床更换床单法

【目 的】

1. 保持床铺的清洁、干燥、平整，使病人感觉舒适。

2. 观察病人的病情变化，预防压疮等并发症的发生。

3. 保持病室的整洁美观。判断血压有无异常。

【准 备】

1. 护士准备 衣帽整洁，修剪指甲，洗手，戴口罩。

2. 病人准备 病情允许，病人了解操作的目的和配合方法。

3. 用物准备 清洁大单、中单、被套、枕套，需要时备清洁衣裤、扫床巾、污物袋。

4. 环境准备 根据病人需要调节室温，关闭门窗。

【实 施】

见表4-1-12。

表4-1-12 卧有病人床更换床单法

操作步骤	操作说明
核对解释	● 携用物至病人床旁，核对并解释操作目的及配合方法，询问病人是否需要使用便器。酌情关门窗
安置用物	● 移开床旁桌椅，病情许可，放平床头及床尾支架 ● 将清洁被服按使用顺序放于床尾椅上
更换床单 ◆方法一 松被扫单	● 适用于卧床不起，病情允许翻身侧卧的病人 ● 松开床尾盖被，协助病人侧卧于床对侧一边，背向护士，枕头和病人一起移向对侧 ● 松开近侧各层床单，将中单卷入病人身下，扫净橡胶中单，搭于病人身上 ● 将大单卷入病人身下，扫净褥垫上的渣屑
铺好床单	● 将清洁大单的中线和床的中线对齐，一半塞入病人身下，自床头、床尾、中间按顺序铺好 ● 放平橡胶中单，铺上清洁中单，一半塞于病人身下，半幅中单连同橡胶中单一起塞于床垫下 ● 协助病人侧卧于铺好的一边，面向护士（图4-1-10） ● 转至对侧，松开各层床单，撤去污中单放于污大单上扫净橡胶中单，搭于病人身上

操作步骤	操作说明
	● 将污大单卷起连同污中单一起放于污物袋中或床尾架上
	● 扫净褥垫上渣屑，依次将清洁大单、橡胶中单、中单逐层拉平，同上法铺好
	● 协助病人平卧
◆方法二 取枕卷单	● 适用于病情不允许翻身侧卧的病人，如下肢牵引的病人
	● 一手托起病人头部，另一手迅速取出枕头，放于床尾椅上
	● 松开床尾盖被，将床头污大单横卷成筒状
铺单撤单	● 清洁大单横卷成筒状铺在床头，叠缝中线和床中线对齐，铺好床头大单，然后抬起病人的上半身（骨科病人可利用牵引床上的拉手抬起身躯），将污大单、中单及橡胶中单一起从床头卷至病人臀下，同时将清洁大单随着污单从床头拉至臀部（图4-1-11）
	● 放下病人上半身，抬起臀部迅速撤去污大单、中单及橡胶中单，同时将清洁大单拉至床尾，将污大单及中单放于污物袋中或床尾架上，橡胶中单放在床尾椅背上
展平铺好	● 展平铺好清洁大单
	● 先铺好一侧橡胶中单及中单，将余下半幅塞于病人身下，转至床对侧，将橡胶中单、中单拉平铺好
更换被套 ◆方法一	● 取出棉胎：松开被筒，解开被尾带子，将污被套自被尾翻卷至被头，取出棉胎，平铺于床上
	● 套被套：将正面向内的清洁被套铺于棉胎上，翻转拉出被套和棉胎的被角，套清洁被套同时卷出污被套，直至床尾
	● 污被套放入污物袋中或床尾架上
	● 整理盖被，系好被套尾端带子，叠成被筒，尾端向内折叠与床尾齐
	● 棉胎在污被套内竖折三折后按"S"形折叠拉出，放于床尾椅上
◆方法二	● 将清洁被套正面向外铺于污被套之上，其尾端向上打开，将棉胎套入清洁被套内
	● 拉平已套好的棉胎和被套，同时卷出污被套放于污物袋中。系好被套尾端带子。余同上
更换枕套	● 一手托起病人头部，另一手迅速取出枕头，撤下污枕套，换上清洁枕套，枕头整理松软后放于病人头下
	● 支起床上支架，协助病人取舒适卧位，必要时拉起床栏，还原床旁桌椅
整理用物	● 整理床单位，清理用物

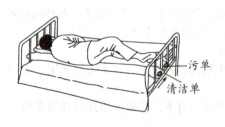

图4-1-10 卧有病人床更换床单位
（方法一）

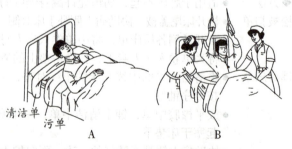

图4-1-11 卧有病人床更换床单位
（方法二）

【注意事项】

1. 动作轻稳，节力，若两人操作时应动作协调。

2. 操作时不宜过多翻动和暴露病人，维护病人的隐私，必要时可用床栏保护病人。

3. 病人的衣服、床单、被套等每周更换1~2次，如被血液、体液等污染时，及时更换。

4. 病床应湿式清扫，一床一巾（套）一消毒。污染的衣物不可放在病区走廊的地面上，避免交叉感染。

项目小结

本项目学习重点是口腔护理的适应证、常用的漱口溶液及其作用；压疮的概念、临床表现预防及护理措施；口腔护理、皮肤护理的操作技术及卧有病人床更换床单法。

思考与练习

病人，男性，80岁，卧床3年，发热3天，来医院就诊。

请问：

（1）护士应如何为病人做口腔护理？

（2）护士应如何做好预防压疮的工作？

（解　琳）

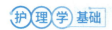

项目二 饮食与营养

学习目标

1. 掌握医院饮食的类别及各类饮食的种类、原则和适用范围；鼻饲法的适应证、禁忌证和注意事项。
2. 熟悉病人一般饮食的护理。
3. 掌握鼻饲法的操作。
4. 具有在护理实施过程中能够做到关心、尊重病人，能和病人进行有效沟通、态度和蔼、动作轻稳的能力。

导学案例

张阿姨，女，59岁。在公园跳舞时突感头痛，经休息后未缓解，家人送往医院，途中昏迷，经检查，确诊为：蛛网膜下腔出血。昏迷3日，经抢救后病情逐渐稳定，给予鼻饲供给营养。

思考：
1. 作为护士应该为病人准备何种饮食？
2. 护士如何正确为患者进行鼻饲操作？

应知部分

一、医院饮食

根据病人的不同病情需要，医院饮食可分为三大类：基本饮食、治疗饮食和试验饮食。

（一）基本饮食

基本饮食包括普通饮食、软质饮食、半流质饮食及流质饮食四种（表4-2-1）。

表4-2-1　基本饮食

种类	适用范围	饮食原则	用法
普通饮食	消化功能正常，病情较轻、无发热、体温正常，疾病恢复期及不必限制饮食的病人	营养均衡，美观可口，易消化、无刺激的一般食物；同健康人饮食类似，限制油煎、胀气、坚硬食物及强刺激调味品	脂肪60～70 g/d，每日3餐，碳水化合物450 g/d左右，蛋白质70～90 g/d，总热能为9.20～10.88 MJ/d（2 200～2 600 kcal/d）

续表

种类	适用范围	饮食原则	用法
软质饮食	消化功能差、低热、咀嚼困难、术后恢复期的病人	营养平衡，易消化，易咀嚼，以软、烂、易消化无刺激性食物为主，如面条、软饭切碎煮熟的菜及肉等	每日3~4餐，蛋白质60~80 g/d，总热能为9.20~10.04 MJ/d
半流质饮食	口腔及消化道疾病；发热、吞咽、咀嚼不便、胃肠道疾患，体弱及术后病人	食物呈半流质，少食多餐，无刺激、易于咀嚼吞咽和消化；纤维素含量少，营养丰富；如米粥、面条、肉末、菜末、豆腐、鸡蛋羹等	每日5~6餐，两餐间隔2~3 h，主食<300 g/d，蛋白质约50~70 g/d，总热能为6.28~8.37 MJ/d（1 500~2 000 kcal/d）
流质饮食	病情危重、高热、口腔疾患、急性消化道疾患、全身衰竭和各种大手术后病人	食物呈液体状，易吞咽和消化，如稀藕粉牛奶、豆浆、米汤、菜汁、果汁等；因所含热量及营养素不足，故只能短期使用，一般辅以肠外营养以补充营养和热量	每日6~7餐，每2~3 h一次，每次液体量为200~300 ml，蛋白质40~50 g/d，总热能3.5~5.0 MJ/d（836~1 195 kcal/d）

（二）治疗饮食

治疗饮食是根据病人病情的需要，在基本饮食基础上，适当调节总热量和营养素，从而达到治疗或辅助治疗的目的，促进病人康复的一类饮食。包括高热量饮食、高蛋白饮食、低蛋白饮食、低脂肪饮食、低胆固醇饮食、低盐饮食、无盐低钠饮食、高纤维素饮食、少渣饮食九种（表4-2-2）。

表4-2-2　治疗饮食

种类	适用范围	饮食原则及用法
高热量饮食	热能消耗较高的病人，如结核病、甲亢、大面积烧伤、肝炎、胆道疾病、体重不足者及产妇等	在基本饮食的基础上加餐2次，如普通饮食者三餐间可加牛奶、豆浆、藕粉、鸡蛋、蛋糕、水果及巧克力及甜食等，产妇每餐尽量有汤；总热量为12.55 MJ/d（3 000 kcal/d）
高蛋白饮食	适用于热能消耗较高的长期消耗性疾病患者，如结核病、烧伤、恶性肿瘤、甲状腺功能亢进、营养不良、肾病综合征病人，严重贫血、大手术后、低蛋白血症者及孕妇等	在基本饮食基础上增加高蛋白的食物，尤其要摄入优质蛋白。如肉类、鱼类、乳类、蛋类、豆类等；摄入的蛋白质总量为1.5~2.0 g/(kg·d)，但总量不超过120 g/d；总热量为10.46~12.55 MJ/d（2 500~3 000 kcal/d）

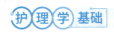

种类	适用范围	饮食原则及用法
低蛋白饮食	适用于限制蛋白质摄入的病人，如肝昏迷、急性肾炎、尿毒症等患者	应多补充蔬菜和含糖高的食物，用来维持正常热量。成人饮食中蛋白质摄入量应少于40 g/d，根据病人病情的需要，也可减至20～30 g/d；肾功能不全的病人应摄入动物性蛋白，忌用豆制品；而肝性昏迷者应该以摄入植物性蛋白为主 病人饮食应清淡、少油。禁用肥肉、蛋黄、动物脑等高脂血症和动脉硬化者不必限制植物油（椰子油除外）。脂肪总量应小于50 g/d。肝胆胰疾患病人应小于40 g/d，尤其要限制动物脂肪的摄入
低脂肪饮食	适用于肝、胆、胰疾病患者；高脂血症、冠心病、动脉硬化、肥胖症及腹泻等病人	禁用或少用高胆固醇食物，如肥肉、蛋黄、动物内脏、鱼子、动物油等。胆固醇的总量应少于300 mg/d
低胆固醇饮食	适用于动脉硬化、高血压、高胆固醇血症、高脂血症、冠心病病人	成人摄入食盐量不超过2 g/d（含钠0.8 g）或酱油10 ml/d，不包含食物内自然存在的氯化钠，禁食腌制食品，如咸菜、火腿、咸肉、香肠、皮蛋、虾米等
低盐饮食	适用于心脏病、重度高血压但水肿较轻的病人；心力衰竭、肝硬化伴腹水、急慢性肾炎病人	无盐饮食除食物中自然含钠量外，不放盐烹饪。饮食中含钠量小于0.7 g/d；低钠饮食除无盐外，还应控制食物中自然存在的钠盐含量，一般小于0.5 g/d；二者还应禁用含钠高的食物和药物，禁食腌制食品，如含碱食品（油条、挂面）、汽水和碳酸氢钠药物等
无盐低钠饮食	适用于低盐饮食患者中水肿较重者	选用含纤维素比较多的食物，如芹菜、竹笋、菠菜、韭菜、粗粮、豆类等，多食用新鲜水果，多饮水
高纤维素饮食	适用于肠蠕动减弱、便秘、糖尿病、高脂血症、肥胖症等病人	病人食用的饮食中应禁用含纤维素多的食物，如粗粮、竹笋、韭菜等
少渣饮食	适用于腹泻、肠炎、咽喉部和胃肠道术后、食管胃底静脉曲张、直肠肛门手术后、伤寒、痢疾等病人	不食用坚硬的食物和强刺激性调味品。肠道疾病的病人少用油脂

（三）试验饮食

试验饮食也称为诊断饮食，是指在特定时间内，通过对饮食成分的调整以协助疾病断和确保实验室检查结果正确性的一种饮食（表4-2-3）。

表4-2-3 医院试验饮食

饮食种类	适用范围	饮食原则及注意事项
隐血试验饮食	为大便隐血试验做准备,协助诊断有无消化道出血及原因不明的贫血	试验前3天禁食肉类、动物肝脏、动物血、含铁剂药物及绿色菜等,以免造成假阳性反应。可进食牛奶、白菜、冬瓜、豆制品、土豆、白萝卜、山药等,第4天开始留取粪便做隐血检查
胆囊B超检查饮食	用于需行B超检查确定有无胆管、胆囊、肝胆管疾病的病人	检查前1日中午进食高脂肪餐,用以刺激胆囊收缩和排空,有助于显影剂进入胆囊;晚餐进食低蛋白、无脂肪、高碳水化合物饮食,晚餐后服用造影剂,禁水、禁食、禁烟直至第2日上午。检查当日禁食早餐,第一次B超检查后,如胆囊显影良好,可进食高脂肪餐(如油煎荷包蛋2只或高脂肪的方便餐,脂肪含量为25～50 g),服用半小时后行第二次B超观察病人
肌酐试验饮食	用于协助临床检查、测定肾小球的滤过功能	试验期为3天,试验期间禁食禽类、鱼类、肉类,忌饮茶和咖啡。全日主食在300 g以内,限制蛋白质的摄入量,蛋白质摄入量应小于40 g/d,以排除外源性肌酐的影响。水果、蔬菜、植物油不限,热量不足可添加含糖点心和藕粉等。第3天测尿肌酐清除率及血浆肌酐含量
甲状腺^{131}I试验饮食	用于协助测定临床检查甲状腺功能	试验期为检查或治疗前2周,试验期间禁食含碘食物,如海带、紫菜、海参、海蜇、虾、鱼、加碘盐等,以排除外源性摄入碘对检查结果的干扰。禁止用碘做局部消毒。2周后做甲状腺^{131}I功能测定

二、一般饮食的护理

对病人进行科学合理的饮食护理,是满足病人最基本生理需要的重要措施之一,护士通过对病人饮食与营养的评估,确认病人存在的健康问题,并采取适宜的护理措施,帮助病人恢复、维持和改善营养状况,以促进病人康复。

(一)病人营养状况的评估

1. 饮食的形态

(1)用餐时间长短 用餐时间过短可使病人咀嚼不充分,影响营养素的消化与吸收。

(2)摄食种类 食物种类繁多,不同食物中营养素的含量大多不同,应注意评估病人摄入食物的种类,是否易被人体消化、吸收。

(3)摄入食物的量 应注意评估病人摄入食物的量能否被人体有效吸收和利用,过多过少均不利于营养素的吸收。

（4）其他：应注意评估病人的饮食规律，是否服用药物并注意其种类、剂量、服用时间有无对某种或某些特定食物的过敏史、特殊喜好等。

2. 病人食欲

注意评估病人食欲有无改变，若有改变，注意分析原因。当病人疲劳或紧张的时候，可能导致暂时的食欲缺乏。过食、过饮、运动量不足、慢性便秘，都是引起食欲缺乏的因素。要根据病人的情况来分析引起食欲改变的原因，并找到其解决方法，以达到增进病人食欲的目的。

3. 体格检查

通过对病人的外貌、毛发、皮肤、口唇、指甲、骨骼和肌肉等方面的评估可初步确定病人营养状况（表4-2-4）。

表4-2-4　不同营养状况的身体征象

划分方法	营养良好	营养不良
外貌	发育好、精神佳、有活力	无光泽、稀疏或毛躁
毛发	浓密、有光泽	发育不良、消瘦、倦怠、疲劳
皮肤	有光泽、弹性好	无光泽、弹性差
口唇	柔润、无裂口	口唇干裂出血、肿胀
指甲	粉色、坚实	粗糙、易断裂
肌肉和骨骼	脂肪丰厚、肌肉结实、骨骼无畸形	肌肉松弛、脂肪薄、髂骨突出

4. 人体测量

人体测量的目的是通过个体的生长发育情况了解其营养状况。测量的项目包括身高、体重、头围、上臂围、小腿围及一些特定部位的皮褶厚度。

（1）身高、体重　是反映生长发育及营养状况的最重要的指标。身高、体重除受营养因素影响外，还受到遗传等多方面因素影响，所以在评价营养状况时我们需要测量身高、体重并用测得的数值与人体正常值进行比较。测量出病人的身高、体重，然后按公式计算出标准体重，然后计算实测体重占标准体重的百分数。百分数在 $\pm 10\%$ 之内为正常范围，超过正常范围的 $10\% \sim 20\%$ 为超重，超过 20% 为肥胖，少于正常范围的 $10\% \sim 20\%$ 为消瘦，低于 20% 为明显消瘦。

我国常用的标准体重的计算公式为Broca公式的改良公式：

男性标准体重（kg）= 身高（cm）－105
女性标准体重（kg）= 身高（cm）－105－2.5

（2）皮褶厚度　反映身体脂肪含量的多少，对判断消瘦或肥胖有重要的意义。WHO推荐的常用测量部位有：肩胛下部、肱三头肌部、腹部。测量时选用准确的皮褶计，测定3次取平均值。三头肌皮褶厚度最常用，其正常参考值为：男性12.5 mm，女性16.5 mm。所测量的数据可与同年龄正常值比较，低于正常值 $35\% \sim 40\%$ 为重度消耗，$25\% \sim 34\%$ 为中度消耗，24% 以下为轻度消耗。

（3）上臂围　是测量上臂中点位置的周长。可反映肌蛋白贮存和消耗程度，可简单快速地进行指标评价。我国男性上臂围平均为27.5 cm。测量值大于标准值90%为营养正常，90% ~ 80%为轻度营养不良，80% ~ 60%为中度营养不良，小于60%为重度营养不良。

（二）影响营养与饮食的因素

1. 生理因素

（1）年龄　影响每日所需食物量和特殊营养素的需要。幼儿应确保摄入足量的脂肪酸，满足大脑和神经发育。青少年需摄入足量的蛋白质、维生素和微量元素。老年人新陈代谢慢，每日需要热量少，对钙质的需求增加。

（2）活动量　日常活动量大的人所需的热能及营养素一般高于活动量小的人。

（3）身高和体重　一般情况下，体格健壮、高大的人对营养需要量较高。

（4）特殊生理状况　如妊娠与哺乳期妇女营养需求量明显增加，并会有饮食习惯改变。

2. 心理因素

（1）情绪状态　通常情况下，如焦虑与悲哀、抑郁、痛苦等不良情绪状态可抑制胃肠蠕动，使机体的食欲减退，甚至厌食，反之，愉悦的情绪状态可增进食欲。

（2）进餐环境　进餐环境整洁、空气清新、餐具洁净等均可增进食欲。

3. 病理因素

（1）疾病影响　许多疾病可以影响病人的食欲和食物的摄取，患病时，一些高代谢性疾病、发热、慢性消耗性疾病等均可导致代谢增加，所需营养素也高于平时；部分疾病还会自尿液、血液或引流液中丢失大量的蛋白质、体液和电解质，从而导致所需的营养素增加。

（2）食物过敏　由于人对食物的过敏反应常与免疫因素有关，所以有些人对某些特定的食物会产生过敏反应，如有的病人食入虾、蟹、牛奶、芒果可引起腹泻和哮喘。

（3）对食物的不耐受　一般是由于体内某种特定酶的遗传缺陷而引起对食物中含有的物质不耐受，如有的病人空肠乳糖酶缺乏，使机体对乳及乳制品发生不耐受，食用即可发生腹泻等症状。

（4）药物的影响　药物对饮食的影响是多方面的，有的药物可增加食欲，而有的药物可降低食欲，有的药物则会影响营养素的吸收。如类固醇、胰岛素等药物可促进食欲，氯贝丁酯可降低食欲，苯妥英钠可干扰维生素D的吸收和代谢，引起钙的吸收不良等。

4. 社会文化因素

（1）饮食习惯　个人的饮食习惯通常受许多因素的影响，如文化程度、宗教信仰、生活方式、地理位置等因素。不同的地域的饮食文化和特点与健康有着密切的关系。就如我国的东部喜酸，西部喜辣，南部喜甜，北部喜咸，明显的地域差别导致了所患疾病的地域特性。

（2）经济状况　经济状况的好坏直接影响人们对食物的选择，从而影响人们的营养状况。

（3）生活方式　生活方式改变同样影响着饮食和营养的需求。生活和工作的快节奏、高效率使得人们更多地进食快餐、速食食品，从而容易导致肥胖和营养不良等，在不同程度上影响着人们的健康。

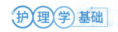

（三）饮食护理措施

在为病人进行营养评估的基础上，结合疾病特点，对病人进行有针对性的饮食护理，做好病人饮食护理，可帮助病人摄入充足、合理的营养素，促进其机体的康复。

1. 病人进食前的护理

（1）环境的准备　创设良好的进食环境，应做到环境优美整洁、温湿度适宜、空气清新餐具整洁美观等。

1）整理床单位，使床单位干净整洁，平整舒适，饭前半小时开窗通风，去除不良气味。

2）进食前暂停非紧急治疗、检查工作，停止护理操作。

3）如有病危的病人或痛苦呻吟的病人，可适当用屏风进行遮挡，以免对其他病人造成影响，如病人病情允许则可安排病人在病室餐厅共同进餐，促进食欲。

（2）病人的准备　协助病人进行进餐前的准备，使病人感觉舒适。

1）尽量减少或去除造成病人食欲减退的症状，如对焦虑、忧郁的病人给予心理安慰和疏导，去除不良情绪影响。疼痛病人可采取止痛措施进行止痛，高热病人可根据其临床发热分级进行对应降温处理，使病人感觉舒适。

2）协助病人在进餐前进行大小便，需要时，协助其去卫生间或提供便器。以免影响病人的正常进餐。督促或协助病人洗手，对重症病人做好口腔的清洁和护理。

3）给予病人正确的饮食指导：根据中国居民平衡膳食宝塔向病人进行健康饮食的指导。在其对健康饮食的原有认识基础上对其进行有针对性的饮食营养卫生知识教育，告知病人可选用的食物和不能选用的食物，每日进餐的次数和时间等。及时对病人的饮食问题进行指导，纠正其不良的饮食习惯。

4）协助病人采取舒适的姿势进餐：不能下床的病人，可协助采取坐位或半坐卧位，为其放好跨床桌和餐具。卧床病人可帮助其取侧卧位或仰卧位并使其头转向一侧，头部垫高并给予适当支托。如病情允许可下床进餐。

5）需要时将治疗巾或餐巾围于病人胸前，以保护衣服和被单不被污染，同时做好进食准备。

2. 病人进食时的护理

（1）及时分发食物　护士洗净双手，衣帽整洁，戴口罩。核对饮食单，根据饮食单上的要求，协助配餐员及时准确无误地将饭菜分发给每位病人。对禁食或限量饮食的病人应告知其原因并在床头（尾）卡上标记。

（2）协助病人自行进餐　对能自行进餐的病人将食物和餐具放在方便取用的位置，护士可提供必要的帮助。对不能自行进餐者，应根据病人的饮食习惯给予耐心喂食，每次喂时在汤匙中盛1/3满的食物，以便于咀嚼和吞咽。食物温度适宜，避免过热过冷，以免引起病人不适喂食速度要适中，不可催促，不可强迫进食。进食顺序应合理，固体食物和液体食物交替喂食，进流质饮食者，可用吸管吸吮。

（3）对双目失明或双眼被遮盖病人　除应遵守上述要求外，还应告知病人食物的具体名称以刺激和增加病人食欲。如病人要求自己进食，可按时钟平面图放置食物，并告知方向、名称、位置，以便病人取用食物。如一般3点钟和9点钟处放菜，在6点钟处放饭、12点钟处放汤等。

（4）巡视观察 病人就餐期间，护士应加强巡视和观察，并适时地给予督促，并认真检查治疗饮食试验饮食的实施情况。对家属带来的食物，需经护士检查，符合饮食原则才可食用。

（5）特殊情况处理 某些病人如在进食过程中出现恶心，应嘱病人深呼吸，并暂停进食，如发生呕吐，则应协助病人头偏向一侧，尽快清除呕吐物，防止呕吐物进入气管，开窗通风，去除室内呕吐后的气味，协助病人漱口及时更换被污染的被服等，并应观察呕吐物的性质、颜色、量和气味等做好记录。征求病人意见，是否愿意继续进食，对暂时不愿进食者，将剩余的食物妥善保存，待其愿意进食时给予。

3. 病人进食后的护理

（1）清洁整理 及时撤下餐具，清理食物残渣，整理床单位，饭后协助病人洗手、漱口为病人进行口腔护理。

（2）做好记录 根据需要做好记录，如进食的种类、量、病人进食后的反应等，以评价病人的进食是否达到营养需求。

（3）做好交班 对暂禁食或延缓进食的病人或者出现特殊情况的病人做好交接班工作。

三、特殊饮食的护理

针对病情危重、消化道吸收功能障碍、不能由口或不愿进食的病人，如食管狭窄、颅脑外伤等病人，为保证其摄入足够的营养，保持组织器官的结构与功能，促进康复，临床上常根据病人的情况采用不同的特殊饮食护理。包括：鼻饲法、要素饮食、胃肠外营养。

（一）胃肠外营养

胃肠外营养是按照病人的需要，通过周围静脉或中心静脉输入病人所需的全部能量及营养素，包括氨基酸、脂肪、各种维生素、电解质和微量元素的一种营养支持方法。

1. 目的

用于各种原因引起的不能从胃肠道摄入营养、胃肠道需要充分休息、消化吸收障碍以及存在超高代谢等病人，保证热量及营养素的摄入，从而维持机体新陈代谢，促进病人康复。

2. 分类

根据补充营养的量，胃肠外营养可分为部分胃肠外营养（PPN）和全胃肠外营养（TPN）两种。根据应用途径不同，胃肠外营养可分为周围静脉营养及中心静脉营养。短期、部分营养支持或中心静脉置管困难时，可采用周围静脉营养；长期、全量补充营养时宜采取中心静脉营养。

3. 用法

胃肠外营养的输注方法主要有全营养混合液输注及单瓶输注两种。

（1）全营养混合液 即将每天所需的营养物质在无菌条件下按次序混合输入由聚合材料制成的输液袋或玻璃容器后再输注的方法。这种方法因热氮比例平衡、多种营养素同时进入体内而增加节氮效果；同时简化输液过程，节省时间；另外可减少污染并降低代谢性并发症的发生。

（2）单瓶输注　在无条件进行全营养混合液输注时，可单瓶输注。此方法由于各营养素非同步进入机体而造成营养素的浪费，另外易发生代谢性并发症。

4. 禁忌证

（1）胃肠道功能正常，能获得足够的营养。

（2）估计应用时间不超过5天。

（3）病人伴有严重水电解质紊乱、酸碱失衡、出凝血功能紊乱或休克时应暂缓使用，待内环境稳定后再考虑胃肠外营养。

（4）已进入临终期、不可逆昏迷等病人不宜应用胃肠外营养。

5. 并发症

在病人应用胃肠外营养的过程中，可能发生的并发症有：

（1）机械性并发症　在中心静脉置管时，可因病人体位不当、穿刺方向不正确等引起气胸、支下气肿、血肿甚至神经损伤。若穿破静脉及胸膜，可发生血胸或液胸。输注过程中，若大量空气进入输注管道可发生空气栓塞，甚至死亡。

（2）感染性并发症　若置管时无菌操作不严格、营养液污染以及导管长期留置可引起穿刺部位感染、导管性脓毒症等感染性并发症。长期肠外营养也可发生肠源性感染。

（3）肝功能损害　长期肠外营养也可引起肠黏膜萎缩、胆汁淤积等并发症。

6. 注意事项

（1）加强配制营养液及静脉穿刺过程中的无菌操作。

（2）配制好的营养液储存于4℃冰箱内备用，若存放超过24小时，则不宜使用。

（3）输液导管及输液袋每12～24小时更换一次；导管进入静脉处的敷料每24小时应更换一次。更换时严格无菌操作，注意观察局部皮肤有无异常征象。

（4）输液过程中加强巡视，注意输液是否通畅，开始时缓慢，逐渐增加滴速，保持输液速度均匀。一般成人首日输液速度60 ml/h，次日80 ml/h，第三日100 ml/h。输液浓度也应由较低浓度开始，逐渐增加。输液速度及浓度可根据病人年龄及耐受情况加以调节。

（5）输液过程中应防止液体中断或导管拔出，防止发生空气栓塞。

（6）静脉营养导管严禁输入其他液体、药物及血液，也不可在此处采集血标本或测中心静脉压。

（7）使用前及使用过程中要对病人进行严密的实验室监测，每日记录出入液量，观察血常规、电解质、血糖、氧分压、血浆蛋白、尿糖、酮体及尿生化等情况，根据病人体内代谢的动态变化及时调整营养液配方。

（8）密切观察病人的临床表现，注意有无并发症的发生。若发现异常情况应及时与医师联系，配合处理。

（9）停用胃肠外营养时应在2～3天内逐渐减量。

四、出入液量记录

正常人每日液体摄入量与出量应保持动态平衡。但休克、大面积烧伤、大手术后或患有肾脏病、心脏病、肝硬化腹水等疾病时，需要记录24小时摄入和排出液量，用以了解病情、协助临床诊断，为治疗和护理计划的制定提供依据。因此，护理人员必须及时、准确地记录24小时出入液量。

（一）记录内容与要求

1. 摄入量 包括饮水量、食物中的含水量、输液量以及输血量等，病人饮水或进食时，应用量杯或使用已固定容量的容器，以便准确测量。固体的食物除必须记录固体单位量外，还可根据需要换算出食物的含水量（表4-2-5）。

尿量、汗液、大便量、咯血量、痰量、胃肠减压抽出液量、胸腹腔抽出液量、呕吐量、各种

2. 排出量 包括引流液量及伤口渗出量等。除了大便记录次数外，液体的记录单位均为毫升。对昏迷病人、尿失禁病人或需要密切观察尿量的病人，为了方便计算尿量则应给予接尿措施或采用留置导尿，从而保证计量的准确性。

表4-2-5 常用食物含水量表

食品名称	原料重量/g	含水量/ml	食品名称	原料重量/g	含水量/ml	食品名称	原料重量/g	含水量/ml
米饭	100	240	酱油	100	72	甜炼乳	100	28
大米粥	100	400	醋	100	74	蜂蜜	100	20
稀饭	100	300	绵白糖	100	3	红糖	100	4
面包	100	33	砂糖	100	0	西瓜	100	94
油条	100	23	鸭	100	80	荔枝	100	85
馒头	100	44	鸡	100	74	白葡萄	100	89
花卷	100	44	瘦猪肉	100	53	紫葡萄	100	88
蒸饺	100	70	肥猪肉	100	6	柚	100	85
水饺	100	30	肥瘦猪肉	100	29	汕头蜜橘	100	89
包子	100	70	猪肝	100	71	蜜橘	100	88
烙饼	100	30	猪心	100	79	小红橘	100	87
馄饨	100	300	猪舌	100	70	橘汁	100	71
汤面条	100	300	猪腰	100	78	鸭梨	100	88
捞面条	100	70	猪肚	100	82	木梨	100	89
面片	100	300	香蕉	100	82	桃	100	82
甜大饼	100	21	菠萝	100	89	杏	100	90
葡萄	100	65	甘蔗	100	84	青梅	100	91
豆腐	100	90	瘦牛肉	100	79	草莓	100	91
鸡蛋	100	30	肥牛肉	100	75	樱桃	100	91
咸鸭蛋	100	35	肥瘦牛肉	100	78	柿	100	82
松花蛋	100	35	小黄鱼	100	77	石榴	100	79
油饼	100	31	鲳鱼	100	81	鲜桂圆	100	81
麻花	100	5	青鱼	100	79	干桂圆	100	26
豆汁	100	96	牛奶	100	87	草鱼	100	71

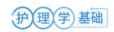

食品 名称	原料 重量/g	含水量 /ml	食品 名称	原料 重量/g	含水量 /ml	食品 名称	原料 重量/g	含水量 /ml
豆腐脑	100	91	淡牛奶罐头	100	74	白鲢鱼	100	81
豆腐干	100	70	奶粉	100	5	广柑	100	86
炒花生米	100	2	带鱼	100	77	苹果	100	87
炸花生米	100	6	鲤鱼	100	76	香蕉	100	60

（二）记录方法

1. 表格的眉栏项目用蓝笔进行填写，如床号、住院号、姓名、日期等。

2. 记录应准确、及时、完整，字迹清晰。

3. 日间，即晨7时到晚7时用蓝笔记录；夜间，即晚7时起到次晨7时用红笔记录。

4. 出入量液量总结，一般分别于12小时、24小时总结一次，12小时小结用蓝笔记录，24小时总结用红笔记录，并用蓝笔将24小时总出入量填写到体温单的相应栏内。

小贴士

合理的饮食对维持和促进机体健康有着非常重要的作用。

1. 构成机体组织　蛋白质是构成机体的重要组成成分；糖类参与构成神经组织；脂类参与构成细胞膜；维生素参与合成酶和辅酶；钙和磷是构成骨骼的主要成分。

2. 促进生长发育　营养素是维持生命活动的重要物质基础，对人体的发育起着决定性作用。某些营养素的缺乏可影响病人的身心生长发育。

3. 提供能量　碳水化合物、蛋白质、脂肪在体内氧化可提供能量，供给机体进行各种生命活动。

4. 调节机体功能　神经系统、内分泌系统及各种酶类共同调节人体的活动，这些调节系统也是由各种营养素构成的。另外，适量的蛋白质及矿物质中的各种离子对维持机体内环境的稳定也具有重要的调节作用。

职业技能训练

技能一　鼻饲法

鼻饲法是将导管经一侧鼻腔插入胃内，经管内注入流质食物、药物和水分的方法。包括胃肠内营养和胃肠外营养。胃肠内营养是采用口服或管饲等方式经胃肠道供给能量和营养素的支持方法。

【目　的】

通过鼻胃管供给流质食物、药物和水分，维持病人的营养和治疗需要，促进康复。

【准 备】

1. 护士准备　仪表端庄，服装整洁，护士修剪指甲，洗手戴口罩。

2. 病人准备　病人和家属应了解经鼻腔插管的目的、操作过程及配合的相关知识内容，如发现戴眼镜或有佩戴义齿者操作前应取下，将义齿放入冷蒸馏水中妥善放置。

3. 用物准备

（1）治疗盘：棉签、液状石蜡、胶布、听诊器、手电筒、安全别针、调节夹或橡皮圈（夹管时使用）、温开水适量（可用病人饮水壶里的水）、弯盘、水杯、水温计、鼻饲液（38~40℃）。

（2）无菌鼻饲包：治疗巾、压舌板、镊子、纱布、治疗碗、胃管或硅胶管、止血钳、50 ml注射器。按需准备口腔护理用物。

（3）拔管治疗盘：纱布、弯盘、棉签、松节油，根据病人需要准备漱口液。

（4）环境准备：病室内光线应充足，整洁、安静，无其他异味。根据病人需要可进行遮挡。

【实 施】

见表4-2-6。

表4-2-6　鼻饲法

操作步骤	操作说明
插管法 核对解释	● 备齐用物、携至病人床旁，核对病人床号及姓名，向病人及家属解释操作目的、过程及配合方法（昏迷病人除外），减轻病人的焦虑和对不熟知的事务的恐惧，取得理解并能配合护士完成操作
安置体位	● 观察鼻腔，选择通畅一侧插入，用浸有生理盐水的棉签进行鼻腔清洁。了解病人有无鼻腔疾患、如鼻息肉等，如有鼻腔疾患，则选择健侧鼻腔
测长标记	● 打开鼻饲包，取出胃管，注入少量空气，检查是否通畅，验证胃管是否通畅，测量胃管插入长度，并做标记。以病人自鼻尖至耳垂再至剑突的长度，或病人前额发际至剑突，成人为45~55 cm；小儿胃管插入长度为眉间至剑突与脐中点的距离，为14~18 cm
润滑胃管	● 用液状石蜡润滑胃管的前端10~20 cm，用血管钳夹闭胃管尾端，有些病人接触润滑油可能引起恶心、则采用生理盐水润滑
插入胃管	● 护士一手持纱布托住胃管，另一只手持镊子夹住胃管前端，从一侧鼻孔先稍向上平行再向后插入胃管下缓缓插入，插至10~15 cm(咽喉部)时，嘱病人吞咽，同时顺势将胃管轻轻插入，直至插入所需长度（如出现剧烈恶心、呕吐，可暂停片刻再行插入，嘱病人深呼吸；如发现病人出现咳嗽、呼吸困难或发绀等现象，表明误入气管，应立即停止插入且把胃管撤回，休息片刻再重新插入；如插入不畅可检查胃管是否盘在胃内，可将胃管抽回一小段，再小心插入）昏迷病人插管前护士应先协助病人去枕、头向后仰，当胃管插入约15 cm(会厌部)时，将病人头部托起，使下颌靠近胸骨柄，使胃管沿后壁滑行缓缓插入至预定长度（图4-2-1），头向后仰便于胃管沿咽后壁下行，以免误入气管。下颌靠近胸骨柄可增加咽喉部通道的弧度，有利于胃管顺利通过会厌部

续表

操作步骤	操作说明
验管固定	●胃管插入至预定长度，验证胃管在胃内，将听诊器置于胃部，同时用注射器快速注入10 ml空气可以听到气过水声；胃管末端接注射器抽吸，有胃液抽出；将胃管末端放入水中观察，无气体逸出
灌注食物	●用胶布固定胃管于鼻翼及脸颊部先灌入少量（约10 ml）温开水，再灌入鼻饲液或药物，灌食后再注入少量温开水（避免食物存积管腔中变质，堵塞管腔）
反折固定	●闭合胃管末端并反折后用纱布包好，用夹子夹好或者用橡皮圈系紧再用别针把胃管固定于枕旁或病人衣领处防止导管内容物反流或空气进入造成腹胀，防止胃管移动或脱出
整理记录 拔管法	●整理用物，洗手；记录插管时间，鼻饲液种类、量，病人的反应等
拔管擦拭	●核对解释后，将弯盘置于病人颌下，夹紧胃管末端置于弯盘内，揭去胶布，一手用纱布托住鼻孔处胃管，嘱病人深呼吸，在病人呼气时拔管将胃管放于弯盘内，用松节油擦去胶布痕迹，必要时协助病人漱口或给予口腔护理（防止拔管时管内液体反流，至咽喉部时迅速拔出胃管，以免液体滴入气管，造成呛咳）
整理记录	●清理所有用物，洗手，协助病人取舒适卧位，记录拔管时间，记录拔管时病人的反应

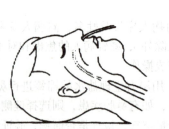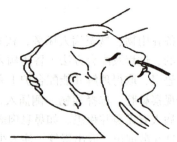

图4-2-1　昏迷病人插胃管法

【注意事项】

1. 插管前，必须与病人进行有效沟通，让病人理解该操作的目的及安全性。

2. 插管时，动作轻稳，在通过食管三处狭窄（环状软骨水平处、平气管分叉处、膈肌处）时要防止损伤食管黏膜。

3. 每次鼻饲液量不超过200 ml，间隔时间不少于2小时；鼻饲液的温度应为38～40℃；药片应研碎溶解后再灌入；新鲜果汁应与奶液分别灌入，防止混合产生凝块。

4. 鼻饲的过程中避免灌注速度过快，防止病人不适；避免灌入空气，以免造成病人腹胀；避免鼻饲液过冷过热，防止胃部和腹部不适及烫伤黏膜。

5. 长期鼻饲的病人应每天进行2次口腔护理，胃管每周更换一次，晚间末次喂食后拔出，翌日晨从另一侧鼻腔插入。

6. 已配制好的鼻饲溶液应放在4℃以下的冰箱内保存，24小时内用完，防止变质。

7. 鼻饲的禁忌证

（1）食管、胃底静脉曲张的病人，如肝硬化门静脉高压。

（2）食管梗阻的病人，如食管狭窄、食管癌等。

技能二 要素饮食

要素饮食是一种人工合成化学精制食物，营养素齐全，含有游离氨基酸、重要脂肪酸、维生素、单糖、无机盐类和微量元素等。与水混合后形成溶液或较为稳定的悬浮液它的主要特点是无需经过消化过程即可直接被肠道吸收，可为人体提供热能及营养。

【目　的】

多用于临床营养治疗，可提高危重病人的能量及氨基酸等营养素的摄入，有利于促进伤口愈合，改善病人营养状况，从而达到治疗与辅助治疗的目的。

【准　备】

1. 护士准备　着装整齐、洗手、戴口罩。

2. 病人准备　病人了解要素饮食的目的、注意事项，以取得合作。

3. 用物准备

（1）治疗盘：备碘伏、无菌持物钳、无菌棉签、液状石蜡、弯盘、棉签、适量温开水、等渗盐水或蒸馏水、治疗碗（内盛纱布）、橡胶圈、别针、75%乙醇等。

（2）滴入器具：无菌开放式输液吊瓶、输液器、输液泵、输液架、热水瓶、夹子等。

（3）要素饮食：液态要素饮食如果汁、菜汤；粉状要素饮食按比例添加水，根据情况配制成5%、10%、15%、20%或25%的液体。

4. 环境准备　病室安静整洁，宽敞明亮，根据需要为病人进行遮挡。

【实　施】

见表4-2-7。

表4-2-7　要素饮食滴注法

操作步骤	操作说明
核对解释	●核对病人的床号及姓名，向病人及家属解释操作目的、操作过程和配合事项
准备液体	●检查并打开无菌开放式输液吊瓶，将测温后的要素饮食倒入无菌开放式输液吊瓶中
挂瓶排气	●将输液泵、输液器衔接好，将吊瓶挂于输液架上，排尽输液器内空气，将输液器挂于输液架上
消毒冲管	●消毒造瘘管及造瘘口的皮肤，用少量温开水冲注造瘘管（冲注造瘘管，避免食物积存于管腔中变质干硬，堵塞管腔或造成胃肠炎）
排气接管	●将输液器的头皮针取下弃掉，润滑输液器前端，再次排气后和造瘘管相连
调节滴速	●间歇滴入：每4~6次/日，每次输注持续时间约30~60分钟，每次400~500 ml连续滴入：12~24小时内持续滴入，浓度适宜从5%浓度开始逐渐调至20%~25% ●速度由40~60 ml/h开始，逐渐递增至120 ml/h，最高不宜超过150 ml/h，多用于经空肠造瘘喂食的病人
拔管固定	●滴注完毕，将输液器和造瘘管分开后用少量温开水冲注造瘘管，并将造瘘管反折用无菌纱布包好，橡胶圈缠绕固定
整理记录	●整理床单位，记录滴入次数、剂量及病人反应

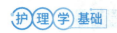

【注意事项】

1. 要素饮食须在严格的无菌环境中进行配制且须新鲜配制，所有配制用物均应严格灭菌后使用。置4℃以下的冰箱内保存，每天配制一次，应在24小时内用完。

2. 应用要素饮食必须由低浓度、低容量、慢速开始，逐步增加，不能骤停，以防引起低血糖反应。

3. 要素饮食口服温度一般为37℃，鼻饲或经造瘘口注入温度以41～42℃为宜。可在输液管远端放置热水袋，保持温度。

4. 要素饮食滴注前后可用生理盐水或温开水冲净管腔，防止食物在管腔中腐败变质。

5. 滴注过程中应经常巡视病人，如病人出现恶心、呕吐、腹泻腹胀等症状时应及时查明原因，根据病人发生反应的原因和反应的轻重程度适当调整滴速、温度和量。反应严重者可暂停使用。

6. 应用要素饮食期间应定期测量体重，定期检查血糖、尿糖、电解质、血尿素氮、肝功能、大便隐血、出凝血时间、凝血酶原等，进行疗效评估。

7. 禁忌证

（1）消化道出血病人和3个月以内的婴幼儿禁用。

（2）胃切除术后病人，如大量使用要素饮食可引起倾倒综合征，应慎用。

（3）糖尿病病人和胰腺疾病病人慎用。

项目小结

本项目学习重点是医院饮食的类别及各类饮食的种类、原则和适用范围；鼻饲法的适应证、禁忌证和注意事项。

思考与练习

病人，女，56岁，糖尿病酮症酸中毒，昏迷3天，遵医嘱给予鼻饲饮食。

请问：

（1）护士应该如何进行鼻饲法操作？

（2）鼻饲法的注意事项有哪些？

（解　琳）

项目三 排泄护理

数字教学内容

学习目标

1. 掌握正常与异常尿液、粪便的观察及排尿、排便异常的评估与护理。
2. 熟悉影响排尿、排便的因素。
3. 了解肠胀气病人的护理。
4. 学会各种导尿术、灌肠术的操作技术及注意事项。
5. 具有爱伤观念，护士在操作中具有良好的职业道德修养，尊重病人的隐私权。

导学案例

病人，女，48岁，教师。半年来下腹部坠痛，月经量多，月经周期缩短，出现不规则出血，白带多，近日出现尿频。入院时神志清、面色苍白、心悸、出汗、血压70/45 mmHg脉搏快而弱，可在下腹部触到肿块，触之较硬，B超宫腔内最大的肌瘤为8.3 cm×7.6 cm、厚度为0.8 cm，诊断为子宫肌瘤，须择日行子宫全切术。

工作任务：

1. 在手术之前，护士为病人进行正确的导尿。
2. 根据病人的病情，术前需要灌肠，护士做好相应的操作。
3. 如果术后病人出现尿潴留，护士实施相应的护理措施。

应知部分

排泄是机体主要通过消化道和泌尿道将新陈代谢所产生的废物排出体外，维持人体正常生理功能的过程。当某些因素直接或间接地影响人体的排泄活动时，使之发生障碍，即导致机体出现健康问题。因此，护士应掌握与排泄有关的知识和技术，协助、指导和帮助病人排便和排尿，满足其排泄的需要，为诊断、治疗和护理工作提供资料。

一、排尿护理

机体通过排尿活动将代谢的终末产物、有毒物质和药物等排出体外，并调节水、电解质及酸碱平衡，以维持人体内环境的相对稳定。正常情况下排尿受意识支配，无痛、无障碍、可自主随意进行。当排尿活动异常时，会影响个体的身心健康。

（一）排尿活动的评估

1. 排尿活动及尿液性状的评估

（1）尿量与次数　尿量是反映肾脏功能的重要指标。成人日间排尿3~5次，夜间0~1次，每次尿量200~400 ml，每24小时排出尿量1 000~2 000 ml，平均1 500 ml。

1）多尿：24小时尿量超过2 500 ml称多尿，见于糖尿病、尿崩症等。

2）少尿：24小时尿量少于400 ml或每小时尿量少于17 ml称少尿，见于发热、休克、肝、肾、心功能衰竭的病人。

3）无尿或尿闭：24小时尿量少于100 ml或12小时内完全无尿称无尿或尿闭，见于严重的心、肾疾病和休克病人。

4）膀胱刺激征：尿频、尿急、尿痛及排尿不尽且每次尿量减少等症状称为膀胱刺激征，见于泌尿系统感染病人。

（2）颜色　正常新鲜尿液呈淡黄色。

1）肉眼血尿：每升尿液中含血量超过1 ml可呈淡红色，称为肉眼血尿，见于急性肾小球肾炎、泌尿系结核及肿瘤。

2）血红蛋白尿：尿液呈酱油或浓茶色为血红蛋白尿，见于溶血时。

3）胆红素尿：尿液呈黄褐色或深黄色为胆红素尿，震荡后泡沫仍呈黄色，见于肝细胞性黄疸及阻塞性黄疸。

4）脓尿：白色混浊为脓尿，见于泌尿系统感染。

5）乳糜尿：乳白色为乳糜尿，因尿液中含淋巴液，见于丝虫病。

（3）透明度　正常新鲜尿液澄清、透明，放置后可出现絮状沉淀物，但加热、加酸或加碱后混浊消失。尿中有脓细胞、红细胞和大量上皮细胞、管型时，新鲜尿液即为混浊状。常见于泌尿系统感染等病人。

（4）比重　正常尿液的比重为1.015～1.025，尿比重的高低主要取决于肾脏的浓缩功能，一般尿比重与尿量成反比。尿比重固定在1.010左右，提示肾功能严重受损。

（5）酸碱度　正常人尿液呈弱酸性，pH为4.5～7.5，平均约为6。酸碱性的改变可受疾病或药物影响，严重呕吐病人的尿液可呈强碱性，酸中毒病人的尿液可呈强酸性。

（6）气味　正常尿液气味来自尿液中的挥发性酸，长期放置后因尿素分解产生氨，可出现氨臭味，如新鲜尿液有氨臭味，应考虑泌尿道感染；糖尿病伴酮症酸中毒时，尿液呈烂苹果味。

2. 影响正常排尿的因素

（1）心理因素　过度的情绪紧张、焦虑、恐惧等可引起尿频、尿急或因抑制排尿而出现尿潴留，排尿还会受暗示的影响，如听觉、视觉或身体其他感觉的刺激均可诱导排尿。

（2）年龄和性别　3岁以下的婴幼儿大脑发育不完善，排尿不受意识控制，3岁以上才能自我控制；老年人因膀胱肌肉张力降低，容易有尿频症状；老年男性前列腺增生压迫尿道而引起滴尿和排尿困难；妇女妊娠时，因胎儿压迫膀胱致使排尿次数增多。

（3）饮食与气候因素　大量饮水或食入水分多的食物可增加尿量，饮用咖啡、茶及酒类等饮料有利尿作用；摄入含钠量高的食物可导致机体水钠潴留，使尿量减少；夏季气温高时人体大量出汗，呼吸增快，可使尿量减少；冬季寒冷时，身体外周血管收缩，循环血量增加，反射性抑制抗利尿激素的分泌，导致尿量增加。

（4）排尿习惯　排尿的时间常与个人习惯有关，如在晨起或睡前、工作结束、饭前排尿等；排尿的姿势、时间和环境，往往影响排尿活动。

（5）治疗及检查因素　某些诊断性检查要求病人暂时禁食禁水，导致体液减少影响尿量；术中手术用麻醉剂及术后疼痛会导致尿潴留；某些药物直接影响排尿，如使用利尿药会使尿量增加等。

（6）疾病因素 泌尿系统的肿瘤、结石或狭窄等可导致排尿功能障碍，出现尿潴留；神经系统损伤或病变，使排尿神经反射传导及排尿的意识控制障碍，出现尿失禁；肾脏病变可使尿液生成障碍，出现少尿或无尿。

（二）排尿活动异常病人的护理

1. 尿失禁病人的护理

尿失禁是指排尿失去意识控制，尿液不自主流出。

（1）分类及原因

1）真性尿失禁：又称完全性尿失禁，膀胱处于空虚状态，不能储存尿液，持续滴尿。其原因见于：

①排尿中枢与大脑皮层之间联系受损，排尿反射活动失去大脑皮层的控制，膀胱逼尿肌出现无抑制性收缩，如昏迷、截瘫。

②各种原因造成的膀胱括约肌损伤或支配括约肌的神经损伤，如分娩、手术或病变。

2）压力性尿失禁：又称不完全性尿失禁。当提举重物、咳嗽、喷嚏、大笑时，腹肌收缩使腹腔内压力增加，出现不自主漏尿。原因是膀胱括约肌张力减低、骨盆底部肌肉及韧带松弛或肥大，见于老年女性。

3）假性尿失禁：又称充溢性尿失禁，膀胱内尿液达到一定压力时不自主地溢出少量尿液。原因是排尿中枢排尿活动受抑制，膀胱充满尿液，内压增高，迫使少量尿液流出。

（2）护理措施

1）心理护理：尿失禁病人的心理压力较大，要主动关心、理解和尊重病人，给予安慰和鼓励，使其树立信心，积极配合治疗和护理。

2）室内环境：保持室内空气清新，除去不良气味，定期打开门窗通风换气，使病人舒适。

3）皮肤护理：保持皮肤、床铺清洁干燥，使用一次性尿垫或床上加铺橡胶单和中单，勤洗勤换；勤用温水清洗会阴部，定时按摩受压部位，防止压疮的发生。

4）外部引流：女病人可用女式接尿器接取尿液；男病人可用尿壶置于外阴合适部位接取尿液，或采用阴茎套连接引流袋接取尿液，但此法不宜长期使用。

5）留置导尿管引流：对于长期尿失禁的病人必要时给予导尿管留置术，可持续导尿或定时放尿，避免尿液浸湿床褥，刺激皮肤发生压疮。

6）健康教育及指导

①摄入适量液体预防感染：在病情允许的情况下，指导病人每日白天摄入 2 000～3 000 ml 液体，预防泌尿系统感染，入睡前应适当限制饮水，减少尿量，以免影响病人休息。

②训练膀胱功能：合理安排排尿时间，建立规律的排尿习惯，开始时白天可每隔 1～2 小时给予便器一次，以训练有意识的排尿。排尿时指导病人用手轻按膀胱，并向尿道方向压迫，使尿液被动排出。以后逐渐延长憋尿的时间，促进排尿功能的恢复。也可以根据病人尿失禁发生的规律，嘱其在尿液流出之前排尿。

③训练肌肉力量：指导病人进行收缩和放松盆底肌肉的锻炼，以增强控制排尿的能力

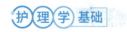

方法是协助病人取坐位、立位或卧位，试做排尿或排便动作，每次10秒左右，连续10遍，每日5~10次，先慢慢收紧盆底肌肉，再缓慢放松，以病人不感到疲乏为宜。

2. 尿潴留病人的护理

尿潴留指膀胱内潴留大量尿液而不能自主排出。病人主诉下腹胀痛、伴有排尿困难，体检可见耻骨上膨隆，可达脐部，膀胱容积可增至3 000~4 000 ml。扪及囊样包块，有压痛，叩诊呈实音。

（1）分类及原因

1）机械性梗阻：尿道或膀胱颈部有梗阻性病变，如前列腺增生或肿瘤压迫尿道，造成尿受阻。

2）动力性梗阻：由排尿功能障碍引起，如外伤、疾病或使用麻醉剂所致脊髓初级排尿中枢活动发生障碍或受到抑制，不能形成排尿反射，膀胱、尿道无器质性梗阻病变。其他各种原因引起的不能用力排尿或不习惯卧床排尿，还有焦虑、窘迫等心理因素导致不能及时进行排尿等。由于膀胱过度充盈，膀胱收缩无力，造成尿潴留。

（2）护理措施

1）心理护理：给予解释和安慰，使其精神放松，解除心理压力，消除紧张及焦虑情绪，利于排尿。

2）提供适宜的排尿环境：排尿时用屏风遮挡，以保护病人自尊，使病人安心排尿。适当调整治疗和护理时间。

3）诱导排尿：利用条件反射促进排尿，如让病人听流水声，或用温水冲洗会阴部。热敷、按摩下腹部，以放松肌肉，促进排尿。

4）调整体位和姿势：在病情允许的情况下酌情为卧床病人略抬高上身或协助病人坐起，尽量以习惯姿势排尿。鼓励病人身体前屈，用手轻轻加压并按摩腹部增加膀胱的压力，促进排尿。

5）药物或针灸：根据医嘱口服或肌内注射卡巴胆碱，利用针灸治疗，松弛尿道括约肌，促进排尿，如针刺中极、曲骨、三阴交等穴位。

6）健康教育：指导病人养成按时排尿的习惯，教会病人自我放松的正确方法。

7）实施导尿：经上述方法处理无效后，可根据医嘱采取导尿术。

二、排便护理

食物经口进入胃和小肠消化吸收后，残渣贮存于大肠内，经细菌发酵和腐败作用后形成粪便，其性质与形状可以反映消化系统的功能状况。

（一）排便活动的评估

1. 排便活动及粪便性状的评估

（1）排便次数及量　正常婴幼儿每日排便3~5次，成人1~3次（平均每次的量为150~300 g），成人每日排便超过3次或每周少于3次，应视为排便异常。消化不良或急性肠炎，排便次数可增多；食物消化吸收不完全，致使排便总量增加。肠梗阻或便秘时排便次数减少甚至停止排便。

（2）形状　正常的粪便柔软成形，主要为食物残渣，并含有极少量混匀的黏液，与直肠的形状相似。便秘时大便干结、坚硬，呈栗子样；肛门、直肠狭窄或部分肠梗阻时，粪便呈扁条状、带状。消化不良或急性肠炎时，呈水样便或糊状。

（3）颜色　正常成人的粪便呈黄褐色或棕黄色，婴儿粪便呈黄色或金黄色。摄入食物或药物种类的不同，粪便颜色会发生变化。在病理情况下，漆黑光亮的柏油样粪便见于上消化道出血；暗红色便见于下消化道出血；果酱样便见于阿米巴痢疾或肠套叠；陶土色便见于胆道完全阻塞；粪便表面鲜红或排便后有鲜血滴出，见于肛裂、直肠息肉、痔疮出血；白色"米泔水"样便见于霍乱或副霍乱。

（4）气味　正常粪便有气味，是由蛋白质被细菌分解发酵产生的，气味因食物的种类而异。腐臭味见于直肠溃疡、肠癌病人；腥臭味见于上消化道出血的柏油样便；酸臭味见于消化不良者。

（5）混合物　正常的粪便由食物残渣、细菌、部分白细胞、上皮细胞、水分及肠道分泌物构成。粪便中混有大量黏液见于肠炎；有脓血见于痢疾和直肠癌；肠道寄生虫感染时，粪便内可见蛔虫、绦虫等。

2. 影响正常排便的因素

（1）饮食　饮食是影响排便的主要因素。摄入富含膳食纤维丰富的食物，可刺激肠蠕动，减少水分的吸收，使粪便柔软易于排出。如果摄食量过少、食物中缺乏纤维素或摄入的液体量不足等，均会导致粪便干硬不易排出。

（2）年龄　2~3岁以下的婴幼儿因神经肌肉系统发育不健全，不能控制排便；而老年人由于腹部肌肉张力降低，胃肠蠕动减弱，盆底肌和肛门括约肌松弛，造成排便异常；有些老年人因肛门括约肌松弛而难以控制排便。

（3）运动　适当运动可以维持肌肉张力，刺激肠蠕动，使排便正常。长期卧床或缺少活动，易导致排便困难。

（4）排便习惯　日常生活中，许多人有自己习惯的排便姿势、固定的排便时间。当环境变化时，导致生活习惯改变，会影响正常排便活动，如出差、旅游等。

（5）心理因素　心理因素是影响排便的重要因素，如情绪紧张、焦虑或恐惧时，迷走神经兴奋性增强，肠蠕动增快会导致腹泻；当精神抑郁时，肠蠕动减慢会导致便秘。

（6）治疗与检查　某些治疗和检查可影响排便活动。如腹部、肛门手术，肠道平滑肌的暂时麻痹或伤口疼痛而造成排便困难；胃肠道诊断性检查时进行灌肠或服用钡剂，也可影响正常排便。

（7）疾病因素　骶尾部、外阴部有伤口，伤口疼痛可抑制便意；脊髓损伤、脑卒中等可导致排便失禁；结肠炎、大肠癌可使排便次数增加。

（8）药物因素　有些药物可直接影响肠活动，如长期服用抗生素，会干扰肠道正常菌群的功能而导致腹泻；缓泻剂可软化粪便，刺激肠蠕动，促进排便；麻醉剂、止痛药物可使病人胃肠蠕动减弱导致便秘。

（二）排便活动异常病人的护理

1. 便秘病人的护理

便秘指正常的排便形态改变，次数减少，无规律，类便干硬，排便不畅、困难。常伴

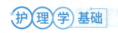

有腹胀、腹痛、消化不良、食欲缺乏、疲乏无力、头痛等症状。

（1）原因

1）不良的饮食、生活习惯：如长期摄入低纤维素、高脂肪饮食；常抑制便意的不良习惯；饮水量不足；长期卧床或缺少活动等。

2）药物不合理的应用：如滥用缓泻剂导致正常排泄反射消失。

3）各种直肠、肛门术后。

4）其他疾病：如肠道器质性病变、甲状腺功能减退、低血钙和低血钾、神经系统功能障碍导致神经冲动传导受阻等。

5）情绪消沉或强烈的情绪反应。

（2）护理措施

1）心理护理：解释便秘的原因和护理措施，消除心理紧张因素，减轻其精神压力。

2）提供适宜的排便环境和体位：病人排便时，应提供充足的排便时间和单独隐蔽的环境，拉床帘或屏风遮挡、避开查房、治疗和进餐时间，有利于病人安心排便。适当的姿势有助于腹肌收缩，增加腹内压，促进排便，病情允许尽量下床采取坐位或蹲位排便，床上使用便器的病人可酌情抬高床头，利于排便。

3）腹部按摩：排便时可自右沿结肠解剖位置向左环行按摩，按顺时针方向环行按摩，力量由轻到重、再由重到轻，可增加腹内压，以刺激肠蠕动，促进排便。

4）使用简易通便剂及口服缓泻剂缓解便秘：常用简易通便剂有开塞露、甘油栓、肥皂栓等。通过软化粪便、润壁、刺激肠蠕动而促进排便。儿童应选择作用温和的缓泻剂，慢性便秘的病人可选用番泻叶、蓖麻油、液状石蜡、大黄、植物油等缓泻剂，促进排便。但应注意长期使用缓泻剂或灌肠，肠道失去正常排便功能，易造成慢性便秘。

5）灌肠：以上方法无效时，遵医嘱给予灌肠术。

6）健康教育：嘱病人养成定时排便的习惯；建立合理的膳食，多吃粗粮、蔬菜、水果等含膳食纤维丰富的食物，病情允许情况下，应增加每日的液体摄入，每日摄入量应不少于2 000 ml，指导病人餐前喝热饮料或果汁；鼓励病人适当进行活动，如散步、体操、打太极拳等，卧床病人可进行床上活动，教会病人盆底肌锻炼方法；对某些手术前的病人，应有计划地训练床上使用便器，以逐渐适应卧床排便的需要。指导病人及家属正确使用简易通便剂，但不可长期使用。

2. 腹泻病人的护理

腹泻指正常排便形态的改变，肠蠕动增快，排便次数增多，粪便稀薄不成形，甚至呈水样便。常伴有腹痛、恶心、呕吐、肠鸣、里急后重、疲乏等症状。

（1）原因

1）饮食不当或食物过敏：如食用不洁食物，饮用牛奶后出现腹泻。

2）肠道疾患：如急性肠炎、消化不良等。

3）消化系统发育不成熟，常见于婴幼儿。

4）内分泌疾病：如甲亢病人等。

5）其他：经常大量使用过量缓泻剂或情绪紧张、焦虑等。

（2）护理措施

1）卧床休息：减少肠蠕动，注意腹部保暖。

2）心理支持：减少肠蠕动和体力消耗，注意腹部保暖，耐心给予安慰、耐心解释，消除焦虑不安的情绪。

3）药物治疗：严重腹泻时，遵医嘱给予止泻药和抗生素，静脉补液等，防止水、电解质紊乱。

4）饮食调理：鼓励病人多饮水，给予清淡的流质或无渣半流质饮食；避免油腻、辛辣、高纤维食物；腹泻严重者应暂禁食。

5）肛周皮肤护理：便后用软纸轻擦，再用温水清洗，肛门周围涂油膏，以保护局部皮肤。

6）观察病情：观察粪便的次数、性质及颜色，及时记录，需要时留取标本送验。疑为传染病按肠道隔离原则护理。

7）健康教育：针对病因告知病人注意饮食卫生的重要性，指导病人科学饮食，养成良好的卫生习惯。

3. 排便失禁病人的护理

排便失禁指肛门括约肌不受意识控制而不自主地排便。

（1）原因

1）肛门先天性发育畸形

①神经系统发育缺陷：先天性腰骶部脊膜膨出或脊椎裂伴肛门失禁。病人外括约肌和耻骨直肠肌失去正常神经支配，无收缩功能，处于弛缓状态。且由于感觉和运动系统均受影响，直肠黏膜在粪便充盈时缺乏膨胀感，不能引起便意及发动排便动作，直肠内粪便随时排出。此种病人往往伴有便失禁。

②肛门直肠畸形：肛门直肠本身及盆腔结构均发生改变，病因主要与畸形伴有感觉和运动神经组织结构的缺陷有关，也与手术损伤、手术错误有明显关系。肛门直肠畸形，特别是高位畸形伴有骶骨畸形，致神经功能缺陷者也不少见。中、低位畸形术后的肛门失禁，主要原因为手术损伤、感染等。

2）外伤：由于外伤损伤了肛管直肠环，使括约肌失去功能而致大便失禁。如刺伤、割伤、灼伤、冻伤及撕裂伤（主要为产妇分娩时的会阴撕裂），以及肛管直肠手术的损伤，如肛瘘、痔、直肠脱垂、直肠癌等手术损伤了肛门括约肌致大便失禁。

3）神经系统病变：多见于脑外伤、脑肿瘤、脑梗死、脊髓肿瘤、脊髓结核、马尾神经损伤等均可导致大便失禁。

4）肛管直肠疾病：最常见的是肛管直肠肿瘤，如直肠癌、肛管癌侵犯到肛管直肠并累及肛门括约肌时，或溃疡性结肠炎长期腹泻引起肛管炎时，或直肠脱垂引起的肛门松弛，以及肛周的严重瘢痕影响到肛门括约肌，使肛门闭锁不全时，均可引起大便失禁。

（2）护理措施

1）心理护理：给予病人安慰和理解，定时开窗通风换气，保持室内空气清新，及时换洗污染的衣物及被服，帮助建立战胜疾病的信心。

2）皮肤护理：保持床铺和皮肤清洁干燥，使用尿布垫或一次性尿布，一经污染立即更换，每次便后用温水洗净肛门周围及臀部皮肤，涂油保护，避免局部皮肤感染和破损，防止压疮发生。

3）重建控制排便的能力：观察排便前表现，了解病人排便规律，适时或定时给病人使用便器促使病人自行排便。教会病人进行肛门括约肌及盆底肌功能锻炼，每次20～30分钟，每日数次。

4）健康教育：在病情允许的情况下，指导病人摄入足够的液体，并注意饮食卫生。教会病人进行盆底肌收缩运动锻炼的方法，先慢慢收紧盆底肌肉，再缓缓放松，每次10秒左右，连续10遍，每日5～10次，逐步恢复肛门括约肌的控制能力。

三、排气护理

肠胀气病人的护理

肠胀气指胃肠道内有过多气体不能排出，引起腹胀、腹痛等不适症状。正常情况下，胃肠道内气体有150 ml左右，胃内的气体可通过口腔嗝出，肠道内的气体部分被小肠吸收，其余通过肛门排出。

（1）原因

1）饮食不当：食入产气性食物过多或饮水吞入大量的空气等。

2）肠蠕动减慢：小肠吸气和排气功能异常。

3）手术后麻醉药物的影响或肠道手术后等。

（2）护理措施

1）心理护理：解释肠胀气的原因以及将采取的措施，缓解紧张不安的情绪。

2）调整饮食：避免进食易产气的食物和饮料，如豆类、糖类食物、碳酸饮料；养成细嚼慢咽的习惯，嘱其进食速度不宜过快；积极治疗肠道疾病。

3）适当活动，促进排气。如病情允许，可鼓励卧床病人变换体位、床上活动或下床活动，促进肠蠕动，缓解肠胀气。

4）中医针灸、腹部热敷或按摩，针刺穴位（天枢、足三里、气海等）；也可遵医嘱给予药物治疗。

5）必要时进行肛管排气。

技能一 导尿术

导尿术在严格无菌操作下，将无菌导尿管经尿道插入膀胱引出尿液的方法。

【目 的】

1. 为尿潴留病人引流出尿液，以解除痛苦。

2. 协助临床诊断。如留取无菌尿标本，进行细菌培养等；测定膀胱容量、压力及残余尿量等膀胱功能的检查；进行膀胱或尿道造影时注入造影剂。

3. 为膀胱肿瘤病人注入化疗药物等。

【准 备】

1. 评估

（1）病人的病情、临床诊断、导尿的目的。

（2）病人的意识状态、自理能力、会阴部情况、膀胱的充盈度。

（3）病人对导尿的认识、心理反应及合作程度。

（4）病室环境是否符合病人要求。

2. 计划

（1）护士准备：衣帽整洁、洗手、戴口罩，态度和蔼。

（2）病人准备：需了解导尿的目的、过程及配合操作的方法。

（3）用物准备：一次性导尿包：内有弯盘3个、导尿管（硅胶管）8号1根、塑料镊子3把、内置聚维酮碘棉球2袋、石蜡棉球1只、标本试管1个、洞巾1块、纱布2块、包布1块、1 000 ml引流袋1只、清洁手套1只、无菌手套1副。

其他用物：一次性尿垫、大浴巾、便器和便器巾、屏风。

（4）环境准备：酌情关闭门窗，调节室温；采光充足；必要时应用屏风或挂帘遮挡。

【实　施】

1. 女病人导尿术：女性尿道的特点是短、粗、直，长4～5 cm，且富有扩张性，尿道外口位于阴蒂下方，阴道口上方，呈矢状裂。

表4-3-1　女病人导尿术

操作步骤	操作说明
核对解释	●携用物至床旁，核对并解释
准备环境	●关闭门窗，屏风遮挡或拉上布帘，调节室温，便器放于同侧床旁椅上
安置卧位	●帮助病人脱对侧裤腿，盖在近侧腿部并盖上浴巾，对侧腿用盖被遮盖病人取屈膝仰卧位，双腿略外展，暴露外阴
清洗会阴	●不能自理者清洗会阴
臀下垫巾	●将小橡胶单、治疗巾（或一次性尿垫）垫于病人臀下
初次消毒	●检查导尿包，按无菌要求打开导尿包，左手戴手套，弯盘放于近会阴处，装有聚维酮碘棉球放于弯盘远侧。右手持血管钳夹消毒棉球消毒阴阜、大阴唇，左手分开大阴唇，消毒小阴唇、尿道口。顺序为由外向内，自上而下，先对侧再近侧。每只棉球只用一次，将污棉球放于弯盘近侧。消毒完毕脱下手套放于弯盘内，将弯盘置于治疗车的下层或床尾
再次开包	●再次按无菌要求开包，置于病人两腿之间打开
铺巾润管	●戴无菌手套，铺洞巾，使洞巾和导尿包内层包布形成一无菌区域，按操作顺序摆放物品。用镊子取出聚维酮碘棉球，检查导尿管是否通畅，连接尿袋，用液状石蜡棉球润滑导尿管前端
再次消毒	●左手拇指、示指分开并固定小阴唇，右手用血管钳夹消毒棉球，再次消毒尿道口、双侧小阴唇、尿道口（顺序为由内向外，自上而下，先对侧再近侧），每只棉球限用一次，污棉球放于弯盘内。消毒毕，将弯盘移至床尾，左手持续固定小阴唇插导尿管
插管导尿	●右手将另一盛装导尿管及血管钳的无菌弯盘移至会阴处，嘱病人张口呼吸，持血管钳夹导尿管前端，轻轻插入尿道4～6 cm，见尿流出后再插入1 cm左右（图4-3-1）
留取标本	●松开固定小阴唇的左手，下移固定导尿管，继续放尿于袋中。若需尿培养，用无菌标本瓶或无菌试管接取中段尿5 ml，盖好盖子，放于合适处
拔导尿管	●导尿毕，拔出导尿管，撤下洞巾，擦净外阴，脱去手套，放于弯盘内，将用物置于治疗车下层安置病人

续表

操作步骤	操作说明
安置病人 整理用物 记录送检	●协助病人穿衣裤，整理床单位 ●清理用物，撤去屏风，打开门窗 ●测量尿量，洗手，记录导尿时间、引流量、尿液性状和病人反应。尿标本瓶贴 　好标签，送检

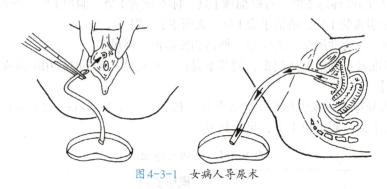

图4-3-1　女病人导尿术

2. 男病人导尿术：成人男性尿道长18～20 cm，有两个弯曲（耻骨前弯和耻骨下弯）、三个狭窄（尿道口、膜部和尿道内口）（表4-3-2）。

表4-3-2　男病人导尿术

操作步骤	操作说明
核对解释 安置卧位 臀下垫巾 初次消毒	●同女病人导尿术 ●病人取仰卧位，脱裤子至膝部，暴露外阴，两腿平放略分开 ●同女病人导尿术 ●检查导尿包，按无菌要求打开导尿包，戴清洁手套，右手持止血钳夹消毒液 　棉球消毒，消毒顺序依次为阴阜、阴茎、阴囊、自阴茎根部向尿道口消毒， 　左手用无菌纱布裹住阴茎将包皮向后推暴露尿道口，自尿道口向外向后旋转 　擦拭尿道口、龟头及冠状沟，每个棉球只用一次，消毒完毕脱下手套放于弯 　盘内，将弯盘置于治疗车下层或床尾
再次开包 铺巾润管	●再次按无菌要求开包，置于病人两腿之间打开 ●戴无菌手套，铺洞巾，使洞巾和导尿包内层包布形成一无菌区域，按操作顺 　序摆放物品。用镊子取出聚维酮碘棉球，检查导尿管是否通畅，用液状石蜡 　棉球润滑导尿管前端
再次消毒	●左手用纱布包住阴茎将包皮向后推，暴露尿道口，右手持止血钳夹消毒液棉 　球再次消毒尿道口、龟头及冠状沟。每只棉球限用一次，污棉球放于弯盘内。 　消毒毕，小药杯置于弯盘内，用血管钳将弯盘移至床尾
插导尿管	●右手将另一盛装导尿管及血管钳的无菌弯盘移至会阴处，导尿管末端放于弯 　盘内，嘱病人缓慢呼吸，左手用无菌纱布固定阴茎并提起，使之与腹壁呈 　60°角，使耻骨前弯消失（图4-3-2），利于插管，嘱病人深呼吸放松，用另 　一止血钳夹导尿管对准尿道口轻轻插入尿道20～22 cm，见尿液流出再插入 　1～2 cm，将尿液引至弯盘内，插管时动作要轻柔，切忌用力而损伤尿道黏膜

续表

操作步骤	操作说明
留取标本	●同女病人导尿术
拔导尿管	●同女病人导尿术
安置病人	●同女病人导尿术
整理用物	●同女病人导尿术
记录送检	●同女病人导尿术

【注意事项】

1. 严格执行无菌操作原则，防止泌尿系统感染。

2. 操作前做好护患沟通取得合作，导尿过程中注意保护病人隐私。

3. 为女病人导尿时，如导尿管误入阴道，应立即拔出，更换无菌导尿管重新插入。

4. 对膀胱高度膨胀且又极度虚弱的病人，第一次放尿不可超过1 000 ml，以防大量放尿导致腹腔内压突然降低，大量血液滞留于腹腔血管内，造成血压下降，出现虚脱；亦可因膀胱突然减压，引起膀胱黏膜急剧充血，引起血尿。

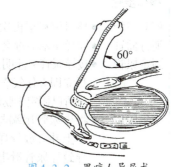

图4-3-2　男病人导尿术

（二）留置导尿术

留置导尿指在导尿后将无菌导尿管保留在膀胱内持续引流尿液的方法。

【目　的】

1. 为尿失禁、昏迷、会阴部有伤口的病人引流尿液，保持外阴部干燥、清洁，以及进行膀胱功能训练。

2. 为盆腔内器官手术的病人排空膀胱，保持膀胱空虚，避免术中误伤膀胱。

3. 某些泌尿系统疾病手术后的病人，便于持续引流和冲洗，并可减轻手术切口张力，保护外阴部创面清洁不受污染，有利于伤口的愈合。

4. 抢救危重、休克、某些大手术后或大面积烧伤病人时，正确记录尿量，测尿比重，以观察病情。

【准　备】

1. 评估

（1）病人病情、临床诊断、留置导尿的目的。

（2）病人膀胱充盈度及会阴部情况。

（3）病人对导尿的认识、心理反应、自理能力及合作程度。

（4）病室环境是否适合病人做留置导尿术。

2. 计划

（1）护士准备：衣帽整洁，洗手、戴口罩，态度和蔼。

（2）病人准备：了解留置导尿的目的、过程及配合方法，学会活动时防管脱落的方法。

（3）用物准备：一次性导尿包：内有弯盘3个、双气囊导尿管16～18号1根、塑料镊子3把、内置聚维酮碘棉球2袋、石蜡棉球1只、标本试管1个、洞巾1块、纱布2块、包布1块、1 000 ml引流袋1只、清洁手套1只、无菌手套1副，10 ml无菌注射器一支。

其他用物：无菌0.9%氯化钠10~20 ml，橡胶圈和安全别针各1个。一次性尿垫、大浴巾、便器和便器巾、屏风。

（4）环境准备：酌情关闭门窗，调节室温；采光充足；必要时应用屏风或挂帘遮挡。

【实　施】

见表4-3-3。

表4-3-3　留置导尿术

操作步骤	操作说明
核对解释	●核对解释至再次消毒同导尿术
消毒插管	●同导尿术消毒会阴部及尿道口，轻轻插入导尿管，见尿液流出后再插入7~10 cm
固定尿管	●按导尿管上注明的气囊容积向气囊内注入等量的0.9%氯化钠溶液（图4-3-3），然后立即夹住气囊末端，将导尿管向内伸入少许再向外轻拉至有阻力感时，证明导尿管已固定于膀胱内，向内再推入约2 cm，以免气囊卡在尿道内口造成损伤和不适
接集尿袋	●将导尿管尾端与集尿袋的引流管接头连接，将无菌集尿袋的引流管固定在床单上并开放导尿管（图4-3-4），引流管的长度应足够，以防病人翻身时牵拉，导致导尿管滑出
安置病人	●协助病人穿上裤子，取舒适卧位整理用物。整理床单位，清理用物
洗手记录	●洗手，记录引流量、尿液性状和病人反应

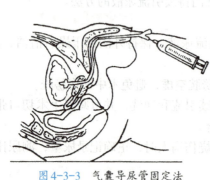
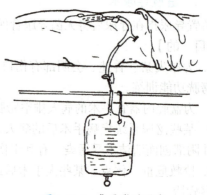

图4-3-3　气囊导尿管固定法　　　　图4-3-4　集尿袋的固定

【注意事项】

1. 向病人及家属解释留置导尿的目的及护理方法，鼓励其主动积极配合参与护理，使其认识到预防泌尿系统感染的重要性。

2. 保持尿液引流通畅，引流管应妥当安置，避免导管受压、扭曲、堵塞而导致引流不畅。

3. 防止逆行感染

（1）保持尿道口清洁：女病人用消毒液棉球擦洗外阴及尿道口，男病人用消毒液棉球擦洗尿道口、龟头及包皮，每日1~2次，保持尿道口清洁。

（2）每日定时更换集尿袋，更换时引流管及集尿袋不可高于膀胱位置，及时排空并记录尿量。

（3）每周更换导尿管1次，硅胶导尿管可酌情延长更换时间。

（4）在病情允许的情况下，鼓励病人多饮水，达到自然冲洗尿道的目的；协助病人勤更换卧位，适当进行床上活动，促进排尿。

4. 密切观察尿液情况，注意倾听病人主诉，若发现尿液混浊、沉淀或出现结晶，应及时进行膀胱冲洗。一般情况下，每周查尿常规1次。

5. 训练膀胱反射功能，在拔管前采用间歇性夹管方法阻断引流，每3～4小时松开1次，使膀胱定时充盈和排空，促进膀胱功能的恢复。

技能二　膀胱冲洗术

【目　的】

膀胱冲洗是通过留置导尿管或耻骨上膀胱造瘘管，将药液输注膀胱内，然后再经导管排出体外，如此反复多次将膀胱内残渣、血液、脓液等冲出防止感染或堵塞尿路的方法。

【准　备】

1. 评估

（1）病人病情、临床诊断、膀胱冲洗的目的。

（2）病人对膀胱冲洗的认识、心理反应、自理能力及合作程度。

2. 计划

（1）护士准备：衣帽整洁、洗手、戴口罩。

（2）病人准备：了解膀胱冲洗的目的、过程及配合方法。

（3）用物准备

1）同导尿术和留置导尿术。

2）开放式膀胱冲洗术：无菌治疗盘内治疗碗1个，内置镊子1把，纱布1块，内置70%乙醇棉球数个，无菌膀胱冲洗器。

3）密闭式膀胱冲洗术：治疗盘、输液调节器、输液架、无菌膀胱冲洗器、血管钳。

4）常用冲洗溶液：0.9%氯化钠溶液、0.02%呋喃西林液、氯己定溶液、0.1%新霉素溶液。溶液温度38～40℃。

（4）环境准备：酌情关闭门窗，调节室温，必要时应用屏风或挂帘遮挡，请无关人员回避。

【实　施】

见表4-3-4。

表4-3-4　膀胱冲洗术

操作步骤	操作说明
核对解释 消毒插管 冲洗膀胱	●携用物至病人床旁，核对并解释操作目的和配合方法 ●同导尿术消毒会阴部及尿道口，轻轻插入导尿管。按留置导尿术固定 ●开放式： 　1）分开导尿管与集尿袋引流管接头处后消毒 　2）取膀胱冲洗器吸取冲洗液，接导尿管 　3）将200～300 ml冲洗液缓慢注入膀胱

续表

操作步骤	操作说明
	4）取下冲洗器，让冲洗液自行流出
	5）如此反复，直至冲洗后流出液澄清为止
	●密闭式：
	1）取冲洗液，消毒瓶塞，打开冲洗装置，将冲洗导管针头插入
	2）将冲洗液瓶倒挂在输液架上，排气后用血管钳夹闭导管
	3）打开引流管夹子，排空膀胱
	4）分开导尿管与集尿袋引流管连接处后消毒，与Y形管相连接
	5）夹闭引流管，开放冲洗管，使溶液滴入膀胱，调节滴速
	6）滴入200～300 ml后，夹闭冲洗管，放开引流管
	7）按需要量，如此反复，观察病人反应及引流液性状
冲洗完毕	●取下冲洗管，消毒导尿管口与引流管接头连接
清洁固定	●清洁外阴部，固定导尿管
整理用物	●整理床单位，清理用物
洗手记录	●洗手，记录冲洗液名称、冲洗量、引流量、性质及病人的反应

【注意事项】

1. 膀胱冲洗应严格执行无菌操作技术。

2. 开放式冲洗抽吸时不宜用力过猛，吸出的液体不得再注入膀胱。

3. 密闭式冲洗瓶内液面距床面约60 cm，滴速一般为60～80滴/分，每天冲洗3～4次，每次500～1 000 ml。

4. 冲洗过程中，病人出现不适或出血情况，应立即停止冲洗。

技能三　灌肠术

　　灌肠术是将一定量液体通过肛管，由肛门经直肠灌入结肠，清除粪便和积气，清洁肠道；或由肠道输入药物，达到确定诊断和进行治疗的目的。根据灌肠目的分为不保留灌肠和保留灌肠，不保留灌肠根据灌注量不同分为大量不保留灌肠、小量不保留灌肠和清洁灌肠。

（一）大量不保留灌肠

【目　的】

1. 解除便秘和腹胀。

2. 稀释并清除肠道内有害物质，减轻中毒。

3. 为高热病人降温。

4. 为肠道手术、检查、分娩做准备。

【准　备】

1. 评估

（1）病室环境是否符合灌肠的要求。

（2）病人的病情，临床诊断、灌肠的目的、排便的情况。

（3）病人对灌肠的认识、心理反应、自理能力及合作程度。

2. 计划

（1）护士准备：衣帽整洁，洗手、戴口罩。

（2）病人准备：了解大量不保留灌肠的目的、方法、注意事项及配合要点，灌肠前协助病人排尿。

（3）用物准备

1）灌肠盘：一次性灌肠袋或新型灌肠器，肛管（18～22号）、弯盘、止血钳、棉签、纸巾、水温计、液状石蜡、橡胶中单和治疗巾（或一次性尿布）、搅棒、一次性手套。

灌肠溶液：常用灌肠溶液有0.9%氯化钠溶液和0.1%～0.2%肥皂水。

2）溶液量及温度：成人每次用量为500～1 000 ml，小儿用量为200～500 ml，灌肠溶液的温度为39～41℃，降温时温度为28～32℃，中暑病人可用4℃的0.9%氯化钠溶液。

3）其他物品：输液架、毛毯、屏风、便器及便器巾。

（4）环境准备：酌情关闭门窗，调节室温；采光充足，必要时屏风或挂帘遮挡。

【实　施】

见表4-3-5。

表4-3-5　大量不保留灌肠

操作步骤	操作说明
核对解释 准备环境	●携用物至病人床旁，核对病人，并向病人解释操作目的和配合方法 ●创设隐蔽环境，屏风遮挡，保护病人隐私，调节室温，光线充足
安置卧位	●协助病人取左侧卧位，双膝屈曲，褪裤至膝部，臀部移至床沿，垫一次性尿垫于臀下，弯盘于臀边
挂灌肠袋	●检查灌肠袋，灌入溶液，挂灌肠袋于输液架上，液面距肛门40～60 cm（图4-3-5）
润管排气	●戴手套，润滑肛管前段，排尽肛管内空气，夹管插管灌液。一手垫纸巾分开肛门，暴露肛门，嘱病人深呼吸，一手将肛管轻轻插入直肠7～10 cm，小儿插入深度4～7 cm，固定肛管，放开止血钳，使液体缓缓流入
观察处理	●观察筒内液面下降情况，并根据病人反应，控制灌肠液流速：如溶液流入受阻，可稍移动肛管，轻轻挤压肛管前端，使堵塞管腔的粪便脱落；如病人有便意，可将灌肠筒适当放低，降低压力，减慢流速，减轻腹压，并嘱病人深呼吸，转移病人注意力；如病人主诉腹部剧烈疼痛，面色苍白，可能发生剧烈痉挛或出血，应立即停止操作，与医生联系，给予及时处理
拔出肛管 安置病人	●待溶液流尽时，夹住肛管，用纸巾包住肛管轻轻拔出，擦净肛门 ●脱下手套，协助病人取舒适体位，嘱其尽可能平卧，保留5～10分钟后再排便，降温灌肠时，保留30分钟，排便后30分钟，测量体温并记录
排便观察	●卧床病人，保留垫巾，将纸巾、呼叫器放在病人易取处，约10分钟后给予便器，协助排便，能下床的病人可协助其自行排便，观察粪便的性状，必要时留取标本送检
整理用物 洗手记录	●排便后及时取出便器，整理床单位，开窗通风，清理用物 ●洗手，在体温单相应栏内记录灌肠结果

【注意事项】

1. 操作中尽量少暴露病人肢体，防止着凉，保护病人的隐私。

2. 根据医嘱和评估资料正确选用灌肠溶液，注意溶液的温度、浓度、流速、压力和量。伤寒病人灌肠，液量不超过500 ml，压力要低，灌肠筒内液面不得高于肛门30 cm；肝昏迷病人禁用肥皂液灌肠，减少氨的产生和吸收，以免加重中毒；充血性心力衰竭和水钠潴留病人禁用生理盐水灌肠，减少钠的吸收，以免增加心脏负担。

3. 灌肠过程中应随时观察病人的病情变化，如出现面色苍白、出冷汗、剧到腹痛、心慌气急、脉速等立即停止灌肠，并与医生联系给予紧急处置。

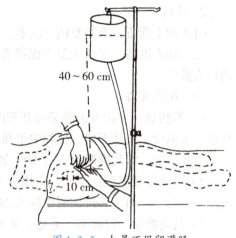

图4-3-5 大量不保留灌肠

4. 降温灌肠应保留30分钟后排便，排便后隔30分钟再测量体温并做记录。

5. 禁忌证为急腹症、消化道出血、妊娠、严重心血管疾病等病人禁忌灌肠。

（二）小量不保留灌肠

【目　的】

1. 解除便秘，用于保胎孕妇、危重、年老体弱、小儿等病人。

2. 清除肠道内的气体，减轻腹胀，用于腹腔、盆腔术后的病人。

【准　备】

1. 评估

（1）病室环境是否符合灌肠的要求。

（2）病人的病情，临床诊断、灌肠的目的、排便的情况。

（3）病人对灌肠的认识、心理反应、自理能力及合作程度。

2. 计划

（1）护士准备：衣帽整洁，洗手、戴口罩。

（2）病人准备：了解小量不保留灌肠的目的、方法、注意事项及配合要点，灌肠前协助病人排尿。

（3）用物准备

1）灌肠盘：注洗器、量杯或小容量灌肠袋（筒），肛管（14～16号）、弯盘、止血钳、棉签、纸巾、水温计、温开水5～10 ml、液状石蜡、橡胶中单和治疗巾（或一次性尿布）、搅棒、一次性手套。

2）灌肠溶液：常用灌肠溶液"1、2、3"溶液，即50%硫酸镁30 ml、甘油60 ml、温开水90 ml；甘油50 ml加等量温开水。温度为38℃。

3）其他物品：输液架、毛毯、屏风、便器及便器巾。

（4）环境准备：酌情关闭门窗，调节室温；采光充足；必要时屏风或挂帘遮挡。

【实　施】

见表4-3-6。

表4-3-6　小量不保留灌肠

操作步骤	操作说明
核对解释 准备环境	●携用物至病人床旁，核对病人，并向病人解释操作目的和配合方法 ●创设隐蔽环境，屏风遮挡，保护病人隐私，调节室温，光线充足
安置卧位	●协助病人取左侧卧位，双膝屈曲，脱裤至膝部，臀部移至床沿，垫一次性尿垫于臀下，弯盘置于臀边
润管排气	●戴手套，润滑肛管前段，用注洗器抽吸灌肠液，连接肛管，排尽肛管内空气，夹管
插管灌液	●一手垫纸巾分开肛门，暴露肛门，嘱病人深呼吸，一手将肛管轻轻插入直肠7~10 cm（图4-3-6），小儿插入深度4~7 cm，固定肛管，开放止血钳，缓慢注入灌洗液，以免刺激肠道黏膜引起排便反射，注毕夹管，取下注洗器再吸取灌肠液，松夹后再行灌洗，如此反复，直至溶液注完。再注入温开水5~10 ml，抬高肛管末端，使溶液全部灌入。
拔出肛管 保留药液	●夹住肛管，用纸巾包住肛管轻轻拔出，分离肛管放入弯盘，擦净肛门 ●脱下手套，协助病人取舒适体位，嘱其尽可能平卧，保留10~20分钟后再排便。
排便观察	●卧床病人，保留垫巾，将纸巾、呼叫器放在病人易取处，约10分钟后给予便器，协助排便，能下床的病人可协助其自行排便，观察粪便的性状，必要时留取标本送检
整理用物 洗手记录	●排便后及时取出便器，整理床单位，开窗通风，清理用物 ●洗手，在体温单相应栏内，记录灌肠结果

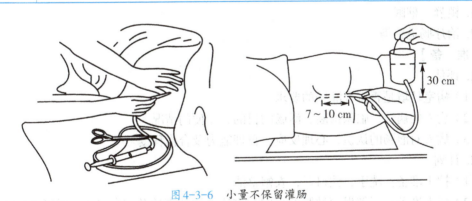

图4-3-6　小量不保留灌肠

【注意事项】

1. 注意灌肠液的温度、浓度、流速、压力和量，注入速度不可过快，压力宜低，如用灌肠筒，液面距肛门不能超过30 cm。

2. 每次抽吸灌肠液时，应反折肛管尾端，防止空气进入肠道引起腹胀。

（三）清洁灌肠

【目　的】

1. 彻底清除滞留在结肠中的粪便。为直肠、结肠检查和手术前的肠道做准备。

2. 排出体内毒素。

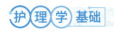

【准　备】

1. 评估　同大量不保留灌肠。

2. 计划

（1）护士准备：衣帽整洁，洗手、戴口罩。

（2）病人准备：了解清洁灌肠的目的、方法、注意事项及配合要点，灌肠前病人排尽大小便。

（3）用物准备

灌肠溶液：0.1%～0.2%肥皂液，0.9%氯化钠。其他物品：同大量不保留灌肠。

（4）环境准备：酌情关闭门窗，调节室温；采光充足，必要时用屏风或挂帘遮挡。

【实　施】

方法同大量不保留灌肠，首先用0.1%～0.2%肥皂液灌肠，再用0.9%氯化钠溶液灌肠数次，直至排出液清澈无粪质为止。

【注意事项】

1. 清洁灌肠禁忌用清水反复灌洗，以防水、电解质紊乱。

2. 每次灌肠液的量约为500 ml，液面距肛门不超过60 cm。

（四）保留灌肠

保留灌肠是将药液通过肛管经直肠灌入到结肠内，通过肠黏膜吸收达到治疗疾病的目的。

【目　的】

1. 镇静、催眠。

2. 治疗肠道感染。

【准　备】

1. 评估

（1）病室环境是否符合灌肠的要求。

（2）病人的病情，临床诊断、灌肠的目的、排便的情况。

（3）病人对灌肠的认识、心理反应、自理能力及合作程度。

2. 计划

（1）护士准备：洗手、戴口罩，衣帽整洁。

（2）病人准备：了解保留灌肠的目的、方法、注意事项及配合要点，灌肠前病人排尽大小便。

（3）用物准备

灌肠盘：注洗器、量杯或小容量灌肠筒、橡胶肛管或硅胶肛管（12～14号），温开水5～10 ml，弯盘、止血钳、液状石蜡、棉签、纸巾、水温计、橡胶中单和治疗巾（或一次性垫巾）、搅棒、一次性手套。

灌肠溶液：镇静、催眠常用10%水合氯醛；治疗肠道感染常用2%小檗碱、0.5%～1%新霉素及其他抗生素等，药量不超过200 ml，温度38℃。

其他物品：按需备毛毯、屏风、便器及便器巾等。

（4）环境准备：酌情关闭门窗，调节室温；采光充足；必要时用屏风或挂帘遮挡。

【实　施】

见表4-3-7。

表4-3-7　保留灌肠

操作步骤	操作说明
核对解释	●携用物至病人床旁，核对病人，并向病人解释操作目的和配合方法
准备环境	●创设隐蔽环境，屏风遮挡，保护病人隐私，调节室温
安置卧位	●根据病情选择不同的体位，垫小枕，抬高臀部约10 cm，慢性细菌性痢疾病变多在乙状结肠和直肠，取左侧卧位；阿米巴痢疾病阿米巴痢疾，病变部位多见于回盲部，取右侧卧位，铺一次性垫巾于臀下，放弯盘于臀边
润管排气	●戴手套，润滑肛管前段，用注洗器抽吸灌肠液，连接肛管，排尽肛管内空气，夹管
插管灌液	●一手垫纸巾分开肛门，暴露肛门，嘱病人深呼吸，一手将肛管轻轻插入直肠15~20 cm，缓慢注入灌洗液，夹管，取下注洗器再吸取灌肠液，松夹后在行灌洗，如此反复，直至溶液注完，再注入温开水5~10 ml，抬高肛管末端，使溶液全部灌入
拔出肛管	●夹住肛管，用纸巾包住肛管轻轻拔出，分离肛管放入弯盘，擦净肛门
保留药液	●脱下手套，协助病人取舒适体位，嘱其尽可能平卧，保留1小时后再排便，使药液，充分吸收，达到最好治疗效果
排便观察	●卧床病人，保窗垫巾，将纸巾、呼叫器放在病人易取处，协助排便，能下床的病人可协助其自行排便
整理用物	●排便后及时取出便器，整理床单位，开窗通风，清理用物
洗手记录	●洗手在体温单相应栏内记录灌肠结果

【注意事项】

1. 灌肠前正确评估病人，了解目的及病变部位，便于确定适宜的体位和肛管插入的深度。

2. 为提高疗效，可在晚间临睡前进行灌肠，嘱病人灌肠前排便、排尿，掌握"细、深、少慢"的操作原则，即肛管细，插入深，液量少，流速慢，使药液保留时间长，利于肠黏膜对药液的充分吸收。

3. 肛门、直肠和结肠等手术后及排便失禁的病人均不宜保留灌肠。

（五）口服溶液清洁肠道法

1. 电解质等渗溶液清洁肠道法　电解质等渗清肠口服液口服后几乎不吸收、不分解，有效增加肠道体液成分，从而软化粪便，刺激肠蠕动，加速排便，达到清洗肠道的目的。适用于直肠、结肠检查和手术前肠道准备。常用溶液有复方聚乙二醇电解质散等。复方聚乙二醇电解质散主要成分为聚乙二醇4 000、氯化钠、氯化钾、无水硫酸钠、碳酸氢钠。

（1）配制方法（每1 000 ml）：取药品1盒（内含A、B、C各1小包），将盒内各包药粉一并倒入带有刻度的杯（瓶）中，加温开水至1 000 ml，搅拌使完全溶解。

（2）服用方法：①大肠手术前：病人手术前日午餐后禁食（可以饮水），午餐3 h后开始给药。②大肠内镜检查前：检查当日给药，当日早餐禁食（可以饮水），预定检查时间4小时前给药；检查前日给药，前日晚餐后禁食（可以饮水），晚餐后1 h给药，病人前日的早餐、午餐应进食残渣少的食物，晚餐进流质饮食。

（3）用量：3 000~4 000 ml，首次服用600~1 000 ml，每隔10~15分钟服用1次，每次250 ml直至服完或直至排出水样清便，总给药量不能超过4 L。

（4）观察：口服清洁肠道溶液后护士应观察病人的一般情况。

1）排便次数、粪便性质：先为软便，后为水样便，待排出液为清水样时即说明已达到清洁肠道的目的。

2）服药后症状：服药后约1 h，肠道蠕动加快，部分病人会出现恶心、腹胀，若症状严重，可加大间隔时间或暂停给药，直至症状消失后再恢复用药，如出现腹痛、休克、过敏样症状等副作用，应停止服药，立即接受治疗。

3）排便后感觉：无腹痛，无直肠下坠感。如口服溶液清洁肠道效果差，应在术前晚、术日晨清洁灌肠。及时记录。

2. 高渗溶液清洁肠道法　高渗溶液进入肠道后在肠道内形成高渗环境，使肠道内水分大量增加，从而软化粪便，刺激肠蠕动，加速排便，达到清洁肠道的目的。适用于直肠、结肠检查和手术前肠道准备。常用溶液有甘露醇、硫酸镁。

（1）甘露醇法：病人术前3天进半流质饮食，术前1天进流质饮食，术前1天下午2：00~4：00口服甘露醇溶液1 500 ml（20%甘露醇500 ml+5%葡萄糖1 000 ml混匀）。一般服用后15~20分钟即反复自行排便。

（2）硫酸镁法：病人术前3天进半流质饮食，每晚口服50%硫酸镁10~30 ml。术前1天进流质饮食，术前1天下午2：00~4：00，口服25%硫酸镁200 ml（50%硫酸镁100 ml+5%葡萄糖盐水100 ml）后再口服温开水1 000 ml一般服后15~30分钟即可反复自行排便，2~3 h内可排便2~5次。

技能四　肛管排气

肛管排气是将肛管从肛门插入直肠，排出肠腔内积气的方法。

【目　的】

帮助病人排出肠腔积气，减轻腹胀。

【准　备】

1. 评估

（1）病室环境是否符合灌肠的要求。

（2）病人的病情，临床诊断、灌肠的目的、排便的情况。

（3）病人对灌肠的认识、心理反应、自理能力及合作程度。

2. 计划

（1）护士准备：衣帽整洁，洗手、戴口罩。

（2）病人准备：了解肛管排气的目的、方法、注意事项及配合要点。

（3）用物准备：治疗盘内备肛管（26号左右）、玻璃接管、橡胶管、玻璃瓶（内盛水

3/4满）、瓶口系带、润滑油、棉签、弯盘、一次性手套、纸巾、胶布条、另备屏风。

（4）环境准备：酌情关闭门窗，调节室温、采光充足，必要时用屏风或挂帘遮挡。

【实 施】

见表4-3-8。

表4-3-8　肛管排气

操作步骤	操作说明
核对解释	●携用物至病人床旁，核对病人，并向病人解释操作目的和配合方法
准备环境	●创设隐蔽环境，屏风遮挡，保护病人隐私，调节室温安置卧位
安置卧位	●协助病人取左侧卧位或仰卧位，暴露肛门
系瓶连管	●将瓶系于床边，橡胶管一端插入玻璃瓶液面下，另一端与肛管相接
插管固定	●戴手套，润滑肛管前段，嘱病人深呼吸，左手分开臀部，右手将肛管轻轻插入直肠15～18 cm（图4-3-7），用胶布将肛管固定于臀部，再将橡胶管固定于床单上 图4-3-7　肛管排气法
观察处理	●观察和记录排气情况，如有气体排出时，瓶中可见水泡；如排气不畅，应帮助病人更换体位及按摩腹部，促进排气拔出肛管保肛管时间一般不超过20分钟，夹住肛管，用纸包住肛管轻轻拔出放入弯盘内，擦肛门，用纸巾在肛门处轻轻按摩
安置病人	●协助病人取舒适卧位
整理用物	●整理床单位，开窗通风，清理用物
洗手记录	●洗手，观察病人反应并记录

【注意事项】

1. 注意遮挡，保护病人隐私。

2. 保留肛管一般不超过20分钟，长时间留置肛管，会降低括约肌的反应，甚至导致肛门括约肌永久性松弛。如有必要可间隔2～3 h后再重复插入。

项目小结

　　本项目学习重点是尿液、粪便的观察，排尿异常、排便异常的护理措施，导尿技术、灌肠技术的注意事项；学习难点是女性病人导尿管留置技术和大量不保留灌肠技术，在学习过程中注意比较大量不保留灌肠、小量不保留灌肠、保留灌肠、肛管排气的异同点。结合解剖知识正确辨认女性病人尿道和阴道，正确插入导尿管。

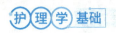

思考与练习

1. 病人，女性，45岁，行胃大部切除术后，12 h未排尿，诉下腹胀痛，排尿困难。护士采用了很多方法帮助该病人促进排尿，但均无效。

请问：

（1）护士采取什么护理措施可以更好地解除病人的痛苦？

（2）在操作过程中应注意什么？

2. 病人，男性，62岁，因外伤导致尿失禁。护士遵医嘱要为病人进行留置导尿术。

请问：

（1）为病人行留置导尿术的目的是什么？

（2）导尿管插入的长度以多少为宜？

（3）怎样做不会引起逆行性尿路感染？

3. 病人，男性，76岁，因下肢骨折卧床3个月，近3 d未排便，主诉腹胀、无食欲。查体：触诊腹部较硬实且紧张，可触及包块，肛诊可触及粪块。

请问：

（1）该病人出现了什么情况？

（2）你将针对性地采取哪些护理措施？

（王　琳）

项目一　药物疗法

数字教学内容

学习目标

1. 掌握给药的基本知识、各种注射法的部位及注意事项。
2. 熟悉药物保管原则和不同性质药物的保存要求，以及注射器的结构。
3. 学会口服给药技术，各种注射技术、超声雾化吸入法、氧气雾化吸入法等技术操作。
4. 具有爱伤观念，严格执行无菌技术操作，动作轻稳，体现爱心。

导学案例

　　王爷爷，男，74岁。慢性咳嗽、咳痰9年，近3年来在劳动时出现气短。2天前开始发热，咳黄黏痰，痰不易咳出，喘息加重入院。查体：T 38.4℃，P 104次/分，R 32次/分，BP 128/74 mmHg。神志清楚，消瘦，口唇发绀，胸廓呈桶状胸，呼吸运动减弱，触觉语颤减低，叩诊过清音，呼吸音粗，双肺满布哮鸣音，肺底散在湿啰音。血常规：白细胞$12.2×10^9$/L。胸片示：两肺透亮度增加。初步诊断：慢性支气管炎合并慢性阻塞性肺气肿（急性加重期）。

　　工作任务：

1. 正确、安全地帮助病人服用口服药。
2. 选择合适的方法为病人减轻呼吸道炎症。

应知部分

一、给药的基本知识

（一）药物的种类、领取和保管

1. 药物的种类

（1）内服药：溶液、合剂、酊剂、片剂、丸剂、胶囊剂、散剂等。

（2）注射药：水剂、油剂、粉剂、结晶、混悬液等。

（3）外用药：溶液、软膏剂、酊剂、粉剂、搽剂、滴剂、栓剂、洗剂、涂膜剂等。

（4）新型制剂：粘贴敷片、植入慢溶片、胰岛素泵等。

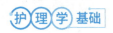

2. 药物的领取

（1）病区内应备有一定基数的常用药物，根据消耗量填写领药单，定期到药房领取补充，备用一定数量的常用药物，便于病区内正常使用。口服药由中心药房专人负责配药、核对，病区护士负责核对领回，发药前再次进行核对。注射药、抢救药、临时医嘱的口服药等由病区护士专人负责。

（2）贵重药、剧毒药、麻醉药需凭医生处方领取。

目前，大部分医院采取了计算机联网管理，即病人用药从医生开出医嘱，到医嘱处理药物计价、记账、药品的消耗结算等，都是计算机处理，从而提高工作效率。

3. 药物的保管

（1）药柜位置　药柜应放在通风、干燥、光线明亮处，避免阳光直射，药柜由专人负责并保持其整洁。

（2）分类保管　柜内所有药物应按照注射、内服、外用、剧毒等分类保管。按其有效期的先后顺序排列和使用，以免浪费。剧毒药、麻醉药管理要实行"五专制度"，即专人负责、专柜加锁、专用账册、专用处方、专册登记，并列入交班内容。

（3）标签明确　药瓶应贴有明显标签，标签上标明药名（中、外文对照）、浓度、剂量、规格，字迹清楚。内服药用蓝色边标签，外用药用红色边标签，剧毒药、麻醉药用黑色边标签。凡是没有标签或标签模糊的药品均不可使用。

（4）定期检查　药物使用前要按规定严格检查药品质量和有效期，如药物发生混浊、沉淀、发霉、变色、异味、潮解、过期等情况，均不可使用。

（5）妥善保存

1）根据药物的性质妥善保管

①易挥发、潮解或风化的药物：须装瓶并盖紧瓶盖，如糖衣片、过氧乙酸、干酵母、乙醇等。

②易氧化和遇光变质类药物：口服药应装有色密闭瓶中，放阴凉处，如氨茶碱、维生素C等；针剂类药物的盒内用墨纸遮盖，如氢化可的松、盐酸肾上腺素、硝普钠等。

③易被热破坏的药物：须放于2~10℃的冰箱内冷藏，如青霉素皮试液、疫苗、免疫球蛋白、抗毒血清等生物制品。

④易燃烧、易爆炸的药品：应远离明火处放置，以防意外，如乙醇、乙醚、环氧乙烷等。

⑤易过期的药物，如各种抗生素、胰岛素等要定期检查，按有效期的先后，有计划地使用，避免浪费。

2）病人专用药物：应单独存放，并注明床号、姓名，医护人员不可随意借用他人。

（二）给药原则

为保证用药的安全，护士在给药中必须严格遵守以下原则：

1. 严格按医嘱准确给药

给药是依赖性护理措施，必须有医嘱作为依据。护士在用药前必须查对医嘱，严格按照医嘱执行。对医嘱或药物有疑问时，护士有责任对医嘱提出质疑，不可盲目执行，也不得擅自更改医嘱。

2. 严格执行查对制度

（1）"三查"即药物治疗操作前、操作中、操作后查（查八对内容）。

（2）"八对"即床号、姓名、药名、浓度、剂量、用法、时间、药品有效期。

（3）"一注意"即注意观察药物作用和不良反应。

3. 正确安全合理给药

（1）做到"五准确"护士在给药操作过程中要做到"五准确"，即将准确的药物，按照准确的剂量，用准确的方法，在准确的时间内，给予准确的病人。

（2）注意配伍禁忌　两种或两种以上药品配伍使用时，要注意配伍禁忌，避免发生药源性疾病。

（3）及时发药　药物配好后要及时分发给病人，避免药品放置过久引起污染和药效降低。

（4）做好过敏试验　对易发生过敏反应的药物，使用前要详细了解病人的用药史、过敏史、家族过敏史，按要求做过敏试验。

4. 密切观察用药反应

要注意观察药物的疗效及不良反应。对易引起过敏及毒副反应较大的药物，更应加强用药前的询问和用药后的观察，必要时做好记录。

5. 指导病人合理用药

护士应运用熟练的技术和沟通技巧，指导病人合理用药，介绍相关用药知识及自我保护措施。

（三）给药途径

不同的给药途径可以影响药效的强弱和起效的快慢。给药途径应根据药物的性质、剂型、病变部位、组织对药物的吸收、病人的病情等情况而定。常用的给药途径有：口服、舌下、含化、注射（皮内、皮下、肌内、静脉）、吸入、直肠给药、外敷等。

除动脉、静脉注射药液直接进入血液循环外，其他药物均有一个吸收过程。机体对药物的吸收速度由快至慢顺序为：吸入>舌下含化>直肠>肌内注射>皮下注射>口服>皮肤。

（四）给药的次数及时间

为了维持药物在血液中的有效浓度和最大药效，根据药物的半衰期确定给药次数与间隔时间。药疗和护理工作中，常用外文缩写来表示用药次数与间隔时间。医院常用的外文缩写见表5-1-1；给药时间缩写与时间安排见表5-1-2。

表5-1-1　医院常用外文缩写及中文译意

外文缩写	中文译意	外文缩写	中文译意
qd	每日1次	qod	隔日1次
bid	每日2次	biw	每周2次
tid	每日3次	qm	每晨1次
qid	每日4次	qn	每晚1次
qh	每1小时1次	am	上午

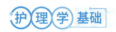

续表

外文缩写	中文译意	外文缩写	中文译意
q2h	每2小时1次	pm	下午
q3h	每3小时1次	st	立即
q3h	每3小时1次	DC	停止
q4h	每4小时1次	pm	需要时（长期）
q6h	每6小时1次	SOS	需要时（临时）
hs	临睡前	aa	各
ac	饭前	ID	皮内注射
pc	饭后	H	皮下注射
12n	中午12点	IM或im	肌内注射
12mn	午夜12点	IV或iv	静脉注射
gtt	滴		

表5-1-2 给药时间缩写与时间安排

外文缩写	中文译意	外文缩写	中文译意
qm	6：00	qid	8：00，12：00，16：00，20：00
qd	8：00	q2h	6：00，8：00，10：00，12：00，14：00
qn	20：00	q3h	9：00，12：00，15：00，18：00
bid	8：00，16：00	q4h	8：00，12：00，16：00，20：00
tid	8：00，12：00，16：00	q6h	8：00，14：00，20：00，2：00

（五）影响药物作用的因素

药物疗效的产生不仅取决于药物本身的质和量，而且还受机体内外诸多因素的影响。

1. 药物方面

（1）药物剂量　剂量与效应存在着规律的关系，药物必须达到一定的剂量才能产生效应，在一定范围内剂量增加效应也随之增强。但效应的增强是有限度的，达到最大效应后，剂量再增加不但效应不会再增加，而且可能导致药物毒性作用增加。在使用安全范围小的药物，如洋地黄类药物时，护士应特别注意监测中毒反应情况。

（2）药物剂型　不同剂型的药物吸收量与速度不同，从而影响药物作用的快慢和强弱。在注射剂中水溶液的吸收速度比混悬液、油剂、固体快；口服药中，溶液比片剂、胶囊更容易吸收，因而作用发生也较快。

（3）给药途径　不同的给药途径可以影响药物吸收的量和速度，例如，静脉给药药物直接进入血液循环，作用最快。不同的给药途径还会产生药物效应的不同，如口服硫酸镁产生导泻、利胆作用，而注射给药则产生镇静和降血压作用。

（4）给药时间　为了提高药物的疗效和降低毒副作用，不同药物有不同的给药时间。如口服药物于饭前空腹服用，吸收较容易，起效较迅速，但如果是对胃黏膜有刺激性的药物，则必须于饭后服用。肝、肾功能不良者可适当调整给药间隔时间，防止蓄积中毒。

（5）联合用药　联合用药指为了达到治疗目的而采取的两种或两种以上药物同时或先

后应用。若联合用药后使原有的效应增强，称为协同作用；若联合用药后使原有的效应减弱，称为拮抗作用。临床上联合用药的目的是发挥药物的协同作用，增强治疗效果，避免和减少药物不良反应。

2. 机体方面

（1）生理因素

1）年龄与体重：通常所说的药物"治疗量"是针对14～60岁的成人而言。儿童和老年人对药物的反应与成年人不同，除体重因素外，还与生长发育和机体的功能状态有关。小儿肝肾等器官功能发育尚不健全，而组织血流量充足，新陈代谢旺盛，故对药物的敏感性较成人高。而老年人则因肝肾等器官功能的衰退，使药物代谢和排泄减慢，对药物耐受性降低，所以儿童和老年人的用药剂量均应酌减。一般药物用量与体重成正比。

2）性别：男女性别不同对药物的反应一般无明显差异，但女性在月经期、妊娠期和哺乳期，子宫对泻药、子宫收缩药及刺激性较强的药物较敏感，容易造成月经过多、早产或流产。此外，某些药物可能引致畸胎，有些药物可通过胎盘进入胎儿体内或经乳腺排泌进入婴儿体内而引起中毒，故妇女在妊娠期和哺乳期应用药物要谨慎。

（2）病理状态　疾病可影响药物在体内的过程，也可影响机体对药物的敏感性。如肝肾功能受损，药物代谢、排泄慢，易致药物中毒。药物还损伤肝肾功能，常见的引起肝毒性药物有：氯丙嗪、苯妥英钠、水杨酸类等。常见的引起肾毒性药物有：磺胺类药、氨基糖苷类抗生素、四环素类抗生素等。

（3）心理行为因素　心理因素在一定程度上可影响药物的效应，其中以病人的情绪、对药物的信赖程度，医护人员的语言、暗示作用等最为重要。

3. 饮食方面

饮食与药物之间存在着相互作用，表现为饮食改变药物的体内过程，药物影响饮食的营养价值等。药物与饮食也存在配伍禁忌。

（1）促进药物吸收和增加疗效　如酸性食物可增加铁剂的溶解度，促进铁的吸收；粗纤维食物可促进肠蠕动增进驱虫剂的疗效；高脂饮食可促进脂溶性维生素吸收。

（2）干扰药物吸收和降低疗效　如补钙时不宜同吃菠菜，因菠菜中含有大量草酸，草酸与钙结合成草酸钙而影响钙的吸收；服铁剂时不能与茶水、高脂饮食同时服用，因为茶叶中的鞣酸与铁形成铁盐妨碍铁的吸收。

（3）改变尿液pH从而影响疗效　动物脂肪在体内代谢产生酸性物质，豆制品和蔬菜在体内代谢产生碳酸氢钠，它们排出时影响尿液pH，从而影响药效。如氨苄西林、呋喃妥因在酸性尿液中杀菌力强，因此用它们治疗泌尿系统感染时宜多食荤菜，使尿偏酸，增强抗菌作用，而应用氨基糖苷类、头孢菌素、磺胺类药物时，宜多食素食，以碱化尿液，增强疗效。

二、口服给药法

口服给药是临床最常用的给药方法，特点是方便、经济且安全。但口服给药吸收慢，药物产生疗效时间较长，故不适用于急救、意识模糊、呕吐、禁食等病人。

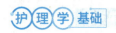

(一) 安全给药指导

1. 抗生素及磺胺类药物需在血液内保持有效浓度，应准时给药。

2. 健胃及增进食欲的药物宜饭前服，因其刺激舌味觉感受器，使胃液大量分泌，可增进食欲。助消化及对胃黏膜有刺激的药物宜饭后服，以便使药物和食物均匀混合，有助于消化或减少对胃壁的刺激。

3. 服强心苷类药物前应先测脉率（心率）及脉律（心律），脉率低于60次/分或心律不齐，应停服并报告医生。

4. 对牙齿有腐蚀作用或使牙齿染色的药物，如酸剂、铁剂，服用时应避免与牙齿接触，可用吸水管吸入，服后及时漱口。

5. 止咳糖浆对呼吸道黏膜有安抚作用，口服时勿稀释，服后不宜立即饮水，以免冲淡药液，降低疗效，若同时服用多种药物，应最后服用止咳糖浆。

6. 磺胺类药物和退热药，服后宜多饮水。前者为防止尿少而致磺胺结晶析出，引起肾小管堵塞；后者起发汗降温作用，多饮水可增加药物疗效。

7. 缓释片、肠溶片、胶囊吞服时不可嚼碎。

8. 一些特殊药，如麻醉药、催眠药、抗肿瘤药，需待病人服下后方可离开。

三、雾化吸入法

雾化吸入法是指用雾化装置将水分或药液变成细微的气雾，经口或鼻吸入呼吸道，以达到湿化呼吸道、减轻局部炎症、祛痰、解除支气管痉挛等目的的给药方法。常用的雾化吸入法有超声雾化吸入法、氧气雾化吸入法、压缩雾化吸入法。

(一) 目的

1. 预防和治疗呼吸道感染消除炎症，减轻呼吸道黏膜水肿，稀释痰液以利排出。常用于肺炎、咽喉炎、肺脓肿、支气管扩张等病人。预防呼吸道感染，常用于胸部手术前后的病人。

2. 改善通气功能

解除支气管痉挛，保持呼吸道通畅。常用于支气管哮喘病人。

3. 湿化呼吸道

常用于呼吸道湿化不足、痰液黏稠、气道不通畅者，也配合人工呼吸器、气管切开术后使用，使呼吸道湿化。

4. 治疗肺癌

间歇吸入抗癌药物以治疗肺癌。

(二) 常用药物

1. 抗生素

常用庆大霉素、卡那霉素。可控制呼吸道感染，消除炎症。

2. 祛痰药

常用 α-糜蛋白酶、乙酰半胱氨酸（易咳净、痰易净）。可稀释痰液，帮助祛痰。

3. 平喘药

常用氨茶碱、沙丁安醇（舒喘灵）。可使支气管扩张，解除支气管痉挛。

4. 糖皮质激素

常用地塞米松，与抗生素同时使用，增加抗炎效果，减轻呼吸道黏膜水肿。

四、注射法

注射法是将一定量的无菌药液或生物制剂注入人体组织或血管内的方法，以达到预防、诊断、治疗疾病的目的。常用的注射法有皮内注射、皮下注射、肌内注射、静脉注射。注射给药的优点是药物吸收快，血药浓度迅速升高，适用于因各种原因不宜口服给药的病人。

（一）注射原则

1. 严格遵守无菌操作原则

（1）环境清洁、干燥、宽敞，无尘埃飞扬，符合无菌操作的基本要求。

（2）操作者注射前必须洗手，戴口罩，保持衣帽整洁。

（3）注射器空筒内壁、活塞体、乳头和针头的针梗、针尖、针栓内壁必须保持无菌。

（4）注射部位按要求消毒，并保持无菌。常规消毒用棉签蘸2%碘酊，以注射点为中心由里向外螺旋式消毒，直径大于5 cm，待碘酊干后，用75%乙醇脱碘，方法同上，范围大于碘酊消毒面积。另外，还可以使用安尔碘（或碘伏）以同样方法消毒，无须脱碘，待干后方可注射。

2. 严格执行查对制度

（1）严格执行"三查、八对、五准确"。

（2）严格把握药液质量关，发现药液变色、沉淀、混浊、药物有效期已过、安瓿有裂痕现象，不能使用。

（3）同时注射多种药物，应注意配伍禁忌。

3. 选择合适的注射器和针头

根据药液的量、黏稠度和刺激性强弱选择合适的注射器和针头，注射器应完整无损、不漏气；针头型号合适、锐利、无钩、无锈、无弯曲；注射器与针头衔接必须紧密；一次性注射器的包装须密封，型号合适，并在有效期内。

4. 选择合适的注射部位

注射部位应避开血管和神经处。注射部位皮肤应无炎症、化脓感染、硬结、瘢痕及皮肤病，对长期注射的病人，应有计划地更换注射部位。

5. 药液应现配现用

注射粉剂、结晶剂型药物时，应在注射时现配现用；注射溶液、油剂、混悬液等剂型，在注射时临时抽取，以防药物效价降低或被污染。

6. 排尽空气

注射前应排尽空气，以防空气进入血管形成空气栓塞；排气时应一滴排气，防止浪费药液。

7. 检查回血缓慢推药

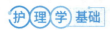

进针后注射药液前，应抽动活塞，检查有无回血。皮下及肌内注射见无回血才能注药，若有回血，应拔出针头重新进针；动、静脉注射必须见到回血才能推药。

8. 应用无痛注射技术

（1）分散病人注意力，消除其心理顾虑。

（2）取合适体位，使肌肉松弛。

（3）做到"两快一慢"，即进针和拔针要快、推药液要慢。

（4）刺激性强的药液应选择长针头、深注射。

（5）同时注射多种药物应先注射无刺激性或刺激性小的药液，后注射有刺激性或刺激性强的药液。

（6）长期注射应更换注射部位。

9. 严格执行消毒隔离制度

注射用物应做到一人一套，包括注射器、针头、棉垫、止血带；所有物品用完按消毒隔离制度处理，一次性物品按规定进行分类处理，不可随意丢弃。

（二）注射用物

1. 基础注射盘常规放置下列物品

（1）皮肤消毒液常用2%碘酊、75%乙醇或0.5%碘伏或者安尔碘。

（2）无菌持物镊浸泡于消毒液内或放于灭菌后的干燥容器中。

（3）其他用物棉签、弯盘、砂轮、启瓶器、静脉注射时加止血带、小垫枕。

2. 注射器和针头

（1）注射器和针头构造（图5-1-1）注射器由空筒和活塞两个部分组成，空筒前端为乳头，空筒上标有容量刻度，活塞包括活塞体、活塞轴、活塞柄。其中乳头、空筒内壁、活塞体应保持无菌，不得用手触摸。针头由针尖、针梗、针栓三部分组成。除针栓外壁外，其余部分应保持无菌。目前广泛使用一次性注射器。

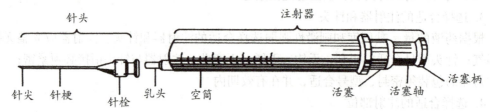

图5-1-1 注射器和针头构造

（2）注射器和针头规格（表5-1-3）

表5-1-3　各种注射法选用注射器和针头的规格

注射法	注射器	针头
皮内注射	1 ml	4~5号
皮下注射	1 ml、2 ml	5~6号
肌内注射	2 ml、5 ml	6~7号
静脉注射	5 ml、10 ml、20 ml、50 ml	6~9号（或头皮针）

五、局部给药技术

(一) 皮肤给药法

【目　的】

将药物直接涂于皮肤，以起到局部治疗的作用。常用药物有溶液、糊剂、软膏、乳膏剂、酊剂和粉剂等。

【方　法】

1. 涂药前先用温水或肥皂清洁皮肤，如皮炎则用清水清洗。

2. 根据药物剂型，采用相应的涂擦方法。

(1) 溶液

1) 作用：一般为非挥发性药物的水溶液，如3%硼酸溶液、依沙吖啶溶液，有清洁、收敛、消炎等作用。主要用于急性皮炎伴有大量渗液或脓液者。

2) 用法：将一次性治疗巾垫于患部下面，用止血钳夹持沾湿药液的棉球，涂抹患处，至清洁后用干棉球抹干。亦可用湿敷法给药。

(2) 糊剂

1) 作用：为含有多量粉末的半固体制剂，如氧化锌糊、甲紫糊等。有保护皮损、吸收渗液和消炎等作用。适用于亚急性皮炎，有少量渗液或轻度烂者。

2) 用法：用棉签将药糊直接涂于患处，但不宜涂得太厚，可先将糊剂涂在纱布上，然后贴在受损皮肤处，外加包扎。

(3) 软膏

1) 作用：为药物与适宜基质制成有适当稠度的膏状制剂，如硼酸软膏、硫黄软膏。具有保护、润滑、软化痂皮等作用。一般用于慢性增厚性皮损。

2) 用法：用棉签将软膏直接涂于患处，但不宜涂得太厚，如为角化过度的皮损，应略加摩擦，除用于溃疡或大片糜烂皮损外，一般不需包扎。

(4) 乳膏剂

1) 作用：为药物与乳剂型基质制成的软膏，分霜剂和脂剂。如樟脑霜和尿素脂，具有止痒、保护、消除轻度炎症的作用。

2) 用法：用棉签将乳膏剂直接涂于患处，禁用于渗液较多的急性皮炎。

(5) 酊剂

1) 作用：具有杀菌、消毒、止痒等作用。适用于慢性皮肤病人的苔藓样变。

2) 用法：用棉签蘸药直接涂于患处，但因药物有刺激性，不宜用于有糜烂面的急性皮炎，黏膜以及眼、口的周围。

(6) 粉剂

1) 作用：能起到干燥、保护皮肤的作用。适用于急性或亚急性皮炎而无糜烂渗液的皮损，如滑石粉、痱子粉等。

2) 用法：将药粉均匀地扑撒在皮损处。注意观察用药后局部皮肤反应，并了解病人的主观感觉，评价用药效果。

3. 注意事项

(1) 先清洁皮肤后用药，如有破损，要注意无菌操作。

（2）涂敷药物时，要根据药物的性质，选择适当的用具，不可用手直接涂抹。

（3）使用洗剂要充分摇匀，涂敷油膏时不宜太厚。

（4）注意观察用药后局部皮肤反应，并了解药物疗效。

【评　价】

1. 病人理解操作目的，主动配合。

2. 护士严格遵守操作规程，护患沟通有效，达到预期目的。

小贴士

舌下给药技术是将药物置舌下自然溶解，通过舌下口腔黏膜丰富的毛细血管吸收，可避免胃肠刺激，吸收不全和首过消除作用，而且生效快。如目前常用的硝酸甘油片剂，舌下含服一般2～5分钟即可发挥作用，对心绞痛病人心前区压迫感或疼痛感可减轻或消除。使用时，告知病人将药物放在舌下，让其自然溶解吸收，不可咀嚼吞下，否则会影响药效。

职业技能训练

技能一　口服给药技术

【目　的】

药物口服后经胃肠黏膜吸收、利用，以达到防治和诊断疾病的作用。

【准　备】

（1）护士准备：着装整洁，洗手、戴口罩。

（2）病人准备：明确用药目的、配合方法，取舒适卧位，必要时洗手。

（3）用物准备：发药车、药物、药盘、药杯、药匙、量杯、滴管、研钵、湿纱布、包药纸、吸水管、服药本、小药卡、治疗巾、水壶（内盛温开水）。

（4）环境准备：环境安静、整洁，温湿度适宜。

【实　施】

见表5-1-4。

表5-1-4　口服给药法

操作步骤	操作说明
核对解释 摆放药物	●核对小药卡、服药本，按床号将小药卡插入药盘内，放好药杯 ●根据服药本上床号、姓名、药名、浓度、剂量、时间进行配药。摆好一名病人的药，再摆另一名病人的药。先摆固体药，再摆水剂与油剂 ●根据药物的剂型，采取不同取药方法
固体药 液体药	●用药匙取出所需药量，放入药杯 ●摇匀药液，打开瓶盖，一手拿量杯，拇指置于所需刻度，另一手持药瓶，瓶签向上（掌心），倒药液至所需刻度处（图5-1-2），再将药液倒入药杯 ●油剂或不足1 ml（按滴计算，1 ml为15滴）的药液，在药杯内倒入少许温开水，用滴管吸取药液，防止药液黏附在瓶壁，导致剂量不准

续表

操作步骤	操作说明
发放药物	● 个人专用药应单独存放，注明床号、姓名、药名、剂量 ● 配药完毕，重新核对。发药前与另一护士再次核对 ● 在规定时间内，携带服药本、药盘、温开水，至病人床前。如病人不在或因故不能服药，应将药物带回保管，适时再发，且做好交接班 ● 严格查对
协助服药	● 协助病人服药，并给予用药指导 ● 确认病人服药后，再离开病房
整理记录	● 再次核对，收回药杯，病人取舒适卧位 ● 药杯放入消毒液浸泡，消毒备用。油剂的药杯，先用纸擦净再作初步消毒。一次性药杯经集中消毒后，按规定处理 ● 观察并记录病人用药后的反应

【注意事项】

1. 严格执行查对制度，一次不能取出两位病人的药物，确保病人安全用药。

2. 发药前应了解病人的有关情况，凡因特殊检查或手术需禁食者，暂不发药，同时做好交班；如病人突然呕吐，应查明原因，再行处理；不能自行服药的危重病人应喂服；小儿、上消化道出血者或口服固体药困难者，应将药物研碎后再服用；鼻饲者应将药物研碎，用水溶解之后，从胃管注入。

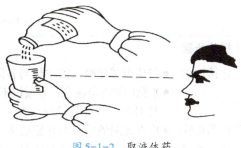

图 5-1-2 取液体药

3. 发药时若病人提出疑问，护士应认真听取，重新核对，确认无误后耐心解释。

4. 观察病人服药后的治疗效果和不良反应，有异常情况及时与医生联系，酌情处理。

技能二 超声雾化吸入法

超声雾化吸入法是利用超声波声能，产生高频振荡，使药液变成细微的雾滴，由呼吸道吸入而产生疗效的方法。

1. **基本结构** 超声雾化吸入器（图5-1-3）由超声波发生器、水槽、晶体换能器、雾化罐透声膜、螺纹管和口含嘴（或面罩）组成。

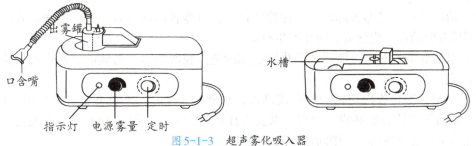

图 5-1-3 超声雾化吸入器

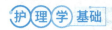

2. 作用原理　超声波发生器通电后，输出高频电能，使水槽底部晶体换能器转化成超声波声能，声能透过雾化罐底部的透声膜，作用于罐内液体，破坏药液表面张力，成为细微雾滴喷出，通过导管随病人的深吸气进入呼吸道。

3. 作用特点　雾量大小可以调节，雾滴小而均匀，药液可随深而慢的吸气到达终末支气管和肺泡。

【准　备】

（1）护士准备：着装整洁，洗手、戴口罩。熟悉药物的用法及药理作用，熟练使用超声雾化吸入器。

（2）病人准备：明确治疗目的，配合方法。

（3）用物准备：超声雾化吸入器一套、治疗盘内放药液、生理盐水、冷蒸馏水、水温计、50 ml的注射器、弯盘。

（4）环境准备：环境安静、整洁，光线适中，温湿度适宜。

【实　施】

见表5-1-5。

表5-1-5　超声雾化吸入法

操作步骤	操作说明
连接加水	●将超声雾化吸入器主机与各附件连接，检查性能 ●水槽内加冷蒸馏水，水量视不同类型的雾化器而定，要求浸没雾化灌底部的透声膜 核对药名并将其稀释至30～50 ml，加入雾化罐
加药连管	●检查无漏液后，雾化罐放入水槽，盖紧水槽盖，连接管道
核对解释	●携用物至床旁，核对床号、姓名并解释操作目的，指导使用方法 ●协助病人取舒适体位
开机调节	●接通电源，打开开关，预热3～5分钟，设定雾化时间，一般每次雾化15～20分钟，调节雾量（大挡3 ml/min，中挡2 ml/min，小挡1 ml/min）
雾化吸入	●气雾喷出时，将口含嘴放入病人口中（或将面罩罩住病人口鼻）嘱病人用口做深而慢的吸气，用鼻呼气
观察处理	●使用过程中，如果发现水槽水温超过50℃，应关机更换冷蒸馏水。水量不足时应关机后更换或添加冷蒸馏水
结束雾化	●雾化结束后，取下口含嘴或面罩。先关雾化开关，再关电源开关
整理记录	●擦净病人面部，协助取舒适卧位。清洁和消毒口含嘴或面罩、雾化罐 ●洗手，记录雾化时间和雾化效果

【注意事项】

1. 治疗前检查机器各部件，确保性能良好，机器各部件型号一致，连接正确；使用雾化器后及时消毒雾化管道，防止产生感染。

2. 水槽底部的晶体换能器和雾化罐底部的透声膜薄而脆，易破碎，操作及清洗过程中注意保护。

3. 水槽和雾化罐内切忌加温水或热水，水槽内无水时，不可开机，以免损害机器；水槽内要始终维持有足够的蒸馏水，水温不宜超过50℃，如超过50℃，应先关机，再更换冷蒸馏水；连续使用时，中间需间隔30分钟。

4. 治疗过程中需加药液时，不必关机，直接从盖上小孔添加药液即可；需要给水槽加蒸馏水时，必须关机操作。

5. 治疗时间不宜过长，一般每次雾化时间为15～20分钟，雾量不宜过大，以免引起头晕、胸闷、气短等不良反应。

技能三　氧气雾化吸入法

氧气雾化吸入法是利用高速的氧气气流，使药液形成雾状随吸气进入呼吸道的方法。氧气雾化吸入器也称射流式雾化器，是高速氧气流通过毛细管时在管口产生负压，将药液由邻近的小管吸出，所吸出药液又被毛细管口的高速气流撞击形成细小的雾滴，随气流喷出。

【准　备】

（1）护士准备：着装整洁，洗手、戴口罩。熟悉药物的用法及药理作用。

（2）病人准备：明确治疗目的、配合方法。

（3）用物准备：氧气雾化吸入器（图5-1-4）、氧气装置一套（湿化瓶内不加水）、药液、生理盐水、5 ml的注射器、弯盘。

（4）环境准备：环境安静、整洁，光线适中，温湿度适宜。

【实　施】

见表5-1-6。

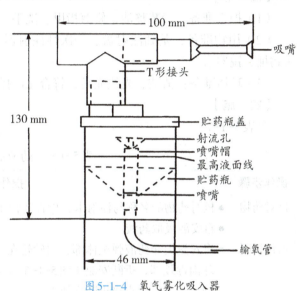

图5-1-4　氧气雾化吸入器

表5-1-6　氧气雾化吸入法

操作步骤	操作说明
连接加水 准备药液	●将氧气表安装在氧气筒上，检查氧气流出是否通畅 ●根据医嘱将药液稀释至5 ml，注入雾化器内
核对解释	●核对病人并解释操作目的，指导使用方法 ●协助病人取舒适体位
连接管道	●将雾化器的进气口与氧气装置的输出管连接 ●调节氧流量6～8 L/min ●检查雾化吸入器连接是否完好，有无漏气
雾化吸入	●指导病人手持雾化器，将口含嘴放入口中，用嘴深而慢的吸气，用鼻呼气。如此反复，直至药液吸完为止
结束雾化	●雾化结束后，取下口含嘴或面罩，关闭氧气开关 ●擦净病人面部，协助取舒适卧位，清洁和消毒口含嘴、雾化罐
整理记录	●洗手，记录雾化时间和雾化效果

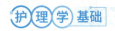

【注意事项】

1. 正确使用供氧装置，确保安全用氧。认真检查管道连接端是否漏气，以确保有效用氧。

2. 氧气湿化瓶内不能放水，以免湿化瓶内液体进入雾化器而使药液稀释影响疗效。

3. 指导病人做深吸气动作，呼气时，将手指移开，以防药液丢失。

技能四　药液抽吸法

【目　的】将无菌药液抽吸入注射器，为注射做准备。

【准　备】

（1）护士准备：着装整洁，修剪指甲、洗手、戴口罩。

（2）用物准备：基础注射盘、一次性注射器（根据药液准备）、注射卡、注射药物、污物桶、锐器盒。

（3）环境准备：清洁、光线充足，符合无菌操作基本要求。

【实　施】

见表5-1-7。

表5-1-7　药液抽吸法

操作步骤	操作说明
核对药物	●核对药物的名称与注射卡，检查药物质量及有效期
	●自安瓿吸取药液
消毒折断	●将安瓿尖端药液弹至体部，用砂轮在安瓿颈部凹陷处划一痕迹，用75%乙醇棉球消毒颈部，折断安瓿（图5-1-5）（若安瓿颈部上方有蓝点标记，则不需砂轮划痕，消毒后直接折断安瓿）
抽吸药液	●检查并取出注射器和针头，将针头斜面向下刻度向上，放入安瓿内的液面下，抽动活塞，吸取药液（图5-1-5）
排尽空气	●针头垂直向上，轻拉活塞，将针头中药液回抽到注射器内并使气泡集于乳头根部，排出气体
	●如注射器乳头偏向一侧，排气时乳头向上，略倾斜，使气泡集于乳头处，轻推活塞，排出气体
查对备用	●排气毕，将安瓿套在针头上，再次查对后放入注射盘内备用
	●自密封瓶吸取药液
消毒瓶塞	●除去铝盖中心部分，常规消毒瓶塞，待干
注入空气	●注射器内吸入与所需药液等量的空气，示指固定针栓，将针头插入瓶内，注入空气，增加瓶内压力
抽吸药液	●倒转药瓶，使针尖在液面下，吸取药液至所需量，示指固定针栓，拔出针头（图5-1-5）
排气备用	●排出注射器和针头内的气体，将密封瓶套在针头上，再次查对后放入注射盘内备用

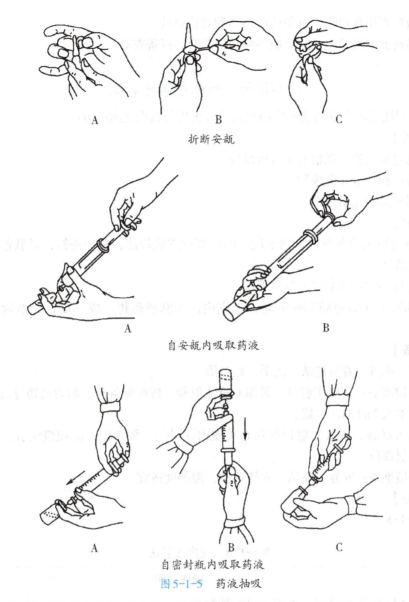

A   B   C

折断安瓿

A   B

自安瓿内吸取药液

A   B   C

自密封瓶内吸取药液

图 5-1-5　药液抽吸

（1）严格按照操作程序抽吸药液，操作规范，手法正确，药量准确。

（2）吸药过程中，无污染和差错发生。

【注意事项】

1. 严格执行查对制度，特别注意检查药液质量。

2. 遵守无菌操作原则，防止污染。抽药时不可用手握住活塞，以免污染空筒内面和药液。

3. 根据药液的性质抽取药液。结晶、粉剂药用等渗盐水、注射用水或专用溶媒将其充分溶解后吸取；混悬剂应摇匀后吸取；黏稠油剂可稍加温或双手对搓药瓶后，选用稍粗针头吸取。

4. 排气时，示指固定针栓，不可触及针梗；轻推活塞柄排气，不可浪费药液以免影响药量的准确性。

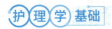

5. 药液应现用现抽吸，避免药液污染和效价降低。

6. 抽尽药液的安瓿瓶或空药瓶不可立即丢弃，以备查对。

技能五　皮内注射法（ID）

皮内注射法是将小量药液或生物制品注入表皮与真皮之间的方法。

【目　的】

1. 药物过敏试验，观察有无过敏反应。

2. 预防接种（卡介苗接种）。

3. 局部麻醉的先驱步骤。

【部　位】

1. 药物过敏试验在前臂掌侧下段。因该部位皮肤较薄，易于进针，且肤色较淡，易于辨别皮试结果。

2. 预防接种常选择上臂三角肌下缘。

3. 局部麻醉在实施局部麻醉处，先皮内注入麻醉药物，成一皮丘，然后进行局部麻醉。

【准　备】

（1）护士准备：着装整洁，洗手、戴口罩。

（2）用物准备：基础注射盘，另加1 ml注射器，按医嘱备药，如为药物过敏试验另备盐酸肾上腺素及2 ml的注射器。

（3）病人准备：了解注射目的及有关皮内注射的一般知识，能积极配合，取舒适体位，暴露注射部位。

（4）环境准备：安静、整洁、光线适中，温湿度适宜。

【实　施】

见表5-1-8。

表5-1-8　皮内注射法

操作步骤	操作说明
核对解释	●核对床号、姓名，向病人或家属解释
	●询问三史，根据医嘱备药
定位消毒	●协助病人取合适的体位，选择并暴露注射部位
	●75%乙醇消毒皮肤，待干
核对排气	●再次核对药液，排尽空气
进针推药	●左手绷紧皮肤，右手持注射器，针头斜面向上与皮肤呈5°角刺入皮内（图5-1-6）待针头斜面全部进入皮内，放平注射器，左手拇指固定针栓，右手推注药液0.1 ml，使局部隆起呈半球状皮丘，皮肤发白并显露毛孔，直径5~6 mm
拔针计时	●注射完毕，迅速拔出针头，勿按压穿刺点，计时20分钟后观察结果
再次核对	●再次核对，嘱病人勿离开病室，如有不适及时呼叫
整理记录	●整理用物，协助病人取舒适体位。洗手，记录

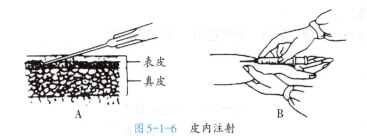

图 5-1-6　皮内注射

【注意事项】

1. 做药物过敏试验前，必须详细询问病人的"三史"，并备好急救药品。如病人对该药物过敏，则不应做皮试并与医生联系，更换其他药物。

2. 忌用含碘消毒剂消毒皮肤，以免着色影响对局部反应的观察及与碘过敏反应相混淆。

3. 进针角度不宜太大，以免将药液注入皮下，影响药物作用的效果及反应的观察。

4. 拔针后告知病人勿按揉注射部位，勿离开病室，如有不适，立即呼叫。

技能六　皮下注射法（H）

皮下注射法是将少量药液或生物制品注入皮下组织的方法。

【目　的】

1. 各种疫苗、菌苗的预防接种。

2. 局部麻醉用药。

3. 药物需在一定时间内产生药效，但不能或不宜口服给药。

【部　位】

1. 用于药物治疗可选用上臂三角肌下缘、上臂外侧、腹部、后背、大腿前侧和外侧。如图 5-1-7：

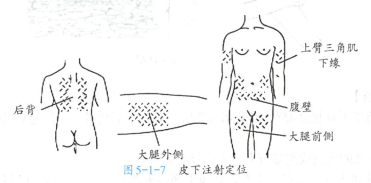

图 5-1-7　皮下注射定位

2. 预防接种：上臂三角肌下缘。

3. 局部麻醉：局部麻醉的部位。

【准　备】

（1）护士准备：着装整洁，洗手、戴口罩。

（2）用物准备：基础注射盘，另加 1～2 ml 注射器、注射卡、注射药物。

（3）病人准备：理解注射目的、方法、药物作用、注意事项及配合要点；取舒适体位，暴露注射部位。

（4）环境准备：安静、清洁、光线适中，温湿度适宜。

【实　施】

见表5-1-9。

表5-1-9　皮下注射法

操作步骤	操作说明
核对解释	●核对床号，姓名，向病人或家属解释
抽吸药液	●核对医嘱及注射卡，抽吸药液，排气后放注射盘备用
定位消毒	●选择合适的注射部位，常规消毒，待干
核对排气	●注射前再次核对，排尽气体
进针推药	●左手拇指向下绷紧皮肤，右手持注射器，示指固定针栓，针头斜面向上，与皮肤呈30°~40°角，快速将针梗1/2~2/3刺入皮下（图5-1-8） ●松开左手，抽吸无回血后缓慢推注药液
拔针核对	●注射完毕，将无菌干棉签放于穿刺点上方，快速拔针后按压片刻 ●再次查对姓名、床号、药名 ●协助病人取舒适卧位，密切观察其用药后的反应
整理记录	●整理床单位，清理用物，洗手，记录

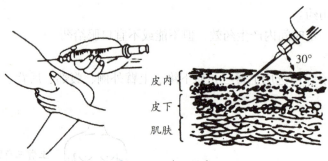

图5-1-8　皮下注射

【注意事项】

1. 进针角度不宜超过45°，以防刺入肌层。对过于消瘦者，可捏起局部组织，穿刺角度适当减小。

2. 刺激性强的药物或剂量较大时不宜行皮下注射。

3. 需要长期皮下注射者，应有计划地更换注射部位，轮流注射，以促进药物充分吸收，利于局部组织的修复。

4. 注射不足1ml的药液时，应用1ml注射器抽吸药液，以保证药物剂量的准确性。

技能七　肌内注射法（IM或im）

肌内注射法是将一定量的溶液注入肌肉组织的方法。人体肌肉组织有丰富的毛细血管网，药液注入肌肉组织后，可通过毛细血管壁进入血液循环。

【目　的】

1. 不宜或不能口服或静脉注射，且要求短时间内迅速发挥疗效者。

2. 注射刺激性较强或药量较大的药物，不宜皮下注射者。

【部　位】

一般选择肌肉丰厚且距大血管、神经较远处。其中最常用的部位为臀大肌，其次为臀中肌、臀小肌、股外侧肌、上臂三角肌。

1. 臀大肌注射定位（图5-1-9）

（1）"十"字定位法：从臀裂顶点向左或右划一水平线，然后从髂嵴最高点作一垂线，将一侧臀部分为四个象限，其外上象限避开内下角（髂后上棘与股骨大转子连线）为注射部位。

（2）连线定位法：取髂前上棘与尾骨连线的外上1/3处为注射部位。

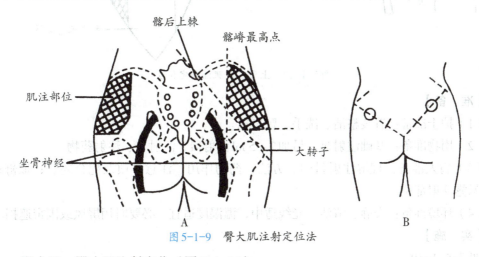

图5-1-9　臀大肌注射定位法

2. 臀中肌、臀小肌注射定位（图5-1-10）

（1）三横指定位：以髂前上棘外侧三横指处为注射部位（以病人自体手指宽度为标准）。

（2）示指中指定位：将操作者的示指、中指指尖尽量分开，分别置于髂前上棘和髂嵴的下缘处，两指和髂嵴即构成一个三角形区域，此区域即为注射部位。

3. 股外侧肌注射定位：大腿中段外侧，成人位于膝关节上10 cm、髋关节下10 cm，约7.5 cm宽处为注射部位。此处范围较广，可供多次注射（图5-1-11）。

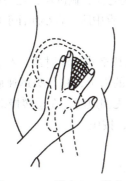

图5-1-10　臀中肌、臀小肌

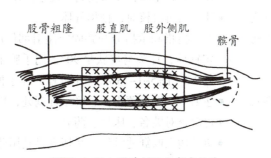

图5-1-11　股外侧肌注射定位法

4. 上臂三角肌注射定位：取上臂外侧，肩峰下 2～3 横指（图 5-1-12）。该部位注射方便，但此处肌层较薄，主要用于小量药液注射。

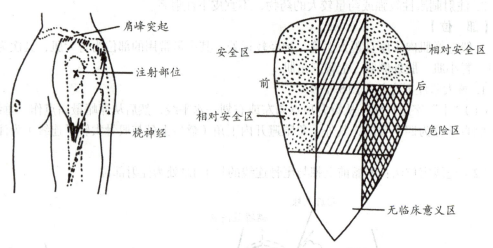

图 5-1-12　上臂三角肌注射定位法

【准　备】

（1）护士准备：着装整洁、洗手、戴口罩。

（2）用物准备：基础注射盘，另加 2～5 ml 注射器、注射卡、注射药物。

（3）病人准备：理解注射目的、方法、药物作用、注意事项及配合要点；取舒适体位，暴露注射部位。

（4）环境准备：安静、清洁、光线适中，温湿度适宜。必要时用屏风或围帘遮挡。

【实　施】

见表 5-1-10。

表 5-1-10　肌内注射法

操作步骤	操作说明
核对解释	●核对床号，姓名，向病人或家属解释
抽吸药液	●核对医嘱及注射卡，抽吸药液，排气后放注射盘备用
定位消毒	●帮助病人取合适体位：侧卧位：上腿伸直，下腿弯曲；俯卧位：足尖相对，足跟分开；坐位：座椅稍高，便于操作；仰卧位：臀中肌、臀小肌注射时采用
核对排气	●注射前再次核对，排尽气体
进针推药	●左手拇指和示指分开并固定注射部位皮肤。以执笔式持注射器，右手中指固定针栓，针头与皮肤呈 90°，用手腕带动手臂的力量，将针头迅速刺入针梗的 2/3（图 5-1-13），固定针栓，左手抽回血，无回血时，左手缓慢推注药液
拔针核对	●注射毕，以无菌干棉签轻压针刺处，快速拔针，按压
	●再次查对姓名、床号、药名
	●协助病人取舒适卧位，密切观察其用药后的反应
整理记录	●整理床单位，清理用物，洗手，记录

【注意事项】

1. 2岁以下婴幼儿不宜用臀大肌注射。因为婴幼儿在未能独立行走前，臀部肌肉发育不完善，选择臀大肌注射有损伤坐骨神经的危险。应选用臀中、小肌处注射。

2. 进针时针梗切勿全部刺入，以防不合作者躁动，使针梗从根部衔接处折断。消瘦者及小儿所选针头型号宜小，刺入深度酌减。

3. 对需长期注射者，应交替更换注射部位，并选用细长针头，以避免或减少硬结的发生，注射刺激性强的药物时，也应选择长针头深注射。如果局部出现硬结时，可采用热敷或进行理疗。

4. 多种药物同时注射时，应注意配伍禁忌。

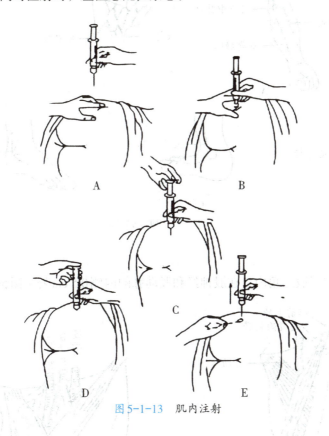

图 5-1-13 肌内注射

技能八 静脉注射法（Ⅳ）

静脉注射法是将一定量药液注入静脉内的方法。药液直接进入血液循环，是发挥药效最快的给药方法。

【目 的】

1. 药物不宜口服、皮下或肌内注射，又需要迅速发挥药效时。

2. 补充能量，用于静脉营养治疗。

3. 做某些诊断性检查，如静脉注入造影剂。

4. 采集血标本。

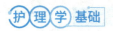

【部　位】

一般选择粗、直、弹性好，相对固定的静脉，避开关节及静脉瓣。

1. 四肢浅静脉（图5-1-14）　上肢常选用手背浅静脉、肘部浅静脉（贵要静脉、肘正中静脉、头静脉）、前臂内侧静脉；下肢常选用大隐静脉、小隐静脉和足背静脉。

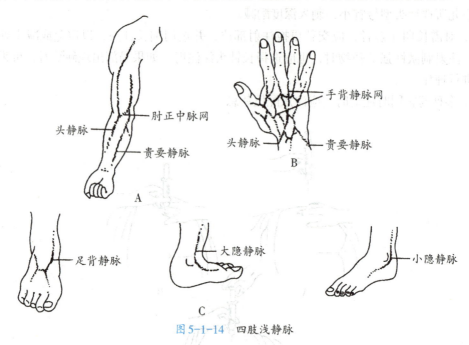

图5-1-14　四肢浅静脉

2. 头皮静脉。

3. 股静脉　位于股三角内，在股神经和股动脉的内侧0.5 cm处（图5-1-15）。

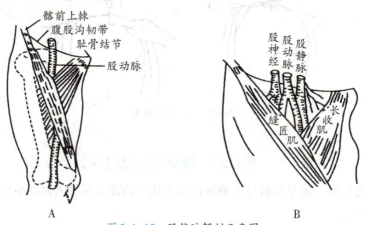

图5-1-15　股静脉解剖示意图

【准　备】

（1）护士准备：着装整洁，洗手、戴口罩。

（2）用物准备：基础注射盘，另加5～20 ml注射器（规格视药量而定）、6～9号针头或头皮针、注射卡、注射药物、止血带、小垫枕、胶布。

（3）病人准备：理解注射目的、方法、药物作用、注意事项及配合要点；取舒适体位，暴露注射部位。

（4）环境准备：安静、清洁、光线适中、温湿度适宜。

【实　施】

见表5-1-11。

表5-1-11　静脉注射法

操作步骤	操作说明
核对解释 抽吸药液	●核对床号，姓名，向病人或家属解释 ●核对医嘱及注射卡，抽吸药液，排气后放注射盘备用

浅静脉注射（图5-1-16）

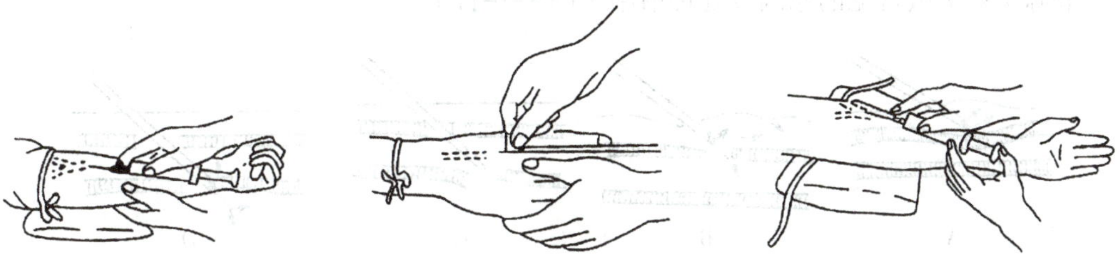

A. 注射器进针法　　　　B. 头皮针进针法　　　　C. 静脉注射推注药液法

图5-1-16　静脉注射

选择静脉	●选择粗直、弹性好、易于固定的静脉，避开关节、静脉瓣 ●以手指探明静脉方向及深浅，在穿刺部位的肢体下放置小垫枕
扎止血带	●嘱病人握拳，在穿刺点上方约6 cm处扎止血带
消毒皮肤	●病人取适当体位，常规消毒皮肤，待干
核对排气	●需要时换小号针头或连接头皮针，核对药物，排尽空气
穿刺静脉	●左手拇指绷紧静脉下端皮肤，右手持注射器，针尖斜面向上与皮肤呈15°～30°角，自静脉上方或侧方刺入皮下，再沿静脉方向潜行刺入静脉，见回血后再顺静脉进针少许
两松固定	●松开止血带，嘱病人松拳，固定针头
注药观察	●缓慢推注药液，随时听取病人主诉，试抽回血，证实针头在血管内
拔针按压	●注射毕，将无菌棉签沿血管走向轻压穿刺点及静脉进针点，快速拔针，按压片刻或嘱病人屈肘 ●再次查对 ●协助病人取舒适卧位，密切观察其用药后的反应
整理记录	●整理床单位，清理用物，洗手，记录

股静脉注射法：用于抢救危重病人时注入药物或置管加压输血输液

核对解释 抽吸药液 安置体位 准确定位	●同四肢浅静脉 ●同四肢浅静脉 ●协助病人取仰卧位，下肢伸直略外旋外展，臀下可垫小枕 ●于股三角区扪及股动脉搏动最明显处或以髂前上棘和耻骨结节连线中点作为股动脉的定位，股静脉位于股动脉内侧0.5 cm处

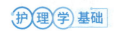

操作步骤	操作说明
消毒穿刺	● 常规消毒皮肤及操作者左手示指、中指 ● 再次核对药物，排尽空气 ● 操作者用消毒后的手指扪及股动脉搏动，并用手指固定。右手持注射器，针头与皮肤呈90°或45°角，在股动脉内侧0.5 cm处刺入
推药拔针	● 抽动活塞见有暗红色血，提示针头进入股静脉。固定针头，注入药液或抽血 ● 注射或抽血毕，拔出针头，用无菌纱布加压止血3～5分钟，确认无出血，用胶布固定 ● 再次核对
整理记录	● 同四肢浅静脉

静脉穿刺失败常见的原因及处理措施（图5-1-17）。

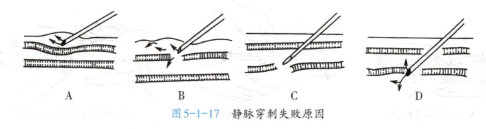

图5-1-17　静脉穿刺失败原因

（1）针头刺入血管过少（过浅），针头未刺入血管。表现为抽吸无回血，推注药液后局部隆起。

（2）针头斜面没有全部进入血管（较浅），针头斜面一半在血管内，一半在血管外，抽吸部隆起，病人有痛感。虽有回血，但推药时部分药液溢出至皮下，局部隆起并有疼痛感。此时，应沿静脉走向再进针少许，试抽有回血，病人无疼痛感，方可注药。

（3）针头刺破静脉的对侧管壁（较深），针头刺入较深，针头斜面一半穿破对侧血管壁，部分药液溢至深层组织中。表现为抽吸有回血，推注少量药液局部可无隆起，但病人有痛感。此时应立即拔针，再选择血管重新穿刺。

（4）针头穿破静脉壁进入深层组织（过深），表现为无回血、注入药物无隆起，病人主诉疼痛。此时应立即拔针，再选择血管重新穿刺。

【注意事项】

1. 长期静脉注射者要保护血管，注意有计划地使用静脉，由远心端到近心端选择静脉进行注射。

2. 根据病人病情、年龄和药物性质，掌握推注药物的速度，观察病人及注射局部情况，并随时听取病人主诉。

3. 注射对组织有强烈刺激的药物，应另备一抽有无菌生理盐水的注射器和头皮针，穿刺后，先注入少量生理盐水，确认针头在血管内，再接有药液的注射器（针头不动）进行注射，以防药液外溢于皮下组织而发生坏死。

4. 股静脉穿刺时，如误入股动脉，抽出的血液为鲜红色，应立即拔出针头，用无菌纱布按压穿刺处5～10分钟，直至无出血。

技能九　微量注射泵的应用

微量注射泵为临床急救、治疗和护理的常用设备，可将药液持续、均匀、定量输入人体静脉内，目前广泛运用于临床各科。

【目　的】

1. 方便进行静脉给药，特别是一些需要缓慢、精确、均匀注射的药物。

2. 肿瘤病人的化疗。

【准　备】

（1）护士准备：着装整洁，洗手、戴口罩。

（2）用物准备：除按静脉注射的用物外，另备微量注射泵（图5-1-18）、电源线及药物。

（3）病人准备：了解注射目的、方法、药物作用、注意事项及配合要点；取舒适体位，暴露注射部位。

（4）环境准备：同静脉注射法。

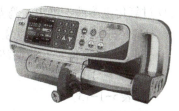

图5-1-18　微量注射泵

【实　施】

见表5-1-12。

表5-1-12　微量注射泵操作方法

操作步骤	操作说明
核对解释	●核对床号、姓名，向病人或家属解释
检测仪器	●按机器要求连接电源
	●打开注射泵电源开关，机器自动进行检测
设定参数	●根据医嘱调整好注射速度和注射时间
静脉穿刺	●将注射器与静脉穿刺针连接
	●选择静脉，常规消毒皮肤，进行静脉穿刺，穿刺成功，固定针头，按下启动运行键，注射泵开始工作
	●核对床号、姓名、药名
密切观察	●注射泵注射药物的过程中，随时观察注射泵的运行、药物输入情况和病人反应
	●药液注射完毕，按下停止运行键
拔出针头	●拔出针头或松开注射器与静脉穿刺针的连接
取注射器	●取出注射器，关闭注射泵，切断电源
整理记录	●再次查对，清理用物，协助病人取舒适卧位，洗手、记录

【注意事项】

1. 密切观察注射泵的运行状态，遇有故障，及时排除。

2. 使用注射泵期间，应随时观察药液输入情况及病人的反应。

技能十　局部给药技术

局部给药技术是将药物作用于机体局部，通过皮肤、黏膜吸收达到治疗目的。主要包括口腔给药、鼻腔给药、眼部给药、直肠给药、阴道给药、局部皮肤给药和舌下给药等。

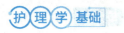

滴药法

【目　的】

用滴管或眼药滴瓶将药液滴入结膜囊，以达到杀菌、收敛、消炎、麻醉、散瞳、缩瞳等治疗或诊断作用。

【准　备】

（1）护士准备：着装整洁，洗手、戴口罩。

（2）用物准备：根据医嘱准备相应的眼药、耳药、鼻药，消毒棉球或棉签。必要时备3%过氧化氢溶液、纸巾、弯盘。

（3）病人准备：理解注射目的、方法、药物作用、注意事项及配合要点；取舒适体位。

（4）环境准备：安静整洁、光线适中、温湿度适宜。

【实　施】

见表5-1-13。

表5-1-13　滴药法

操作步骤	操作说明
滴眼药法	
核对解释	●携用物至床旁，核对床号、姓名，解释目的及操作方法
适宜体位	●协助或指导病人取坐位或仰卧位，用棉球或棉签拭去眼部分泌物，让病人头稍后仰，眼睛向上看
滴入药液	●再次核对药物，护士一手将病人下眼睑向下方轻轻牵引，另一手持滴管或滴瓶，手掌根部轻轻置于病人前额上
	●滴管距离眼睑1~2 cm，将药液1~2滴滴入眼下部结膜囊内，用干棉签拭干流出的眼液
	●轻轻提起上眼睑，使药液均匀扩散于眼球表面
	●嘱病人闭目2~3分钟，用棉球紧压泪囊部1~2分钟
整理记录	●协助病人取舒适卧位，整理用物，洗手记录
滴鼻药法	
核对解释	●同滴眼药法
适宜体位	●协助或指导病人取坐位或平卧位，头向后仰（如治疗上颌窦，额窦炎时则取头后仰，并向患侧倾斜）
清洁鼻腔	●擤鼻，并以纸巾抹净，解开衣领
滴入药液	●再次核对药物，护士一手轻推鼻尖，一手持滴管距鼻孔约2 cm处滴入药液3~5滴
	●轻捏鼻翼，稍停片刻恢复正常体位，用纸巾擦去外流的药液
整理记录	●协助病人取舒适卧位，整理用物，洗手记录

【注意事项】

1. 滴眼药法注意事项

（1）注意动作轻柔，滴入药量准确，因角膜感觉敏感，药滴不宜直接滴落在角膜上。

（2）勿使滴管末端触及睫毛或眼睑缘，以防污染。

（3）注意用棉球紧压泪囊部，以免药液经泪道流入泪囊和鼻腔后经黏膜吸收而引起全身不良反应。

2. 滴耳药法注意事项

（1）注意动作轻柔，滴入药量准确。

（2）注意使耳道变直，利于药液流入耳内。

（3）勿使滴管末端触及外耳道，以防污染。

3. 滴鼻药法注意事项

（1）注意动作轻柔，滴入药量准确。

（2）如果药液是血管收缩剂，连续使用时间不超过3天，以防出现反跳性黏膜充血加剧现象。

技能十一　插入治疗法

【目　的】

将栓剂插入体腔后缓慢融化而产生疗效，有直肠栓剂和阴道栓剂。

【准　备】

（1）护士准备：着装整洁，洗手、戴口罩。

（2）用物准备：阴道栓剂、栓剂置入器或手套、卫生护垫；直肠栓剂、指套或手套、手纸。

（3）病人准备：明确治疗目的、方法、药物作用、注意事项及配合要点；取适当体位。

（4）环境准备：环境隐蔽、安静、整洁，温湿度适宜。

【实　施】

见表5-1-14。

表5-1-14　插入治疗法

操作步骤	操作说明
阴道栓剂插入法	
核对解释 适宜体位	●携用物至床旁，核对床号、姓名，解释目的及操作方法 ●拉住围帘，必要时用屏风遮挡 ●协助或指导病人取仰卧位，两腿分开，屈膝仰卧于检查床上，支起双腿
插入栓剂	●一手戴指套或手套取出栓剂，嘱病人张口深呼吸，尽量放松 　利用置入器或戴上手套，将阴道栓剂沿阴道下后方轻轻插入5 cm，达阴道穹窿嘱病人至少平卧15分钟 ●嘱病人闭目2～3分钟，用棉球紧压泪囊部1～2分钟
整理记录	●协助病人取舒适卧位，整理用物，洗手记录

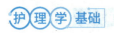

续表

操作步骤	操作说明
直肠栓剂插入法	
核对解释	●同阴道栓剂插入法
适宜体位	●拉住围帘，必要时用屏风遮挡
	●协助或指导病人取侧卧位，双膝屈曲暴露肛门
插入栓剂	●戴上指套或手套，取出栓剂，嘱病人张口深呼吸，尽量放松
	●用示指将栓剂沿直肠壁朝脐部方向插入
	●嘱病人保持该卧位15分钟
整理记录	●协助病人取舒适卧位，整理用物，洗手记录

（1）病人理解操作目的，主动配合。

（2）护士严格遵守操作规程，护患沟通有效，达到预期目的。

【注意事项】

1. 阴道栓剂插入法

（1）注意遮挡病人，保护隐私，维护自尊。

（2）为避免药物或阴道渗出物污染内裤，指导病人使用卫生护垫。

（3）告知病人，治疗期间，避免性生活。

2. 直肠栓剂插入法

（1）注意遮挡病人，保护隐私，维护自尊。

（2）观察疗效，如果栓剂滑脱出肛门，应予重新插入。

项目小结

　　本项目学习重点是掌握安全给药的原则、影响药物作用的因素、安全给药指导、给药的正确操作方法。

思考与练习

　　病人，女性，46岁，发热三天，遵医嘱用青霉素。请问：

（1）用药前护士需要做何种准备？

（2）护士应如何选择合适的注射器和针头？

（解　琳）

数字教学内容

项目二 药物过敏试验

学习目标

1. 掌握过敏反应的预防措施：各种试敏液配制的标准剂量；青霉素、头孢菌素类、破伤风抗毒素、链霉素过敏试验方法；青霉素和破伤风抗毒素试敏阳性结果判断以及青霉素过敏反应的临床表现及过敏性休克的急救措施、破伤风抗毒素脱敏注射的方法；链霉素毒性反应及处理方法。
2. 熟悉普鲁卡因、细胞色素C、碘过敏试验方法。
3. 了解过敏反应发生的机制。
4. 学会各种试敏液配制的方法。
5. 具有良好的人际沟通能力和职业道德素养，培养认真严谨的工作态度。

导学案例

　　病人，男，66岁。因一周前淋雨咳嗽、发热引起上呼吸道感染未重视，今晨突发寒战、高热、全身肌肉酸痛、咳铁锈色痰入院检查，诊断为肺炎球菌性肺炎，医嘱静脉滴注青霉素治疗。护士为其准备药物进行皮试。皮试后约2分钟，张叔叔突然主诉头晕、胸闷、气促，观察其面色苍白、出冷汗，脉搏细弱。测量血压为76/46 mmHg

　　工作任务：
1.为病人正确配制青霉素皮试液并正确实施过敏试验。
2.根据病人出现的状况，给予护理措施。

应知部分

　　药物过敏反应是一种异常的免疫反应，仅发生在用药人群中的少数，在临床上应用某些药物时可出现。药物过敏反应的发生与人的体质有关系，与药物的药理作用和药物的剂量无关，通常发生在再次用药的过程中，会引发一系列不同程度的临床症状，严重者甚至会发生过敏性休克，如不及时抢救，可危及生命。因此，为了防止过敏反应的发生，在使用这些高致敏药物前，需要仔细询问病人的用药史、过敏史和家族史，并做好药物过敏试验，这就要求护理人员能够严格掌握试验药液的配制和试验方法，及时观察反应，正确判断结果，并备好急救用物，及时进行抢救。

青霉素过敏试验

　　在临床上青霉素主要用于革兰氏阳性球菌、阴性球菌和螺旋体感染的治疗，具有疗效高而毒性低的特点，最常见的不良反应是过敏反应，其发生率为3%～6%，占各种抗生素过敏反应发生率的首位。常发生在多次接受青霉素治疗的病人，偶见初次用药者。青霉素过敏反应主要跟人的体质有关系，人群中有5%~6%对青霉素过敏，对青霉素过敏的人群，无论年龄、性别、给药途径、给药时间、剂型、剂量等，都会发生过敏反应。常见的过敏反应多为皮肤过敏反应和血清病型反应，因此，在使用青霉素制剂进行治疗前，一定要做过敏试验，只有试验结果为阴性者才可以继续使用青霉素治疗。

（一）过敏反应发生机制

药物过敏反应也称变态反应或超敏反应，属于异常的免疫反应。青霉素过敏反应属于Ⅰ型过敏反应，其机制是过敏原进入特异体质的人体后，与蛋白质、多糖及多肽类结合形成全抗原，使T淋巴细胞致敏，继而刺激B淋巴细胞分化增殖而产生特异性抗体IgE，IgE黏附于某些组织如皮肤、鼻、咽、声带、支气管黏膜等处的微血管壁周围的肥大细胞和血液中的嗜碱性粒细胞表面，使机体处于致敏状态。当人体受到类似过敏原的刺激时，抗原就会与细胞表面的特异性抗体IgE结合，发生抗原-抗体反应，导致细胞破裂，细胞内的组胺、缓激肽、白三烯、5-羟色胺等一系列生物活性介质被释放出来，分别作用于效应器官，从而引发一系列过敏反应。过敏反应会引起毛细血管的扩张、血管通透性增加、腺体分泌增多、平滑肌痉挛等，进而出现皮肤瘙痒、荨麻疹、哮喘、喉头水肿等一系列症状，严重者可出现休克，危及生命。

青霉素本身并不具备抗原性，但其制剂中所含的高分子聚合体，以及青霉素的降解产物青霉烯酸和青霉噻唑酸等作为半抗原进入机体后形成全抗原，刺激机体产生IgE抗体，从而发生上述的Ⅰ型过敏反应。

药物过敏反应发生的特点主要有：

1. 仅发生于用药人群中的少数　虽然不同药物引起过敏反应发生率高低各异，但一般仅发生在少数用药者身上，不具有普遍性。

2. 小剂量即可发生过敏反应　一旦病人对药物过敏，即使小剂量也可发生过敏反应，这一点可作为与药物中毒反应相鉴别的依据。

3. 药物过敏反应具有特异性　药物过敏反应是在正常用法和用量的情况下发生的不正常反应，临床表现与正常用药后的药理反应或者毒性反应无关。

4. 一般不发生在首次用药　过敏反应多发生于再次或多次用药以后。原因是药物过敏反应的发生需要有致敏阶段，即首次用药刺激机体产生特异性抗体，使人体处于致敏状态，再次用药抗原-抗体结合发生过敏反应。故药物过敏反应通常不发生在首次用药，一般于再次用药后发病。

5. 过敏反应与剂型、剂量和给药途径都无关　对药物过敏者，无论剂型、剂量大小和给药途径的不同均可发生过敏反应。

6. 过敏反应的发生与体质有关　药物过敏反应的发生与过敏体质有关，因此，过敏反应是对某些药物"质"的过敏，而不是"量"的中毒。

（二）过敏反应的预防措施

过敏反应轻者出现皮肤瘙痒、荨麻疹等症状，重者一旦发生过敏性休克，严重者可导致死亡。故药物过敏反应应以预防为主。

1. 使用任何剂型的青霉素前必须询问病人的"三史"

"三史"即用药史、过敏史、家族史，以识别高危人群。对已知青霉素过敏者，严禁做青霉素过敏试验。无过敏史者使用青霉素治疗前必须做过敏试验。对其他药物和食物有过敏史或变态反应疾病史或家族过敏史者，应慎用。

2. 正确识别需做过敏试验的人群

对于首次使用青霉素无过敏史者、接受青霉素治疗停药3天以上或在用药过程中更换批号者，都必须要做过敏试验。

3. 正确实施药物过敏试验

严格按照标准剂量准确配制试敏液，配制试敏液或稀释青霉素的生理盐水应专用，并做好标识。正确实施皮内注射，一般不用含碘的消毒剂进行皮肤消毒，一方面是碘剂本身有致敏性，若病人对碘剂过敏，使用含碘消毒剂发生阳性反应会混淆青霉素过敏试验结果，无法正确判断；另一方面是碘剂本身带有颜色易影响结果的判断。注意及时观察，并由两名护士正确判断结果。

4. 正确处理皮试阳性结果

试验结果阳性者，严禁使用青霉素，及时告知医生，并在两单四卡（体温单、医嘱单、门诊卡、病历卡、注射卡及床头卡）上用红笔醒目标识"青霉素（＋）"的阳性结果，同时告知病人及家属，进行必要的安全用药指导，提高自我用药安全防护，并严格交班。若为可疑阴性或判断结果不一致时，可在对侧手臂相同位置皮内注射0.9%氯化钠0.1ml做对照试验。

5. 严格执行"三查八对"制度

加强工作责任心，注射前认真查对有无过敏史及皮试结果。做过敏试验及用药前都应备好急救器械和药品，如盐酸肾上腺素和氧气等，试验完毕需在床旁观察片刻并向病人交代注意事项，门诊首次注射病人应在注射后应休息30分钟后再离开。

6. 试敏液应现配现用

临床上使用的青霉素主要为晶粉，易溶于水，其水溶液稳定性差，室温中放置24小时后大部分降解失效，导致药物效价降低而影响治疗效果。同时随着时间的推延，溶液中的青霉素稀酸、高分子聚合体等致敏物质浓度也随之升高，使其致敏性增高，注射后易引起过敏反应，故须现配现用。溶解后的青霉素必要时在常温下可以保存4小时，在冰箱内冷藏保存24小时。

（三）过敏反应临床表现

1. 过敏性休克

过敏性休克是过敏反应中最严重的一种反应。过敏性休克属于I型变态反应，发生率5～10人/万。其特点为反应迅速、猛烈，呈"闪电式"，消退也快，一般在用药后数秒或数分钟内发生，也可发生在用药30分钟后，极少数病人发生在连续用药过程中。临床表现可见呼吸道阻塞症状、循环衰竭症状和中枢神经系统症状。（表5-2-1）

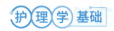
表5-2-1　过敏性休克临床表现

症状	原因	表现
呼吸道阻塞症状（首发症状）	喉头水肿、支气管痉挛和肺水肿	胸闷、气促、哮喘、呼吸困难，并伴有濒死感
循环衰竭症状	周围血管扩张导致循环血容量不足	面色苍白、出冷汗、发绀、脉搏细速、血压下降、少尿
中枢神经系统症状	脑组织缺氧	头晕眼花、四肢麻木、烦躁不安、抽搐或意识丧失、大小便失禁

2. 血清病型反应

属于Ⅲ型过敏反应，通常发生在用药后7～14天，其临床表现类似于血清病，表现为皮肤瘙痒、荨麻疹、关节肿痛、淋巴结肿大、腹痛、发热等。

3. 各器官或组织的过敏反应

（1）皮肤过敏反应　轻者可出现皮肤瘙痒、荨麻疹，严重者可发生剥脱性皮炎。

（2）呼吸道过敏反应　引发过敏性哮喘或促发原有哮喘发作或加重。

（3）消化道过敏反应　可出现过敏性紫癜，表现为以腹痛和便血为主的症状。

小贴士

讲解药物过敏实验知识点时要结合临床案例进行讲解，培养学生树立严谨求实的工作态度及爱伤的素养，同时融入护理工作中南丁格尔获奖者的事迹，为学生树立学习榜样，建立职业自豪感。

（四）过敏性休克急救措施

青霉素过敏性休克发生迅猛，危及生命，故应备有应急预案，要做好预防和急救准备，一旦发生立即采取有效急救措施，迅速及时，争分夺秒，就地抢救。

1. 立即停药，就地抢救

平卧、停药，就地进行抢救，同时迅速报告医生，注意保暖。迅速开放静脉通道，便于急救和维持血压。

2. 注射盐酸肾上腺素

遵医嘱立即皮下注射0.1%盐酸肾上腺素0.5～1 ml，病儿酌减。若症状不缓解，可每隔30分钟皮下或静脉注射0.5 ml，也可行气管内滴入，重复进行，直至病人脱离危险期。盐酸肾上腺素是抢救过敏性休克的首选药物，其作用为松弛支气管平滑肌、缓解支气管痉挛、控制哮喘发作，收缩血管、增加血管外周阻力、兴奋心肌、增加心肌收缩力和心输出量。

3. 纠正缺氧，保持呼吸道通畅

立即吸氧，改善缺氧症状。当呼吸抑制时，应立即行口对口人工呼吸，并肌内注射呼吸兴奋剂如尼可刹米（可拉明）或洛贝林（山梗菜碱）等。若喉头水肿影响呼吸时，应立即进行气管插管通畅呼吸道或配合进行气管切开术，必要时可使用人工呼吸机辅助呼吸。

4. 及时有效处理心搏骤停

一旦发生心搏骤停，应立即配合医生实施心肺复苏术和除颤。

5. 根据医嘱进行抗过敏治疗

遵医嘱立即给予地塞米松 5～10 mg 静脉推注，或氢化可的松 200～400 mg 加入 5%～10% 葡萄糖液 500 ml 内静脉滴注。给予抗组胺类药，如异丙嗪（非那根）25～50 mg 或苯海拉明 40 mg 肌内注射。

6. 纠正酸中毒，补充血容量

可根据医嘱，给予 5% 的碳酸氢钠 250 ml 静脉滴注以纠正酸中毒；10% 葡萄糖溶液或平衡液静脉滴注以扩充血容量，若血压不回升，可遵医嘱给予间羟胺、多巴胺等升压药静脉滴注。

7. 密切观察病情并记录

观察病人的意识、生命体征、尿量及其他病情变化，做好病情动态的护理记录，及时评价治疗护理效果，为下一步治疗和护理提供依据。病人未脱离危险，不宜搬动。

职业技能训练

技能一　青霉素过敏试验技术

青霉素过敏试验是将药物充分溶解稀释后制成标准剂量的皮试液，进行皮内注射，根据皮丘变化和病人的全身反应来判断试验结果，过敏试验阴性者方可继续使用青霉素进行治疗，阳性者不可用药。

（一）试敏液的配制

1. 标准剂量　每毫升含青霉素 200～500 U 为标准。皮内注射 0.1 ml，含有青霉素 20～50 U。

2. 配制方法　以一支 80 万 U 青霉素为例，配制试敏液（表5-2-2）。

表5-2-2　青霉素皮内试敏液配制

步骤	青霉素	加等渗盐水	青霉素含量	要点
溶解药物	80 万 U	4 ml	120 万 U/ml	完全溶解
稀释1	取 0.1 ml 上液	0.9 ml	2 万 U/ml	混匀
稀释2	取 0.1 ml 上液	0.9 ml	2 000 U/ml	混匀
稀释3	取 0.1 ml 或 0.25 ml 上液	0.9 ml 或 0.75 ml	200 U 或 500 U/ml	混匀

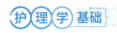

【目　的】

通过青霉素过敏试验，观察并确定病人是否对青霉素过敏，保证病人用药的安全性，预防青霉素过敏反应的发生，为安全使用青霉素治疗提供依据。

【准　备】

1. 操作前评估

（1）核对医嘱与病人信息，与病人进行良好沟通并解释。

（2）评估病人的年龄、病情、意识状态、配合程度、治疗情况。仔细询问用药史、过敏史、家族史，对有青霉素过敏史者不可执行过敏试验并报告医生更换药物。

（3）使用青霉素治疗无过敏史者确定是否停药3天再次应用，或是否在使用过程中更换了生产批号。

（4）评肤情况及病人的心理状态、认知程度，对青霉素过敏试验目的及相关知识了解程度。

2. 护士及病人准备

（1）护士准备：衣帽整洁，修剪指甲、洗手、戴口罩。

（2）病人准备：病人了解过敏试验的目的、方法和注意事项，能够配合完成操作。皮试前不宜空腹，以免个别因空腹出现头晕、恶心等症状与过敏反应相混淆。

3. 物品准备

注射盘内放置：符合规格的1 ml注射器、5 ml注射器、注射卡、青霉素制剂（青霉素G 80万U/瓶）、专门用于配制的0.9%氯化钠注射液、消毒棉签、消毒用酒精。

急救用物：0.1%盐酸肾上腺素及其他相关抢救用物如氧气、吸引器等。

4. 环境准备

病室安静、整洁，光线充足。符合无菌操作原则。

【实　施】

见表5-2-3。

表5-2-3　青霉素过敏试验法（以200 U/ml为例）

操作步骤	操作说明
核对检查	●核对医嘱，查对并评估病人，询问过敏史、用药史、家族史，对有青霉素过敏者禁止做过敏试验
用物准备	●护士着装整齐，修剪指甲、洗手、戴口罩，铺无菌治疗盘，备弯盘 ●根据医嘱备药物及注射器，严格查对药名、药物质量及有效期和包装，在0.9%氯化钠注射液做好标注"青霉素皮试用"；备急救药物和器械 ●除去80万U青霉素和0.9%氯化钠注射液密封瓶中心部分，常规消毒并待干
抽三排二	●用5 ml注射器抽取0.9%氯化钠注射液4 ml，注入80万U青霉素瓶内，摇匀，使药液充分溶解，此时含青霉素20万U/ml ●取1 ml注射器，更换针头，抽吸青霉素稀释液0.1 ml，加抽0.9%氯化钠注射液0.9 ml至1 ml，回抽小气泡，上下颠倒震荡，使之混匀，此时含青霉素2万U/ml ●推出0.9 ml，再抽吸0.9%氯化钠注射液0.9 ml至1 ml，同法摇匀，此时含青霉素2 000 U/ml

操作步骤	操作说明
注射药物	●推出0.9 ml，再抽吸抽0.9%氯化钠注射0.9 ml至1 ml，同法摇匀，此时含青霉素200 U/ml，即为试敏液标准量。更换针头，排气，再次核对后放入无菌治疗盘内备用 ●携用物至病人床旁，核对解释，选择前臂掌侧下段为注射部位，按照皮内注射法进行操作。注意不能使用含碘消毒剂消毒，以免混淆试验结果
拔针观察	●注射完毕后迅速拔针，嘱咐病人不可按压、抓挠、擦拭皮丘，再次核对后记录注射时间
整理用物	●整理用物，协助病人取舒适体位，整理好床单位。消毒液洗手，嘱病人暂时不要离开病房，如有不适立即按床头呼叫器告知医护人员
观察判断	●20分钟后两人观察注射部位，同时询问病人自觉症状，判断结果，告诉病人或家属皮试结果 ●阴性：皮丘无改变，周围不红肿，无自觉症状。试验结果阴性者遵医嘱用药 ●阳性：局部皮丘隆起，出现红晕硬块，直径大于1 cm，或红晕周围有伪足、痒感。可出现头晕、心悸、恶心，严重时可发生过敏性休克
对照试验	●如对结果有怀疑需做对照试验，在另一侧手臂相同部位，同法注入相同量0.9%氯化钠注射液，20分钟后做对照
结果处理	●试验结果阳性者，禁止用青霉素，告知病人和家属，在体温单、医嘱单、病历卡、床头卡、注射卡、门诊卡上注明阳性结果"青霉素（＋）"。同时告知医生调整用药

技能二　头孢菌素类药物过敏试验

头孢菌素类抗生素是目前广泛使用的一种半合成抗生素，又称为先锋霉素，属于β-内酰胺类抗生素，作用机制同青霉素，但过敏反应较青霉素类少见。由于其对细菌的选择作用强，而对人几乎没有毒性，故临床治疗中广泛应用。其结构与青霉素类似，可引起过敏反应，用药前须做过敏试验。临床上常用的头孢菌素类抗生素种类繁多，按其发明年代的先后和抗菌性能的不同而分为一、二、三、四代。较常用的有头孢曲松、头孢唑林、头孢噻肟、头孢三嗪、头孢哌酮等。

1. 试敏液配制以先锋霉素为例

（1）标准剂量　每毫升含先锋霉素500 μg。皮内注射剂量为0.1 ml，内含先锋霉素50 μg。

（2）配制方法　以一支0.5 μg的先锋霉素Ⅵ为例，配制试敏液（表5-2-4）。

表5-2-4　先锋霉素Ⅵ试敏液配制法

步骤	头孢菌素类药物	加生理盐水	头孢菌素药液含量	要点
溶解药物	0.5 g/支	2 ml	250 mg/ml	完全溶解
稀释1	取0.2 ml上液	0.8 ml	50 mg/ml	混匀
稀释2	取0.1 ml上液	0.9 ml	5 mg/ml	混匀
稀释3	取0.1 ml上液	0.9 ml	500 μg/ml	混匀

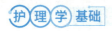

【目　的】

同青霉素过敏试验。

【准　备】

1. 操作前评估

（1）核对医嘱与病人信息，与病人进行良好沟通并解释。

（2）评估病人的年龄、病情、意识状态、配合程度、治疗情况。仔细询问用药史、过敏史、家族史。

（3）评估局部皮肤情况及病人的心理状态、认知程度，对头孢菌素类药物过敏试验目的及相关知识了解程度。

2. 护士及病人准备

（1）护士准备：衣帽整洁，修剪指甲、洗手、戴口罩。

（2）病人准备：同青霉素过敏试验。

3. 物品准备：同青霉素过敏试验，另备头孢菌素类药物。

4. 环境准备：病室安静、整洁，光线充足。符合无菌操作原则。

【实　施】

头孢菌素类药物过敏试验结果判断、过敏反应临床表现及处理同青霉素过敏试验法。

技能三　破伤风抗毒素过敏试验

破伤风抗毒素（TAT）是马血清经过加工提取制成，能够中和人体内的破伤风毒素，用于有破伤风危险的外伤伤员被动免疫的预防性注射，或治疗破伤风病人，控制病情发展。由于自马血中提取的破伤风抗毒素对于人体是异体蛋白，具有抗原性，注射后易发生过敏反应。故在注射之前须做过敏试验，若皮试结果为阴性，可以一次性注射完剩余全部剂量，若皮试结果为阳性，需要采用脱敏注射法。注射过程全程密切观察。需要注意的是，曾注射过TAT但停药1周以上的病人，仍需要重新做过敏试验。

一、试敏液的配制

1. 标准剂量　每毫升含有破伤风抗毒素 150 IU。皮内注射 0.1 ml，含有破伤风抗毒素 15 IU。

2. 配制方法　临床上使用的TAT每支1 ml，含有破伤风抗毒素1 500 IU，取0.1 ml的药液加0.9 ml的0.9%氯化钠注射液，混匀即可使用。

二、试验方法

【目　的】

同青霉素过敏试验。

【准　备】

1. 操作前评估

（1）核对医嘱与病人信息，与病人进行良好沟通并解释。

（2）评估病人的年龄、病情、意识状态、配合程度、治疗情况。仔细询问用药史、过敏史、家族史。

（3）病人以前注射TAT的情况。

（4）评估局部皮肤情况及病人的心理状态、认知程度，对过敏反应的合作程度。

2. 护士及病人准备

（1）护士准备：衣帽整洁，修剪指甲、洗手、戴口罩。

（2）病人准备：同青霉素过敏试验。

3. 物品准备：同青霉素过敏试验，另备TAT制剂。

4. 环境准备：病室安静、整洁，光线充足。符合无菌操作原则。

【实　施】

取配制好的TAT皮试液进行皮内注射，20分钟后观察结果，由两人进行结果判断（表5-2-5）。

表5-2-5　破伤风抗毒素过敏试验结果判断

结果判定	局部及全身表现
阴性（－）	局部无变化，病人无自觉症状，无其他异常状况
阳性（＋）	局部皮丘红肿有硬结，硬结直径大于1.5 cm，出现红晕，直径大于4 cm，有时出现伪足，伴痒感，全身反应同青霉素

试敏结果为阴性者，可直接将余液0.9 ml做肌内注射。如为阳性者，需采用脱敏注射法。TAT过敏反应处理同青霉素过敏反应。

脱敏注射法是在病人过敏试验阳性，又必须要注射时采用的一种方法，即小剂量、短时间、连续多次注射，逐渐增加剂量至全部治疗剂量注射完毕，一般情况下采取分4次间隔20分钟逐渐加量注射的方式（表5-2-6）。小剂量注射可减少生物活性介质的释放量，不至于引发临床症状；短时间多次逐渐增量的方式消耗掉已经产生的IgE抗体，使机体逐渐适应，即可不发生过敏反应而达到脱敏治疗的目的。但这种脱敏只是暂时的，一段时间后，机体仍旧会恢复致敏状态。故如需再次应用TAT，仍须重新做过敏试验。

每隔20分钟注射一次，用药后密切观察病人的反应。在注射过程中，若发现病人有面色苍白、气促、头晕、发绀、荨麻疹等过敏反应或发生过敏性休克时，应立即停止注射，迅速通知医生并配合抢救。如反应轻微，病人可以耐受，可暂缓注射，待症状消退后，酌情减少每次注射剂量，增加注射次数，密切观察，直至全部药液顺利注入。

表5-2-6　TAT脱敏注射法

次数	TAT	加等渗盐水	注射方法
1	0.1 ml	0.9 ml	肌内注射
2	0.2 ml	0.8 ml	肌内注射
3	0.3 ml	0.7 ml	肌内注射
4	余量	稀释至1 ml	肌内注射

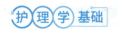

技能四　链霉素过敏试验

链霉素是继青霉素以后第二个生产并用于临床的抗生素，属于氨基糖苷类的抗生素，对治疗鼠疫有特效，与青霉素合用可用于溶血性链球菌、草绿色链球菌及肠球菌等引起的心内膜炎的治疗，临床常用于结核病的治疗。由于链霉素所含杂质具有释放组胺的作用，易引起过敏反应，以皮疹、发热、血管神经性水肿多见，也可发生过敏性休克，于用药后10分钟内即可出现。链霉素本身还具有毒性作用，主要损害第八对脑神经，易造成耳毒性和肾毒性，故虽然过敏性休克发生率较青霉素低，但死亡率很高。在使用链霉素前，必须要做过敏试验，阴性者方可用药。

一、试敏液的配制

1. 标准剂量　每毫升含有链霉素2 500 U。皮内注射0.1 ml，含有链霉素250 U。
2. 配制方法　以链霉素一支1 g含100万U为例配制试敏液（表5-2-7）。

表5-2-7　链霉素过敏试验药液配制法

步骤	链霉素	加生理盐水	链霉素含量	要点
溶解药物	1 g（100万U）	3.5 ml	25万U/ml	完全溶解
稀释1	取0.1 ml上液	0.9 ml	2.5万U/ml	混匀
稀释2	取0.1 ml上液	0.9 ml	2 500 U/ml	混匀

二、试验方法及试验结果判断

【目　的】
同青霉素过敏试验。

【准　备】

1. 操作前评估

（1）核对医嘱与病人信息，与病人进行良好沟通并解释。

（2）评估病人的年龄、病情、意识状态、配合程度、治疗情况。仔细询问用药史、过敏史、家族史。

（3）评估局部皮肤情况及病人的心理状态、认知程度，对链霉素过敏试验目的及相关知识了解程度。

2. 护士及病人准备

（1）护士准备：衣帽整洁，修剪指甲、洗手、戴口罩。

（2）病人准备：同青霉素过敏试验。

3. 物品准备：同青霉素过敏试验。另备链霉素制剂一支，5%氯化钙或葡萄糖酸钙。

4. 环境准备：病室安静、整洁，光线充足。符合无菌操作原则。

【实　施】同青霉素过敏试验法。

5. 过敏反应及处理

链霉素发生过敏反应的临床表现与青霉素过敏反应大致相同，一旦出现过敏性休克，急救措施同青霉素过敏反应。链霉素的毒性反应比过敏反应更常见、更严重，病人可出现全身麻木、肌无力、眩晕、耳鸣、耳聋等症状。当出现中毒症状时，可遵医嘱静脉注射10%葡萄糖酸钙或稀释一倍的5%氯化钙溶液，增加血钙浓度，使链霉素与钙离子络合，降低血液中链霉素含量，从而减轻中毒症状。

技能五　普鲁卡因过敏试验

普鲁卡因常用作局部麻醉药，可用于浸润麻醉、神经阻滞麻醉、蛛网膜下腔阻滞麻醉（腰麻）。偶尔可发生轻重不一的过敏反应。凡首次因需应用普鲁卡因时，须做皮内过敏试验，结果为阴性者方可使用。试验方法同青霉素过敏试验。

【实　施】

1. 试验药液配制及试验方法

取0.25%普鲁卡因液0.1 ml做皮内注射。20分钟后观察试验结果并记录。

2. 试验方法、试验结果判断及过敏反应处理

普鲁卡因过敏试验方法、试验结果判断、过敏反应临床表现及处理同青霉素过敏试验法。

技能六　细胞色素C过敏试验

细胞色素C是一种辅酶，用于组织缺氧的急救和辅助用药。它是一种含铁的蛋白质，也可引起过敏反应，因此，用药前须做过敏试验，结果为阴性方可使用。

【实　施】

1. 试验药液配制

（1）标准剂量　每毫升含有细胞色素C 0.75 mg。皮内注射0.1 ml，含有细胞色素C 0.075 mg。

（2）配制方法　取细胞色素C一支（每支2 ml含15 mg）0.1 ml，抽取原液0.1 ml加生理盐水稀释至1 ml，摇匀。

2. 试验方法

（1）皮内试验　取细胞色素C试验药液0.1 ml（含细胞色素C 0.075 mg）进行皮内注射，20分钟后观察试验结果。阳性者可见注射部位发红、直径大于1 cm，出现丘疹等。

（2）划痕试验　用70%乙醇常规消毒前臂掌侧下段皮肤。取细胞色素C原液（含细胞色素C 7.5 mg/ml）1滴，滴在消毒区域皮肤上，用无菌针头划破表皮，长度约为0.5 cm，深度以微渗血为度，20分钟后观察试验结果。结果判断同皮内注射。

技能七　碘过敏试验

临床上常用碘化物造影剂做胆囊、膀胱、肾脏、支气管、心血管、脑血管造影，此类药物可发生过敏反应。故在做碘造影前1～2天需做过敏试验，结果阴性者方可做碘造影检查。其试验方法有三种，分别为口服法、皮内注射法、静脉注射法（表5-2-8）。

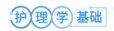

表5-2-8　碘过敏试验方法及阳性结果判断过程

试验方法	过程	阳性结果判断
口服法	口服5%～10%的碘化钾5 ml，每日3次，共三天，观察结果	口麻、心慌、恶心、呕吐、荨麻疹等症状
皮内注射法	取碘造影剂0.1 ml做皮内注射，20分钟后观察试验结果	局部有红肿、硬块、直径大于1 cm
静脉注射法	碘造影剂（30%泛影葡胺）1 ml，5～10分钟后观察结果	观察全身反应，有血压、脉搏、呼吸和面色等的改变

注：在静脉注射造影剂前，须先行皮内注射，结果为阴性再进行静脉注射，两种试验均为阴性，方可进行碘造影。

少数人过敏试验为阴性，但在注射碘造影剂时仍可能发生过敏反应，故在造影时须备好急救药品，并严密观察病人的情况，一旦出现过敏反应应及时给予急救措施。过敏反应的处理同青霉素过敏试验法。结果阳性禁止碘造影。

【注意事项】

1. 严格执行"三查八对"及无菌技术原则。

2. 试敏液配制剂量要准确，且要充分摇匀。每次抽吸生理盐水溶液或稀释药液及推出多余药液时动作要稳，以免多抽或多推导致剂量不准。

3. 不可使用1 ml注射器针头抽吸药液，以免针头变钝，进行皮内注射时给病人带来疼痛，更换针头时注意无菌操作。

4. 不可用含碘消毒剂进行消毒，对酒精过敏者亦不可使用酒精消毒。

5. 叮嘱病人试验期间不可抓挠或按揉皮丘，以免影响结果的观察；20分钟内不要随意运动，如有不适立即告知医护人员。

6. 严密观察病人，备好急救药物和器械，出现异常及时给予急救措施。

项目小结

本项目学习重点为青霉素过敏性休克的预防及抢救措施，各种皮试液的配制及结果判断。学习难点为青霉素过敏性休克的预防及抢救措施。结合临床案例，合理、准确、安全、有效地给药，掌握正确的给药方法和技术，正确评估病人用药后的疗效和反应，指导病人合理用药，防止和减少不良反应，并做好药品的管理工作，确保临床用药安全有效。

思考与练习

病人，女性，28岁，因咽喉疼痛，吞咽时加剧来院就诊，被诊断为"化脓性扁桃体炎"，医嘱：青霉素皮试st。

请问：

1. 如何配制皮试液？

2. 皮试3 min后，病人出现胸闷、心慌、气促伴濒危感，皮肤瘙痒，面色苍白，出冷汗，脉搏细弱，血压80/50 mmHg，烦躁不安。考虑病人可能出现什么问题？应该采取的紧急措施是什么？

（王　琳）

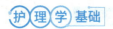

数字教学内容

项目三　静脉输液与静脉输血法

学习目标

1. 掌握静脉输液和输血的概念、目的、输液速度和时间的计算；掌握静脉输液和输血的常见反应及护理措施。
2. 熟悉静脉输液常用的溶液及作用、血液和血液制品的种类。
3. 了解静脉输液微粒污染的概念、危害及预防措施。
4. 学会周围静脉输液和输血技术、识别和排除输液故障。
5. 具有严谨的工作态度和细致的观察能力，严格执行无菌操作原则和查对制度。培养良好的人文关怀能力及职业道德修养。

导学案例

　　病人，女，56岁，因"消化性溃疡伴上消化道出血"急诊入院。病人头晕无力、面色苍白、四肢湿冷、脉搏细速、呼吸浅促。体格检查：T 36.2℃，P 110次/分，R 21次/分，BP 85/55 mmHg；实验室检查：血红蛋白76 g/L。医嘱：0.9%氯化钠100 ml+奥美拉唑40 mg ivgtt bid；10%葡萄糖溶液250 ml+氨甲苯酸0.3 g ivgtt bid；浓缩红细胞400 ml ivgtt st。

　　工作任务：

1. 正确完成静脉输液、输血的操作技术。
2. 排除常见的输液故障。
3. 注意观察输液和输血中病人的反应并能做相应的处理。

应知部分

　　静脉输液与静脉输血是临床上用于纠正人体内水、电解质及酸碱平衡失调，恢复内环境稳定，维持机体正常生理功能的重要治疗与抢救措施之一。正常情况下，人体内水、电解质、酸碱度均保持在恒定范围内，保证内环境相对平衡稳定，维持机体正常生理功能。但在许多疾病和创伤时，水、电解质紊乱及酸碱平衡失调。通过静脉输液和输血，可以迅速、有效地补充机体丧失的体液和电解质，增加血容量，改善微循环，维持血压。此外，通过静脉输入药物，还可以达到治疗疾病的目的。因此，护理人员必须熟练掌握有关静脉输液与输血的理论知识和操作技能，运用护理程序的方法全面评估病人的身心状况，制定科学的护理计划，及时发现和处理输液和输血过程中的护理问题，以便在治疗疾病、保证病人安全和挽救病人生命的过程中发挥积极、有效的作用，促进病人康复。

一、静脉输液法

静脉输液是利用大气压和液体静脉压原理将大量无菌溶液或药物直接输入静脉的治疗方法，是临床常用的基本护理操作技术。对于静脉输液，护士的主要职责是遵医嘱建立静脉通道、监测输液过程以及输液完毕的处理。同时，还要了解治疗目的、输入药物的种类和作用、预期效果、可能发生的不良反应及处理方法。

（一）静脉输液的原理

静脉输液是利用大气压和液体静压形成的输液系统内压高于人体静脉压的原理将一定量的无菌溶液或药液直接输入静脉内的方法。

（二）静脉输液的目的

1. 补充水分和电解质，维持酸碱平衡　常用于各种原因引起的脱水、酸碱平衡失调病人，如剧烈呕吐、腹泻、大手术后的病人。

2. 补充营养，供给热能，促进组织修复　常用于慢性消耗性疾病、胃肠道吸收障碍、禁食及不能经口进食（如昏迷、口腔疾病）的病人。

3. 输入药物，治疗疾病　常用于中毒、各种感染、组织水肿等病人。如输入解毒药物达到解毒作用；输入抗生素控制感染；输入脱水剂降低颅内压等。

4. 补充血容量，改善微循环，维持血压及微循环灌注量　常用于大面积烧伤、大出血、休克等病人。

5. 输脱水剂，降压、利尿消肿。

（三）常用溶液的种类及作用

1. 晶体溶液

晶体溶液分子量小，在血管内存留时间短，对于维持细胞内、外水分的相对平衡具有重要作用，可用于纠正体内水、电解质平衡失调。常用的晶体溶液包括：

（1）葡萄糖溶液　用于补充水分和热量，葡萄糖进入人体后，迅速分解，一般不产生高渗作用。也通常作为静脉给药的载体和稀释剂。临床常用的葡萄糖溶液有5%葡萄糖、10%葡萄糖溶液。

（2）等渗电解质溶液　用于补充水分和电解质，维持体液容量和渗透压平衡。体液丢失时，往往伴有电解质紊乱，血浆容量与血液中钠离子水平密切相关，缺钠时，血容量也降低，因此，补充液体时应兼顾水与电解质的平衡。常用的等渗电解质溶液包括0.9%氯化钠溶液、5%葡萄糖氯化钠溶液、复方氯化钠溶液（林格氏等渗溶液）等。

（3）碱性溶液　用于纠正酸中毒，调节酸碱平衡失调。常用的碱性溶液包括：

1）碳酸氢钠溶液：碳酸氢钠进入人体后，解离成钠离子和碳酸氢根离子，碳酸氢根离子可以和体液中剩余的氢离子结合生成碳酸，最终以二氧化碳和水的形式排出体外。不易加重乳酸血症，临床常用的碳酸氢钠溶液浓度有5%和1.4%两种。

2）乳酸钠溶液：乳酸钠进入人体后可解离为钠离子和乳酸根离子，钠离子在血中与碳酸氢根离子结合生成碳酸氢钠，乳酸根离子可与氢离子生成乳酸，易加重乳酸血症。临床常用的乳酸钠溶液浓度有11.2%和1.84%两种。

（4）高渗溶液　用于利尿脱水，可以在短时间内迅速提高血浆渗透压，回收组织水分进入血管内，消除水肿，同时可降低颅内压，改善中枢神经系统的功能。临床上常用的高渗溶液有20%甘露醇、25%山梨醇和25%~50%葡萄糖溶液等。

2. 胶体溶液

胶体溶液分子量大，在血管内存留时间长，能有效维持血浆胶体渗透压，增加血容量。改善微循环。提高血压，常用的胶体溶液包括：

1）右旋糖酐溶液　为水溶性多糖类高分子聚合物。常用溶液分两种：①低分子右旋糖酐：主要作用是降低血液黏稠度，减少红细胞聚集，改善微循环，预防血栓形成；②中分子右旋糖酐：主要作用是提高血浆胶体渗透压，扩充血容量。

2）代血浆　作用与低分子右旋糖酐相似，扩容作用良好，输入后可增加循环血量和心输出量。在体内停留时间较右旋糖酐长，且过敏反应少，在急性大出血时可与全血共用。常用的代血浆有羟乙基淀粉（706代血浆）、氧化聚明胶、聚维酮等。

3）血液制品　输入后可提高血浆胶体渗透压，增加血容量；补充蛋白质和抗体，有助于组织修复和增加机体免疫力。常用的血液制品有白蛋白、血浆蛋白等。

3. 静脉高营养液

高营养液供给病人热能，补充蛋白质，维持正氮平衡，补充多种维生素和矿物质。主要成分包括氨基酸、脂肪乳、维生素、矿物质、高浓度葡萄糖或右旋糖酐及水分。常用的高营养液包括复方氨基酸、脂肪乳剂等。

静脉输入溶液的种类及量要根据病人体内水、电解质及酸碱平衡紊乱的程度决定。一般遵循"先晶后胶""先盐后糖""先快后慢""见尿补钾""宁酸勿碱"的原则。在给病人补钾过程中，应遵循"四不宜、一禁止"原则，即不宜过浓（浓度不可超过0.3%）不宜过快（不超过20~40 mmol/h）、不宜过多（成人每日不超过5 g，小儿0.1~0.3 g/kg体重）、不宜过早（见尿后补钾：一般尿量>40 ml/h或500 ml/d方可补钾），禁止静脉推注。浓度过高对静脉刺激大，刺激血管收缩引起疼痛。浓度过高还可抑制心肌，导致心搏骤停，危及生命安全。

（四）常用输液部位

静脉输液时，应根据病人的年龄、神志、体位、病情缓急、病程长短、溶液种类、输液时间、静脉情况、手术部位、合作程度等选择合适穿刺部位。常用的输液部位：

1. 周围浅静脉

周围浅静脉是指分布于皮下肢体末端的静脉。分为上肢和下肢浅静脉：

1）上肢浅静脉　常用的有肘正中静脉、头静脉、贵要静脉、手背静脉网。成人输液首选部位是手背静脉网；经外周中心静脉导管（PICC）的穿刺部位首选贵要静脉（贵要静脉是上臂最粗、最直的通路），其次为肘正中静脉、头静脉。

2）下肢浅静脉　常用的有大隐静脉、小隐静脉、足背静脉网。小儿常用足背静脉输液，但成人不主张使用足背静脉，因下肢静脉有静脉瓣，容易形成血栓，有增加静脉栓塞和血栓性静脉炎的危险。

2. 头皮静脉

头皮静脉浅表易见，分支多，互相沟通，交错成网，不易滑动，便于固定，常用于小儿的静脉输液。较大的有颞浅静脉、额静脉、耳后静脉、枕静脉等。

3. 其他静脉

颈外静脉、锁骨下静脉，常用于中心静脉置管。需长期持续静脉输液或需要静脉高浓度、刺激性强药物输入的病人，多选择此部位。将导管从颈外静脉或锁骨下静脉插入，远端留在右心室上方的上腔静脉。

（五）输液速度及时间的计算

临床上为正确给药，达到药物疗效需计算输液的速度和所需时间，在输液过程中，每毫升溶液的滴数称为该输液器的点滴系数（gtt/ml）。目前常用输液器的点滴系数有10、15、20等型号。

计算方法：

1. 已知输液总量与计划输液所用时间，计算输液的滴数。

$$每分钟滴数 = \frac{液体总量（毫升）\times 点滴系数}{输液时间（分钟）}$$

例如：病人需输液1 200 ml，计划在5小时内输完，所用输液器点滴系数为15，请问每分钟滴数应调节到多少？

$$每分钟滴数 = \frac{1\,200\,ml \times 15}{5 \times 60} = 60滴$$

2. 已知每分钟滴数与输液总量，计算输液所需要时间。

$$输液时间（小时） = \frac{液体总量（毫升）\times 点滴系数}{每分钟滴数 \times 60（分钟）}$$

例如：病人今日需输入总液体量为1 500 ml，每分钟滴数为30滴，所用输液器点滴系数为15，请问需用多长时间输完？

$$输液时间（小时） = \frac{1\,500 \times 15}{50 \times 60} = 7.5小时$$

（六）常见输液故障及排除方法

1. 溶液不滴

（1）针头滑出血管外　液体滴入皮下组织，表现为局部肿胀，有疼痛感，挤压无回血。处理方法：将针头拔出，更换针头，另选血管重新穿刺。

（2）针头斜面紧贴血管壁　表现为液体滴入不畅，局部无肿胀，挤压有回血。处理方法：调整针头位置或适当变换肢体位置，直到滴入通畅为止。

（3）针头阻塞　表现为液体不滴，轻挤压下端输液管有阻力，松手后无回血。处理方法：更换针头，重新选择静脉穿刺。切忌强行挤压导管或用溶液冲注针头，以免造成静脉

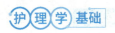

栓塞。

（4）压力过低　因输液瓶（袋）位置过低或病人肢体抬举过高或病人周围循环不良所致，表现为滴速缓慢。处理方法：适当抬高输液架高度或降低肢体位置。

（5）静脉痉挛　因穿刺肢体暴露在寒冷环境中的时间过长或输入液体温度过低所致，表现为滴液不畅，回抽有回血。处理方法：在穿刺部位上方实施热敷、按摩，缓解静脉痉挛。提高室温，以利于保暖。

（6）输液管扭曲、受压　因病人肢体活动所致。处理方法：检查病人肢体位置，排除输液管扭曲、受压因素，保持输液管通畅。

2. 滴管内液面过高

（1）滴管侧面无调节孔时，将输液瓶（袋）从输液架上取下，倾斜瓶身，使瓶内的针头露出液面，待滴管内的溶液缓缓流下，降至滴管的1/3～2/3时，将输液瓶（袋）挂回即可。

（2）滴管侧面有调节孔时，可夹住滴管上端输液管，打开调节孔，待滴管内液面降至滴管的1/3～2/3时，再关闭调节孔，松开滴管上端的输液管即可。

3. 滴管内液面过低

（1）无论滴管侧面有无调节孔，均可夹住滴管下端输液管，用手挤压滴管，待滴管液面升至滴管的1/3～2/3时，停止挤压，松开滴管下端输液管即可。

（2）滴管侧面有调节孔时，还可夹住滴管下端输液管，打开调节孔，滴管内液面升至1/3-2/3时，关闭调节孔，松开滴管下端输液管即可。

4. 滴管液面自行下降

输液过程中，滴管内液面自行下降，应检查输液管的各段衔接是否紧密，滴管有无漏气或裂隙，必要时更换输液器。

（七）常见输液反应及护理

1. 发热反应

发热反应是输液过程里最常见的一种输液反应。

（1）原因　输入致热物质引起。

1）输入的溶液或药品不纯、消毒不彻底、保存不当，输液器和注射器消毒灭菌不合格或再次被污染。

2）输液过程中未能严格执行无菌操作等。

（2）临床表现　多发生于输液后数分钟至1小时。病人表现为发冷、寒战、发热、轻者体温在38℃左右，重者体温可达40℃以上，并伴有头痛、恶心、呕吐、脉速等全身不适症状。

（3）预防　输液前认真检查药液的质量、输液器具的包装、灭菌日期、有效期等，防止致热物质进入体内，严格执行查对制度和无菌操作原则。

（4）护理措施

1）发热反应轻者，应立即减慢输液速度或停止输液，并及时通知医生。

2）发热反应重者，应立即停止输液，并保留剩余溶液和输液器，必要时送检验室细菌培养，查找发热原因。

3）对症处理，如病人寒战时给予增加衣被或用热水袋保暖，高热时采取物理降温。

4）遵医嘱给予抗过敏药物或激素治疗。

5）密切观察病情及体温的变化，每半小时测量一次体温，直至病情平稳。

2. 循环负荷过重（急性肺水肿）

（1）原因

1）由输液速度过快，短时间内输入液体量过多，使循环血容量急剧增加，心脏负担过重引起。

2）病人原有心肺功能不良，尤其多见于急性左心功能不全者。

（2）临床表现　输液过程中，病人突然出现气促、胸闷、咳嗽、呼吸困难、咯粉红色泡沫痰，严重时痰液从口鼻涌出，听诊肺部布满湿啰音，心率快、心律不齐。

（3）预防　输液过程中，密切观察病人情况，注意控制输液速度和输液量，尤其对心肺功能不良者、老年人、婴幼儿更须慎重。

（4）护理措施

1）出现上述表现时，应立即停止输液，并迅速通知医生，进行紧急处理。

2）如果病情允许，可协助病人取端坐位，两腿下垂，以减少下肢静脉血回流，减轻心脏负担，同时安慰病人以减轻其紧张心理。

3）给予高流量氧气吸入，一般氧流量为6~8 L/min，以提高肺泡内氧分压，减少肺泡内血管渗出液的产生。同时，在湿化瓶内加入20%~30%的乙醇溶液湿化氧气，以降低肺泡表面的张力，使泡沫破裂消散，改善肺部气体交换，减轻缺氧症状。

4）遵医嘱给予镇静剂、强心剂、利尿药和扩血管药等，以稳定病人紧张情绪，扩张血管，加速液体排出，减轻心脏负荷。

5）必要时进行四肢轮扎。用橡胶止血带或血压计袖带给四肢适当加压，以阻断静脉回流（保持动脉血流畅通），可有效减少静脉回心血量。要求每隔5~10分钟轮流放松一个肢体上的止血带，待症状缓解后，逐渐解除止血带。

6）此外，静脉放血200~300 ml也是一种有效减少回心血量最直接的方法，但应慎用，贫血者应禁忌采用。

3. 静脉炎

（1）原因

1）长期输入高浓度、刺激性强的药物，静脉内放置刺激性强的留置管或导管放置时间过长，引起局部静脉壁发生化学炎性反应。

2）输液过程中未严格执行无菌操作，导致局部静脉感染。

（2）临床表现沿静脉走向出现条索状红线，局部组织发红、肿胀、灼热、疼痛，有时伴畏寒、发热等全身症状。

（3）预防

1）对高浓度、刺激性强的药物应充分稀释后输入，并减慢输液速度，防止药物漏出血管外。

2）使用静脉留置针时，应选择刺激性小的导管，且留置时间不宜过长。

3）有计划地更换穿刺部位，以保护静脉。

4）严格遵守无菌操作原则。

（4）护理措施

1）立即停止在炎症局部输液，抬高患肢并制动。

2）局部用50%硫酸镁溶液或95%乙醇溶液热湿敷，每日2次，每次20分钟。

3）超短波理疗，每日1次，每次15~20分钟。

4）中药治疗：如意金黄散加醋调成糊状，局部外敷，每日2次。

5）合并感染者，遵医嘱给予全身或局部抗生素治疗。

4. 空气栓塞

（1）原因

1）输液导管内空气未排尽；输液管衔接不紧，有漏气。

2）拔出较粗的、近胸腔的深静脉导管后，穿刺点封闭不严密。

3）加压输液时无人守护，液体输完未及时更换药液或拔针，均可导致空气进入静脉发生空气栓塞。（图5-3-1）

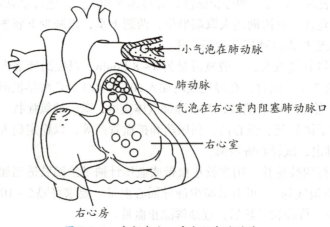

图5-3-1 空气在右心房内阻塞肺动脉口

（2）临床表现

输液过程中，病人突感胸部异常不适或有胸骨后疼痛，随即出现呼吸困难、严重发绀，并伴有濒死感，听诊心前区可闻及响亮、持续的"水泡声"。心电图呈现心肌缺血和急性肺心病的改变。

（3）预防

1）输液前认真检查输液器的质量，排尽输液管内的空气。

2）拔出较粗的、近胸腔的深静脉导管后，必须立即严密封闭穿刺点。

3）输液过程中加强巡视，及时添加药液或更换输液瓶；输液完毕及时拔针；加压输液时应安排专人在旁守护。

（4）护理措施

1）立即停止输液，通知医生进行抢救。

2）立即安置病人取左侧头低足高卧位，该体位使肺动脉位置低于右心室，气体向上浮向右心室尖部，避免阻塞肺动脉入口。随着心脏的舒缩，空气被血液打成泡沫，分次小量进入肺动脉内，弥散至肺泡逐渐被吸收。（图5-3-2）

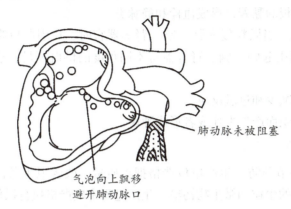

肺动脉未被阻塞

气泡向上飘移
避开肺动脉口

图5-3-2　气泡向上漂移避开肺动脉口

3）给予高流量氧气吸入，以提高病人的血氧浓度，纠正缺氧状态。

4）有条件时可使用中心静脉导管抽出空气。

5）密切观察病人病情变化，做好病情动态记录，如有异常及时对症处理。

（八）输液微粒污染

输液微粒是指在输液过程中，进入人体内的非代谢性颗粒杂质。其直径一般为15 μm，少数较大的输液微粒直径为50~300 μm。输入溶液中微粒的多少决定着液体的透明度，可由此判断液体的质量。输液微粒污染是指在输液过程中，将输液微粒带入人体，对人体造成严重危害的过程。

1. 输液微粒的来源

（1）原料加工过程中污染　药液生产制作工艺不够完善，混入异物或微粒，如水、空气、原材料的污染等。

（2）存放过程中污染　瓶装溶液因橡胶塞受溶液的侵蚀引起理化作用剥脱而造成微粒污染；或玻璃瓶内壁也可因溶液腐蚀剥脱而造成微粒污染。

（3）配药过程中污染　在配药过程中，由于切割安瓿产生的玻璃碎屑；输液瓶塞经反复穿刺加药，橡胶屑脱落于溶液中；空气净化洁净程度不够及无菌操作不规范等都会增加微粒量。

（4）输液过程中污染　输液环境不洁净，输液器不洁或老化脱屑等，都可使药液污染。

2. 输液微粒污染的危害

输液微粒污染对机体的危害主要取决于微粒的大小、形状、化学性质，以及微粒堵塞血管的部位、血流阻断的程度、人体对微粒的反应等。输液微粒随血液循环进入全身，可造成多种危害，肺、脑、肝、肾等是最容易被微粒损害的部位。输液微粒污染对机体的危害包括：

（1）血管阻塞　较大微粒直接阻塞血管，引起局部供血不足，组织缺血、缺氧，甚至坏死。

（2）血管栓塞和静脉炎　微粒进入机体后，可随血液循环引起血管内壁刺激损伤，变得不光滑，引起血小板的黏着，形成血栓和静脉炎。

（3）肉芽肿形成　当微粒侵入肺、脑、肾等器官时，可引起巨噬细胞增殖，包围微粒形成肉芽肿，从而引起肺、脑、肾等器官不同程度的供血不足，造成循环障碍，直到坏死。

（4）引起血小板减少和过敏反应。

（5）微粒刺激组织而产生炎症或者形成肿块。

3. 输液微粒污染的预防措施

（1）药液生产环节预防　生产单位严格把控质量，改善卫生条件，安装空气净化装置，防止空气中悬浮的尘粒和微生物污染。生产过程中应严格执行操作规程，工作人员穿工作服、工作鞋、戴口罩，必要时戴手套。选择优质原料，采用先进工艺，提高检验技术以确保药液质量，减少微粒污染。

（2）药液配制过程中的控制

1）严格执行无菌技术操作规程：加药注射器应严格执行一人一物，不得重复使用，采用一次性注射器加药。

2）合理用药，注意配伍禁忌：液体中应严格控制加药种类，多种药物联合应用时尽量采用小包装溶液分类输入。两种以上药物配伍时，注意配伍禁忌，配制后要观察药液是否变色、沉淀、混浊。配制粉剂药品要充分振荡，等药物完全溶解后方可使用。药液配制好后检查无可见微粒方可加入液体中。

3）把好药液配制关，改进安瓿的切割与消毒方法：采用易折型安瓿，或控制安瓿锯痕长为1/4周，开启安瓿前对折断的部位进行消毒。

4）避免加药时使用粗针头及多次穿刺瓶塞液体中需要加多种药物时，避免使用粗针抽吸和在瓶塞同一部位反复穿刺，插入瓶塞用一枚针头，抽吸药液时用另一枚针头，可减少瓶塞穿刺次数，以减少瓶塞微粒污染，液体中如发现有橡胶塞屑应禁止输入。

（3）静脉输液过滤系统的应用

静脉输液过滤系统作为补救性的也是最终的一个措施和手段，对即将注入人体的药液进行净化处理，可以极大地减少各个环节对药液的微粒污染，从而减少微粒对病人潜在或直接的危害，对病人起到保护作用。常见的静脉输液终端过滤器有普通型、独立型、多功能型等。

二、静脉输血法

静脉输血是将全血或成分血如血浆、红细胞、白细胞或血小板等通过静脉输入体内的方法。输血是急救和治疗疾病的重要措施之一，在临床上广泛使用。但是，输血是一项高风险的治疗技术，要求护士必须遵循输血原则，准确配血，认真核对输血者和受血者，正确实施静脉输血技术并监测有无输血反应。

（一）静脉输血的目的及原则

1. 输血的目的

（1）补充血容量 增加有效循环血量，改善心肌功能和全身血液灌流，提升血压，增加心输出量，促进血液循环。常用于失血、失液引起的血容量减少或休克的病人。

（2）补充血红蛋白 提高红细胞携氧能力，纠正贫血。常用于血液系统疾病引起的严重贫血和某些消耗性疾病的病人。

（3）补充血浆蛋白 增加蛋白质，改善营养状态。维持血浆胶体渗透压，减少组织渗出和水肿，保持有效循环血量。用于低蛋白血症、大出血、大手术病人。

（4）补充血小板和凝血因子 改善凝血功能，有助于止血，常用于凝血功能障碍及大出血的病人。

（5）补充抗体和补体 增强机体免疫力，提高机体抗感染的能力。常用于严重感染、免疫力低下的病人。

（6）排出有害物质 一氧化碳、苯酚等化学物质中毒时，血红蛋白失去运氧能力或不能释放氧气供机体组织利用。为了改善组织器官的缺氧状况，可以通过换血疗法，把不能释放氧气的红细胞换出。溶血性输血反应及重症新生儿溶血病时，也可换血治疗。

2. 输血的原则

（1）输血前必须做血型鉴定和交叉配血试验（血浆除外）。

（2）无论输全血或成分血，均应选用同型血液输注。但在紧急情况下，如无同型血，可选用 O 型血输给病人；而 AB 型血的病人则可接受任一血型的血制品，但要求直接交叉配血试验阴性（不凝集），而间接交叉试验可以阳性（凝集）。在这种特殊情况下，一次输入较少血量，一般最多不超过 400 ml，要缓慢输血，否则易引起受血者的红细胞凝集。

（3）病人如果需要再次输血，必须重新做交叉配血试验，以排除机体已产生抗体的情况。

（二）静脉输血的适应证和禁忌证

1. 静脉输血的适应证

（1）各种原因引起的大出血是静脉输血的主要适应证 一次失血量不超过人体血量的 10%（成人约 500 ml）时，可由组织间液进入血液循环而得到代偿，短期内得以恢复，不必输血。失血量为 10%～20%（成人超过 500～1 000 ml）时，对人体有明显影响，需要立即输血。一般首选晶体溶液、胶体溶液或少量代血浆输注。失血量超过 20%（成人超过 1 000 ml）时，可导致血压下降，脏器供血不足，应立即补充全血或成分血，补充血容量，预防和治疗休克。

（2）贫血或低蛋白血症 输入全血、浓缩或洗涤红细胞可纠正贫血，血浆、白蛋白液可用于低蛋白血症。

（3）严重感染 输入新鲜血补充抗体和补体，增强机体抗感染能力。一般采用少量多次输入新鲜血或成分血，切忌使用库存血。

（4）凝血功能障碍 对患有出血性疾病的病人（如血友病病人）。可输新鲜血或成分血，如血小板、凝血因子、纤维蛋白原等。

（5）一氧化碳中毒、苯酚中毒及溶血性输血反应、重症新生儿溶血病病人。

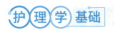

2. 静脉输血的禁忌证

对急性肺水肿、肺栓塞、充血性心力衰竭、恶性高血压、真性红细胞增多症、肾功能极度衰竭、对输血有变态反应者禁忌输血。

(三)血液制品的种类

1. 全血

全血指采集的血液未经任何加工而存入保养液血袋中的血液。全血分下列两种：

（1）新鲜血　指在4℃冰箱内保存1周内的血液。新鲜血基本保留了血液的所有成分，新鲜血适用于血液病病人，可以补充各种血细胞、凝血因子和血小板。

（2）库存血　存指在4℃冰箱内存2～3周的血液。库存血虽含有血液的所有成分，但随着保存时间的延长，血液中各种有效成分逐渐被破坏，其中白细胞、血小板和凝血因子成分破坏较多。血液中钾离子含量增多，酸性增高。大量输入库存血要防止高钾血症和酸中毒的发生。库存血适用于各种原因引起的大出血。

2. 成分血

成分血是在一定的条件下，采用特定方法，将全血中一种或多种血液成分分离出，而制成的血液制剂与单采成分血的统称。成分血的优点是纯度高、体积小、针对性强、效能高、不良反应少，可一血多用，节约血源，是目前临床常用的输血类型。常用的成分血有：

（1）血浆　是指全血经分离后所得到的液体部分。主要成分为血浆蛋白，不含血细胞，无凝集原，保存期较长。可用于补充血容量、蛋白质和凝血因子。

1）新鲜血浆：4℃冰箱内保存24小时，含有新鲜血液中的全部凝血因子。适用于凝血因子缺乏的病人。

2）冷冻血浆：在−30℃保存，有效期为1年，使用前使先在37℃温水中融化，并在6小内输入，用于维持血容量、补充血浆蛋白。

3）干燥血浆：是将冷冻血浆在真空装置下加以干燥制成。有效期为5年，使用时加适量0.9%氯化钠溶液进行溶解。

（2）红细胞　可增加血液携氧能力，用于贫血病人、失血多的手术病人等。

1）浓缩红细胞：是新鲜全血经离心或沉淀去除血浆后的剩余部分，在4℃环境下保存。适用于携氧功能缺陷和血容量正常的贫血病人。

2）洗涤红细胞：是红细胞经0.9%氯化钠溶液洗涤数次后，再加入适量0.9%氯化钠溶液制成，在4℃环境下保存时间不超过24小时。适用于器官移植术后病人及免疫性溶血性贫血病人。

3）红细胞悬液：是全血提取血浆后的红细胞加入等量红细胞保养液制成，在4℃环境下保存。适用于战地急救及中小型手术病人。

（3）白细胞浓缩悬液　是新鲜全血离心后取其白膜层的白细胞。在4℃环境下保存，48小时内有效。也可将新鲜全血经血细胞分离机单采后制成粒细胞浓缩悬液，20～24℃环境下保存，保存期为24小时。适用于粒细胞缺乏合并严重感染的病人。

（4）血小板浓缩悬液　是新鲜全血经离心后所得。在22℃环境下保存，以普通采血袋盛装的保存期为24小时，以专用血小板存储袋盛装的可保存期为5天。适用于血小板减少或功能障碍性出血的病人。

（5）其他血液制品

1）白蛋白制剂：从血浆中提取，能提高机体血浆胶体渗透压、增加血浆蛋白，在4℃环境下保存，有效期为5年，临床上常用的是20%～25%白蛋白。适用于低蛋白血症病人。

2）免疫球蛋白制剂：适用于免疫抗体缺乏的病人，预防和治疗病毒、细菌感染性疾病。而特异性免疫球蛋白是用相应抗原免疫后，从含有高效价的特异性抗体血浆中提纯制备的，如抗牛痘、抗破伤风、抗狂犬病、抗乙型肝炎等。

3）凝血因子制剂：如冷沉淀凝血因子、因子Ⅷ浓缩剂、因子Ⅸ浓缩剂、凝血酶原复合物、纤维蛋白原等。可针对性地补充某些凝血因子的缺乏，适用于各种原因引起的凝血因子缺乏的出血性疾病。

（四）血型鉴定及交叉配血试验

1. 血型与红细胞凝集

血型通常是指红细胞膜上特异性抗原类型。若将血型不相容的两个人的血液加在载玻片上并使之混合，则红细胞可凝集成簇，这个现象称为红细胞凝集。凝集的红细胞在补体的作用下破裂发生溶血。红细胞凝集的实质是抗原－抗体反应。由于红细胞膜上的特异性抗原能促使红细胞凝集，在凝血反应中起抗原作用，故又称为凝集原。能与红细胞膜上的凝集原起反应的特异性抗体则称为凝集素。

依据红细胞所含的凝集原不同，把人类的血型分成若干类型。迄今为止，世界上已经发现了25个不同的红细胞血型系统，但与临床关系最密切的是ABO血型系统和Rh血型系统。

（1）ABO血型系统　人的红细胞内含有AB两种类型的凝集原，按照红细胞膜上所含凝集原不同，将人的血液分为A、B、AB、O四型。

（2）Rh血型系统　人类红细胞除了含有A、B抗原外，通常将红细胞膜上含有D抗原者称为Rh阳性。红细胞膜上缺乏D抗原者称为Rh阴性。

2. 血型鉴定

（1）ABO血型鉴定　利用红细胞凝集试验，通过正（细胞试验）、反（血清试验）定型可以准确鉴定ABO血型。

（2）Rh血型鉴定　一般用抗D血清来鉴定，若受检者的红细胞遇抗D血清发生凝集，则受检者为Rh阳性，反之为阴性。

3. 交叉配血试验

为了确保输血安全，输血前除做血型鉴定外，还必须做交叉配血试验，在ABO血型系统相同的人之间也不例外。交叉配血试验包括直接交叉配血试验和间接交叉配血试验。（表5-3-1）

表5-3-1　交叉相容配血试验

对象	直接交叉相容配血试验	间接交叉相容配血试验
供血者	红细胞	血清
受血者	血清	红细胞

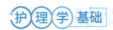

（1）直接交叉配血试验　用受血者血清和供血者红细胞进行配合试验，检查受血者血清中有无破坏供血者红细胞的抗体。结果要求绝对不可以有凝集或溶血现象。

（2）间接交叉配血试验　用供血者血清和受血者红细胞进行配合试验，检查供血者血清中有无破坏受血者红细胞的抗体。如果直接和间接交叉试验结果均没有凝集反应，即交叉配血试验为阴性，为配合相合，方可进行输血。

（五）静脉输血技术

静脉输血技术可分为间接静脉输血法和直接静脉输血法、自体静脉输血法。间接静脉输血法是将已备好的血液通过静脉输入给病人；直接静脉输血法是将供血者的血液抽出后，立即输入受血者体内，常用于婴幼儿少量输血或无血库条件而病人急需输血时。

自体输血是指采集病人体内血液或手术中收集自体失血，经适当的保存和处理，当需要时再回输给病人本人的方法，即回输自体血。自体输血是最安全的输血方法，随着输血医学的发展及输血知识的普及，在临床上应用越来越广泛。

输血前准备

（1）知情同意　需输血治疗的病人，医生必须先向病人或家属说明输同种异体血的不良反应和经血传播疾病的可能性。病人或家属在充分了解输血的潜在危害后，有拒绝输血的权利。如果同意输血，必须填写"输血治疗同意书"，由病人或家属、医生分别签字后方可施行输血治疗。无家属签字的无自主意识病人紧急输血，应报医院职能部门或主管领导同意、备案并记入病历。未成年者，可由父母或指定监护人签字。

（2）备血　根据医嘱认真填写输血申请单，并抽取病人静脉血标本2 ml，将血标本、输血申请单、取血单一起送交血库，做血型鉴定和交叉配血试验。输入全血、红细胞、白细胞、血小板制品均须做血型鉴定和交叉配血试验。输入血浆只需做血型鉴定。

（3）取血　根据输血医嘱，护士凭取血单到血库取血，与血库人员共同认真做好"三查八对"工作。"三查"即血液的有效期、血液的质量、输血装置是否完好。"八对"即对病人床号、姓名、住院号、血袋号、血型、交叉配血试验结果、血液种类及剂量。核对无误后，护士在交叉配血试验单上签全名，方可取血。

（4）取血后　血液取出后勿剧烈震荡血液，以免红细胞被大量破坏造成溶血；库存血不能加温，以免血浆蛋白凝固变性，可在室温下放置15～20分钟后再输入；勿久置，一般血液取出后应在4小时内输完；血制品中不可加任何药物。

（5）输血前　血液取回后，输血前经两名护士再次核对，确定无误后方可输入。

（六）常见输血反应及处理

输血是具有一定危险性的治疗措施，会引起输血反应，严重者可危及病人的生命。因此，为了保证病人的安全，在输血过程中，护士必须严密观察病人情况，及时发现输血反应的征象，并积极采取有效措施处理各种输血反应。

1. 发热反应

发热反应是输血反应中最常见的反应。

（1）原因

1）血制品、保养液或输血用具等被致热原污染。

2）输血过程中，违反无菌操作原则，造成污染。

3）多次输血后，受血者血液中产生白细胞和血小板抗体，当再次输血时，受血者体内产生的抗体与供血者的白细胞和血小板发生抗原-抗体反应，引起发热。

（2）临床表现　多发生在输血过程中或输血后1~2小时内。开始病人有发冷、寒战，继而体温升高，可达38~41℃，伴有皮肤潮红、头痛、恶心、呕吐、肌肉酸痛等全身症状，发热持续时间不等。轻者持续1~2小时即可缓解，缓解后体温逐渐降至正常。

（3）预防　去除致热原，严格管理血制品、保养液和输血用具；严格执行无菌操作原则，以防污染。

（4）护理措施

1）轻者减慢输血速度，重者立即停止输血，用0.9%氯化钠溶液维持静脉通路，并通知医生。

2）做好对症处理，如寒战时给予保暖，高热时给予物理降温。

3）遵医嘱给予解热镇痛药、抗过敏药或肾上腺皮质激素等。

4）密切观察生命体征，每30分钟测量一次体温，直至病情平稳。

5）保留余血与输血装置一并送检，以便查明原因。

2. 过敏反应

（1）原因

1）病人为过敏体质，输入血液中的异体蛋白质引起过敏反应。

2）病人接受多次输血后，体内已产生过敏性抗体，当再次输血时，抗原抗体相互作用而发生过敏反应。

3）供血者献血前使用过可致敏食物或药物，使输入的血液中含有致敏物。

4）供血者血液中的变态反应性抗体随血液输入传给受血者，一旦与相应抗原接触，可发生过敏反应。

（2）临床表现

过敏反应多发生在输血后期或输血即将结束时，其程度轻重不一，与症状出现的早晚有关，症状出现越早，反应越严重。

1）轻度反应：表现为局部或全身皮肤瘙痒、荨麻疹。

2）中度反应：出现血管神经性水肿，多见于颜面部，表现为眼睑、口唇水肿。也可发生喉头水肿、支气管痉挛，导致呼吸困难，两肺可闻及哮鸣音。

3）重度反应：发生过敏性休克。

（3）预防

1）对有过敏史或需多次输血的病人，输血前遵医嘱给予抗过敏药物。

2）选用无过敏史的供血者，供者在采血4小时内不宜进食高蛋白和高脂肪食物，可进食少量清淡饮食或饮糖水。

（4）护理措施

1）有轻度过敏反应，减慢输血速度，遵医嘱给予抗过敏药物，继续观察病情变化。

2）有中、重度过敏反应，立即停止输血，输入0.9%氯化钠溶液，保持静脉通畅，立即通知医生。

3）遵医嘱皮下注射0.1%盐酸肾上腺素0.5～1 ml或静脉注射氢化可的松、地塞米松等抗过敏药物。

4）呼吸困难者给予氧气吸入，严重喉头水肿者行气管切开，循环衰竭者应给予抗休克治疗。

3. 溶血反应

溶血反应是受血者或供血者的红细胞发生异常破坏或溶解引起的一系列临床症状。溶血反应是最严重的输血反应。

（1）原因

1）输入异型血：即供血者与病人ABO血型不符而造成的溶血。反应发生快，一般输入10～15 ml血液即可出现症状，后果严重。

2）输入变质血：输血前红细胞已被破坏溶解。如血液贮存过久、保存温度不当、血液被剧烈震荡或被细菌污染、输入高渗或低渗溶液或影响血液pH的药物等。

3）Rh系统不符：ABO血型虽是同型，但Rh因子系统不同会引起的溶血。溶血反应发生较慢，一般在输血后几小时至几天才发生。

（2）临床表现　轻重不一，轻者与发热反应相似，重者在输入10～15 ml血液时即可出现症状，以后随着输入血量的增加而加重。临床表现可分为三个阶段：

1）第一阶段：受血者血清中的凝集素与输入血中红细胞表面的凝集原发生凝集反应，使红细胞凝集成团，阻塞部分小血管。病人出现头部胀痛、四肢麻木、腰背部剧痛、胸闷、恶心、呕吐等。

2）第二阶段：由于凝集的红细胞发生溶解，大量血红蛋白进入血浆中。病人出现黄疸和血红蛋白尿（尿呈酱油色），同时伴有寒战、高热、呼吸困难和血压下降等。

3）第三阶段：由于大量血红蛋白从血浆进入肾小管，遇酸性物质后形成结晶，阻塞肾小管；同时抗原和抗体的相互作用，又引起肾小管内皮缺血、缺氧而坏死脱落，进一步加重肾小管阻塞，造成急性肾功能衰竭。表现为少尿或无尿，管型尿和蛋白尿、高钾血症、酸中毒，严重者可死亡。

（3）预防　认真做好血型鉴定和交叉配血试验；输血前认真查对，杜绝差错事故的发生；严格执行血液采集、保存的制度，防止血液变质。

（4）护理措施

1）立即停止输血，维持静脉通路，通知医生紧急处理。

2）给予氧气吸入，遵医嘱给升压药和其他药物治疗。

3）保留余血并抽取病人血标本一同送检，重做血型鉴定和交叉配血试验。

4）保护肾脏：双侧腰部封闭，用热水袋热敷双侧肾区以解除肾血管痉挛。

5）碱化尿液：遵医嘱静脉滴注5%碳酸氢钠溶液，增加血红蛋白在尿液中的溶解度，减少沉淀，避免血红蛋白结晶阻塞肾小管。

6）密切观察生命体征及尿量，插入导尿管，检测每小时尿量，并做好记录。对少尿、无尿者按急性肾功能衰竭处理。

7）出现休克症状，立即配合抗休克治疗。

8）心理护理：安慰病人，消除其紧张、恐惧心理。

4. 与大量输血有关的反应

大量输血是指在 24 小时内紧急输血量大于或等于病人总血容量。常见的反应有循环负荷过重、出血倾向、枸橼酸钠中毒等。

（1）循环负荷过重 其原因、临床表现、护理措施及预防同静脉输液反应。

（2）出血倾向

1）原因：长期反复输血或短时间内输入大量库存血，由于库存血中的血小板破坏较多，使凝血因子减少而引起出血。

2）临床表现：皮肤、黏膜瘀点或瘀斑，穿刺部位大块淤血或手术伤口渗血。

3）预防：遵医嘱间隔输入新鲜血或血小板悬液，以补充足够的凝血因子和血小板。

4）护理措施：在短时间内输入大量库存血时，应密切观察病人的意识、血压、脉搏等变化，注意皮肤、黏膜或手术伤口有无出血。

（3）枸橼酸钠中毒

1）原因：由于大量输入库存血使枸橼酸钠大量进入体内，如果病人肝功能受损，枸橼酸钠不能完全氧化和排出，而与血中的游离钙结合使血钙浓度下降。

2）临床表现：手足抽搐，心率缓慢，血压下降，心室纤维颤动，甚至心搏骤停。

3）预防：每输入库存血 1 000 ml 时，遵医嘱静脉注射 10% 葡萄糖酸钙或氯化钙 10 ml 防止发生低血钙。

4）护理措施：严密观察病人反应，出现症状及时通知医生紧急处理，遵医嘱给药。

5. 与输血相关的传染病

通过输血传播的疾病与感染已知有十余种，其中最严重的是艾滋病、乙型肝炎和丙型肝炎。在输血相关传染病的预防和控制中，采供血机构和医疗机构的标准化工作和规范化管理起着至关重要的作用。综合预防对策：提倡无偿献血，严格血液筛查；规范采供血和血液制品制备的操作规程；对血液制品或成分血进行病毒灭活；严格掌握输血适应证，提倡自体输血和成分输血；加强消毒隔离，做好职业防护。

6. 其他

输血不当还可引起空气栓塞、细菌污染反应、体温过低等。因此，严格把握采血、贮血和输血操作的各个环节，是预防上述输血反应的关键。

职业技能训练

技能一 周围静脉输液法

按照静脉输入的液体是否与大气相通，可以将静脉输液分为密闭式静脉输液法和开放式静脉输液法，按照静脉输液进入血管通道器材所到达的位置，又可将静脉输液法划分为周围静脉输液法和中心静脉输液法。临床常用的密闭式静脉输液法有周围静脉输液法、头皮静脉输液法等。

【目　的】

同"静脉输液的目的"。

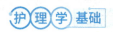

【准　备】

1. 操作前评估准备

（1）病人的年龄、病情、意识、药物、过敏史、自理能力、心理状态及配合程度等。

（2）病人穿刺部位的皮肤、血管状况及肢体活动度。

（3）向病人及家属解释静脉输液目的、方法、注意事项及配合要点。

2. 护士及病人准备

（1）护士准备：衣帽整洁，修剪指甲，洗手、戴口罩。

（2）病人准备：了解静脉输液目的、方法、注意事项及配合点；输液前排尿或排便；取舒适卧位。

3. 用物准备

（1）车上层：注射盘用物一套、弯盘、溶液及药物（按医嘱准备）、加药用注射器、止血带、小垫枕、一次性治疗巾、瓶套、砂轮、开瓶器；输液器、输液敷贴、输液瓶贴（标签）、输液卡、输液记录单、手消毒液；静脉留置针输液法需另备静脉留置针和透明敷贴、封管液（无菌生理盐水或稀释肝素液）；开放式静脉输液法需另备开放式输液吊瓶。

（2）治疗车下层：锐器收集盒、生活垃圾桶、医用垃圾桶。

（3）其他：输液架，必要时备小夹板、棉垫及绷带、输液泵。

4. 环境准备：安静整洁、舒适安全、光线充足。

【实　施】

密闭式静脉输液法：将无菌输液器插入原装密闭输液瓶（或袋）中进行输液的方法（表5-3-2）。此种方法污染机会少，临床应用广泛。目前国内常用的有全密闭式瓶装输液和全封闭软袋输液两种。

表5-3-2　密闭式静脉输液法

操作步骤	操作说明
核对检查	●核对输液卡与医嘱 ●核对药物名称、浓度、剂量、有效期，检查瓶口有无松动、瓶身有无裂痕或塑料瓶有无渗液，将输液瓶上下摇动，对光检查药液有无混浊、沉淀或絮状物等 ●根据医嘱填写输液贴（标签），倒贴在输液瓶上（勿覆盖原有的瓶签）（图5-3-3） ●玻璃瓶溶液套瓶套，启开瓶盖及铝盖的中心部分，常规消毒瓶塞至瓶颈部 ●塑料瓶溶液，取下瓶口处的拉环，常规消毒瓶塞至瓶颈部
配置药液	●按医嘱加入药物 ●根据病情需要有计划地安排输液顺序 ●检查输液器型号、有效期、包装，撕开输液器包装
插输液器	●取出输液器的插头插入瓶塞至插头根部，关闭调节器、将输液袋套于输液瓶（袋）上
核对解释	●携用物至病人床旁，核对（床号、姓名、腕带）解释，备好输液贴

图5-3-3　倒贴瓶贴

续表

操作步骤	操作说明
初次排气	• 再次查对无误，输液瓶挂于输液架上，一手倒置茂菲式滴管（图5-3-4），抬高滴管下端输液管，另一手持头皮针和调节器，打开调节器 • 使药液流入滴管内，当达到滴管的1/3～2/3满时，迅速转正滴管，使液体平面缓慢下降，待液体流入头皮针管内，关调节器，检查输液管内无气泡，将输液管放好 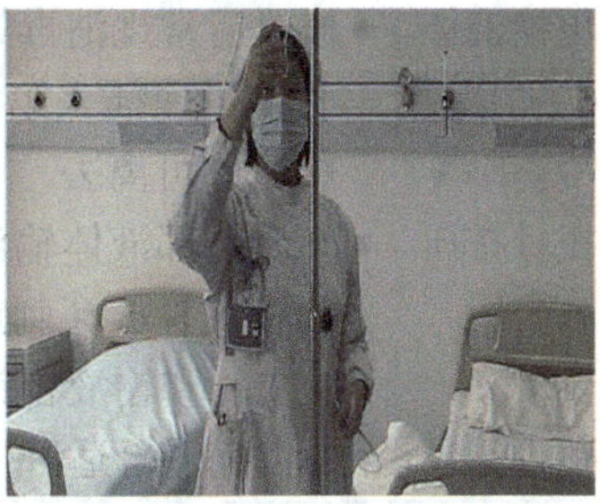 图5-3-4 静脉输液排气法
扎带消毒	• 协助病人取舒适卧位，在穿刺静脉肢体下垫小枕、治疗巾及止血带，在静脉穿刺点上方6～8 cm处扎止血带 • 常规消毒皮肤，范围直径≥5 cm，待干
再次排气	• 再次核对床号、姓名、腕带、药物，打开调节器，二次排气至少量药液滴出 • 关闭调节器，检查输液管内确无气泡，取下护针帽
穿刺固定	• 嘱病人握拳，一手绷紧静脉下端的皮肤，另一手持针柄，针尖斜面向上与皮肤呈15°～30°自静脉上方或侧方进针，沿静脉方向潜行刺入，见回血后，再进针少许，固定针柄（图5-3-5） • 三松：松止血带，嘱病人松拳，打开调节器。观察液体滴入通畅、局部无肿痛、病人无不适后，用输液敷贴或胶布分别固定针柄、针梗及头皮针下段输液管（图5-3-6），必要时用夹板固定关节 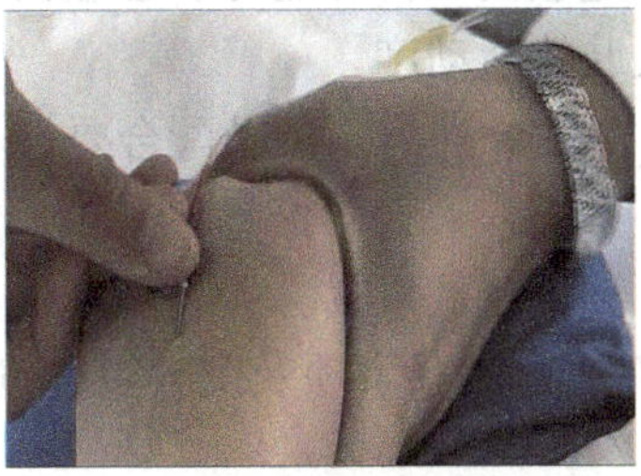 图5-3-5 静脉输液针柄固定法 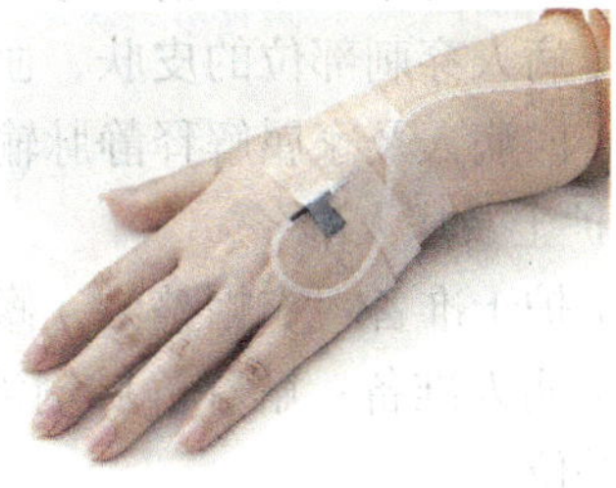　　图5-3-6 静脉输液固定法
调节滴速	• 根据病人病情、年龄及药液的性质调节输液速度，通常情况下，成年人40～60滴/分，儿童20～40滴/分 • 对婴幼儿、老年体弱、心肺功能不良的病人及输入高渗盐水、含钾药物、升压药的病人，输液速度宜慢 • 对严重脱水、血容量不足、心肺功能良好者输液速度可适当加快
再次核对	• 再次核对床号、姓名、腕带、药名、浓度、剂量、给药时间和给药方法 • 取出止血带、治疗巾和小垫枕，协助病人取舒适卧位
整理嘱咐	• 将呼叫器放于病人床头，告知输液过程中的注意事项
洗手记录	• 在输液记录卡上记录药液种类、滴速、时间及病人反应，护士签全名，挂于输液架上
加强巡视	• 输液过程中加强巡视，随时观察病人反应及输液情况，及时处理故障

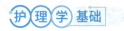

续表

操作步骤	操作说明
更换液体	●核对后常规消毒第2瓶液体瓶塞或撕去消毒瓶塞贴，拔出第1瓶的输液管和通气管，迅速插入第2瓶内，检查滴管液面高度合适，输液管内无气泡，待点滴通畅后方可离去
拔针按压	●确认全部液体输液完毕，轻揭针柄与头皮针管处输液敷贴，关闭调节器，用无菌棉签轻压穿刺点的上方，迅速拔针，局部按压1~2分钟（至无出血） ●头皮针和输液粗针头剪置锐器盒内
整理记录	●协助病人舒适卧位，整理床单位，清理用物洗手、记录

技能二　静脉留置针输液法

静脉留置针输液法：静脉留置针又称为套管针，可保护静脉，减少因反复穿刺而造成的痛苦和血管损伤，保持静脉通道畅通，利于抢救和治疗。适用于需长期输液、静脉穿刺较困难的病人；老年人、儿童、躁动不安的病人；输全血或血制品的病人；连续多次采血液标本的病人等。（表5-3-3）

【目　的】
同"静脉输液的目的"。

【准　备】

1. 操作前评估

（1）病人的年龄、病情、意识、药物、过敏史、自理能力、心理状态及配合程度等。

（2）病人穿刺部位的皮肤、血管状况及肢体活动度。

（3）向病人及家属解释静脉输液目的、方法、注意事项及配合要点。

2. 护士及病人准备

（1）护士准备：衣帽整洁，修剪指甲、洗手、戴口罩。

（2）病人准备：解释静脉输液目的、方法、注意事项及配合点；输液前排尿或排便；取舒适卧位。

3. 用物准备　同静脉输液，另根据需要符合型号备留置针。

【实　施】
见表5-3-3。

表5-3-3　静脉留置针输液法

操作步骤	操作说明
输液准备	●同密闭式静脉输液
核对解释	●携用物至病人床旁，核对床号、姓名、药物、解释输液目的 ●备胶贴及透明敷贴，并注明穿刺日期、时间、穿刺者姓名
排气连接	●将插有输液器的药瓶倒挂在输液架上，排净空气 ●检查留置针型号、有效期、包装、取出留置针将输液器上的头皮针插入留置针肝素帽内，打开调节器，将套管针内的气体排于弯盘中，关闭调节器，留置针放好备用

续表

操作步骤	操作说明
消毒皮肤 二次核对	●在穿刺静脉部位下置小垫枕、治疗巾及止血带 ●在穿刺点上方8~10 cm处扎止血带，常规消毒皮肤，范围直径≥8 cm，待干 ●再次核对病人床号、姓名、腕带、药物名称、浓度、剂量、给药时间和方法
静脉穿刺	●再次排气后，取下留置针针套，旋转松动外套管，调整针头斜面 ●嘱病人握拳，绷紧皮肤，固定静脉，右手持针翼，针头斜面向上与皮肤呈15°~30°进针，见回血后压低穿刺角度，沿静脉走行再继续进针0.2 cm ●静脉输液左手持Y接口，右手后撤针芯约0.5 cm后，再持针座将外套管与针芯一起全部送入静脉内左手固定两翼（图5-3-7），右手迅速退出针芯，放于锐器收集盒中 ●三松：嘱病人松拳，松开止血带、打开调节器。待液体通畅后，以穿刺点为中心，用无菌敷贴密闭式固定留置针管，用注明置管日期、时间、操作者姓名的透明胶贴固定三叉接口
固定针头 调节滴速 核对记录 注液封管	●再用输液贴固定插入肝素帽内的输液针头及输液管（图5-3-8） ●根据病人病情、年龄及药液的性质调节输液速度 ●核对记录、整理嘱咐、巡视观察同"密闭式静脉输液法" ●输液完毕，关调节器，拔出输液针头，消毒肝素帽，将注射器针头插入肝素帽内注入封管液，边推注边退针，正压封管，关闭夹子（尽量靠近导管前端夹闭延长管，防逆流回血）
再次输液 拔留置针	●常规消毒肝素帽胶塞，松开夹子，将有生理盐水的注射器针头刺入肝素帽内，先抽回血，再推注5~10 ml生理盐水冲管 ●然后将排好气的输液器针头刺入肝素帽内，打开调节器调速，进行再次输液 ●输液完毕，揭去胶贴和无菌敷贴，关闭调节器，用无菌棉签轻压穿刺点上方，迅速拔出留置针，局部按压至无出血，将针头剪置锐器盒
整理记录	●协助病人取舒适卧位，整理用物，洗手，记录

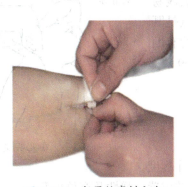

图5-3-7　留置针穿刺方法

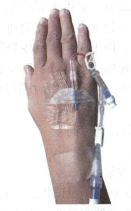

图5-3-8　留置针输液固定法

【注意事项】

1. 严格执行无菌操作，预防并发症；严格执行查对制度，防止发生差错。

2. 根据病情、用药原则、药物性质有计划地安排输液顺序，如需加入药物，注意药物的配伍禁忌，合理安排，尽快达到治疗目的。

3. 对需长期输液的病人，要注意保护和合理使用静脉，一般从远端小静脉开始穿刺（抢救时可例外）。

4. 输液前，必须排尽输液管及针头内的空气，药液滴尽前要及时更换输液瓶（袋）或拔针，严防造成空气栓塞。

5. 确保针头在静脉内再输入药液，以免造成组织损害。如需输入对血管刺激性大的药物，就按要求充分稀释，在穿刺成功后再加药，输完后，应再输入一定量的0.9%氯化钠溶液，以保护静脉。

6. 严格根据病人病情、年龄及药液的性质调节输液速度。对有心、肺、肾疾病的病人、老年病人、婴幼儿及输入高渗盐水、含钾药物或升压药的病人，要适当减慢输液速度；对严重脱水、血容量不足、心肺功能良好者可适当加快输液速度。

7. 输液过程中要加强巡视，每次观察巡视后，应做好记录。注意观察下列情况：

（1）药液滴入是否通畅，针头有无脱出、阻塞或移位，输液管有无扭曲、受压。

（2）有无溶液外溢，注射局部有无肿胀或疼痛，病人有无输液反应，如病人出现心悸、畏寒、持续性咳嗽等情况，应立即减慢或停止输液，并通知医生，及时处理。

8. 保持输液器及药液的无菌状态，连续输液超过24小时者，每天要更换输液器长管一次。

9. 防止交叉感染，应做到"一人一巾一带"，即每人一块治疗巾和一条止血带。

10. 静脉留置针输液时，每次输液完毕均应注入一定量的封管液，防止发生血液凝固，堵塞输液管。注意保护穿刺肢体，保持局部皮肤清洁、干燥，不输液时避免肢体下垂姿势。严格掌握留置时间，一般静脉留置针可以保留3~5天，最好不要超过7天。严格按照产品说明执行。

技能三　小儿头皮静脉输液法

头皮静脉输液法常用于婴幼儿，小儿头皮静脉特点是血管丰富，分支多，彼此沟通交错成网，表浅易见，不易滑动，便于固定。头皮静脉输液的优点是既不影响病儿的保暖，也不影响肢体活动。常用的有颞浅静脉、额静脉、耳后静脉及枕静脉等（图5-3-9）。

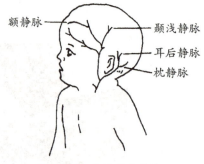

图5-3-9　小儿头皮静脉

【目　的】

同"静脉输液的目的"。

【准　备】

1. 操作前评估

（1）病人的病情、意识状态、心肺功能、合作程度。

（2）头部皮肤的完整性和清洁度，头皮静脉的位置、弹性及充盈程度。

2. 护士及病人准备

（1）护士准备：衣帽整洁，修剪指甲、洗手、戴口罩。

（2）病人准备：输液前排尿或排便，取舒适卧位，根据需要剃去局部头发。

3. 用物准备：同周围静脉输液用物。另备头皮静脉针、5 ml注射器（内有无菌生理盐水）、剃刀、纱布等。

4. 环境准备：安静整洁、明亮安全，操作区域宽敞。

【实　施】

见表5-3-4。

表5-3-4　小儿头皮静脉输液法

操作步骤	操作说明
操作准备	●同"密闭式静脉输液法"
核对解释	●携用物至病儿床旁，核对床号、姓名、腕带，解释输液目的，嘱咐排尿、排便
	●按医嘱加入药物（注意药物配伍禁忌）
	●根据病情需要有计划地安排输液顺序
挂液排气	●将输液瓶挂于输液架上，排尽空气备用，抽吸药液备用，备输液贴
	●取出输液器插头插入瓶塞至插头根部，关闭调节器将输液袋套于输液瓶（袋）上
安置体位	●病儿仰卧或侧卧，头下垫枕，助手站在病儿一侧或足端，固定其头部和肢体，操作者站立于病儿头端初次排气
选择静脉	●选择较粗、直头皮静脉，剃去头部穿刺部位毛发，纱布擦净，用75%乙醇常规消毒皮肤
	●将内有生理盐水的注射器接头皮针，排尽空气
穿刺固定	●用左手拇指、示指分别固定静脉两端皮肤
	●右手持连接注射器的头皮针与皮肤呈15°～20°，沿静脉向心方向穿刺，见回血后，再将针头推进少许，推注生理盐水，输液贴固定针头
调节滴速	●分离注射器和头皮部，接输液器，调节滴速，一般不超过20滴/分
再次核对	●再次核对床号、姓名、腕带、药名、浓度、剂量、给药时间和给药方法
整理嘱咐	●协助病儿取舒适卧位，将呼叫器放于病儿床头向病儿和家属交代输液过程中注意事项
洗手记录	●在输液记录卡上记录药液、滴速、时间及病儿反应，护士签全名，挂于输液架上
加强巡视	●加强巡视，观察输液是否通畅，穿刺部位头皮情况
拔针按压	●确认全部液体输液完毕，轻揭针柄与头皮针管处输液敷贴，关闭调节器，用无菌棉签轻压穿刺点的上方，迅速拔针，局部按压1～2分钟（至无出血）
	●将头皮针头和输液插头剪置锐器收集盒中
整理记录	●协助病儿躺卧舒适，整理床单位，清理用物后洗手、记录

小贴士

静脉输液、静脉输血技术的好坏直接影响到患者的治疗效果和安全及切身体验，也会影响患者对医院的满意度。因此作为护理人员应该不断提高自己的专业技能和知识水平，确保静脉输液的安全和有效；同时要始终坚守关爱生命，尊重患者，尽量减轻患者的痛苦，为患者提供安全、有效的医疗服务；也要树立终身学习的观念，不断学习新知识、新技能，提高自己的综合素质。

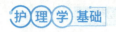

【注意事项】

1. 输液前争取病儿合作，不合作者适当约束，必要时使用镇静剂。

2. 头皮静脉输液时，注意小儿头皮静脉与动脉的鉴别，详见表5-3-5。

表5-3-5　小儿头皮静脉与动脉的鉴别

鉴别项目	头皮静脉	头皮动脉
外观	微蓝色	正常皮肤颜色或红色
管壁	薄	厚
活动度	不易滑动	易滑动
搏动	无	有
血流方向	向心方向	离心方向
穿刺后表现	无痛苦，回血正常，推药阻力小	病儿痛苦或尖叫，回流呈冲击状，局部血管呈树枝状，苍白，推药阻力大

3. 操作中密切观察危重病儿的面色和一般情况，及时发现病情变化。

4. 长期输液的病儿应经常更换体位，防止发生压疮和坠积性肺炎。

5. 其余同密闭式静脉输液法。

技能四　静脉输血技术

【目　的】

同"静脉输血目的"。

【准　备】

1. 操作前评估

（1）病人的病情、年龄、治疗情况、心理状态、对输血相关知识的了解程度。

（2）病人的血型、输血史、过敏史。

（3）穿刺部位皮肤、血管状况（先根据病情、年龄、输血量选择静脉）。

2. 护士及病人准备

（1）护士准备：衣帽整洁，修剪指甲、洗手、戴口罩。

（2）病人准备：了解输血目的、方法、注意事项及配合要点；签写知情同意书；排空大小便，取舒适卧位。

3. 用物准备

1）间接输血法：同密闭式输液法，将一次性输液器换为一次性输血器。

2）直接输血法：同静脉注射法，另备50 ml注器针头数个。

3）3.8%枸橼酸钠溶液（每50 ml注射器内抽取5 ml备用）、血压计袖带。

4）0.9%氯化钠溶液、血液制品（根据医嘱准备）、一次性手套。

4. 环境准备：整洁安静、温度适宜、光线充足。

【实　施】

（1）间接输血法：将已经抽出的血液保存在血袋，按静脉输液法输给病人的方法。临床上最常用的静脉输血法（表5-3-6）。

表5-3-6　间接静脉输血法

操作步骤	操作说明
核对解释	●携用物至床旁，核对病人床号、姓名、腕带、血型、种类、量、血质量、配血试验结果
	●做好解释工作，并协助病人取舒适卧位
输入液体	●按密闭式输液法进行静脉穿刺，先输入少量0.9%氯化钠溶液确定通畅
三查八对	●两名护士再次进行"三查八对"，核对无误后，两名护士签全名
输入血液	●以手腕旋转动作轻轻摇匀血袋内血液，戴手套，打开血袋封口处胶管，将输液器针从0.9%氯化钠溶液瓶上拔出，插入血袋胶管内，缓慢将血袋倒挂于输液架上
调节滴速	●输血开始速度宜慢，最初15分钟内不超过20滴/分，若无不良反应，根据病人病情调节滴速，成人40～60滴/分，儿童20～40滴/分
再次核对	●再次核对病人床号、姓名、腕带、血型、种类、量、血质量、交叉配血试验结果等
告知记录	●向病人及家属交代有关注意事项，输血中加强巡视，密切观察病情变化
	●在输血记录单上记录输血开始时间、滴速、病人局部及全身情况，并签全名
续血处理	●输入两袋以上血液时，在前一袋血液即将输完时，常规消毒瓶塞后，将针头从血袋中拔出，插入0.9%氯化钠溶液瓶中，输入少量0.9%氯化钠溶液后再按与第一袋血相同的方法连接血袋继续输血
冲管拔针	●更换0.9%氯化钠溶液继续输入，将输血器内的血液全部输入体内
	●拔针、按压穿刺点上方，至无出血
整理用物	●协助病人躺卧舒适，整理床单位、清理用物后，洗手
输血记录	●记录输血时间、种类、血型、血量、血袋号、有无输血反应及处理，签全名

（2）直接输血法：是将供血者血液抽出后立即输给病人的方法（表5-3-7），适用于无库存血而病人急需输血或婴幼儿少量输血时。直接输血必须符合以下三个条件：

1）边远地区的医疗机构和所在地无血站（或中心血库）。

2）危及病人生命，急需输血。

3）具备交叉配血及快速诊断方法检验乙型肝炎病毒表面抗原、丙型肝炎病毒抗体、艾滋病病毒抗体的条件。

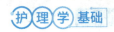

表5-3-7　直接静脉输血法

操作步骤	操作说明
核对解释	●核对供血者和病人姓名、血型及交叉配血试验结果并做好解释
准备卧位	●供血者和病人分别卧于相邻的两张床上，各露出一侧手臂，暴露注射部位，抽抗凝剂
抽抗凝剂	●用备好的50 ml注射器抽取3.8%枸橼酸钠溶液5 ml备用
	●将血压计袖带缠于供血者上臂并充气（压力维持在13.3 kPa），使静脉充盈
	●选择穿刺静脉，常规消毒皮肤，待干
	●操作时需由三位护士分别担任抽血、传递、输血，密切配合，连续进行
	●用加入抗凝剂的注射器抽取供血者血液，然后立即行静脉注射，将抽出血液输给病人（受血者）
抽血输血	●连续抽血或输血更换注射器时，不拔出针头，可用手指压迫穿刺前端静脉，以减少出血
拔针按压	●输血完毕，拔出针头，用无菌纱布按压穿刺点至无出血
整理用物	●协助病人躺卧舒适，整理床单位、清理用物
洗手记录	●洗手、记录输血时间、血型、血量、有无输血反应及处理，签全名

【注意事项】

1. 根据输血申请单正确采集血标本，一次只为一位病人采集。严禁同时采集两位病人的血标本。

2. 输入库存血必须认真检查库存血质量。正常库存血分两层：上层血浆呈淡黄色，下层血细胞呈暗红色，两者界线清楚，无凝块。如果血浆变红或混浊，血细胞呈暗紫色，界限不清，提示血液质量出现问题，则不能使用。

3. 血液自血库领出后应在30分钟内输注，规定时间内输完。若输血延迟，必须将血液归还血库保存。

4. 严格执行查对制度和无菌技术操作，输血前须经两人查对无误方可输入。

5. 为避免不良反应的发生，在输血前、后及输入两袋血液之间都应输入少量的生理盐水。

6. 血液内不能随意加入其他药物，如钙剂、酸性及碱性药物；高渗或低渗液体，以防血液变质。

7. 输血过程中加强巡视，耐心听取病人主诉，密切观察病人有无局部疼痛、有无输血反应，如有严重反应，立即停止输血，通知医生，保留余血以备检查。

8. 输完血的血袋应保留24小时，以备病人出现输血反应时检查、分析原因。

9. 直接静脉输血时，抽取供血者血液时不可过急过快，并注意观察其面色，询问有无不适。连续抽血时，不必拔出针头，只需更换注射器，放松袖带，用手指压迫穿刺部位前端静脉，以减少出血。

项目小结

本项目学习重点是掌握静脉输液部位、输液速度计算、输液故障的排除、输液反应的护理及输血原则、输血反应的护理知识，难点是可以熟练进行静脉输液、输血的实操。在学习过程中严格执行无菌技术操作原则、查对制度、无痛注射原则；同时要保持良好的护患沟通，尊重病人、关爱病人，做好守护患者健康的卫士。

思考与练习

1. 病人，男，40岁。2日前因夜间受凉持续咳嗽，今晨咳出铁锈色痰，发热，体温38.2℃，经门诊医生诊断为肺炎球菌性肺炎，医嘱给予头孢噻肟钠静脉滴注。

请问：

（1）护士应该如何执行医嘱？

（2）静脉输液前需要做什么病史采集？

（3）正确完成静脉输液，并正确处理输液中的故障。

2. 病人，女，50岁。因交通意外1小时后急诊入院，经急诊医生查体：病人意识清，面色苍白，T 35.3℃，P 23次/分，BP 86/54 mmHg，R 23次/分；下肢股骨干骨折，断端外露；腹部膨隆，移动性浊音（＋）；诊断：①肝破裂；②股骨干骨折；③失血性休克。

请问：

（1）接诊护士应该如何进行处理？

（2）输血前准备工作都有什么？

（3）如何正确完成输血，并正确处理输血中的故障？

（蔡　艳）

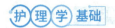

项目四 标本采集

学习目标

1. 掌握标本采集的原则、各种标本采集的目的和注意事项。
2. 熟悉咽拭子、呕吐物标本的采集方法。
3. 了解标本采集的意义。
4. 学会各种标本的采集技术。
5. 具有敏锐的观察力及护患沟通能力，严谨的工作态度和人文关怀理念。

导学案例

病人，女性，49岁，消化性溃疡病史10年，通常在饭后1小时发生疼痛，近3个月自觉乏力、头晕、面色苍白、消瘦、上腹部疼痛没有规规律，查体：体温37.5℃、脉搏90次/分、呼吸22次/分、血压110/69 mmHg，给予治疗消化性溃疡的药物，症状没有得到缓解，入院后遵医嘱，做大便隐血试验、血常规、尿常规。

工作任务：

1. 护士为病人采集标本时要遵循采集的原则。
2. 护士正确采集尿标本、血标本及粪便标本。
3. 采集标本之前要注意与病人有效地沟通。

应知部分

随着现代医学的不断发展，临床诊断方法中，化验检查是诊断疾病不可缺少的依据和重要检查方法之一。化验结果是否正确，直接影响病人疾病的诊断、治疗和抢救，而化验结果是否正确又和标本采集质量密切相关。因此，正确采集标本和及时送检标本极为重要，是保证检验质量的重要环节，是护理人员必须掌握的基本知识和基本技能。

标本采集的意义和原则

（一）标本采集的意义

标本采集是指采集人的少量血液、体液、排泄物、分泌物、呕吐物等样本，通过物理、化学以及生物学实验室技术和方法的检验，反映机体正常的生理现象和病理改变。标本检验结果为明确诊断、观察病情、预测病程进展、制定防治措施提供重要的客观资料。临床护士经常送检的标本有：血液、体液（胸腔积液、腹腔积液）、尿液、粪便、呕吐物、分泌物（痰、鼻咽分泌物）和脱落细胞（食管、阴道）等。

（二）标本采集的原则

1. 遵照医嘱

各种标本的采集均应依据医嘱执行，医生在填写检验申请单时，检验项目、检验目的要明确，字迹要清楚，并应签医生全名。凡对检验单有疑问应核实清楚方能执行。

2. 充分准备

采集标本前要明确检验项目、检验目的、检验标本的量、检验方法及注意事项。事先通知病人，并解释留取标本的目的、时间、方法和要求，以取得病人理解及合作。应根据标本的种类及容量选择适当容器，容器外必须贴上标签，注明病人科室、姓名、床号、住院号、检查目的和标本采集的日期和时间。

3. 严格查对

采集前应认真核对医嘱，核对申请项目、病人姓名、床号、住院号等。在采集完毕及送检前应重复查对，以保证标本采集无误。

4. 正确采集

为了保证送检标本的质量，必须做到正确采集各种标本。包括采集时间、采集方法、采集容器及采集量均要正确。凡是需细菌培养的标本，均应放入无菌容器内，采集时要严格执行无菌操作技术并应在使用抗生素之前采集，若已使用抗生素应按抗生素的半衰期进行计算，在血药浓度最低时限采集标本最佳，并应在检验单上注明。

5. 及时送检

标本采集后应及时送检，不宜放置过久，以避免标本变质影响检验结果。特殊标本还应该注明采集时间。

📋 职业技能训练

技能一　血标本采集技术

血液检查是判断体内各种功能及异常变化的最重要指标之一，是临床最常用的检验项目。通过血液分析检查，不仅可以反映血液系统本身的病变，也可为临床协助诊断疾病、判断病人病情进展程度以及治疗疾病提供参考。

临床血标本采集分为：动脉血标本采集法、静脉血标本采集法、毛细血管血采集法。

【目　的】

1. 动脉血采集法　用于血液气体分析。

2. 静脉血标本采集

（1）标本：测定血常规、血沉及血液中某些物质的含量，如血糖、血氨、尿素氮、尿酸、肌酐、肌酸等。

（2）血清标本：测定肝功能、血清酶、脂类、电解质等。

（3）血培养标本：查找血液中的致病菌。

3. 毛细血管血采集法　毛细血管血主要用于各种微量法检查或大规模普查。常用的采血部位为手指末梢、足跟部、耳垂。手指采血操作方便，成人以左手无名指为宜；婴幼

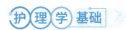

儿可从拇指或足跟部采血；耳垂采血疼痛感较轻，操作方便，但耳垂处外周血液循环较差，血细胞容易停滞，受气温影响较大，检验结果不恒定。该方法现在一般由检验科的专业人员操作。

【准　备】

1. 操作前评估

（1）病人的一般情况、意识状态及合作程度。

（2）病人的病情、治疗与检验目的。

（3）病人穿刺部位的皮肤和血管状况。

2. 护士及病人准备

（1）护士准备：衣帽整洁，修剪指甲、洗手、戴口罩。

（2）病人准备：了解采集血标本的目的和配合要点。做生化检验时应该空腹。

3. 用物准备（图5-4-1）

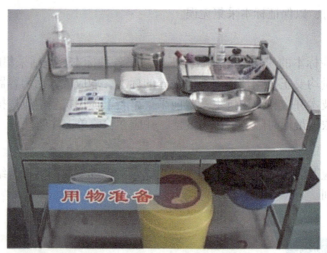

图5-4-1　用物准备

（1）静脉血标本采集法：注射盘内应备皮肤消毒液、棉签、小垫枕、止血带、5 ml或10 ml一次性无菌注射器（规格视血量而定）、真空采血针（图5-4-2）、真空采血管、贴好标签的各种试管（抗凝试管、干燥试管、血培养瓶）（图5-4-3）、密封瓶（按需要备好打火机、酒精灯）。

（2）动脉血标本采集法：注射盘内应备2 ml或5 ml一次性无菌注射器、消毒液、动脉血气针、无菌棉签、无菌纱布、橡胶塞或软木塞、适量0.5%肝素，必要时准备无菌手套。

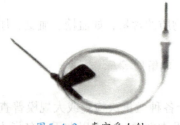

图5-4-2　真空采血针

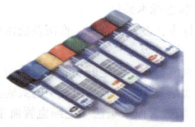

图5-4-3　真空血标本试管

（3）医疗垃圾桶、生活垃圾桶、锐器盒。检验单（标明科室、床号、姓名、标本类型、采集时间）、手消毒液和无菌手套。

4. 环境准备：安静、整洁、温湿度适宜、光线适中

【实　施】

见表5-4-1。

表5-4-1　血标本采集法

操作步骤	操作说明
准备容器	●核对检验单，按要求备一次性注射器或真空采血针，检查容器无破损，贴好标签，电子条码竖贴，不可遮挡刻度
核对解释	●备齐用物携至病人床旁，核对床号、姓名、住院号、检验单、解释采血目的及病人配合要点，取得合作。如做生化检验，确认病人是否空腹
安置体位	●为病人安置合适的采血体位，充分暴露要穿刺的部位
动脉血标本	
选择部位	●常见穿刺部位有桡动脉和股动脉。桡动脉穿刺点位于前臂掌侧腕关节上2 cm，动脉搏动明显处
消毒皮肤	●常规消毒皮肤（动脉搏动最强点为圆心），范围大于5 cm穿刺前先抽吸肝素0.5 ml湿润注射管腔后弃去余液，以防血液凝固
采集血液	●用已消毒的左手的示指和中指在已消毒的范围内摸到动脉搏动最明显处，固定在两指间，右手持注射器，在两指之间垂直刺入或与动脉走向呈40°刺入动脉，看见有鲜红色回血，固定针头，抽取所需要血液量0.1～1 ml，采血完毕，迅速拔出针头，用无菌纱布按压穿刺点止血5～10分钟，必要时用沙袋压迫止血
留取标本	●立即将针头刺入橡胶塞或软木塞，以隔绝空气，同时轻轻转动注射器，使血液与肝素混匀
整理用物	●按医疗废物处理条例整理用物，协助病人取舒适体位，护士洗手
核对送检	●再次核对病人与检验单，将血标本与检验单立即送检
静脉血标本	
选择静脉	●选择合适的静脉，通常选用肘正中静脉、头静脉、贵要静脉
消毒皮肤	●穿刺点上方6 cm处扎止血带（图5-4-4），穿刺部位下垫小枕，嘱病人握拳，常规消毒皮肤

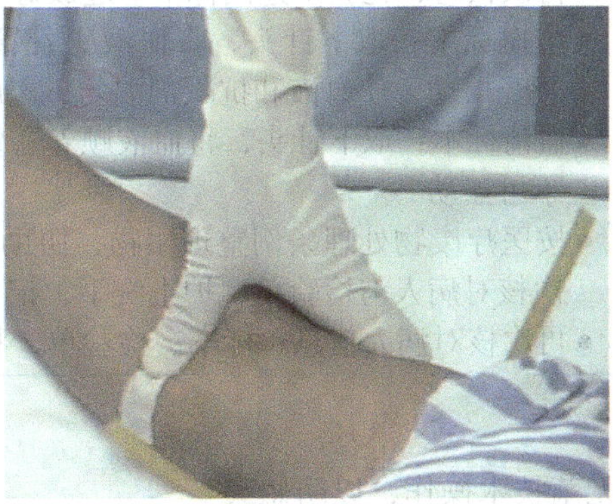

图5-4-4　扎止血带

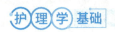

操作步骤	操作说明
采集血液 采血器采集法	• 嘱病人握拳，按静脉穿刺法穿刺（图5-4-5），见回血后，固定好采血针头，将采血针的另一端刺入真空采血管，血液会自动流入真空采血器内（图5-4-6），留取所需血量后，取下真空采血管，如需继续采集，置换另一真空采血管。采集完毕时，松开止血带，嘱病人松拳，用干棉签顺血管方向按压穿刺点，快速拔针，使采血针内血液被负压吸入采血管。如为抗凝标本，采集完毕，立即将真空管颠倒5～6次，充分混匀。嘱病人勿揉穿刺点，并屈肘按压3分钟以上，防止出现皮下出血或淤血，凝血功能差的病人按压时间延长至10分钟 图 5-4-5　静脉血标本采集进针　　图 5-4-6　真空静脉血标本采集
普通试管采集法	• 嘱病人握拳，按静脉穿刺法穿刺，见回血后，将注射器活塞略向后抽，以免血液凝固阻塞针头，抽取所需血量后松开止血带，嘱病人松拳，用干棉签顺血管方向按压穿刺点，快速拔针。嘱病人勿揉穿刺点，并按压穿刺点3分钟以上
培养标本	• 注入密封瓶方法：除去瓶盖中心部分，用安尔碘常规消毒，更换针头后把抽出的血液注入瓶内，轻轻摇匀（一般血培养标本需采血5 ml，亚急性细菌性心内膜炎病人，为提高细菌培养的阳性率，采血量可增至10～15 ml） • 注入三角烧瓶方法：先点燃酒精灯，松开瓶口纱布，取出塞子，迅速在酒精灯火焰上消毒瓶口，再取下针头，将血液顺瓶壁注入瓶内，轻轻摇匀，再将瓶口、瓶塞火焰消毒后塞好，扎紧封瓶纱布 • 再次核对，化验单连同标本一起放好 • 全血标本：取下针头，将血液顺着管壁缓慢注入盛有抗凝剂的试管内，轻轻摇动，使血液和抗凝剂混匀，以防血液凝固 • 血清标本：取下针头，将血液顺着管壁注入干燥试管内，不能注入泡沫，不可摇动
整理用物	• 按医疗废物处理条例整理用物，协助病人取舒适体位。整理床单位，再次核对病人与检验单，护士洗手，记录
核对送检	• 再次核对病人信息、标本、检验单，将血标本连同检验单立即送检

【注意事项】

1. 严格执行无菌技术操作，以防感染。

2. 根据不同的检验目的和所需采血量选择标本容器，一般血培养标本采血5 ml，亚急性细菌性心内膜炎病人，为提高培养阳性率，采血量可增至10~15 ml。

3. 在采集生化检验的血标本时，应事先通知病人空腹，此时血液内的各种化学成分处于相对恒定状态，检验结果比较准确。

4. 采集全血标本时，血液注入试管后立即轻轻旋转摇动试管，使血液与抗凝剂充分混匀，避免血液凝固。

5. 抽血清标本时，须用干燥的注射器、针头和试管；用真空管采血时，不可先将真空试管与采血针头相连接，以免试管内负压消失而影响采血；用注射器采血后应立即取下针头，将血液沿试管管壁缓慢注入试管，勿将注射器内的泡沫注入试管，并避免震荡试管以免红细胞破裂溶血。

6. 严禁在输液、输血的针头处取血标本，避免影响检验结果。应在对侧肢体上采集。

7. 如做二氧化碳结合力测定，抽取血液后，应即刻注入含有石蜡油的抗凝试管内。注入时针头应在石蜡油液面以下，以隔绝空气；或将血液注入抗凝试管后，立即盖紧橡胶盖送检，否则血液中二氧化碳逸出，测定值会降低。

8. 动脉穿刺时，病人一般取仰卧位，下肢伸直略外展外旋，以充分暴露穿刺部位。新生儿宜选择桡动脉穿刺，因股动脉穿刺垂直进针易伤及髋关节。

9. 有出血倾向者慎用动脉穿刺法采集血标本。

 小贴士

标本采集技术是侵入性护理操作技术，执行操作的护士必须熟练掌握无菌技术操作原则、三查八对原则、无痛注射原则，还要有精湛的血标本采集技术；同时在与病人的沟通上也要掌握技巧，良好沟通并取得病人配合是成功的关键。

技能二　痰标本采集

痰液系气管、支气管和肺泡的分泌物。痰液主要由黏液和炎性渗出物组成。痰液检查的主要目的是协助诊断某些呼吸系统疾病，如肺部感染、支气管哮喘、支气管扩张、肺结核、肺癌等。

临床上收集的痰标本可分为3种：常规标本、培养标本和24小时标本。

【目　的】

1. 痰常规标本采集痰标本做涂片，经特殊染色，检查痰的一般性状，涂片检查痰内细菌、癌细胞、虫卵等。

2. 痰培养标本检查痰液中的致病菌。

3. 24小时标本检查一天的痰量，并观察痰液的性状，协助诊断或做浓缩杆菌检查。

【准　备】

1. 操作前评估

（1）病人的一般情况，意识状态、理解能力及合作程度。

（2）病人的病情、治疗及检验目的。

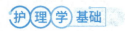

2. 护士及病人准备

（1）护士准备：着装整洁，修剪指甲、洗手、戴口罩、戴手套。

（2）病人准备：了解采集痰标本的目的、配合要点及注意事项，并愿意合作。

3. 用物准备：检验单、手消毒剂、生活垃圾桶、医疗垃圾桶。

（1）常规标本：病人能自行留痰者准备集痰盒，检验单；病人无法咳痰或不合作者准备集痰器、吸痰管、吸引器、0.9%氯化钠溶液、手套。

（2）痰培养标本：痰培养标本需备无菌用物，病人能自行留痰者准备无菌集痰器及朵贝尔漱口液；病人不能自行咳痰或不合作者准备无菌集痰炎器、吸痰管、吸痰器、0.9%氯化钠溶液、手套。

（3）24小时痰标本：准备500 ml广口集痰器。

4. 环境准备：病室安静、整洁、通风。

【实　施】

见表5-4-2。

表5-4-2　痰标本采集法

操作步骤	操作说明
准备容器	●核对检验单，选择适合的容器，按照要求在容器外贴好标签，24小时标本的容器
核对解释	●核对检验单，选择合适的容器，容器外贴好标签，并注明科室、床号、姓名、性别、腕带、住院号
常规标本	●能自行排痰的病人，嘱病人晨起后漱口，去除口腔中杂质，深呼吸数次后用力咳出气管深处的痰液（晨起后第一口痰液），盛于集痰盒内
	●无法咳痰或不合作的病人，协助病人取适当体位，自下而上叩击病人背部数次，将特殊集痰器分别连接吸痰管和电动吸引器，按吸痰法将痰液吸入集痰器内加盖
24小时标本	●嘱病人从晨起7时漱口后第一口开始留取，至次日7时前漱口后第一口作为结束，将24小时全部痰液吐入集痰器内
培养标本	●嘱病人晨起后先用漱口液漱口，再用清水漱口，深呼吸数次后用力咳出气管深处的痰液，将痰液吐入无菌集器内，加盖（昏迷病人按无菌吸法吸取痰液），按需要协助病人漱口或者口腔护理，避免口腔中细菌混入
核对整理	●再次核对检验单、病人、标本整理床单位，按需要协助病人漱口或口腔护理，协助病人取舒适卧位
记录送检	●洗手做好记录（记录痰液的量、色、质）并签字，将标本分类，同检验单一起及时送检

【注意事项】

1. 痰标本应于晨起收集，因此时痰量较多，痰内细菌也较多，阳性检出率较高。

2. 查找癌细胞者用95%乙醇或10%甲醛固定后送检。

3. 留取培养标本时，应进行严格无菌操作，避免因操作不当污染标本，影响检验效果。

4. 留取各种痰标本时，勿将漱口液、唾液、鼻涕混入痰液中。

5. 做24小时痰量和分层检查时，应嘱病人将痰吐在无色广口瓶内，需要时可以加少许防腐剂。

技能三 咽拭子标本采集

正常人咽颊部有各种细菌寄居，这些菌群一般对机体无害，称为条件致病菌。但在机体防御功能下降和不恰当地应用抗生素等情况下可引起感染而导致疾病。咽拭子培养是通过咽拭子采集标本进行细菌培养的检查方法，咽拭子培养能分享出致病菌和病毒，有助于白喉、化脓性扁桃体炎、急性咽喉炎、禽流感、新型冠状病毒肺炎等的诊断。咽拭子标本采集的方法直接影响培养结果，要求护理人员掌握正确的采集方法。

【目 的】

从咽部及扁桃体采集分泌物做细菌培养或病毒分离，以协助临床诊断、治疗、护理。

【准 备】

1. 操作前评估

（1）病人的一般情况、意识状态、理解能力及合作程度。

（2）病人的病情、治疗及检验目的。

（3）病人的进食时间。

2. 护士及病人准备

（1）护士准备：服装整洁，修剪指甲、洗手、戴口罩、戴手套。

（2）病人准备：了解采集咽拭子标本的目的、配合要点和注意事项，并愿意合作。

3. 用物准备：压舌板、咽拭子培养管、打火机、酒精灯、小手电，注明病人科室、床号、姓名和检验名称的检验单。

4. 环境准备：病室安静、整洁、通风，未使用氧气。

【实 施】

见表5-4-3。

表5-4-3 咽拭子标本采集法

操作步骤	操作说明
准备容器	●核对检验单，选择咽拭子培养管，培养管外贴好标签，注明科室、床号、姓名、性别、检验、目的和送检日期
核对解释	●备齐用物携至床旁，做好核对，解释操作目的，取得病人合作
采集标本	●点燃酒精灯，嘱病人张口发"啊"音（必要时用压舌板），暴露咽喉部；用培养管内的消毒长棉签，蘸取无菌的0.9%氯化钠溶液以轻柔而敏捷的动作，擦拭两侧腭弓和咽、扁桃体上分泌物；做真菌培养时，须在口腔溃疡面采取分泌物
消毒封闭	●在酒精灯火焰上消毒试管口，然后将棉签插入试管中，盖好试管口并塞紧；一次性采集要立即盖紧试管盖子
安置病人	●再次核对病人信息、标本、检验单，安置病人取舒适卧位，整理床单位整理、洗手、记录
标本送检	●标本连同化验单及时送检

【注意事项】

1. 避免在进食后 2 小时内取标本，以防引起病人呕吐。

2. 若做病毒分离，应将标本保存于冰箱内；做真菌培养时，需要在口腔溃疡面上采集分泌物。

3. 注意棉签不可触及其他部位，防止污染标本，影响检验结果。

技能四　尿标本采集

尿液由肾脏产生，是机体代谢的产物，尿液的理化性质和有形成分的改变，不仅与泌尿系统疾病有直接关系，而且还受机体各系统功能状态的影响。临床上采集尿标本做物理、化学和细菌学等检查，得以了解病情，协助临床诊断和治疗。

尿标本分为三类：常规标本、培养标本、12 小时或 24 小时标本。

【目　的】

1. 尿常规标本　采集用于检查尿液的色泽、透明度、管型、细胞、尿比重、尿蛋白、尿糖定性等。

2. 尿培养标本　留取未被污染的尿液做细菌培养，以协助临床疾病的诊断、治疗。

3. 12 小时或 24 小时尿标本　用于尿的各种定量检查，如钠、钾、氯、肌酸、肌酐、17-羟类固醇、17-酮类固醇、尿糖定量、尿蛋白定量或尿浓缩查结核杆菌、尿爱迪计数查尿中红细胞、白细胞及管型的数量等。

【准　备】

1. 操作前评估

（1）病人的性别、年龄、病情及治疗情况。

（2）病人的理解程度、认知水平及合作能力。

（3）病人的排尿状态、会阴部的清洁程度；女性病人是否在月经期间。

（4）检查项目的目的及要求。

2. 护士及病人准备

（1）护士准备：衣帽整洁，修剪指甲、洗手、戴口罩。

（2）病人准备：了解尿标本采集的目的、配合要点和注意事项。

3. 用物准备

（1）尿常规标本采集法：检验单、一次性尿杯（图 5-4-7）。

（2）尿培养标本采集法：无菌导尿用物、无菌带盖标本瓶，标本瓶上注明病人科室、床号、姓名、填好检查项目的检验单。

（3）12 小时或 24 小时尿标本采集法：容量 3 000 ~ 5 000 ml，清洁带盖集尿盆，根据检验要求加入防腐剂（常用防腐剂见表 5-4-4），集尿盆贴上病人所在科室、床号及姓名的标签、检查名称的检验单。

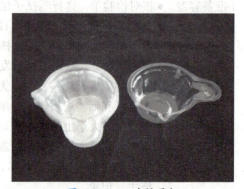

图 5-4-7　一次性尿杯

表5-4-4　常用防腐剂的作用及用法

名称	作用	用法	举例
甲醛	防腐和固定尿中有机成分	24小时尿中加40%甲醛1~2 ml	爱迪氏计数
甲苯	延缓尿液中化学成分分解，防腐	100 ml尿液中加0.5%~1%甲苯2 ml，形成一薄膜，覆盖于尿液表面，防止细菌污染	常用于尿蛋白、尿糖、钠、钾、氯、肌酐、肌酸的定量检查
浓盐酸	防止尿中激素被氧化，防腐	24小时尿液中共加5~10 ml	用于内分泌系统的检验，如17-酮类固醇、17-羟类固醇检测

4. 环境准备：病室安静、整洁，必要时屏风遮挡。

【实　施】

见表5-4-5。

表5-4-5　尿标本采集法

操作步骤	操作说明
准备容器核对医嘱	● 核对检验单，按要求准备容器 ● 核对医嘱及检验单，根据检验目的选择适当容器，容器外贴好标签（注明科室、床号、姓名、性别、检验目的和送检日期）
核对解释采集标本常规标本	● 携用物至床旁，做好核对，解释操作目的，取得病人的合作 ● 能自理的病人，嘱其将晨起第一次尿液留于标本容器内（因晨尿浓度较高，且未受饮食影响，检验准确），除测定尿比重需留尿100 ml外，其余检验均留尿30 ml即可。若用尿液分析管，还需要将尿杯内的尿液用吸管吸取（吸管吸取的尿液量一定要达到或超过试管的刻度线），放入分析管内 ● 留置导尿病人，先夹闭引流管，排尽集尿袋中尿液，打开引流管，于集尿袋下方引流处打开活塞收集尿液
培养标本	中段尿留取法 ● 适用于能自行排尿病人，按无菌导尿术消毒外阴和尿道口，然后嘱病人弃去前段尿，接取中段尿5 ml，盖紧瓶塞，标本及时送检 导尿术留取法 ● 适用于昏迷、尿失禁技术入管引出液5~10 ml（图5-4-8）

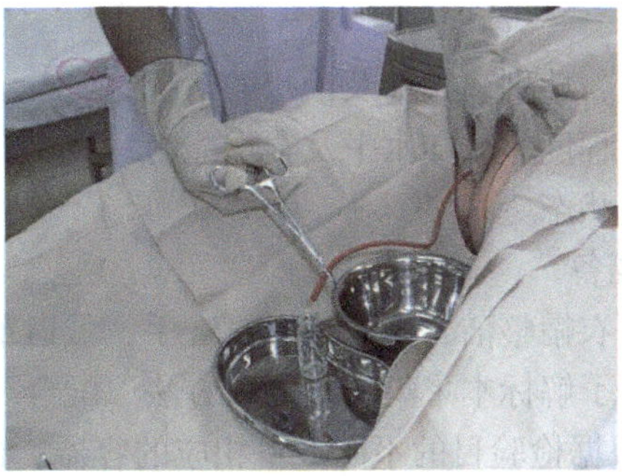

图5-4-8　导尿术留取尿标本

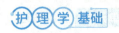

操作步骤	操作说明
12、24小时尿标本	**12小时尿标本** ● 自晚7时排空膀胱，弃去尿液后，开始留取尿液，至次晨7时留完最后一次尿，将12小时全部尿液留于容器中送检（病人第一次排尿以后加入防腐剂） **24小时尿标本** ● 病人于晨起7时排空膀胱，弃去尿液后，开始留取尿液，至次晨7时留完最后一次尿液，将24小时全部尿液留于容器中送检
整理用物洗手送检	● 整理用物，协助病人取舒适卧位 ● 再次核对检验单，洗手及时送检

【注意事项】

1. 女性在月经期不宜留取尿标本，以免经血混入尿标本中。

2. 不可将粪便混入尿液中（因为粪便中的微生物可使尿液变质）。

3. 妊娠试验要求留晨尿，因晨尿中绒毛膜促性腺激素含量高，容易得到阳性结果。

4. 尿潴留或昏迷病人可通过导尿术留取标本。

5. 留取12小时或24小时尿标本时，根据检验目的加入相应的防腐剂，将集尿器置于阴凉处，以免尿液久放变质。做好交接班，以便督促检查病人正确留取尿标本。

技能五　粪便标本采集

临床上通过检查粪便，来判断病人的消化道有无出血、炎症和寄生虫感染等，从而协助疾病的诊断和治疗。

粪便标本分为4种：常规标本、细菌培养标本、隐血标示本、寄生虫及虫卵标本。

【目的】

1. 常规标本　检查粪便的性状、颜色、混合物、细胞等。

2. 隐血标本　用于检查粪便中肉眼不能察觉的微量血液。

3. 寄生虫及虫卵标本　用于检查寄生虫的虫卵、幼虫及成虫。

4. 培养标本　用于检查粪便中的致病菌。

【准备】

1. 操作前评估

（1）病人的年龄、性别、病情及治疗的情况。

（2）病人的理解程度、认知水平及合作能力。

（3）病人的排便状态。

2. 护士及病人准备

（1）护士准备：衣帽整洁，修剪指甲、洗手、戴口罩。

（2）病人准备：了解标本采集的目的、方法、配合要点和注意事项。

3. 用物准备：根据检验目的不同准备相应的容器、检验单、手套。

（1）常规标本：检便盒（内附棉签或检便匙），清洁便器。

（2）隐血标本：检便盒（内附棉签或检便匙），清洁便器。

（3）寄生虫及虫卵标本：检便盒（内附棉签或检便匙），透明胶带及载玻片（查找蛲虫）、清洁便器。

（4）培养标本：无菌培养瓶，无菌棉签，消毒便器。

4. 环境准备：病室安静、整洁，必要时屏风遮挡病人。

【实　施】

见表5-4-6。

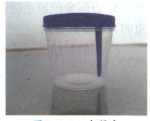

图5-4-9　大便盒

表5-4-6　粪便标本采集法

操作步骤	操作说明
核对医嘱	●核对医嘱及检验单，根据检验目的选择适当容器，容器外贴好标签，并注明科室、床号、姓名、性别、检验目的和送检日期
核对解释	●携用物至床旁，核对解释，取得病人的合作
采集标本 常规标本	●嘱病人排便于清洁便器中，用竹签取5 g左右（似蚕豆大小）异常粪便于检便盒中，如为腹泻病人应取脓血、黏液等异常部分的粪便；如为水样便，可盛于广口容器中送验
培养标本	●嘱病人排便于无菌便器中，无菌竹签取异常粪便2～5 g置于无菌标本容器中，如病人无便意，则用无菌长棉签蘸无菌0.9%氯化钠溶液，插入肛门6～7 cm，顺同一个方向轻轻旋转并退出，将棉签置于无菌标本瓶内，塞紧管口
寄生虫及 虫卵标本	●检查寄生虫虫卵：嘱病人排便于清洁便器内，用竹签取不同部位带血或带黏液的粪便5～10 g放于标本容器中 ●检查蛲虫：嘱病人睡觉前或清晨未起床前，将取标本的透明胶带贴于肛门周围，取下胶带粘在载玻片上或将透明胶带对合，立即送检 ●检查阿米巴原虫：应在采集标本前将容器用热水加温至接近人体的体温，便后连同容器立即送检。由于阿米巴原虫在低温下可因失去活力而难以查到 ●服用驱虫剂后或作血吸虫孵化检查：应留取全部粪便送检
隐血标本	●按饮食与营养中试验饮食的要求做好准备工作，采集方法同常规标本
安置病人	●再次核对病人信息、标本、检验单；协助病人取舒适卧位
整理用物	●撤除便器，整理床单位及用物
洗手送检	●洗手，立即送检

【注意事项】

1. 采集粪便常规标本时，要保证粪便新鲜，采集后及时送检，不能超过2小时，不要混入尿液。

2. 留取粪便培养标本时，留取前不用抗生素，标本中不可混入尿液及其他化学异物，如腹泻脓血便取脓血、黏液等异常部分的粪便，注意防止污染。

3. 采集隐血标本时，嘱病人采集标本前3天禁食肉类、动物血、动物肝脏及含铁丰富的食物、药物、绿叶蔬菜等，3～4天后采集标本，以免造成假阳性结果。

4. 采集寄生虫标本时，在病人服驱虫药后，应将大便排于清洁便器中留取全部粪便。

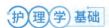

5. 查阿米巴原虫时，在收集标本前3天，停服铁剂、油剂或含金属的泻剂，避免影响虫卵或胞囊的显露。

6. 灌肠后的粪便或混有油滴的粪便，不宜作为检查的标本。

项目小结

本项目学习重点是掌握标本采集的原则及注意事项，学会各种标本采集的技术；学习难点是血标本采集技术。在学习过程中注意掌握各种采集标本的临床要求、比较的异同点。同时要具有良好护患沟通能力、严谨的工作态度和人文关怀理念。

思考与练习

病人，女性，49岁，消化性溃疡病史1年，通常在饭后1小时发生疼痛，近3个月自觉乏力、头晕、面色苍白、消瘦、上腹部疼痛没有规律，查体：体温37.5℃、脉搏90次/分、呼吸22次/分、血压110/69 mmHg，给予治疗消化性溃疡的药物，症状没有得到缓解，入院后遵医嘱，做大便隐血试验、肝功、血常规、尿常规。

请问：

1. 护士为病人采集标本时要遵循采集的原则是什么？

2. 护士采集生化标本之前需要叮嘱病人什么注意事项？

3. 大便隐血试验采集前的注意事项是什么？

（蔡　艳）

数字教学内容

项目五　冷热疗法

学习目标

1. 掌握冷热疗法的作用及应用的禁忌证。
2. 熟悉冷热疗法的概念及冷热疗法的效应。
3. 了解影响冷热疗法效果的因素。
4. 学会正确选择并实施冷热疗方法，操作规范，符合技术标准。
5. 具有良好职业道德修养和人文关怀理念，运用护士礼仪与沟通技巧建立良好护患关系。

导学案例

病人，男，62岁，肺炎链球菌肺炎入院。病人面色潮红，皮肤灼热，口唇干燥，呼吸急促，意识清醒。查体：体温39.8℃、脉搏102次/分、呼吸24次/分、血压118/76 mmHg。

工作任务：
1. 护士正确为病人实施物理降温。
2. 护士按照护理程序为病人提供护理。

应知部分

冷热疗法是临床上常用的物理治疗方法，通过局部或全身用冷或热，达到止血、止痛、消炎、降温和促进病人舒适的作用。护士作为护理措施的执行者，应注意观察，有效评估病人用冷或热的反应状况，及时评价治疗效果，从而确保安全，满足身心健康需要。

一、概述

（一）冷热疗法的概念

冷热疗法是利用低于或高于人体温度的物质作用于人体表面，通过神经传导引起皮肤和内脏器官血管收缩或舒张，从而改变机体各系统体液循环和新陈代谢，达到治疗目的的方法。

人体皮肤分布有多种感受器，如冷觉感受器、温觉感受器和痛觉感受器等，能使人产生各种感觉。其中，冷觉感受器位于真皮上层，温觉感受器位于真皮下层。冷觉感受器位于躯干上部和四肢，分布较集中，数量比温觉感受器多4~10倍，因此机体对冷刺激比热刺激更为敏感，反应强烈。当冷觉感受器及温觉感受器受到强烈刺激时，痛觉感受器也会兴奋，使机体产生疼痛。

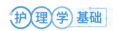

当皮肤感受器感受温度或疼痛的刺激后，由神经末梢发出冲动，经过传入神经纤维传到大脑皮层感觉中枢，感觉中枢对冲动进行识别，并通过传出神经纤维发出指令，使机体产生行动。但当刺激强烈时，神经冲动可不经过大脑，只通过脊髓反射使整个反射过程更迅速，以免机体受损。

（二）冷热疗法的效应

冷热疗法作用于皮肤表面，使机体产生局部或全身反应，包括生理效应和继发效应。

1. 生理效应

冷热疗法的应用使机体产生不同的生理效应（表5-5-1）。

表5-5-1　冷热疗法的生理效应

生理指标	生理效应		生理指标	生理效应	
	用冷	用热		用冷	用热
血管扩张/收缩	收缩	扩张	血液流动速度	减慢	增快
细胞代谢率	减少	增加	淋巴流动速度	减慢	增快
需氧量	减少	增加	结缔组织伸展性	减弱	增强
毛细血管通透性	减少	增加	神经传导速度	减慢	增快
血液黏稠度	增加	降低	体温	下降	上升

2. 继发效应

继发效应是指用冷或用热超过一定时间，机体产生与生理效应相反作用的现象。这是机体避免长时间用冷或用热造成对组织的损伤而引起的自身防御反应。因此，应用冷热疗法要控制适当的时间，每次以20～30分钟为宜，如需反复使用，中间需间隔1小时，让机体组织有一个复原的过程，防止产生继发效应抵消生理效应的现象。

（三）影响冷热疗法效果的因素

1. 方式

冷热疗法应用方式不同效果也不同。冷热疗法分为干法（干冷及干热）和湿法（湿冷及湿热）两大类。以热疗法为例，将湿法和干法效果进行比较，湿热法具有穿透力强（因为水是一种热的良导体，其传导能力和渗透力比空气强）、不易使病人产生皮肤干燥、减少体液丢失且病人主观感觉舒适等特点，而干热法具有保温时间较长、不会浸湿皮肤、烫伤危险性小及病人易耐受等特点。因此，在同样温度的条件下，湿冷、湿热法比干冷、干热法效果好。在临床应用中，可根据病人的病情特点和病变部位选择合适的冷热方法，同时注意避免冻伤、烫伤的发生。

2. 部位

身体各部位皮肤薄厚不同，对冷、热产生的反应效果也不同，皮肤较厚处，如手、脚，对冷、热的刺激耐受性强，用冷、热疗法效果较差；皮肤较薄处，如前臂内侧、颈部，对冷、热的刺激敏感性强，用冷、热疗法效果较好，另外，血液循环也能影响冷、热疗法的效果，血液循环良好的部位，可增强冷、热应用的效果。因此，临床上为高热病人物理降温时，将冰袋、冰囊放置颈部、腋下、腹股沟等体表大血管流经处，以协助散热，促进降温。

3. 面积

冷、热疗法的效果与应用的面积大小有关。冷、热应用面积越大，则冷、热疗法的效果就越强；反之，冷热应用面积越小，则效果越弱。由于使用面积越大，机体的耐受性越差，越易引起全身反应。如大面积热疗法可导致广泛性周围血管扩张，使血压下降，若血压急剧下降，病人易出现晕厥；而大面积冷疗时，导致血管收缩，并且周围皮肤的血液分流至内脏血管，使病人血压升高。

4. 时间

冷热疗法应用的时间对治疗效果有直接影响，冷、热疗法的效应需要在一定时间内才能产生，并随着时间的延长而逐渐增强，达到最佳治疗效果，一般时间为20～30分钟，如果时间过长可引起继发效应，抵消治疗效果，甚至引起不良反应，造成皮肤苍白、冻伤、烫伤，以及使病人产生疼痛等不适等症状。

5. 温度

冷、热疗法的温度与机体治疗前体表的温度相差越大，机体对冷、热刺激的反应就越强；反之，则越弱。此外，环境温度也会影响冷、热疗法的效果，如环境温度高于或等于身体温度时用热，传导散热被抑制，热效应会增强；而在干燥冷环境中用冷，散热会增加，冷效应则会增强。

6. 个体差异

病人年龄、性别、身体状况、精神状态、居住习惯、肤色等影响冷热疗的效果。人体对冷热刺激的耐受力不同，反应也不相同。如老年人由于感觉功能减退，对冷、热刺激的敏感性降低，反应较迟钝；婴幼儿由于神经系统发育尚未成熟，对冷、热刺激的耐受性较低；女性对冷、热刺激的感受较男性敏感；昏迷、血管硬化、麻痹或感觉迟钝、血液循环不良的病人，对冷、热刺激的敏感性降低，需要特别注意防止冻伤或烫伤。长期居住热带地区者对热的耐受性较高，而长期居住寒冷地区者对冷的耐受性较高。肤色浅者比肤色深者对冷热的反应更强烈，而深肤色者对冷热刺激的耐受性更高。

二、冷热疗法的应用

冷热疗法是临床中常用的护理技术，且有较多的方式方法，根据应用的面积及方式，冷热疗法可分为局部冷热疗法和全身冷热疗法。护士在临床护理实践中，应熟悉各种冷热疗法的特点，掌握冷热疗法的作用及禁忌证，能够正确实施冷热疗技术操作，确保安全有效地为病人提供护理服务。

（一）冷疗法

1. 冷疗的作用

（1）控制炎症扩散　冷疗可使局部血管收缩，血流量减少、速度减慢，降低细胞的新

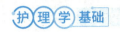

陈代谢和病原微生物的活力，从而限制炎症的扩散及抑制化脓。常用于炎症早期。

（2）减轻局部充血或出血　冷疗使局部血管收缩，毛细血管通透性降低，减轻局部充血和水肿；冷疗还可以使血流速度减慢，血液黏稠度增加，促进血液凝固而控制出血。常用于鼻出血、扁桃体摘除术后、局部软组织损伤早期等。

（3）减轻疼痛　冷疗可抑制细胞活动，减慢神经冲动的传导，降低神经末梢的敏感性。冷疗还可以使血管收缩，毛细血管通透性降低，渗出减少，从而减轻由局部组织充血、肿胀而压迫神经末梢所导致的疼痛。常用于急性损伤初期、牙痛和烫伤等。

（4）降温　冷直接与皮肤接触，通过传导、蒸发等物理作用散热，从而降低体温。常用高热、中暑病人降温，对脑外伤、脑缺氧病人，还可以降低脑细胞的代谢和需氧量，防治脑水肿、促进脑细胞功能的恢复。

2. 冷疗的禁忌证

（1）局部血液循环障碍　用冷使血管收缩，血流减慢，从而加重血液循环障碍，导致局部组织缺血、缺氧而坏死。所以对休克、大面积组织受损、全身微循环障碍、周围血管病变、动脉硬化、糖尿病、神经病变、水肿等病人，不宜用冷。

（2）慢性炎症或深部化脓病灶　用冷可使局部毛细血管收缩，血流量减少，妨碍炎症的吸收。

（3）组织损伤、破裂或有开放性伤口处　用冷可降低血液循环，增加组织耗氧量，造成组织营养不良，影响伤口愈合，尤其大面积组织损伤，应禁止用冷。

（4）对冷过敏者　用冷后可出现红斑、荨麻疹、关节疼痛、肌肉痉挛等症状。

（5）慎用冷疗的情况　如昏迷、感觉迟钝、年老体弱者、婴幼儿、关节疼痛、心脏病、哺乳期产妇胀奶等应慎用冷疗法。

（6）冷疗的禁忌部位

1）枕后、耳廓、阴囊等处用冷易引起冻伤。

2）心前区用冷可导致反射性心率减慢、心房纤颤或心室纤颤及房室传导阻滞，引发心律不齐。

3）腹部用冷易引起腹痛、腹泻。

4）足底用冷可导致反射性末梢血管收缩而影响散热或引起一过性冠状动脉收缩。

小贴士

健康所系，性命相托。护理行业不同于其他任何行业，要求护理人员要关心人、爱护人、尊重人。在学习冷热疗法时要注重培养学生良好的耐心、细心的工作态度，也要培养高尚的职业道德和职业情操，使学生树立整体护理观念，促进健康、预防疾病的护理目标。

（二）热疗法

1. 热疗的作用

（1）促进炎症的消散和局限　热疗使局部血管扩张，加快血液循环，促进组织中毒素、废物的排出；热疗使局部血流量增多，白细胞数量增加，其吞噬能力和新陈代谢增强，提高了机体的抵抗力和修复力。因此，在炎症早期用热，可促进炎性渗出物的吸收和消散；在类症后期用热，可促使白细胞释放蛋白溶解酶，溶解坏死组织，使炎症局限。常用于眼睑炎（麦粒肿）、乳腺炎及踝关节扭伤48小时以后。

（2）减轻深部组织充血　用热使皮肤血管扩张，血液循环增快，使平时成闭锁状态的动静脉吻合支开放，由于皮肤血流增多，全身循环血量则重新分布，使深部组织血流量相对减少，从而减轻深部组织充血。

（3）缓解疼痛　热疗可降低痛觉神经的兴奋性，以提高疼痛阈值；用热改善血液循环，加速致痛物质的排出和炎性渗出物的吸收，解除对神经末梢的刺激和压迫，减轻疼痛；热疗也可以松弛肌肉、肌腱和韧带组织，增强结缔组织的伸展性，增加关节的活动范围，减轻肌肉痉挛、关节强直、僵硬，从而缓解疼痛。常用于腰肌劳损、肾绞痛、胃肠痉挛等病人。

（4）保暖　热疗可使局部血管扩张，促进血液播环，使病人感到温暖舒适。多用于危重、早产儿，年老体弱及末梢循环不良病人的保暖，促进舒适。

2. 热疗的禁忌证

（1）急腹症未明确诊断之前　用热后可能会缓解疼痛，掩盖病情而贻误诊断和治疗，有引发腹膜炎的危险。

（2）面部危险三角区感染时　因该处血管丰富，面部静脉无静脉瓣，且与颅内海绵窦相通，热疗会使血管扩张，血流量增多，导致细菌和毒素进入血液循环，加快炎症扩散，造成颅内感染和败血症。

（3）各种脏器内出血、出血性疾病　热疗可使局部血管扩张，增加的脏器血的流量和血管通透性，从而加重出血，对于血液凝固障碍的病人，用热会增加出血的倾向。

（4）软组织扭伤或挫伤早期（48小时内）　用热后可促进血液播环，加重皮下出血、肿胀及疼痛。

（5）其他

1）心、肝、肾功能不全者：大面积热疗使皮肤血管扩张，减少对内脏器官的血液供应，加重病情。

2）急性炎症：热疗使局部温度升高，有利于细菌繁殖及分泌物增多，加重病情，如牙龈炎、中耳炎、结膜炎。

3）皮肤湿疹：热疗可加重皮肤受损，加重病人痒感和不适。

4）孕妇：热疗影响胎儿的生长。

5）恶性肿瘤：热疗使正常和异常细胞加速新陈代谢而加重病情，同时促进血液循环而使肿瘤细胞扩散、转移。

6）麻痹，感觉异常者、婴幼儿、老年人慎用热疗。

7）睾丸用热会抑制精子发育并破坏精子。

8）金属移植部位，人工关节因金属是热的良性导体，用热不慎易引起烫伤。

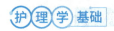

职业技能训练

技能一 冷疗方法

一、冰袋、冰囊（图5-5-1）

【目 的】

降温、止血、镇痛、消炎。

【准 备】

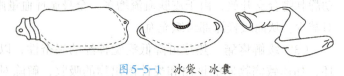

图5-5-1 冰袋、冰囊

1. 操作前评估

（1）病人的年龄、病情、意识、体温、治疗情况、局部皮肤状况、活动能力、合作程度及心理状况。

（2）向病人及家属解释操作目的、方法、注意事项及配合要点。

2. 护士及病人准备

（1）护士准备：衣帽整洁，修剪指甲、洗手、戴口罩。

（2）病人准备：了解使用冰袋、冰囊的意义、注意事项及配合方法。协助取舒适体位、愿意合作。

3. 用物准备

治疗车上层：治疗盘内备：冰袋或冰囊、布套、毛巾；治疗盘外备：冰块、脸盆及冷水、勺子，手消毒液。治疗车下层：生活垃圾桶、医疗垃圾桶。

4. 环境准备：病室温度适宜，安静、整洁，酌情关闭门窗，避免对流风直吹病人。

【实 施】

见表5-5-2。

表5-5-2 冰袋、冰囊的应用

操作步骤	操作说明
备冰装袋	●检查冰袋或冰囊有无破损，冰袋夹子能否夹紧 ●将冰块放入帆布袋内，用木槌敲成小块，放入脸盆中，用冷水冲去冰块棱角 ●将冰块装入冰袋或冰囊内1/2～2/3满，排尽空气，夹紧袋口，擦干，倒提检查无漏水后装入布套内
核对解释	●备齐用物携至床旁，核对病人床号、姓名、腕带，向病人或家属解释操作目的，取得合作放置冰袋
放置冰袋	●视病情选择合适的放置部位，冰袋需与皮肤保持接触。高热降温时冰袋可置于前额、头顶部。冰囊置于体表大血管分布处，如颈部两侧、腋窝、腹股沟等处 ●鼻部冷敷时可将冰囊吊在支架上，底部接触鼻根 ●扁桃体摘除术后冰囊可置于颈前颌下
观察效果	●用冷期间询问病人的感觉，观察局部皮肤颜色及冰袋情况
撤除冰袋	●用冷时间不超过30分钟，取下冰袋（冰囊）及其他用物 ●协助病人取舒适卧位，整理病床单位 ●将冰袋倒空、倒挂、晾干，存放于阴凉处备用；冰袋布套清洁后晾干备用
整理记录	●洗手，记录用冷部位、时间果及反应降温后测量体温并记录在体温单上

【注意事项】

（1）注意观察冷疗部位的血液循环情况，如局部皮肤出现苍白、青紫、麻木感等。立即停止用冷，防止冻伤。随时听取病人主诉，如有不适停止用冷。

（2）用冷过程中，应随时观察检查冰袋、冰囊有无漏水，是否夹紧，冰块融化后，及时更换，保持布袋干燥。

（3）用冷时间要记录准确，最长不超过30分钟，如需长时间用冷，应间隔60分钟再重复使用。

（4）用于降温时，在冰袋使用30分钟后需测体温，当体温降至39℃以下，应取下冰袋，并将体温记录在体温单上，为婴幼儿、危重病人测温时，应有专人守护，以防发生意外。

二、冰帽、冰槽（图5-5-2）

【目　的】

协助头部降温，防治脑水肿，减轻脑细胞损害。

【准　备】

1. 操作前评估

（1）病人的年龄、病情、意识、体温、治疗情况、头部状况、心理状态及合作程度。

（2）向病人及家属解释操作目的、方法、注意事项及配合要点。

2. 护士及病人准备

（1）护士准备：衣帽整洁，修剪指甲、洗手、戴口罩。

（2）病人准备：了解使用冰帽、冰槽的意义，注意事项及配合方法。协助取舒适体位、病人愿意合作。

3. 用物准备

治疗车上层：治疗盘内备：冰帽或冰槽、冰块、盆及冷水、肛表，手消毒液。如使用冰槽降温需备不脱脂棉球及凡士林纱布。治疗车下层：水桶、医疗垃圾桶、生活垃圾桶。

4. 环境准备：病室温度适宜，安静、整洁，酌情关闭门窗。

【实　施】

见表5-5-3。

表5-5-3　冰帽、冰槽的应用

操作步骤	操作说明
备冰装帽	●检查冰帽成冰槽有无破损 ●将冰块放入帆布装内，用木槌敲成小块，放入脸盆中，用冷水冲去冰块棱角 ●将冰块装入冰帽或冰槽内，擦干水迹
核对解释	●备齐用物携至床旁，核对病人床号、姓名、腕带，向病人成家属解释取得合作 ●协助病人去枕，铺橡胶单及中单铺于病人头下，铺治疗巾于冰帽或冰槽内

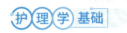

操作步骤	操作说明
放置冰帽	●将病人头部置于冰帽或冰槽内，将海绵垫垫于病人的两侧。保护耳廓及枕侧颈部，防止枕后、外耳冻伤，将小垫枕垫于病人肩下，引流管放在水桶内（图5-5-2）。如用冰槽，病人两耳内塞不脱脂棉球，双眼覆盖凡士林纱布，防止冰槽内冰水流入耳内并保护角膜
观察效果	●用冷期间注意观察病人生命体征、局部皮肤情况、感觉等，应每30分钟测量一次体温，维持肛温在33℃，不可低于30℃
	●监测心率，以防心房、心室纤颤或房室传导阻滞的发生
	●记录用冷部位、时间、效果及反应；将每次测量的体温记录在特别护理记录单上
撤去冰帽	●用毕，取下冰帽或冰槽及其他用物
	●协助病人取舒适卧位，整理病床单位
整理记录	●冰帽处理同冰袋，冰槽将水倒空后清洁备用

图 5-5-2　冰帽、冰槽

【注意事项】

（1）注意观察冰帽有无破损、漏气，冰帽或冰槽内的冰块融化后，应及时更换或添加。

（2）用冷时间不得超过30分钟，以防产生继发效应。

（3）注意观察用冷处皮肤颜色的变化，尤其注意耳廓部位，防止有青紫、麻木及冻伤的发生。

（4）注意监测心率变化，防止心房、心室纤颤或房室传导阻滞的发生。

三、冷湿敷

【目　的】

降温、止血、消炎及扭伤早期的消肿与止痛。

【准　备】

1. 操作前评估

（1）病人的年龄、病情、意识、体温、治疗情况、局部皮肤状况、活动能力、心理状态及合作程度。

（2）向病人及家属解释操作目的、方法、注意事项及配合要点。

2. 护士及病人准备

（1）护士准备：衣帽整洁，修剪指甲、洗手、戴口罩。

（2）病人准备：了解使用冷湿敷的意义、注意事项及配合方法。协助取舒适体位、愿意合作。

3. 用物准备

治疗车上层：治疗盘内备：卵圆钳2把、敷布2块、凡士林、纱布、棉签、一次性治疗巾；治疗盘外备：盛放冰水的容器，手消毒液，必要时备换药用物。治疗车下层：医疗垃圾桶、生活垃圾桶。

4. 环境准备：病室温度适宜，酌情关闭门窗，必要时备屏风或床帘遮挡。

【实　施】

见表5-5-4。

表5-5-4　冷湿敷法

操作步骤	操作说明
核对解释	●备齐用物携至床旁，核对病人床号、姓名，向病人或家属解释取得合作，必要时备屏风或床帘遮挡，保护病人隐私暴露患处 ●暴露患处，在冷敷部位下垫小橡胶单和一次性治疗巾，冷敷部位涂凡士林，上盖一纱布
湿敷患处	●将敷布置于冰水中浸透，用卵圆钳将敷布拧至不滴水，抖开，敷于患处，高热病人降温敷于前额 ●每3~5分钟更换一次敷布，持续15~20分钟 ●用于高热病人降温时，应用冷湿敷30分钟后测量体温，体温降至39℃以下时停用
观察效果	●用冷期间询问病人的感觉，观察局部皮肤颜色 ●冷敷完毕，撤下敷布，擦干冷敷部位
整理记录	●协助病人取舒适卧位，整理病床单位，清理用物 ●洗手，记录用冷部位、时间、效果及反应；降温后体温记录在体温单上

【注意事项】

（1）注意观察病人局部皮肤情况及病人反应，及时倾听主诉适当调整。

（2）敷布湿度得当，以不滴水为宜。

（3）若为降温，则使用冷湿敷30分钟后测量体温，并将体温记录在体温单上。

（4）冷湿敷部位如为开放性伤口，应按无菌原则处理。

四、乙醇拭浴

【目　的】

通过全身用冷的方法，为高热病人降温。乙醇是一种挥发性液体，拭浴时在皮肤上迅速蒸发，吸收和带走人体大量的热量，由于乙醇又具有刺激皮肤使血管扩张的作用，从而达到促进散热、协助降温的目的。

【准　备】

1. 操作前评估

（1）病人的年龄、病情、意识、体温、治疗情况、有无乙醇过敏史、皮肤状况、活动能力、心理反应及合作程度。

（2）向病人及家属解释操作目的、方法、注意事项及配合要点。

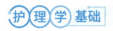

2. 护士及病人准备

（1）护士准备：衣帽整洁，修剪指甲、洗手、戴口罩。

（2）病人准备：了解乙醇拭浴的意义、注意事项及配合方法。协助取舒适体位、愿意合作，按需协助排尿。

3. 用物准备

治疗车上层：治疗盘内备：大毛巾、小毛巾、热水袋及套、冰袋及套；治疗盘外备：脸盆内盛放30℃，25%～35%乙醇200～300 ml，手消毒液。治疗车下层：生活垃圾桶、医疗垃圾桶，必要时备清洁衣裤、屏风、便器。

4. 环境准备：调节病室温度，关闭门窗，必要时备屏风或床帘遮挡。

【实　施】

见表5-5-5。

表5-5-5　乙醇拭浴法

操作步骤	操作说明
核对解释	●备齐用物携至床旁，核对病人床号、姓名，向病人及家属解释以取得合作，按需备屏风或床帘遮挡
安置体位	●协助病人取舒适卧位，松开床尾盖被。置冰袋于病人头部，有助于降温并防止头部充血而致头痛；置热水袋于足底，促进下肢及足底血管扩张，有利于散热，减轻头部充血，并使病人感觉舒适 ●协助病人脱去上衣，松解裤带
垫巾拭浴	●将大毛巾垫于垫拍拭部位下，将浸湿的小毛中拧至半干，包裹于手掌呈手套状，以离心方向拍拭四肢及背部，拍拭后用大毛巾拭干皮肤。每侧拍拭3分钟。拭浴全过程时间为20分钟以内，拍拭顺序如下： ●双上肢：颈外侧→肩→上臂外侧→前臂外侧→手背；侧胸→腋窝→上臂内侧→肘窝→前臂内侧→掌心。先近侧后对侧 ●腰背部：协助病人侧卧→颈下肩部→背部→腰部→臀部。协助病人仰卧、穿衣、脱裤 ●双下肢：髂骨→下肢外侧→足背；腹殷沟→下肢内侧→内踝；臀下→大腿后侧→腘窝→足跟。先近侧后对侧，协助病人穿裤
观察效果	●观察病人有无出现寒战、面色苍白、脉搏及呼吸感觉异常现象
撤热水袋	●拍拭完毕，取下热水袋
整理记录	●协助病人取舒适补位，更换清洁衣裤，整理病床单位，清理用物 ●洗手，记录拭浴时间、效果及反应
测温撤袋	●拭浴后30分钟测体温，若体温降至39℃以下时取下冰袋，将测量体温绘制于体温单上

【注意事项】

（1）拭浴过程中，注意观察病人局部皮肤情况及病情反应，如出现面色苍白、寒战，或脉搏、呼吸异常时，立即停止，并通知医生给予相应处理。

（2）拭浴至腋窝、肘部、腹股沟、腘窝等体表大血管丰富处时，应稍用力，并可停留稍久，以利散热。

（3）病人胸前区、腹部、后颈、足底为拭浴的禁忌部位。新生儿及血液病高热病人禁用乙醇拭浴。

（4）拭浴时，以拍拭（轻拍）方式进行，避免用摩擦方式，因为摩擦产热，不利于降温。

五、温水拭浴

常用于小儿、老年及体质虚弱病人的降温。方法：盆内盛32～34℃的温水2/3满，其余用物、操作步骤、注意事项同乙醇拭浴。

六、其他冷疗法

1. 化学制冷袋：可代替冰袋，维持时间2小时，具有方便、实用的特点。化学制冷装有两种：一种是一次性的，它将两种化学制剂分成两部分装在特制密封的聚乙烯塑料袋内，使用时将两种化学制剂充分混合后便可使用。在使用过程中，需观察有无破损、漏液现象，如有异常，需立即更换，以防损伤皮肤。另一种可反复使用，又称超级冷袋。它是内装凝胶或其他冰冻介质的冷袋，将其放入冰箱内4小时，其内容物由凝胶状态变为固态，使用时取出，在常温下吸热，又由固态变为凝胶状态（可逆过程），使用后，冷袋外壁用消毒液擦拭，置冰箱内，可再次使用。

2. 冰毯机：医用冰毯全身降温仪，简称冰毯机。分为单纯降温法和亚低温治疗法两种。前者用于高热病人降温，后者用于重型颅脑损伤病人。冰毯机是利用半导体制冷原理，将水箱内蒸馏水冷却后通过主机与冰毯内的水进行循环交换，促进与毯面接触的皮肤进行散热，达到降温目的。使用时，在毯面上覆盖中单，助病人脱去上衣，整个背部贴于冰毯上。冰毯机上连有肛温传感器，可设置肛温上、下限，根据肛温变化自动切换"制冷"开关，将肛温控制在设定范围。冰毯机使用过程中应注意监测肛温、传感器是否固定在肛门内、水槽内水量是否足够等。

3. 半导体降温帽：是利用半导体温差电制冷技术，造成帽内局部的低温环境，从而降低脑代谢率。多用于脑外伤、脑缺氧、脑水肿、颅内压增高等。该机由冰帽和整流电源两部分组成；帽内温度由整流电源输出电流调节，在环境温度不高于35℃时，帽内温度在0～25℃范围内连续可调。与传统冰帽比较，具有降温时间持久，操作简便，能随意控制温度等特点。

技能二　热疗方法

一、热水袋（图5-5-3）

【目　的】

保暖、解痉、镇痛、舒适。

【准　备】

1. 操作前评估

（1）病人的年龄、病情、意识、体温、治疗情况、局部皮肤状况、活动能力、心理反应及合作程度。

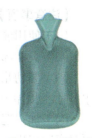

图5-5-3　热水袋

（2）向病人及家属解释使用热水袋目的、方法、注意事项及配合要点。

2. 护士及病人准备

（1）护士准备：衣帽整洁，修剪指甲、洗手、戴口罩。

（2）病人准备：了解使用热水袋的意义、注意事项及配合方法。协助病人取舒适体位、愿意合作。

3. 用物准备

疗车上层：治疗盘内备：热水袋及套、水温计、毛巾；治疗盘外备：盛水容器、热水、手消毒液。治疗车下层：医疗垃圾桶、生活垃圾桶。

4. 环境准备：调节病室温度，酌情关闭门窗，避免对流风直吹病人。

【实　施】

见表5-5-6。

表5-5-6　热水袋的使用

操作步骤	操作说明
调温备袋	●调水温至60～70℃，对于昏迷、老人、婴幼儿、感觉迟钝及循环不良的病人，水温须低于50℃ ●检查热水袋有无破损，塞子是否合适 ●放平热水袋、去塞，一手持袋口边缘，边灌水边提起，一手灌水至袋1/2～2/3满，缓慢放平排出气体，拧紧塞子。擦干倒提，检查不滴水后，装入布套（图5-5-4）
核对解释 置热水袋 观察效果	●备齐用物至床旁，核对病人床号、姓名，向病人或家属解释以取得合作
撤热水袋 整理记录	●将热水袋放置于所需部位，袋口朝向身体外侧，避免烫伤 ●用热期间询问病人感觉，观察局部皮肤颜色及热水袋情况，热水袋内水温降低后应及时更换 ●时间不超过30分钟，用毕，取下热水袋 ●协助病人取舒适卧位，整理病床单位 ●将热水袋倒空，倒挂、晾干后，向袋内吹气，旋紧塞子，存放于阴凉处备用；热水袋布套清洁后晾干备用 ●洗手，记录用热部位、时间、效果及病人反应

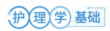

图5-5-4　灌热水袋法

【注意事项】

（1）使用前应检查热水袋确无破损，塞子配套，以防漏水。

（2）炎症部位热敷时，热水袋灌水量1/3满，以免压力过大，引起疼痛。

（3）婴幼儿、老年人，意识模糊，麻醉未清醒，末梢循环不良，感觉障碍的病人使用热水袋时，水温应调节在50℃以内，热水袋应再包一块大毛巾或放于两层毯子之间，以防烫伤。

（4）加强巡视，观察局部皮肤颜色，如发现皮肤潮红，应立即停用，并涂凡士林，必要时床边交班。

二、红外线灯或烤灯

可由红外线、可见光线等提供辐射热，临床常用红外线灯或鹅颈型烤灯（普通灯泡），用于婴儿臀红、会阴部伤口及植皮供皮区等的照射治疗。

【目 的】

消炎、消肿、镇痛、解痉，促进创面干燥结痂、保护肉芽组织生长。

【准 备】

1. 操作前评估

（1）病人的年龄、病情、意识、治疗情况、局部皮肤状况、活动能力、心理状态及合作程度。

（2）向病人及家属解释使用红外线灯或烤灯目的、方法、注意事项及配合要点。

2. 护士及病人准备

（1）护士准备：衣帽整洁，修剪指甲、洗手、戴口罩。

（2）病人准备：了解使用红外线灯或烤灯的意义、注意事项及配合方法。体位舒适、愿意合作。

3. 用物准备

治疗车上层备：有色眼镜、手消毒液。治疗车下层备：医疗垃圾桶、生活垃圾桶。床旁备红外线灯或鹅颈烤灯。（图5-5-5）

4. 环境准备：调节病室温度，酌情关闭门窗，必要时屏风或床帘遮挡。

【实 施】

见表5-5-7。

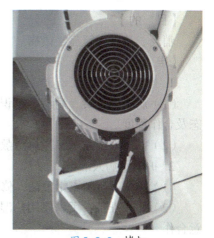

图5-5-5 烤灯

表5-5-7 红外线灯或烤灯使用

操作步骤	操作说明
准备烤灯	●检查、准备红外线灯或烤灯性能，确保正常使用
核对解释	●备齐用物携至床旁，核对病人床号，姓名，向病人或家属解释以取得合作
暴露清洁	●暴露患处，体位舒适，清洁局都治疗部位，必要时屏风或床帘遮挡，以保护隐私
调节距离	●接通电源，调节灯距、温度，一般灯距为30～50 cm，温热为宜（用手试温），防止烫伤
照射患处	●照射面颈部及前胸部时，用湿纱布遮盖病人眼睛或让病人戴有色眼镜，照射时间一般为20～30分钟，具体时间可参照不同烤灯的使用说明
观察效果	●照射期间每5分钟观察局部皮肤颜色，询问病人有无过热、心慌、头昏感觉，如有不适，立即停止使用，配合医生处理
撤除烤灯	●照射完毕，关闭电源开关，移除烤灯，嘱病人15分钟后离开，防止感冒
整理记录	●协助病人取舒适卧位，整理病床单位，擦拭烤灯清理后备用
	●洗手，记录照射部位、时间、效果及反应

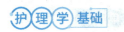

【注意事项】

1. 根据治疗部位选择不同功率灯泡，胸、腹、腰、背500～1 000 W，手、足250 W（鹅颈灯40～60 W）。

2. 由于眼内含有较多的液体，对红外线吸收较强，一定强度的红外线直接照射可引起白内障。因此前胸、面颈部位照射时，应戴有色眼镜或用纱布遮盖。

3. 意识模糊、局部感觉障碍、血液循环障碍、瘢痕者，治疗时应加大灯距，防止烫伤。

4. 以皮肤出现桃红色均匀红斑为合适计量，若出现紫红色，应立即停止照射，并涂凡士林保护皮肤。经红外线多次治疗后，治疗部位皮肤可出现网状红斑，色素沉着。

5. 使用时避免触摸灯泡，或用布覆盖烤灯，以免发生烫伤及火灾。

三、热湿敷

【目　的】

消炎、消肿、解痉、镇痛。

【准　备】

1. 操作前评估

（1）病人的年龄、病情、意识、治疗情况、局部皮肤、伤口状况、活动能力、心理状态及合作程度。

（2）向病人及家属解释热湿敷操作目的、方法、注意事项及配合要点。

2. 护士及病人准备

（1）护士准备：衣帽整洁，修剪指甲、洗手、戴口罩。

（2）病人准备：了解使用热湿敷的意义、注意事项及配合方法，协助取舒适体位，愿意合作。

3. 用物准备

治疗车上层：治疗盘内备：卵圆钳2把、敷布2块、凡士林、纱布、棉签、一次性治疗巾；治疗盘外备：热水瓶、脸盆内盛放热水，手消毒液。治疗车下层：医疗垃圾桶、生活垃圾桶。必要时备大毛巾、热水袋。

4. 环境准备：调节病室温度，酌情关闭门窗，必要时备屏风或床帘遮挡。

【实　施】

见表5-5-8。

表5-5-8　热湿敷法

操作步骤	操作说明
核对解释	●备齐用物携至床旁，核对病人床号、姓名，向病人或家属解释并取得合作，必要时备屏风或床帘遮挡，以维护病人隐私
暴露患处	●暴露患处，在热敷部位下垫一次性治疗巾，受敷部位涂凡士林，上盖一层纱布
热敷患处	●将敷布置于热水中浸透，用卵圆钳将敷布拧至不滴水（拧敷布方法：同冷湿敷），抖开，用手腕掌侧试温，以不烫手为宜，敷于患处。依次盖上塑料纸、棉垫。如病情需要，且患处不忌压迫时，可将热水袋放置于棉垫上，再加盖大毛巾以维持温度

操作步骤	操作说明
观察效果	●每3~5分钟更换一次敷布，持续15~20分钟。注意保持水温在50~60℃，以保证治疗效果，水温可用热源维持或及时更换盆内热水 ●用热期间询问病人的感觉，观察局部皮肤颜色及全身状况，如病人感到过热时，可揭开敷布一角散热
整理记录	●热敷完毕，擦净热敷部位，勿用摩擦方法擦干，以免皮肤处于湿热中易破损 ●协助病人取舒适卧位，整理病床单位，清理用物 ●洗手，记录用热部位、时间、效果及反应

【注意事项】

（1）热敷过程中随时观察局部皮肤颜色及病人的全身反应，防止烫伤。

（2）如热敷部位为开放性伤口，需按无菌技术操作，热敷后按外科换药法处理。

（3）果病人热敷部位不禁忌受压，可用热水袋放置在敷布上再盖大毛巾，以维持敷布的温度。

（4）面部热敷者，应间隔30分钟方可外出，以防感冒。

四、热水坐浴

【目 的】

消炎、消肿、止痛，促进引流，减轻盆腔、直肠器官的充血，用于会阴部、肛门疾病及手术后的病人。

【准 备】

1. 操作前评估

（1）病人的年龄、病情、意识、治疗情况、局部皮肤、伤口状况、活动能力、心理状态及合。

（2）向病人及家属解释热水坐浴的目的、方法、注意事项及配合要点。

2. 护士及病人准备

（1）护士准备：衣帽整洁，修剪指甲、洗手、戴口罩。

（2）病人准备：了解热水坐浴的意义、注意事项及配合方法，使病人愿意合作，协助病人取排便、排尿，并清洗局部皮肤

3. 用物准备

治疗车上层：热水瓶、水温计、药液（遵医嘱）、毛巾、无菌纱布，手消毒液。治疗车下层：消毒坐浴盐、医疗垃圾桶、生活垃圾桶。床旁备坐浴椅、换药用物。

4. 环境准备：调节病室温度，关闭门窗，必要时备屏风或床帘遮挡。

【实 施】

见表5-5-9。

表5-5-9 热水坐浴

操作步骤	操作说明
配药消温	●道医嘱配制药液置于塔盆内1/2满，调节水温40～45℃
核对解释	●备齐用物携至床旁，核对病人床号、姓名、腕带，向病人或家属解释以取得配合
置盆遮挡	●将浴盐盆置于坐浴椅上（图5-5-6），屏风或床帘遮挡，维护病人隐私
协助坐浴	●协助病人脱裤至膝部，取坐姿，嘱病人先用纱布蘸药液清洗外阴，适应水温后将臀部完全浸入盆中，坐浴15～20分钟，必要时腿部用大毛巾遮盖
观察效果	●随时观察病人反应及局部皮肤情况 ●坐浴毕，用纱布擦干坐浴部位
整理记录	●撤除用物，协助病人穿好衣物，取舒适卧位，整理病床单位。开窗、拉开窗帘或撤去屏风，用物处理 ●洗手，记录坐浴的部位、时间、效果及反应，便于评价

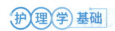

图5-5-6 坐浴椅

【注意事项】

（1）在坐浴过程中，注意病人的安全，随时观察病人的面色、呼吸和脉搏，如病人主诉乏力、头晕、心慌等不适，应立即停止坐浴，通知医生。

（2）热水坐浴前先排尿、排便，因热水可刺激肛门、会阴部，易引起排尿、排便反射。

（3）如会阴和坐浴部位如有伤口，应备无菌浴盆和坐浴液，坐浴后按无菌技术处理伤口。

（4）女性病人月经期、妊娠末期、产后2周内、阴道出血和盆腔急性炎症均不宜坐浴，以免引起感染。

五、温水浸泡

【目 的】

消炎、镇痛、清洁，消毒创口，用于手、足、前臂、小腿部感染或伤口。

【准 备】

1. 操作前评估

（1）病人的年龄、病情、意识、治疗情况、局部皮肤、伤口状况、活动能力、心理状态及合作程度。

（2）向病人及家属解释温水浸泡的目的、方法、注意事项及配合要点。

2. 护士及病人准备

（1）护士准备：衣帽整洁，修剪指甲，洗手、戴口罩。

（2）病人准备：了解温水浸泡的意义、注意事项及配合方法，使病人坐姿舒适，愿意合作。

3. 用物准备

治疗车上层：治疗盘内备：长镊子、纱布；治疗盘外备：热水瓶、药液（遵医嘱）、手消毒液，必要时备换药用物。治疗车下层：浸泡盆、医疗垃圾桶、生活垃圾桶。

4. 环境准备：调节病室温度，关闭门窗。

【实　施】

见表5-5-10。

表5-5-10　温水浸泡法

操作步骤	操作说明
配药调温	●遵医嘱配制药液置于浴盆内1/2满,调节水温43~46℃
核对解释	●备齐用物携至床旁,核对病人床号、姓名、腕带,向病人或家属解释以取得理解和配合
协助浸泡	●协助病人取舒适体位,将患侧肢体暴露,慢慢放入浸泡盆,必要时用长慑子夹纱布轻擦创面,使之清洁,持续时间30分钟
观察效果	●随时观察病人反应及局部皮肤情况,有无发红、疼痛等 ●浸泡完毕,用毛巾擦干浸泡部位（图5-5-7）
整理记录	●撤除用物,协助病人取舒适卧位,整理床单位,处理用物 ●洗手,记录用热部位、药液、时间、效果及反应

【注意事项】

（1）浸泡过程中,应注意观察病人局部皮肤情况,如出现发红、疼痛等反应及时处理。

（2）没泡时应随时添加热水或药物,添加热水时,应将病人肢体移出盆外,以防烫伤。

（3）浸泡部位如有伤口,应备无菌浸泡盆、浸泡液及用物,浸泡后按无菌技术处理伤口。

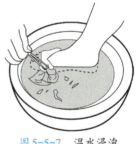

图5-5-7　温水浸泡

六、其他热疗法

1. 化学加热袋:是密封的塑料袋,内盛两种化学物质,使用时,将化学物质充分混合,使袋内的两种化学物质发生反应而产热,化学物质反应初期热温不足,以后逐渐加热并有一高峰期,化学加热袋最高温度可达76℃,平均温度为56℃,可持续使用2小时左右。化学加热袋使用方法与热水袋相同,一定要加布套或包裹后使用,必要时可加双层布包裹使用。

2. 透热法:是利用高频电流来提供组织深部的强热,主要应用于类风湿性关节炎、变形性关节疾病、创伤、肌肉痉挛、筋膜炎等的物理治疗,应用时注意身体不可有金属物,尤其是金属移植物等,以免烫伤。

项目小结

　　本项目学习重点是冷热疗法的作用与禁忌证,影响冷热疗效果的因素。学习难点是乙醇拭浴法及热水袋使用的操作程序、注意事项。在学习过程中注意比较各种冷热疗技术的作用原理、使用范围,注意观察使用各种冷热疗技术后的效果及病人反应,尝试从冷热疗技术的作用原理及影响因素等方面探索创新。

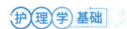

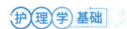护理学基础

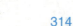思考与练习

1. 病人，女性，24岁，因急性肺炎入院，入院时测 T 39.8℃，遵医嘱为其进行乙醇拭浴。请问：

（1）乙醇拭浴前护士应做哪些护理评估？

（2）乙醇拭浴时应注意哪些问题？

2. 病人，女性，47岁，因外阴瘙痒、红肿、疼痛、有烧灼感不适，前来妇科门诊就诊。诊断：外阴炎。医嘱：1∶5 000高锰酸钾溶液坐浴，每日2次。请问：

（1）坐浴前护士应做哪些护理评估？

（2）如何指导病人正确坐浴？

（王　琳）

项目 病情观察及危重病人的抢救

数字教学内容

学习目标

1. 掌握危重病人病情观察的内容和方法，吸氧、吸痰、洗胃的适应证和禁忌证。
2. 熟悉危重病人的支持性护理措施。
3. 了解危重病人病情观察的意义。
4. 学会吸氧、吸痰、洗胃的操作技术及注意事项。
5. 具有较强的责任心和良好的职业道德修养，操作中充分体现人文关怀理念。

导学案例

病人，女性，22岁，因失恋，口服敌敌畏40～50 ml，30分钟后被家人发现，遂来院就诊。入院时病人神志不清、面色紫绀、流涎、大汗淋漓、呼吸道分泌物多、严重呼吸困难，入院后查：体温36.5℃，呼吸5～6次/分，呼吸表浅不规则，全身皮肤黏膜紫绀。双侧瞳孔缩小，直径约1 mm，对光反应消失，双肺呼吸音弱。

心率130次/分，心音有力，四肢肌张力低，腱反射弱。医嘱立即洗胃、吸痰、吸氧、静脉输液。

工作任务：

1. 对病人实施抢救。
2. 实施抢救过程中注意观察病人。
3. 为该病人实施有效的护理措施。

应知部分

危重病人是指病情严重，随时可能有生命危险的病人。危重病人的抢救是医疗护理工作中的一项重要而严肃的任务，抢救的质量直接关系到病人的生命和生存质量。抢救工作应有严密的组织、合理的分工和必要而完善的设备。护理人员必须熟练掌握吸氧、吸痰、洗胃等常用抢救技术，熟悉相应的抢救程序，全面、细致地做好危重病人的整体护理。

一、危重病人的病情观察

病情观察是医护人员在诊疗和护理工作中用视、触、叩、听、嗅等感觉器官从各个层

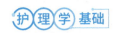

面评估病人病情，也可以通过与其他医护人员和病人家属的交流，阅读病历、交班报告、检验报告、会诊报告及其他相关资料等，综合了解病人的生理、病理变化及心理反应的过程，是护理工作的一项重要内容，护士须应用广泛的医学知识、敏锐的洞察能力，借助医疗仪器，来了解病情，提高观察效果，为诊断、治疗、护理和预防并发症提供依据。

（一）病情观察的意义

1. 有助于及时发现危重病人病情变化的征象

病人在接受疾病的诊治过程中有可能会出现病情变化或发生各种并发症。护理人员通过认真细致的临床观察及时了解病情的发生、发展，对其危重征象做到早发现、早诊断、积极抢救治疗，精心护理可减少并发症的发生，提高治愈率，降低死亡率。

2. 为诊断、治疗和护理提供依据

病人生命体征的改变、瞳孔和意识的变化、排泄物的异常、精神状态的紊乱等，都提示危重病人病情的动态变化，护理人员可以通过这些表现及其发展过程的观察，为医生诊断、治疗提供信息，为确立护理问题、制定护理措施提供依据。

3. 有助于判断疾病的发展趋势和转归

病情的轻、重程度常与病人症状有一定的关系，因此病情观察有助于预测疾病的发展趋势和转归，观察到病人在原有症状基础上又出现新的症状，说明病情有变化。

4. 及时了解治疗效果和用药反应

护理人员要有敏锐的观察力，通过病情观察及时了解治疗的效果，并对用药后常出现的各种反应进行主动、全面的观察，特别对抗精神失常药物、镇静催眠药物、心血管系统药物要重点观察。

（二）病情观察的方法

1. 直接观察法

利用感觉器官观察病人的方法，如视诊、触诊、听诊、叩诊、嗅觉等。护理人员用自己的眼睛看、耳朵听、鼻子嗅、双手触摸来观察病人的意识、行为、生理、病理变化等，这是观察的最基本方法。

（1）视诊　是以视觉来观察病人全身或局部状态的评估方法，通过视诊可以观察到许多全身及局部的体征。视诊方法简单，适用范围广，可提供重要的诊断资料。视诊必须在自然光线下进行。护理人员利用视觉来观察病人的意识状态、营养状态、皮肤黏膜、肢体活动、疼痛等行为表现，以及分泌物、排泄物、呕吐物的颜色和性质及量等。

（2）触诊　是护理人员通过手与被观察者体表局部接触后的感觉和被观察者的反应来发现其身体某部位有无异常的检查方法。触诊在临床上使用的范围很广，尤其腹部检查最常用触诊。通过触诊可观察病人脉搏、体表温度和湿度、光滑度以及脏器的外形、大小、软硬度、移动度及跳动情况等。

（3）叩诊　是观察者用手指叩击病人某部位的表面，使之震动而产生音响，根据震动和声响的特点来判断被观察部位的脏器状态有无异常。

（4）听诊　是观察者用耳或借助于听诊器听取人体内有运动能力及气体或血流活动的脏器所发出的声音，以识别正常与病理状态，从而帮助判断健康与否的方法。护理人员利用听觉来听取病人的主诉，病人的语调、咳嗽、呼吸、呼吸音、痰鸣音等。

（5）嗅诊　是通过嗅觉判断发自病人的异常气味与疾病之间关系的一种观察方法，这些异常气味多来自皮肤、黏膜、呼吸道、胃肠道、呕吐物、排泄物、分泌物等，如呼气有烂苹果味时提示糖尿病酮症酸中毒，有机磷农药中毒时呼气有大蒜味等。

2. 间接观察法

（1）通过与病人的亲属、朋友、同事及医务人员的交流，查阅病历、检验报告、会诊报告及其相关资料，获取与病情相关的信息。

（2）借助医疗仪器检查是观察病人各系统生理功能的常用方法，护理人员在了解各项检查原理的基础上，还应掌握各项检查前的准备和正确的检查方法，以保证检查的顺利实施。检查结果的客观、准确有利于资料的收集。

（三）病情观察的内容

1. 一般情况

（1）发育　发育是否正常，通常以年龄、身高、体重、智力及第二性征之间的关系来判断。发育正常时，年龄与体格成长状态之间的关系是平衡的。正常成人的判断指标一般为头长等于身高的1/7，胸围等于身高的1/2，两上肢展开的长度约等于身高，坐高等于下肢的长度。

发育与种族遗传、内分泌、营养代谢、生活条件、体育锻炼等因素均有密切关系。如在发育成熟前垂体前叶功能亢进，体格异常高大称为巨人症；若在发育成熟后，则为肢端肥大症；若垂体功能减退，则体格异常矮小，称为侏儒症。

（2）营养　危重病人机体分解代谢增强，摄入减少，机体消耗大，护理人员应注意观察病人的食欲、食量、习惯及无特殊的嗜好或偏食等现象；进食量、饮水量能否满足机体需要。营养状态是根据皮肤、毛发、皮下脂肪、肌肉的发育情况综合判断的，也可通过测量一定时间内体重的变化来观察营养状况。

1）营养状态的等级：临床上常用不良、中等、良好三个等级来表示。

①营养不良：主要由摄入不足或消耗增多两个因素引起，常表现为皮肤黏膜干燥，弹性降低，皮下脂肪菲薄，肌肉松弛无力，指甲粗糙无光泽，毛发稀疏，肋间隙及锁骨上窝凹陷，肩胛部和髂骨棱角突出。

②营养良好：黏膜红润、皮肤有光泽、弹性良好、皮下脂肪丰满而有弹性，肌肉结实，指甲、毛发润泽，肋间隙及锁骨上窝平坦，肩胛部和股部肌肉丰满。

③营养中等：介于两者之间。

2）常见的营养异常状态：

①营养缺乏：亦称"营养不良"，是指机体从食物中获得的能量、营养素不能满足身体需要，从而影响生长、发育或生理功能的现象，主要由摄食不足或慢性疾病，如食管、胃肠道病变、神经系统病变，以及肝、肾等内脏病变引起的摄食或消化障碍，或消耗性疾病，如结核病、恶性肿瘤、甲状腺功能性亢进。

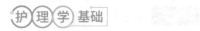

②营养过剩：亦称为"营养过度"，指机体从食物中获得的能量、营养素超过了身体需要，导致超重、肥胖等现象。超过标准体重的10%时称为超重，超过标准体重的20%为肥胖。营养过剩主要由于摄食过多，摄入量超过消耗量，过剩的营养物质转化为脂肪积存在体内所致。此外，内分泌、家族遗传、环境、运动和精神因素等都对其有影响。肥胖可分为单纯性肥胖和病理性肥胖，常见的病理性肥胖有肾上腺皮质功能亢进引起的向心性肥胖。

（3）面容与表情　健康人表情自然、神态安怡。疾病可使人的面容和表情发生变化，观察病人的面部表情有助于了解疾病的性质，病情的轻重缓急和病人的精神状态。如：

1）急性病容：病人表现为面色潮红，呼吸急促，鼻翼扇动，兴奋不安，口唇疱疹，表情痛苦等，见于高热、急性感染性疾病的病人。

2）慢性病容：病人表现为面色苍白或晦暗，面容憔悴，精神萎靡，双目无神等，见于严重结核、恶性肿瘤、肝硬化等慢性消耗性疾病的病人。

3）病危面容：病人表现为面肌消瘦，面容枯槁，面色苍白或铅灰，双目无神，眼眶凹陷，表情淡漠，见于严重休克、大出血、脱水、急性腹膜炎等严重疾病的病人。

（4）姿势与体位　病人的姿势和体位常与疾病有密切关系，而且姿势与体位变化对某些疾病的诊断有一定的意义。多数病人可采取主动体位，但疾病又可使病人处于不同的姿势和体位。如：极度衰竭或昏迷的病人呈被动体位；胆石症、急性阑尾炎、腹膜炎病人，在腹痛发作时常取弯腰捧腹、双腿蜷曲的姿势，以减轻腹部疼痛，呈被迫体位；破伤风病人因背部肌肉痉挛可出现角弓反张等。

（5）步态　步态是指走路时所表现的姿态。某些疾病可表现出特征性的步态，如：蹒跚步态（鸭步），表现为走路时身体左右摇摆，常见于佝偻病、大骨节病、进行性肌营养不良或双侧先天性髋关节脱位等病人；醉酒步态，表现为走路时躯干重心不稳，步态紊乱不准确。如醉酒状，常见于小脑疾病、乙醇中毒或巴比妥中毒病人。此外，还有间歇性跛行、慌张步态、剪刀步态等。

（6）皮肤与黏膜　某些疾病的变化可通过皮肤黏膜反映出来。护士应注意评估病人皮肤的颜色、弹性、温度、湿度及完整性，观察黏膜的颜色，有无发绀、黄疸、瘀点、瘀斑、水肿、皮疹、溃疡等情况。如肝胆疾病病人常有巩膜和皮肤黄染；严重缺氧病人表现为口唇、指、趾端发绀；脱水病人皮肤干燥且弹性减弱，血液系统疾病的病人皮肤、黏膜常有出血点、紫癜、瘀斑等现象；休克病人皮肤潮湿、四肢发冷、面色苍白；贫血病人皮肤苍白；肾脏疾病病人晨起眼睑水肿；右心衰竭病人则出现下肢水肿等。

（7）饮食与睡眠　饮食在疾病治疗中占有重要位置，故应观察病人的食欲、食量、饮水量、有无厌食和嗜食异物等情况以及治疗专用食物的情况。观察病人休息的方式，睡眠的习惯，有无睡眠形态、时间的变化，是否有难以入睡、易醒、失眠、嗜睡等现象。

（8）呕吐物与排泄物　注意观察呕吐物与排泄物（粪、尿、汗液、痰液等）的颜色、量、性状、气味及呕吐时间、方式、次数等。如呕吐呈喷射状常见于颅内压增高的病人；反射性呕吐常因消化道疾患引起。观察长期卧床的病人有无尿潴留及便秘等情况。

小贴士

　　危重症病人病情观察是护理危重病人的前提，从症状到体征，从生理到精神、心理，将病人作为一个整体进行全面细致的观察，并且贯穿于整个疾病过程的始终。因此，护士应熟悉病情观察的内容，并在护理工作中不断努力培养自身有目的、有意识地主动观察病情的能力，同时对待病人要如亲人一般，以病人为中心，以服务树信誉，弘扬医德医风。

2. 生命体征动态的观察

　　生命体征动态的观察反映了机体整体情况的变化，及时发现并处理其异常改变，对危重病人的护理具有重要意义。

　　（1）体温的变化　体温突然升高，多见于急性感染的病人；体温低于35℃，多见于休克和极度衰竭的病人；持续高热、超高热、体温持续不升均表示病情严重。

　　（2）脉搏的变化　应注意观察病人脉搏的频率、节律、强弱的变化，如出现脉率<60次/分或>140次/分或出现间歇脉、脉搏短绌、细脉等，均表示病情有变化。

　　（3）呼吸的变化　观察病人呼吸时应注意呼吸的频率、节律、深浅度、呼吸音等的变化，如出现呼吸频率>40次/分或<8次/分或出现潮式呼吸、叹息样呼吸、毕奥呼吸等，均是病情危重的表现。

　　（4）血压的变化　监测病人血压时，应注意病人的收缩压、舒张压、脉压差的变化，特别是观察高血压及休克病人的血压具有重要的临床意义。如收缩压持续高于180 mmHg或舒张压持续高于110 mmHg提示病人重度高血压，可能出现脑出血；如收缩压持续低于70 mmHg或脉压差低于20 mmHg多见于休克；血压过高、过低或不稳定均为病情严重的表现。

3. 意识状态

　　意识是大脑高级神经中枢功能活动的综合表现，是个体对内外环境刺激的知觉状态。意识正常的病人，其反应精确敏捷，语言清楚流畅、思维合理、情感正常，对时间、地点、人物的判断力及定向力正常。

　　意识障碍是指大脑高级神经中枢功能异常时，个体对内外环境刺激缺乏正常反应所表现出的一种精神意识状态。临床上按其轻重程度分为：

　　（1）嗜睡　是最轻的意识障碍。对周围事物无主动关心与兴趣，病人处于持续的睡眠状态，但能被语言或轻度刺激所唤醒，醒后意识活动接近正常，但对周围环境的鉴别能力较差，反应迟钝，刺激去除后又很快入睡。

　　（2）意识模糊　其程度较嗜睡重，病人表现为思维和语言不连贯，对时间、地点、人物的定向力全部或部分障碍，可有错觉、幻觉、躁动不安或精神错乱。

　　（3）昏睡　病人处于熟睡状态，不易被唤醒，给予压迫眶上神经、摇动身体等强刺激可被唤醒，醒后缺乏表情，答话含糊或答非所问，停止强刺激后又马上进入熟睡。

　　（4）昏迷　是最严重的意识障碍，也是病情危重的信号，按其程度可分为：

　　1）浅昏迷：病人意识大部分丧失，无自主运动，对周围事物及声、光刺激无反应，

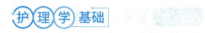

对疼痛刺激可有痛苦表情及躲避反应。瞳孔对光反射、角膜反射、眼球运动、吞咽反射、咳嗽反射等均可存在。呼吸、脉搏、血压无明显改变，可有大、小便失禁或尿潴留。

2）深昏迷：病人意识完全丧失，对任何刺激均无反应。全身肌肉松弛，肢体呈弛缓状，深浅反应均消失，偶有反射亢进及病理反射出现，可出现呼吸不规则，有暂停或叹息样呼吸，血压下降，大、小便失禁或尿潴留。

此外，也可以出现谵妄，以兴奋性增高为特点，表现为高级神经中枢的急性失调状态。表现为意识模糊、定向力丧失、感觉错乱、躁动不安、言语杂乱，谵妄可发生于急性感染的发热期，也可见于某些药物中毒、代谢障碍。有些谵妄可发展成昏迷。

4. 瞳孔变化

瞳孔是颅脑疾病、药物或食物中毒、昏迷等许多疾病病情变化的重要指征。瞳孔的观察应注意其形状、大小、对称性及对光反射等方面。

（1）瞳孔的大小及形状

瞳孔直径为2.5～5 mm，圆形，两侧等大、等圆、位置居中、边缘整齐，调节反射两侧相等。

异常瞳孔有以下几种：

1）双侧瞳孔缩小：瞳孔直径<2 mm，常见于有机磷农药、吗啡、氯丙嗪等药物中毒；瞳孔直径<1 mm为针尖样瞳孔，常见于脑桥损伤、冬眠类药物中毒。

2）双侧瞳孔扩大：瞳孔直径>5 mm，常见于颅内压增高、颅脑损伤、颠茄类药物中毒等，重症病人的瞳孔突然散大，常是病情急骤恶化或濒死状态。

3）瞳孔不等大：双侧瞳孔大小不一，常见于脑疝、脑肿瘤、脑出血压迫一侧动眼神经等。

4）单侧瞳孔缩小：常提示同侧小脑幕裂孔疝早期。

5）一侧瞳孔散大：常见于散大一侧的蛛网膜下腔出血、颅内血肿、脑疝早期压迫动眼神经。

6）瞳孔忽大忽小：常见于脑干损伤。

7）单侧瞳孔扩大固定：常提示同侧小脑幕裂孔疝。

（2）瞳孔对光反射　正常情况下，双侧瞳孔经光线照射立即缩小，移去光源后又迅速复原，称为对光反射灵敏。如瞳孔经光线照射后，其大小不随光线的刺激而变化或变化缓慢，称为对光反射消失或迟钝。常见于深昏迷或危重病人。

5. 自理能力

是指人们进行自我照顾的能力。通过观察病人的活动能力及活动耐力，有无医疗限制以及对日常生活料理的能力，如进食、如厕、清洁、上下床、穿衣、行走等，可了解病人的自理程度，确定需要帮助的等级。病人的自理能力分为完全依赖、协助、自理三个等级。

6. 心理状态

对病人心理状态的观察应从病人对健康的理解，对疾病的认识，处理和解决问题的能力，对疾病和住院的反应、价值观、信念等方面来观察其语言和非语言行为、思维能力、认知能力、情绪状态、感知情况、对疾病的认识等是否处于正常状态。危重病人由于病情危重，采取多种急救措施等，常会产生多种心理反应。常见的心理反应包括紧张、焦虑、悲伤、抑郁、恐惧、猜疑、绝望等。护士可通过病人的语言表达、面部表情、情绪状态、饮食及睡眠等方面的变化，了解病人的心理活动。

7. 治疗后反应的观察

（1）药物治疗后反应的观察　护士不仅要遵医嘱给药，应该注意观察药物疗效和毒副作用。如高热病人在给予药物降温后，应注意观察病人用药后的情况，如有无出汗及虚脱等，且30分钟后测量体温并记录及其他特殊情况等。

（2）特殊治疗后的反应　危重病人经常进行一些特殊的治疗，临床上各种检查、治疗的目的虽不相同，但护理人员均应重点了解其注意事项，观察可能出现的副反应或并发症以及治疗后效果等。如：应用利尿药的病人要观察尿量的多少、有无电解质紊乱的现象；应用胰岛素治疗的病人有无出冷汗、心慌、神志不清、低血糖反应的表现等；吸氧后观察缺氧程度的改善；手术后观察血压的变化、伤口的愈合、切口的渗血等情况，防止并发症的发生。

二、危重病人的抢救及护理

对危重病人进行抢救是医疗护理工作中的一项紧急任务，必须争分夺秒。因此，护士必须做好充分的准备工作，不论从思想上、组织上，还是物质上、技术上，都应常备不懈，遇有危重病人应当机立断，全力以赴地进行抢救。

（一）抢救工作管理

1. 抢救工作的组织管理与抢救设备管理

（1）抢救工作的组织管理

抢救工作是一项系统化的工程，对抢救工作的组织管理是使抢救工作及时、准确、有效进行的保证。

1）建立责任明确的系统组织结构　一般可分为全院性或科室（病区）性抢救。全院性抢救一般见于大型灾难等突发情况，由分管院长组织实施，各科室均参与抢救工作。指挥负责人应为在场工作人员中职务最高者，各级医务人员必须听从指挥。科室性抢救一般由科主任、护士长负责指挥。在抢救过程中态度应该严肃、认真、动作迅速准确，既要分工准确，又要密切配合。护理人员是抢救小组的重要成员，在医生未到达之前，护士应根据病情需要，给予适当、及时的紧急处理，如给氧、吸痰、测量生命体征、止血、人工呼吸、胸外心脏按压、建立静脉通道等。

2）及时制定抢救方案　根据病人病情的危重情况，医生和护理人员共同参与制定抢救方案，并负责抢救方案的有效实施，使危重病人的抢救措施能得到及时有效的落实。

3）做好查对和抢救记录工作　各种抢救药物须经两人核对，核对无误后方可使用。执行口头医嘱时，须向医生复核一遍，双方确认无误后方可执行，抢救完毕需及时由医生补写医嘱和处方。抢救中使用的各种药物的空安瓿、输液空瓶（袋）、输血空袋等均应集中放置，以便核查和统计。一切抢救工作均应及时做好记录，要求字迹清晰、内容准确、详细全面，且注明执行时间与执行者。同时认真做好交接班工作，保证各项抢救和护理措

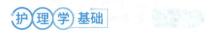

施的落实。

4）医护密切配合　护理人员参与医生组织的查房、会诊及病例讨论，护士应熟悉危重病人的病情、重点监测项目及抢救过程，做到心中有数、配合得当。

5）做好抢救器械和药品的管理　严格执行"五定"制度，护理人员应每班交接并做好记录。同时，护理人员还应熟悉抢救器械的性能和使用方法，并能排除一般故障，确保急救物品的完好率为100%。

6）做好抢救用物的日常维护　抢救物品使用后应及时清点补充，归还原处放置，保持完好状态。如抢救传染病病人后，应按传染病要求进行消毒、处理，严格控制交叉感染。

2. 抢救设备管理

急诊室和病区均应设单独抢救室。病区抢救室宜设在靠近护士办公室的房间内，要求专人负责、环境宽敞、整洁、安静、光线充足。室内应设备齐全，并应有严密的科学管理制度。

（1）抢救床　最好是能升降的活动床（图6-1-1），多功能床最佳。应另备心肺复苏板或心肺复苏机（图6-1-2），以便在需要时做胸外心脏按压。

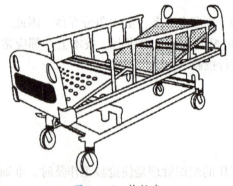

图6-1-1　抢救床

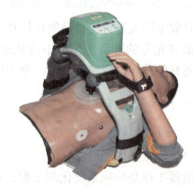

图6-1-2　心肺复苏机

（2）抢救车　抢救车内应按照要求配制各种常用急救药品、各种无菌急救包及其他急救用物。

1）急救药品（表6-1-1）

表6-1-1　常用急救药品

操作步骤	药物
中枢兴奋药	尼可刹米（可拉明）、洛贝林（山梗菜碱）等
升压药	盐酸肾上腺素、去甲肾上腺素、异丙肾上腺素、间羟胺（阿拉明）、多巴胺等
抗高血压药	硝普钠、肼屈嗪、硫酸镁注射液等
抗心律失常药	利多卡因、维拉帕米（异搏定）、胺碘酮等
抗心力衰竭药	去乙酰毛花苷C（西地兰）、毒毛花苷K等
血管扩张药	甲磺酸酚妥拉明、硝酸甘油、硝普钠、氨茶碱等
止血药	酚磺乙胺（止血敏）、维生素K、氨甲苯酸、鱼精蛋白、垂体后叶素等

续表

操作步骤	药物
镇痛镇静药	哌替啶（度冷丁）、苯巴比妥（鲁米那）、氯丙嗪、吗啡等
解毒药	阿托品、碘解磷定、氯解磷定、亚甲蓝、二巯丙醇、硫代硫酸钠
抗过敏药	异丙嗪、苯海拉明、氯苯那敏、阿司咪唑等
抗惊厥药	地西泮（安定）、异戊巴比妥钠、苯巴比妥钠、硫喷妥钠、硫酸镁注射液等
脱水利尿药	20%甘露醇、25%山梨醇、呋塞米、利尿酸钠等
碱性药	5%碳酸氢钠、11.2%乳酸钠
激素类药	氢化可的松、地塞米松、可的松等
其他	0.9%氯化钠溶液、各种浓度的葡萄糖、低分子右旋糖酐、10%葡萄糖酸钙溶液、氯化钾溶液、氯化钙溶液、羧甲淀粉（代血浆）等

2）各种无菌急救包：静脉切开包、气管插管包、气管切开包、导尿包、开胸包、各种穿刺包等。

3）其他急救用物：包括治疗盘、血压计、听诊器、开口器、压舌板、舌钳、各种规格的注射器和输液器、无菌敷料、无菌棉签、无菌治疗巾、无菌橡胶手套、无菌刀和剪、各种型号的引流管及引流瓶、吸氧管、吸痰管，以及手电筒、止血带、绷带、夹板、宽胶布、玻璃接管、喉镜、酒精灯、应急灯、多头电插座、输液架等。

（3）急救器械　监护仪（图6-1-3）、呼吸机（图6-1-4）、电除颤器（图6-1-5）、电动吸引器（图6-1-6）、吸氧设备（氧气筒给氧或中心给氧系统）、心脏起搏器、简易呼吸器、心电图机、自动洗胃机等。

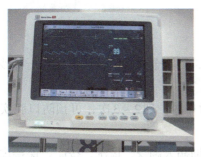

图6-1-3　监护仪

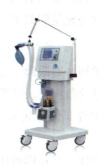

图6-1-4　呼吸机

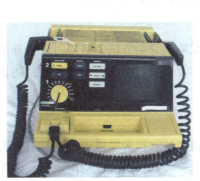

图6-1-5　电除颤器

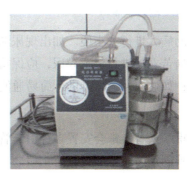

图6-1-6　电动吸引器

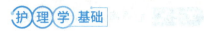

（二）危重病人的支持性护理

1. 病情观察与记录

及时观察、准确判断危重病人的病情变化，是抢救危重病人的重要环节。要根据病人病情定时测量并记录生命体征的变化，有条件可使用监测仪器进行持续监测，以便及时采取有效措施。如病人出现呼吸及心搏骤停等危急情况，应立即通知医生，进行人工呼吸和胸外心脏按压等抢救措施。

2. 保持呼吸道通畅

指导并协助清醒病人定时做深呼吸，变换体位或轻叩背部法，以促进痰液出。昏迷病人应将头偏向一侧，并及时用吸引器吸出呼吸道分泌物，以防误吸而导致呼吸困难，甚至窒息。

3. 确保病人安全

对谵妄、躁动不安、意识丧失的病人，应合理使用保护具，以防坠床或自行拔管，确保病人安全。对牙关紧闭或抽搐的病人，可用牙垫或压舌板（裹上数层纱布）放于上、下白齿之间，以防舌咬伤；同时室内光线宜暗，工作人员动作宜轻，以避免外界刺激而引起病人抽搐。

4. 补充营养及水分

保证病人有足够的营养及水分的摄入，以增强抵抗力。对自理缺陷的病人，应协助其进食；对不能经口进食的病人，可采用鼻饲法或给予静脉营养；对各种原因造成液体不足的病人，应注意补充足够的水分。

5. 加强眼、口、鼻及皮肤护理

（1）眼的护理　对眼睑不能自行闭合的病人，可涂金霉素眼膏或覆盖凡士林纱布，以防角膜干燥而导致角膜炎、结膜炎或溃疡的发生。

（2）口腔护理　保持病人口腔清洁，每日做口腔护理2~3次，可预防口腔疾病，增进病人的食欲。

（3）皮肤护理　对长期卧床的病人，定期协助病人翻身，擦洗，按摩，保持皮肤清洁干燥，保持床单整洁、平整，避免局部组织长期受压，预防发生压疮。

6. 做好排泄护理

协助病人进行大小便。如出现尿潴留，可先采取诱导的方法，必要时进行导尿，以减轻病人痛苦；如进行留置导尿，应保持引流通畅，妥善安置引流管和集尿袋，防止泌尿系统感染；如病人便秘，可进行简易通便或灌肠。

7. 加强引流管护理

危重病人身上常会安置多种引流管，如胃肠减压管、留置导尿管、伤口引流管等，应注意妥善固定、安全放置，防止扭曲、受压、堵塞、脱落，以确保引流通畅，发挥其应有的作用。同时注意严格执行无菌操作技术，防止逆行感染。

8. 保持肢体功能

病情平稳时，应尽早指导并协助病人做肢体的被动运动或主动运动，每日2~3次，同时进行按摩，以促进血液循环，增加肌肉张力，帮助恢复功能，防止肌腱、韧带退化、肌肉萎缩、关节僵直、静脉血栓形成和足下垂等的发生。

9. 做好心理护理

（1）心理问题产生的因素　在对危重症病人进行抢救的过程中，由于各种因素的影响，会导致病人产生极大的心理压力。这些因素包括：

1）病情危重而产生对死亡的恐惧。

2）突然在短时间内丧失对周围环境和个人身体功能的控制，完全依赖于他人。

3）不断地进行身体检查，甚至触及身体隐私部分。

4）突然置身于一个完全陌生的环境。

5）治疗仪器所产生的声音、影像、灯光等对病人的刺激。

6）因气管插管和呼吸机治疗而引起的沟通障碍等。

（2）护理措施　病人的家属会因自己亲人的生命受到威胁而经历一系列心理应激反应，因而，心理护理是护士的重要职责之一。护士应做到：

1）表现出对病人的关心、同情、尊重和接受，态度要和蔼、宽容、诚恳。

2）操作前向病人做简单、清晰的解释。语言应简洁、贴切、易于理解；举止应沉着稳重，操作应娴熟认真、一丝不苟，给病人充分的信赖感和安全感。

3）与病人有效沟通，对人工气道或呼吸机治疗而出现语言沟通障碍者，应与病人建立其他有效的沟通方式，保证与病人的有效沟通。鼓励病人表达他的感受，并让病人了解自己的病情和治疗情况。

4）鼓励病人参与自我护理活动和治疗方法的选择。

5）尽可能多地采取"治疗性触摸"。这种触摸可以引起病人注意，传递关心、支持或接受的信息给病人，可以帮助病人指明疼痛部位，确认病人身体一部分的完整性和感觉的存在。

6）鼓励家属及亲友探视病人，与病人沟通，向病人传递爱、关心与支持。减少环境因素刺激，病室光线宜柔和，夜间降低灯光亮度，使病人有昼夜差别感，防止睡眠剥夺。

7）病室内应安静，尽量降低各种机器发出的噪声，工作人员应做到"四轻"，即说话轻、走路轻、操作轻、关门轻。在病室适当位置悬挂时钟，令病人有时间观念；在操作治疗检查时使用窗帘，注意保护病人隐私。

📋 职业技能训练

技能一　吸痰法

吸痰法是通过负压吸引的方法，经口、鼻或人工气道将呼吸道分泌物清除，以保持呼吸道通畅的一种治疗方法。适用于年老体弱、新生儿、危重、麻醉未清醒、气管切开等各种原因引起的不能有效咳嗽者。用于预防吸入性肺炎、肺不张、窒息等并发症。临床上最常用的吸痰装置有中心负压装置、电动吸引器两种。

中心负压吸引装置：利用管道通路到达各病室，使用时只需接上吸痰装置和吸痰导管，开启开关，即可抽吸，操作方便。

在紧急情况下，可用注射器吸痰或口对口吸痰，以保持呼吸道通畅。

【目　的】

1. 清除呼吸道分泌物，保持呼吸道通畅。

2. 促进呼吸功能，改善肺通气。

3. 预防窒息、吸入性肺炎等肺部感染。

【准　备】

1. 操作前评估准备

（1）病人的情绪状态、对吸痰的认识情况、心理反应及合作程度。

（2）病人的年龄、病情、意识状态、呼吸困难的程度、是否人工气道、口鼻黏膜情况、有无痰鸣音及痰液的性状。

2. 护士及病人准备

（1）护士准备：衣帽整洁，洗手、戴口罩。

（2）病人准备：向病人及家属解释吸痰的目的及注意事项，体位舒适，情绪稳定，愿意合作。

3. 用物准备

1）吸痰装置：中心负压装置或电动吸引器（图6-1-7）。

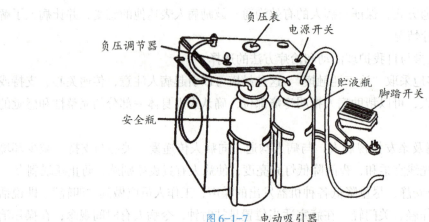

图 6-1-7　电动吸引器

2）治疗盘内：有盖罐2个（1个盛无菌生理盐水，1个盛消毒吸痰管数根：成人12～14号、小儿8～12号、气管插管为6号）、无菌纱布、无菌血管钳及镊子、无菌手套、无菌治疗碗、治疗巾、玻璃导管、弯盘，必要时备压舌板、开口器、舌钳，盛消毒液的桶、注射器等。

4. 环境准备：病室安静、整洁、温湿度适宜。

【实　施】

（1）电动吸引器吸痰法（表6-1-2）。

表6-1-2　电动吸引器吸痰法

操作步骤	操作说明
核对解释	●备齐用物携至床旁，核对病人并做好解释
检查调压	●接通电源，打开吸引开关，检查吸引器的性能
	●调节负压，成人为40.0～53.3 kPa，小儿应按年龄调节负压：新生儿<13.3 kPa，婴幼儿13.3～26.6 kPa，儿童<40.0 kPa
安置体位	●将病人的头偏向操作者一侧，嘱病人张口，昏迷病人用开口器打开口腔，取下活动义齿；舌后坠者用舌钳将舌拉出，若口腔吸痰有困难，可从鼻腔吸痰
试吸检畅	●连接吸痰管，吸0.9%氯化钠溶液测试吸管是否通畅
抽吸痰液	●一手将吸痰管末端折叠，一手用无菌钳夹持吸痰管插入口腔咽部，然后放松折叠处，先吸净口咽部的分泌物，再吸深部的分泌物，动作轻柔采用左右旋转、向上提拉的方法，由浅入深，依次吸净分泌物
冲管消毒	●每次吸痰管退出后，应立即抽吸0.9%的氯化钠溶液冲洗，防止分泌物堵塞吸痰导管
	●擦净脸上的分泌物，协助病人取舒适体位，整理床单位
	●吸痰完毕，关上吸痰开关，取下吸痰管，将吸痰管放入消毒液中浸泡，将储液瓶清洁消毒后备用，洗手
整理记录	●记录痰液的色、质、量

（2）中心负压吸引装置吸痰法：将储液瓶装置插入墙壁中心负压吸引装置插孔内，连接导管，打开开关，调节负压，检查吸引性能，管道有无漏气、是否通畅。吸痰方法和要求同电动吸引器吸痰法。

（3）注射器吸痰法：一般可用50 ml或100 ml注射器连接吸痰管抽吸，以保持呼吸道通畅。注射器负压引力小，一般不采用，仅适用于家庭或无吸引装置时的紧急情况。

小贴士

吸痰、吸氧、洗胃技术是护理人员在救护急危重症病人经常会应用到的操作，护士除了要有足够及丰富的专业知识，有熟练实施各种操作的能力，还要有同情心并能设身处地为病患着想，体贴同情、理解病患，并据病患的具体情况实施适当、科学的心理护理；同时也要树立救死扶伤的急救意识。

【注意事项】

1. 密切观察病情，观察病人呼吸道是否通畅、病人的面色、生命体征的变化等，如发现病人排痰不畅或喉头有痰鸣音，应立即吸痰。

2. 如为昏迷病人，可用压舌板或开口器先将口张开，再进行吸痰；如为气管插管或气管切开病人，需经气管插管或套管内吸痰，应严格无菌操作；如经口腔吸痰有困难，可由鼻腔插入吸痰。

3. 吸痰管的选择应粗细适宜，不可过粗，特别是为小儿吸痰。

4. 吸痰时负压调节应适宜，插管过程中，不可打开负压，且动作应轻柔，从深部向上提拉，左右旋转，以免损伤呼吸道黏膜。

5. 吸痰前后，应增加氧气的吸入，且每次吸痰时间应小于15秒，如需再次吸引，应间隔3～5分钟。病人耐受后再进行，以免因吸痰造成病人缺氧。

6. 严格执行无菌操作，吸痰所用物品应每天更换1～2次，吸痰导管应每次更换，并做好口腔护理。

7. 如病人痰液黏稠，可协助病人变换体位，配合叩击、雾化吸入等方法，通过振动稀释痰液，使之易于吸出。

8. 贮液瓶内的吸出液应及时倾倒，一般不应超过瓶的2/3，以免痰液吸入损坏机器。

技能二　洗胃法

洗胃法是让病人口服催吐或将胃管由口腔或鼻腔插入胃内，利用重力、虹吸或负压吸引作用的原理，反复灌入和吸出一定量的溶液而达到冲洗并排出胃内容物，减轻或避免吸收毒物效果的一种胃灌洗方法。

【目　的】

1. 解毒　清除胃内毒物或刺激物，以减少毒物吸收，也可利用不同灌洗液通过中和解毒，用于急性食物或药物中毒。清除胃内毒物需尽早进行，服毒后4～6小时内洗胃效果最佳。

2. 减轻胃黏膜水肿　幽门梗阻的病人，饭后常有滞留现象，引起上腹胀满、不适、恶心、呕吐等症状。通过洗胃可将胃内滞留食物洗出，减少对胃黏膜的刺激，从而减轻胃黏膜水肿及炎症。

3. 为某些手术或检查做准备　如胃肠道手术前洗胃，可以减少术中并发症，便于手术操作。

【准　备】

1. 操作前评估

（1）病人的中毒情况，如毒物的性质、量、中毒时间、中毒途径、是否呕吐过、入院前有无处理措施。

（2）病人的心理状态及合作程度，目前的生命体征、瞳孔、意识状态。

（3）病人的口腔、鼻腔黏膜情况，有无义齿等。

（4）病人有无胃部疾病史和心脏病史，有无禁忌证。

2. 护士、病人准备

（1）护士准备：衣帽整洁，洗手、戴口罩。

（2）病人准备：了解洗胃的目的、方法、注意事项及配合要点，取合适体位，围好围裙。

3. 用物准备

（1）口服催吐法：治疗盘内放量杯、饮水杯、压舌板、毛巾、橡胶围裙、水温计、弯盘，治疗车下层放治疗碗、水桶两个（分别盛洗胃液和污水）。

（2）自动洗胃机洗胃法：多项电源插座；治疗盘内备胃管、水温计、镊子或血管钳、液状石蜡、注洗器、量杯、纱布、洗胃机及装置、棉签、胶布、弯盘、水桶两只，必要时备压舌板、张口器等。

（3）吸引器洗胃法：电动吸引器、输液架、输液瓶、输液器、止血钳、Y形三通管，其余同自动洗胃机洗胃法。

（4）洗胃液：根据病人中毒的药物，选择适当的洗胃溶液（表6-1-3），10 000～20 000 ml，温度为25～38℃。

表6-1-3　各种药物中毒的灌洗溶液（解毒剂）和禁忌药物

毒物种类	灌洗溶液	禁忌药物
酸性物	●镁乳、蛋清水、牛奶	强酸药物
碱性物	●5%醋酸、白醋、蛋清水、牛奶	强碱药物
氰化物	●口服3%过氧化氢溶液后引吐，1∶15 000～1∶20 000高锰酸钾溶液洗胃	
敌敌畏	●2%～4%碳酸氢钠溶液、1%盐水、1∶15 000～1∶20 000高锰酸钾溶液洗胃	
1605、1059、4049（乐果）	●2%～4%碳酸氢钠溶液洗胃	高锰酸钾
敌百虫	●1%盐水或清水洗胃，1∶15 000～1∶20 000高锰酸钾洗胃	碱性药物
DDT（灭害灵），666	●温开水或0.9%氯化钠溶液洗胃，50%硫酸镁导泻	
酚类	●50%硫酸镁导泻，温开水或植物油洗胃至无酚味为止，洗胃后多次服用牛奶、蛋清保护胃黏膜	油性药物液体石蜡
巴比妥类（安眠药）	●1∶15 000～1∶20 000高锰酸钾洗胃，硫酸钠导泻	
异烟肼（雷米封）	●1∶15 000～1∶20 000高锰酸钾洗胃，硫酸钠导泻	硫酸镁
灭鼠药（磷化锌）	●1∶15 000～1∶2 000高锰酸钾洗胃，0.5%硫酸铜洗胃，0.5%～1%硫酸铜溶液每次10 ml，每5～10分钟口服一次，配合用压舌板等刺激舌根引吐	鸡蛋、牛奶、脂肪及其他油类食物

4. 环境准备：设置抢救环境，安静、整洁、温湿度适宜，必要时遮挡病人以保护病人自尊。

【实　施】

见表6-1-4。

表6-1-4　各种洗胃法

操作步骤	操作说明
核对解释	●备齐用物携至病人床旁，核对病人明并做好解释
安置体位	●协助病人取舒适体位，口服催吐法取坐位，中毒较轻的取坐位或半坐卧位，中毒较重的取左侧卧位，昏迷病人取平卧位，头偏向一侧，弯盘置于口角旁
口服催吐法	●适用于清醒合作的病人
口服催吐	●取坐位围好围裙，污水桶放于病人坐位前

操作步骤	操作说明
	●嘱病人自饮大量灌洗液（每次300～500 ml），不易吐出时，可用压舌板压其舌根部催吐，如此反复，直至吐出的液体澄清无味为止
	●协助病人漱口，整理用物
观察记录	●记录洗胃时间，洗胃液的名称、量及呕吐物的性质、颜色、气味、量及病人的一般情况等，必要时留取标本送检
注洗器洗胃法	●适用于胃手术前和幽门梗阻的病人
	●插入胃管验证胃管在胃内后，用胶布固定
	●用注洗器抽尽胃内容物
	●注入洗胃液约200 ml，抽出弃去，直至吸出液澄清无味
漏斗胃管洗胃法	●利用虹吸原理，将洗胃液灌入胃内后再吸出，以达到冲洗胃内容物的目的（图6-1-8）
插管固定	●测量前额发际至剑突长度，润滑胃管前端约1/3，由口腔插入55～60 cm，证实胃管在胃内后用胶布固定
灌洗洗胃	●将漏斗倒转低于胃部的位置，倒置于污水桶内，挤压橡胶球抽尽胃内容物
	●举漏斗高过头部30～50 cm，将洗胃液缓慢倒入300～500 ml，当漏斗内尚余少量溶液时，迅速将漏斗降至低于胃部位置，倒置于污水桶内，若引流不畅时，可挤压橡胶球，再高举漏斗注入溶液
	●如此反复，直至吸出的液体澄清无气味为止
整理记录	●整理用物
	●记录洗胃时间，洗胃液的名称、量及呕吐物的性质、颜色、气味、量及病人的一般情况等，必要时留取标本送检
电动吸引器洗胃	●适用于抢救急性中毒病人法（图6-1-9）
	●接通电源，检查吸引器功能
检查安装	●安装：输液管与Y形管主管相连，洗胃管和贮液瓶的引流液分别与Y形管两个分支相连，将灌洗液倒入输液瓶内，夹紧输液管，挂输液架上
插管固定	●同漏斗胃管洗胃法
灌洗洗胃	●将输液管与病人胃管相连，打开吸引器（吸引器的压力不宜过大，应保持在13.3 kPa左右，避免损伤胃黏膜）吸出胃内容物，打开输液导管，使液体流入胃内300～500 ml，夹闭导管，打开吸引器
	●吸出灌入的液体，如此反复直至澄清无味为止
	●洗胃完毕，反折胃管末端，迅速拔出，协助病人漱口，洗脸
拔管整理	●协助舒适卧位，并嘱病人休息
自动洗胃机洗胃	●此法适用于抢救急性中毒病人（图6-1-10）
	●开通电源，打开开关，检查机械性能
检查连管	●连接导管，将三根橡胶管分别与机器的药管（进液口）、胃管、污水管（排液口）相连
插管固定	●同漏斗胃管洗胃法
抽吸冲洗	●依次按键，先吸出胃内容物，再对胃进行冲洗，每次量为300～500 ml，反复冲洗干净后，排进机器内的水，关机
拔管整理	●同电动吸引器

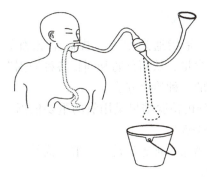

图6-1-8　漏斗胃管洗胃法

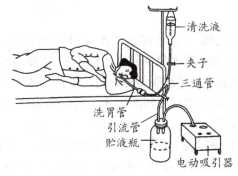

图6-1-9　电动吸引器洗胃法

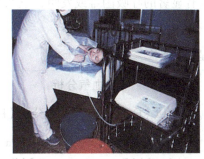

图6-1-10　自动洗胃机洗胃法

【注意事项】

1. 急性中毒的病人，应先迅速采用口服催吐法，必要时进行胃管洗胃，以减少毒物吸收。

2. 插胃管时，动作迅速、轻柔，并将胃管充分润滑，以免损伤食管黏膜或误入气管。

3. 当中毒物质不明时，应先抽出胃内容物送检，以明确毒物性质；洗胃溶液可先选用温水或0.9%氯化钠溶液进行，待确定毒物性质后，再选用对抗剂洗胃。

4. 若病人误服强酸或强碱等腐蚀性药物，则禁忌洗胃，以免导致胃穿孔。可遵医嘱给予药物解毒或物理性对抗剂，如豆浆、牛奶、米汤、蛋清水（用生鸡蛋清调水至200 ml）等，以保护胃黏膜。

5. 肝硬化伴食管胃底静脉曲张，近期曾有上消化道出血、胃穿孔的病人，禁忌洗胃；食管阻塞、消化性溃疡、胃癌等病人不宜洗胃；昏迷病人洗胃应谨慎，可采用去枕平卧位，头偏向一侧，以防窒息。

6. 在洗胃过程中，应密切观察病人病情，如有血性液体流出或出血现象，应立即停止洗胃，并通知医生进行处理。

7. 洗胃液温度适宜，过高则微血管扩张，促进毒物吸收，过低可导致胃痉挛。每次灌入量以300～500 ml为宜，不能超过500 ml，并保持灌入量与抽出量的平衡。如灌入量过多引起急性胃扩张，胃内压增加，加速毒物吸收；也可引起液体反流导致呛咳、误吸。过多则延长洗胃时间，不利于毒物的排出。

8. 为幽门梗阻病人洗胃，宜在饭后4～6小时或空腹时进行，并记录胃内潴留量，以便了解梗阻情况。潴留量=洗出量−灌入量。

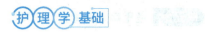

技能三　氧气吸入法

氧气吸入法是常用的改善呼吸的技术之一，是指通过给氧，提高动脉血氧分压（PaO_2）和动脉血氧饱和度（SaO_2），增加动脉血氧含量，从而预防和纠正各种原因造成的缺氧状态，促进组织新陈代谢，维持机体生命活动的一种治疗方法。

1. 缺氧的程度判断　病人的临床表现和血气分析检验结果是用氧的重要依据。当病人 PaO_2 低于 50 mmHg（6.6 kPa），均应给氧。（表6-1-5）

（1）轻度缺氧：无明显的呼吸困难，仅有轻度紫绀，神志清楚，一般不需给氧，如果病人有呼吸困难可给予低流量的氧气（1～2 L/min）。

（2）中度缺氧：紫绀明显，呼吸困难，神志正常或烦躁不安，需给氧。

（3）重度缺氧：是给氧的绝对适应证。病人有显著的呼吸困难或发绀，三凹征明显，病人失去正常活动能力，呈昏迷或半昏迷状态，是氧疗的绝对适应证。

表6-1-5　缺氧程度及症状

程度	呼吸困难	发绀	神志	血气分析	
				氧分压（PaO_2）	二氧化碳分压（$PaCO_2$）
轻度	不明显	轻度	清楚	6.6～9.3 kPa	>6.6 kPa
中度	明显	明显	正常或烦躁不安	4.6～6.6 kPa	>9.3 kPa
重度	严重，三凹征明显	显著	昏迷或半昏迷	4.6 kPa 以下	>12.0 kPa

2. 氧气吸入的适应证　血气分析检查是用氧的客观指标，动脉血氧分压（PaO_2）正常值为 10.6～13.3 kPa，当病人 PaO_2 低于 6.6 kPa 时，应给予吸氧。

（1）呼吸系统疾病：如哮喘、支气管肺炎、气胸、肺气肿、肺不张等，因呼吸系统疾患而影响肺活量者。

（2）心功能不全：如心力衰竭等，使肺部充血而导致呼吸困难者。

（3）各种中毒引起的呼吸困难：如一氧化碳中毒、巴比妥药物中毒等，使氧不能由毛细血管渗入组织而产生缺氧。

（4）昏迷病人：如脑血管意外或颅脑损伤所致昏迷病人，是中枢受抑制而引起缺氧者。

（5）其他：如某些外科手术后病人、大出血休克病人、分娩产程过长或胎儿心音异常等病人。

3. 供氧装置　临床常用氧气筒及管道氧气装置

（1）氧气筒供氧装置

1）氧气筒：为圆柱形无缝钢筒，可耐高压达 14.71 MPa，容积 40 L 的氧气筒可容纳氧气约为 6 000 L。（图6-1-11）

总开关位于氧气筒的顶部，控制氧气的进出。使用时，将总开关沿逆时针方向旋转 1/4 周，即可放出足够的氧气，不用时将其沿顺时针方向旋紧即可。在氧气筒顶部的侧面，有一气门可与氧气表相连，是氧气自筒内输出的途径。

2）氧气表：由压力表、减压器、安全阀、流量表、湿化瓶五部分组成。（图6-1-11）

①压力表：表上指针所指的刻度表示筒内氧气的压力，以MPa（kg/cm²）表示，压力越大，说明筒内氧气贮存量越多。（图6-1-12）

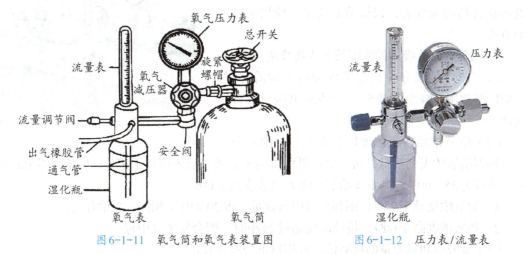

图6-1-11　氧气筒和氧气表装置图　　图6-1-12　压力表/流量表

②减压器：是一种弹簧自动减压装置，可以将来自氧气筒内的压力减低至0.2～0.3 MPa（2～3 kg/cm²），使流量保持平稳，保证安全，便于使用。

③流量表：用来测量每分钟氧气的流出量，流量表内装有浮标，当氧气通过时，将浮标吹起，其上端平面所指的刻度，即表示每分钟氧气的流出量。（图6-1-12）

④湿化瓶：瓶内装入1/3～1/2的冷开水或蒸馏水，通气管浸入水中，出气管和鼻导管相连，瓶内的水可湿润氧气，以免病人呼吸道黏膜受干燥气体的刺激。

⑤安全阀：用于防止发生意外，当氧气流量过大，压力过高时，安全阀内部活塞即自行上推，使过多的氧气由四周小孔流出，以保证安全。

3）装表法：氧气筒在存放时，应将氧气表装上，以备急用。将氧气筒安置在氧气支架上。

①吹尘：将氧气筒置于架上，取下氧气筒帽，将总开关逆时针旋转打开，使少量氧气从气门冲出，随即迅速顺时针旋转关好总开关，以达清洁该处的目的，防止灰尘吹入氧气表内。

②装表：将氧气表的螺口与氧气筒气门处的螺丝衔接，用手按顺时针方向初步旋紧，然后将氧气表稍后倾，再用扳手旋紧，使氧气表直立于氧气筒旁。关闭流量调节阀，旋开总开关，检查衔接处有无漏气。

③接湿化瓶：连接湿化瓶和通气管。

④连接氧气管并检查：打开流量调节阀，检查氧气流出是否通畅，耳听手触有无漏气，以及全套装置是否适用，最后关上流量调节阀，检查结果正常即可推至病室备用。

4）卸表法：氧气筒内氧气用完后（应剩余0.5 MPa），需将氧气表卸下。首先旋紧总开关，再取下湿化瓶，待表内余气全部放完后，再关好流量开关。然后一手托稳氧气表，另一手用扳手旋松氧气表的螺帽，再用手旋开，将氧气表取下。

（2）中心管道供氧装置：由医院中心供氧站通过管道把氧气输送到各病区、门诊、急

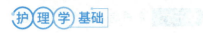

诊室的各病室（图6-1-13）。中心管道供氧是通过总开关进行管理，各用氧单位在墙壁的管道出口处连接特制的流量表，以调节氧流量，使用迅速而方便。

4. 氧气成分、吸入的浓度及公式换算法

（1）氧气的成分：根据条件和病人的需要，一般医院常用99%氧气或5%二氧化碳和纯氧混合气体。

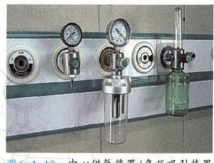

图6-1-13　中心供氧装置/负压吸引装置

（2）给氧浓度：氧浓度即氧在空气中的百分比。根据给氧浓度的高低，可分为：低浓度给氧：吸入氧浓度低于35%；中浓度给氧：吸入氧浓度为35～60%；高浓度给氧：吸入氧浓度高于60%。

1）如氧浓度低于25%，则和空气中氧含量（占20.93%）相似，无治疗价值。

2）如氧浓度高于60%，持续时间超过24小时，则会发生氧中毒。

（3）氧浓度和氧流量的换算法，可用以下公式计算：

吸氧浓度（%）=21+4×氧流量（L/min）

5. 氧气筒内的氧气可供应时数计算公式

氧气可供应的时数=氧气筒容积（L）×［压力表指示数（kg/cm^2）−5（kg/cm^2）］/［（氧流量（L/min）×60（分钟）×1大气压（$1kg/cm^2$）］

【目　的】

1. 提高血氧含量及动脉血氧饱和度。

2. 纠正各种原因引起的缺氧。

【准　备】

1. 操作前评估

（1）病人的情绪状态、对疾病的认识、对吸氧的心理反应与合作程度等。

（2）病人目前的生命体征、病情诊断、年龄、意识状态、呼吸困难程度、肢端皮肤颜色、治疗情况、血气分析指标。

（3）病人鼻腔黏膜情况及有无分泌物堵塞。

2. 护士及病人准备

（1）护士准备：衣帽整洁，洗手、戴口罩。

（2）病人准备：了解吸氧的目的、注意事项、配合要点，体位舒适、情绪稳定。

3. 用物准备

（1）供氧装置：氧气管道化装置或氧气筒装置。

（2）治疗盘备有：鼻导管或鼻塞（酌情备面罩、漏斗、头罩或氧气枕）、治疗碗（内盛冷开水）、弯盘、胶布、棉签、安全别针、扳手、用氧记录单、笔等。

4. 环境准备：安静、整洁、温湿度适宜，远离明火、避开热源。

【实　施】

（1）单侧鼻导管吸氧法：将鼻导管通过病人一侧鼻孔到达鼻咽部，吸入氧气的方法。此法可节省氧气，但因刺激鼻腔黏膜，长时间应用，病人感觉不适（表6-1-6）。

表6-1-6　单侧鼻导管吸氧法

操作步骤	操作说明
操作步骤	●备齐用物携至床旁，将氧气筒推至床旁，妥善放置
核对解释	●核对病人并做好解释
清洁鼻腔	●选择一侧鼻腔，用湿棉签清洁鼻腔
调节流量	●将鼻导管与流量表的橡胶管连接，调节适宜流量
测量长度	●测量长度，将鼻导管头端蘸水，自一侧鼻孔插至鼻咽部，长度约为鼻尖至耳垂的2/3
插管固定	●胶布固定鼻导管
安置病人	●安置病人，告知注意事项
记录观察	●记录用氧时间及流量
停氧处理	●先拔出鼻导管，再关总开关，放出余气后关闭流量开关
	●卸表
	●清洁面部并去除胶布痕迹
安置病人	●安置病人，告知注意事项

（2）双侧鼻导管吸氧法：鼻导管有两个短管，可分别插入两个鼻腔，方法简单，相对比较舒适，不干扰病人进食和说话，允许病人有一定的活动度，该法的氧流量最高为6 L/min。此法适用于长期吸氧的病人（表6-1-7）。

表6-1-7　双侧鼻导管吸氧法

操作步骤	操作说明
核对解释	●备齐用物携至床旁，核对病人并做好解释操作说明
装表连接	●将流量表插入床头中心管道供氧装置孔内
	●连接好湿化瓶
清洁鼻腔	●用湿棉签清洁鼻腔，并检查鼻腔有无异常
调节流量	●连接鼻导管，开流量调节阀，确定氧气流出通畅后，调节所需氧流量
插管固定	●将鼻导管（图6-1-14）轻轻插入双侧鼻孔约1 cm，再将导管绕过耳后，固定于下颌处，松紧适宜（图6-1-15）

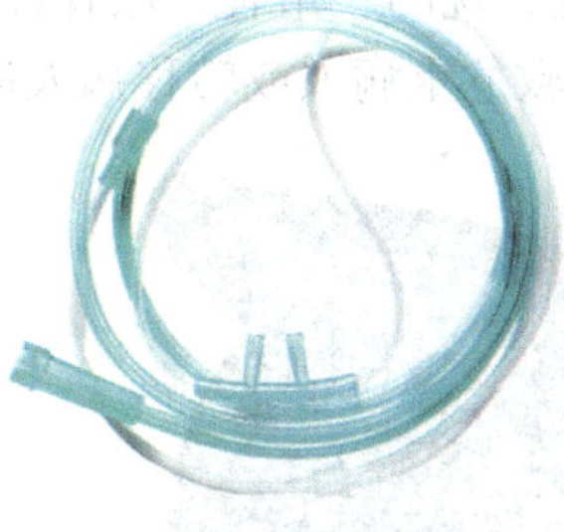

图6-1-14　双侧鼻导管　　　　图6-1-15　双侧鼻导管吸氧

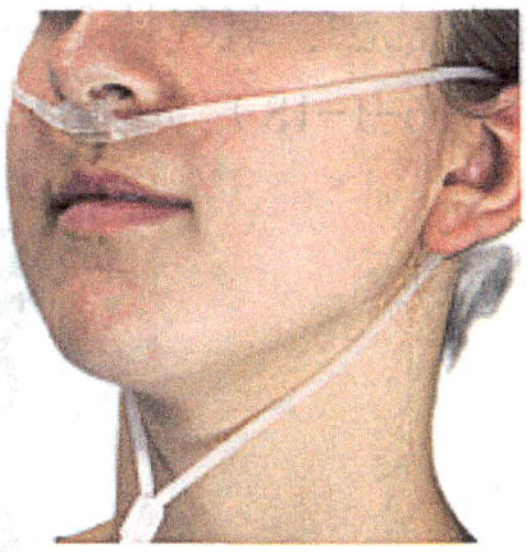

记录观察	●记录用氧时间及流量
停氧处理	●先拔出鼻导管，然后关总开关，放出余气后，再关闭流量开关
	●安置病人，卸表
整理用物	●整理床单位，清理用物，记录停氧时间

（3）鼻塞法：鼻塞是一种用塑料制成的球状物，有单侧和双侧鼻塞，将鼻塞塞入鼻前庭即可，此法刺激性小，可避免鼻导管对黏膜的刺激，病人较为舒适，且两侧鼻孔可交替使用。因使用方便，所以在临床上应用较广泛，适用于长期吸氧的病人。

操作方法：清洁鼻腔，将鼻塞与橡胶管连接，调节适宜氧气流量，将其塞入鼻孔，鼻塞大小以恰能塞住鼻孔为宜。

（4）面罩法：将面罩置于病人的口鼻部供氧，氧气自下端输入，呼出的气体从面罩两侧孔排出（图6-1-16）。面罩法会影响病人饮水、进食、服药、谈话等活动，且翻身易移位，适用于张口呼吸及病情较重的病人。

操作方法：将氧气导管接于面罩上，调节氧流量成人为6~8 L/min，将面罩紧贴病人口鼻部，用松紧带固定。

（5）头罩法：此法安全、简单、有效、舒适。能根据病情调节氧浓度，长时间吸氧也不会发生氧中毒，透明的头罩适合观察病情，适用于患病的小儿吸氧。（图6-1-17）

操作方法：将患儿头部置于头罩内，注意头罩与颈部保持适当的空隙，将氧气导管接于氧气进气孔上，通过头罩顶部的小孔调节氧流量。

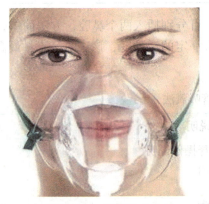

图6-1-16　面罩法给氧

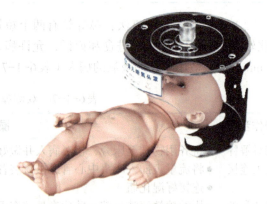

图6-1-17　头罩法给氧

（6）氧气帐法：将氧气接于氧气进孔处，将病人的头胸部置于氧气帐内给氧。因设备复杂、造价高，仅用于烧伤和新生儿急救。

（7）氧气枕法：氧气枕是一长方形橡胶枕，枕的一角有一橡胶管，上有调节器可调节氧气流量（图6-1-18），适用于家庭氧疗及抢救危重病人或转移病人途中。

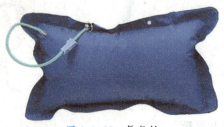

图6-1-18　氧气枕

新购置的氧气枕因枕内含有粉粒，首次使用充气前应先用水反复冲洗，揉搓，直至洁净，以免氧气枕内的粉尘吸入，引起吸入性肺炎，甚至窒息。

操作方法：将灌满氧气的氧气枕，接上湿化瓶，连接导管，调节氧流量，让病人头枕氧气枕，借重力使氧气流出。

【注意事项】

1. 严格遵守操作规程，注意用氧安全，做好"四防"，即防震、防火、防热、防油。在筒的周围严禁烟火和放置易燃品，距火炉至少5米，距暖气至少1米。避免倾倒，勿撞击，以防爆炸。

2. 使用氧气时，应先调节氧流量，再插管应用；停用氧时，先取下吸氧管，再关闭氧气开关；中途改变氧流量时，应先将氧气管与吸氧管分开，调节好氧流量后再接上。以免因开错开关，使大量气体突然冲入呼吸道而损伤肺组织。

3. 氧气筒内氧气不可用尽，压力表指针将至0.5 MPa（5 kg/cm²）时，则不可再用，以防灰尘进入，再次充气时发生爆炸。对已用完和未用的氧气筒，应分别挂"空"或"满"的标志，方便及时调换氧气筒，以免急用时因搬错氧气筒而影响抢救速度。

4. 用氧过程中，应密切观察病人缺氧症状有无改善，定时测量脉搏、血压，观察其精神状态、皮肤颜色及温度、呼吸方式等；还可以做动脉血气分析判断氧疗效果，以便选择适当的用氧浓度。

5. 持续鼻导管给氧的病人，鼻导管应每日更换2次以上，双侧鼻孔交替插管，以减少刺激鼻黏膜。使用鼻塞、头罩者应每日更换。使用面罩给氧应4~8小时更换一次。湿化瓶的水每日更换。

6. 氧疗的副作用及预防

（1）呼吸道分泌物干燥：从供氧装置出来的氧气是干燥的，吸入后可使呼吸道黏膜干燥，分泌物干燥，不容易排出。

预防措施：在氧气吸入前一定要先湿化，定期进行雾化吸入。

（2）氧中毒：高于60%的氧浓度，持续用氧时间24小时以上，就有发生氧中毒的可能。表现为胸骨后锐痛、烧灼感、眩晕、恶心、烦躁不安、干咳、面色苍白、进行性呼吸困难、血压下降等。

预防措施：避免长时间、高浓度氧疗，并且在氧疗中经常做血气分析，动态观察氧疗的效果。

（3）肺不张：吸入高浓度氧气后，肺泡内氮气被大量置换，一旦支气管有阻塞，其属于肺泡内的氧气被肺循环血液迅速吸收，导致肺泡塌陷，引起吸入性肺不张。主要表现为烦躁不安、呼吸、心跳加快、血压升高、呼吸困难、发绀甚至昏迷。

预防措施：呼吸道阻塞是预防吸入性肺不张的关键。鼓励病人深呼吸和咳嗽、加强痰液的排出、经常改变体位、姿势等。

（4）晶状体后纤维组织增生：仅见于新生儿，以早产儿多见。眼球的视网膜血管对高氧分压非常敏感，由于视网膜血管收缩，引起晶状体后纤维组织增生，从而导致不同程度的视力丧失或出现不可逆的失明。

预防措施：在新生儿氧疗时应严格控制氧浓度在40%以下，并控制用氧时间。

（5）呼吸抑制：对缺氧和二氧化碳滞留同时并存者，应给予低流量、低浓度持续性吸氧。原因：慢性缺氧病人因长期二氧化碳分压高，其呼吸主要依靠缺氧刺激颈动脉和主动脉体化学感受器，沿神经上传至呼吸中枢，反射性地引起呼吸；如给予高浓度吸氧，则缺

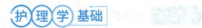

氧反射性刺激呼吸的作用消失，从而导致呼吸抑制，使二氧化碳滞留更严重，发生二氧化碳麻醉，甚至呼吸停止。

预防措施：对 II 型呼吸衰竭病人，应给予低浓度、低流量（1~2 L/min）持续给氧，PaO_2 应该维持在 60 mmHg。

📔 项目小结

本项目学习重点是熟练掌握危重病人的吸氧、吸痰的抢救技术，学会洗胃技术，并且能够熟练配合医生进行危重病人的抢救及护理。学习过程中要具有急救意识、关爱病人；具备迅速、准确、有效抢救危重病人的能力。

📔 思考与练习

1. 病人，男，38岁。因交通意外致脑出血昏迷收入院，徐护士负责观察其病情。

请问：

（1）观察的内容中哪些是重点需要观察的？哪些是次要的？

（2）如何区别病人意识属于深昏迷还是浅昏迷？

2. 病人，女性，28岁，剖宫产术后 2 d，出现口唇发绀，血气分析结果显示动脉血氧分压（PaO_2）为 45 mmHg，血氧饱和度（SaO_2）为 78%。

请问：

（1）病人属于哪种程度的缺氧？

（2）吸氧时氧流量调至多少适宜？

3. 病人，女性，58岁，服毒后昏迷不醒。家人发现后立即送入急诊抢救，家属不能准确说出毒物的名称及性质。医嘱：洗胃。

请问：

（1）护士应如何选择洗胃溶液？

（2）针对该病人，在洗胃过程中应注意哪些问题？

4. 病人，女性，78岁，慢性支气管炎病史 15 年。主诉近 1 周来出现发热、咳嗽、咳黄色黏痰。自觉咳嗽无力，痰液黏稠不易咳出，查体：精神萎靡，面色苍白，肺部听诊可闻及干、湿啰音，体温 38.8℃，血压 150/95 mmHg。医嘱：吸痰。

请问：

（1）吸痰时负压应调至多少合适？

（2）在吸痰的过程中，痰液黏稠不易吸出，护士应该如何处理？

（蔡　艳）

单元七　出院护理

项目一　病人出院护理

学习目标

1. 掌握病人出院护理的工作任务。
2. 具有良好的职业道德及护患沟通的能力，体现人文关怀理念。

导学案例

　　病人，男，60岁，有肝硬化病史5年，一周前因早餐进食油炸馒头后出现呕血、黑便来院就诊，诊断为肝硬化合并上消化道出血急诊入院。入院后遵医嘱给予双气囊三腔管压迫止血及对症治疗，在刘医生及小张护士的精心照料下，出血停止，病情好转。今日，遵医嘱可以出院。

　　思考：

　　1. 针对病人的病情，护士应进行哪些出院前的护理？

　　2. 病人出院后，该床单位应如何处理？

应知部分

　　出院护理是指病人经住院治疗和护理，病情稳定、好转、痊愈需要出院或转院，或不愿接受治疗而自动离院时，护士在病人出院前后所进行的一系列护理活动。

小贴士

　　护理人员帮助病人办理出院护理时，应发挥其较强的人际沟通能力，尊重、关怀病人，确保病人安全。帮助病人尽快适应原工作和生活，恢复其社会功能。

一、病人出院前的护理

（1）通知病人和家属

　　医生根据病人康复情况，决定出院时间，开出院医嘱后，护士根据出院医嘱通知病人及家属，并协助其做好出院准备。

（2）办理出院手续

1）填写出院通知单，通知病人或家属办理出院手续，结算住院费用。

2）护士遵医嘱到药房领取病人出院后需继续服用的药物，交给病人或家属带回，并给予用药知识的指导。

（3）做好心理护理

评估病人生理、心理、社会需要，注意观察病人的情绪变化，进行有针对性的安慰和鼓励，以减轻病人因离开医院所产生的恐惧和焦虑，增强其战胜疾病的信心。

（4）进行健康教育

根据病人的康复情况，进行出院指导，如病人出院后在饮食、休息、用药、功能锻炼、定期复查、心理调节等方面应注意的事项，帮助病人了解自己所患疾病的防治和康复知识，教会病人及家属相关的护理技能，必要时提供书面资料。

（5）征求病人意见

征求病人及家属对医院各项工作的意见和建议，以便改进工作，不断提高医疗护理质量。

（6）护送病人出院

病人或家属办完出院手续，护士收到交回的出院证后，撤去病人的腕带，根据病人情况，采用合适的方式护送病人出病区，如步行护送、轮椅或平车护送等。

二、病人出院文件的处理

（1）填写出院时间　在体温单40～42℃相应的时间栏内，用红笔纵行填写出院时间。

（2）注销各种卡片　注销服药卡、注射卡、治疗卡、饮食卡等各类卡片及执行单，撤去"病人一览表"上的诊断卡及床头（尾）卡。

（3）整理出院病历　按出院病历顺序整理病历，交病案室保存。顺序：住院病案首页、住院证、出院记录或死亡记录、入院记录、病史及体格检查、病程记录、会诊记录、各种检验及检查报告、护理病案、医嘱单、体温单。

（4）填写病人出院登记本。

三、出院后床单位的处理

对病人床单位进行清洁、消毒，以备新病人使用，防止发生交叉感染。

（1）撤去病床上的污被服，放入污衣袋，送洗衣房处理。

（2）床垫、床褥、枕芯、棉胎可使用紫外线灯照射消毒、臭氧消毒器消毒或日光下曝晒6小时后，按要求折叠。

（3）病床及床旁桌椅用消毒液擦拭消毒。

（4）非一次性痰杯、脸盆、便器用消毒液浸泡。

（5）病室进行清扫、消毒，开窗通风。

（6）铺好备用床，准备迎接新病人。

（7）传染病病人的床单位及病室，按传染病终末消毒法处理。

项目小结

本项目学习重点是出院的护理工作；学习难点是医疗文件的处理和床单位的处理。在学习过程中注意比较入院护理和出院护理的工作内容，住院病例和出院病例排序的异同点。同时培养人文关怀素养，提高人际沟通和团队协作能力。

思考与练习

病人，女，52岁，大学教授。因心肌梗死发作急诊入院，经治疗病情好转，医生同意出院并开出院通知单。

请问：

（1）护士应为病人提供哪些护理措施？

（2）病人出院后，病历应保存在哪里？

（吴秋颖）

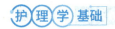

项目二　临终护理

学习目标

1. 掌握死亡的定义和标准，死亡过程的分期，临终病人的生理、心理变化及护理，临终病人家属的护理，尸体护理的操作要点及注意事项。
2. 熟悉临终关怀和丧亲者的护理。
3. 了解临终关怀的内容及原则。
4. 学会临终病人的护理措施及尸体护理。
5. 具有责任感和同情心，尊重、热爱生命，关心、爱护病人，在护理操作中态度严肃认真，尊重死者，并同家属进行良好的沟通，彰显人文关怀。

导学案例

　　病人，50岁，因晚期尿毒症住院。入院后情绪异常，怨恨家属照顾不周，病人要求停止治疗，在整个医疗护理过程中不配合。近来病情加重，因昏迷，多器官功能衰竭，经抢救无效死亡，家属十分悲痛。

　　工作任务：
1. 分析病人入院后的心理反应。
2. 做好尸体护理。
3. 做好丧亲者的护理。

应知部分

　　生老病死是人类发展的自然客观规律，死亡是生命的最后阶段，也是生命的必然结果。生和死是相对的，如同出生一样，人的临终同样需要得到精心的照护和关怀。作为护理人员在病人即将到达人生终点的时刻，了解其生理和心理反应，提供身、心各方面恰当、正确、专业的护理，提高临终病人的生命质量，维护人的尊严；同时护士也需要对临终病人的家属给予安慰和疏导，使其早日从悲伤中得以解脱，保持良好的身心健康。

一、概述

(一) 临终关怀

1. 概念

　　(1) 临终　又称濒死，是生命活动的最后阶段，指病人在接受治疗和姑息性的治疗后，病情加剧恶化，各种迹象显示生命即将结束。

（2）临终关怀 又称善终服务、安宁照顾、终末护理、安息护理等，是指由社会各层次人员（护士、医生、社会工作者、志愿者以及政府和慈善团体人士等）组成的团队向临终病人及其家属提供包括生理、心理和社会等方面的全面性支持和照料。

2. 临终关怀的内容

临终关怀不仅是一种服务，也是一门探讨临终病人生理、心理特征和为临终病人及其家属提供全面照料的，以实践规律为研究内容的新兴学科。其研究内容包括：

（1）临终病人 了解临终病人生理、心理、精神等方面的需求并尽最大可能满足其医疗护理需求。如控制疼痛和不适，提供医疗护理、生活护理、心理护理等。

（2）临终病人家属 进行心理疏导和提供感情支持，为临终病人提供优质护理照顾，减少家属的疑虑。

（3）死亡教育 死亡教育的对象包括临终病人及其家属。对临终病人进行死亡教育的目的是帮助临终病人树立正确的生死观，减少盲目的轻生和不必要的死亡，正确对待和接受死亡，消除对死亡的恐惧心理。对临终病人家属进行死亡教育的目的是帮助他们适应病人病情的变化和死亡，帮助他们缩短哀伤过程，认识自身继续生存的社会意义和价值。

（4）其他 包括临终关怀机构所采用的医疗体系。临终医疗护理原则；临终关怀机构的管理、实施的研究与实践；临终关怀工作人员的构成与培训；临终关怀与其他学科的关系；临终关怀与社会发展的关系等。

3. 临终关怀的基本原则

（1）以护理照顾为主的原则 临终关怀的服务对象是各种疾病的末期、晚期肿瘤的病人，治疗已不再生效，生命即将结束。对这些病人不是通过治疗使其免于死亡，而是通过全面身心照护，提供姑息性治疗，控制症状，缓解痛苦，消除焦虑、恐惧心理，获得心理、社会支持，使其得到最后安宁。因此，护理目标从治疗疾病为主转为对症处理和护理照顾，提高病人舒适度。

（2）提高生存质量的原则 临终关怀不以延长病人生存时间为重，而以丰富病人有限生命，提高其临终阶段生存质量为宗旨。正确认识和尊重临终病人生命的价值，为其提供一个安静、舒适、有意义、有尊严的生活，让病人在有限的时间里，在可控制的病痛中，接受关怀，享受人生的关爱，安详舒适地度过人生最后的阶段。临终关怀充分显示了人类对生命的尊重与热爱。

（3）尊重生命的原则 临终病人是临近死亡然而尚未死亡者，其仍有思维、意识、情感、个人的尊严和权利。临终关怀强调在死亡前的临终阶段，病人的个人尊严不应该因生命活力的降低而递减，个人的权利也不可因身体衰竭而被剥夺。医护人员应注意维护和保持人的价值和尊严，在临终照护中应允许病人保留原有的生活方式，尽量满足其合理要求，参与医护方案的制定，保留个人隐私权利等。

（4）注重心理支持的原则 临终是人生旅途的最后阶段，此时病人及其家属的心理是十分复杂的，护理人员应对病人提供良好的心理支持，使其能够摆脱恐惧，平静地面对死亡同时，也应对临终病人家属进行生死观教育，提供心理、社会支持，使家属做好心理准备，坦然接受和面对亲人的死亡。

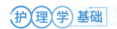

（二）死亡的定义和标准

1. 死亡的概念

死亡是指个体生命活动和新陈代谢的永久性停止。传统死亡的概念是指心肺功能的停止。脑死亡是指全脑包括大脑、中脑、小脑和脑干功能活动的不可逆停止。

2. 死亡的标准

传统观念是将心肺功能永久性停止作为判断死亡的标准，这个标准在医学上已经沿袭了数千年，但随着现代医学的发展和进步，心肺复苏术和器官移植的广泛应用，使心跳呼吸停止而大脑功能尚保持完整的病人仍可靠机器来维持生命，甚至痊愈。而一旦脑死亡，即使呼吸、心跳依赖机器维持，也只保留了植物生命，失去了人的本质特征。因此，医学界人士提出了新的死亡标准，即脑死亡标准。

目前医学界基本沿用1968年美国哈佛大学在世界第22次医学会上提出的脑死亡诊断标准，指出不可逆的脑死亡是生命活动结束的象征。其诊断标准有以下四点：

（1）不可逆的深度昏迷。

（2）自发呼吸停止。

（3）脑干反射消失。

（4）脑电波消失（平坦）。

凡符合上述标准，并在24小时内反复检测结果无改变，并排除体温过低（<32.2℃）及中枢神经系统抑制剂的影响，即可判定脑死亡。

（三）死亡过程的分期

死亡不是骤然发生的，而是一个逐渐进展的过程，一般可分为三期：

1. 濒死期

濒死期又称临终状态，是生命活动的最后阶段，也是死亡过程的开始阶段。此期的主要特点是脑干以上的神经中枢功能丧失或深度抑制，而脑干以下的神经功能尚存，但由于失去了上位中枢神经系统的控制而导致意识、心跳、血压、呼吸和代谢方面处于紊乱状态，机体各系统的功能发生严重障碍。表现为意识模糊或丧失，各种反射减弱，肌张力减退或消失，心跳减弱，血压下降，呼吸微弱或出现间断呼吸。濒死期的持续时间可随病人机体状况及死亡原因而异，年轻者及慢性病病人濒死期长；猝死，严重的颅脑损伤等病人可不经此期直接进入临床死亡期。此期生命阶段处于可逆阶段，若能得到及时有效的抢救治疗，生命仍可复苏。反之，则进入临床死亡期。

2. 临床死亡期

临床死亡期又称躯体死亡或个体死亡，是临床上判断死亡的标准。此期主要特点为中枢神经系统的抑制过程已由大脑扩散到皮质下部位，延髓处于深度抑制状态。表现为呼吸、心跳完全停止，瞳孔散大固定，各种反射消失，但各种组织细胞仍有微弱而短暂的代谢活动。此期一般持续5~6分钟，若得到及时有效的抢救治疗，生命有复苏的可能。若超过此时间大脑将发生不可逆的变化。但在低温条件下，尤其是头部降温脑耗氧降低时，临床死亡期可延长1小时或更久。临床上对触电、溺水、大出血等致死的病人，及时采取积极有效的急救措施，病人仍有复苏的可能，因此期重要器官的代谢尚未停止。

3. 生物学死亡期

生物学死亡期是死亡过程的最后阶段，又称全脑死亡、细胞死亡或分子死亡。此期神经系统以及各器官的新陈代谢相继停止，并出现不可逆的变化，机体已经不可能复苏。随着此期的进展，相继出现早期尸体现象（尸冷、尸斑、尸僵等）及晚期尸体现象（尸体腐败等）。

（1）尸冷　是死亡后最先发生的尸体现象。死亡后因体内产热停止，散热继续，尸体温度逐渐降低称尸冷。一般死后10小时内尸温下降速度约为每小时1℃，10小时后为0.5℃，大约24小时，尸温与环境温度相同，测量尸温常以直肠温度为标准。

（2）尸斑　人死亡后血液循环停止，由于地心引力的作用，血液向身体的最低部位坠积，该处皮肤呈现暗红色斑块或条纹称尸斑。一般尸斑的出现时间是死亡后2~4小时，最易发在于尸体的最低部位。若病人死亡时为侧卧位，则应将其转为仰卧位，以防脸部颜色改变。

（3）尸僵　尸体肌肉僵硬，关节固定称为尸僵。尸僵多从小块肌肉开始，表现为先由咬肌、颈肌开始，向下至躯干、上肢和下肢。尸僵一般在死后1~3小时开始出现，4~6小时扩展到全身，12~16小时达高峰，24小时后尸僵开始减弱，肌肉逐渐变软，称为尸僵缓解。尸僵出现的时间可因外界温度高低、尸体体质情况，死因不同而有早有晚。尸僵出现的顺序，可作为判断死后时间长短的一个方面。

（4）尸体腐败　是最常见的晚期尸体现象。一般在死亡后24小时出现，尸体腐败常见的表现有尸臭、尸绿等。尸臭是肠道内有机物分解从口腔、鼻腔、肛门逸出的腐败气体。尸绿是尸体腐败时出现的色斑，尸绿先在右下腹出现，逐渐扩展至全腹，最后波及全身。

小贴士

死亡是人生的终点，但对于医疗护理人员来说死亡并不代表工作结束，作为一名医护人员，不仅要帮助患者驱除身体的病痛，还要运用专业的知识和护理技术，让衰败的生命有尊严地死去，特别是在患者死亡后的护理也就显得尤为重要了。让学生对待衰败的生命也要心存尊重，只有尊重死亡，我们才会懂得尊重生命。

二、临终病人及家属的护理

（一）临终病人的生理变化及护理

1. 循环与呼吸系统的变化及护理

病人可出现脉搏减弱或逐渐消失，呼吸困难，点头样或叹气样呼吸，呼吸与呼吸暂停交替出现等循环及呼吸功能衰退征象。护士应密切观察病人生命体征，保持呼吸道通畅，必要时给予吸氧和吸痰。

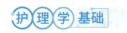

2. 消化与泌尿系统的变化及护理

病人消化和泌尿系统功能紊乱，胃肠道功能逐渐减弱，可表现为恶心、呕吐、食欲缺乏、呃逆、口干、腹胀、便秘或腹泻、尿潴留、大小便失禁等。护士应依据病人饮食习惯调整饮食，补充营养，注意口腔护理；做好排泄护理，尊重和满足病人的需求。

3. 感知觉与意识的变化及护理

临终病人周身疼痛不适，视力、语言功能减退，可出现不同程度的意识障碍。护士应注意观察病人意识状态，疼痛的性质、部位、程度和持续时间，协助病人选择最有效地减轻疼痛的方法。环境要安静，空气清新，温湿度适宜，适当照明，增加病人安全感。听力常为最后消失的感觉，护理中应避免在病人周围窃窃私语。

4. 瞳孔与肌张力的变化及护理

临终病人瞳孔散大，对光反射迟钝或消失，肌张力丧失，吞咽困难，大小便失禁，无法维持躯体功能位，肢体瘫软，脸部外观改变呈希氏面容，表现为面部消瘦呈铅灰色，眼眶凹陷，下颌下垂，双眼半睁，目光呆滞，嘴微张。护士应注意观察瞳孔与肌张力等改变，协助病人维持良好、舒适的体位。

5. 皮肤与黏膜的变化及护理

临终病人循环衰竭，皮肤黏膜可表现为苍白、湿冷、发绀；病人不能自己改变体位，容易发生压疮。护士应密切观察病人皮肤、黏膜情况，注意保暖，保持床褥舒适、整洁，勤翻身预防压疮的发生。

（二）临终病人的心理变化及护理

临终病人由于疾病的折磨及对生的渴求、对死的恐惧，故心理反应是十分复杂的，护士应及时评估临终病人的心理需求，同情和关爱病人，倾听病人的心声，尽量满足其心理需求。

美国精神病学家伊丽莎白·库伯勒·罗斯博士将病人从获知病情到临终时期的心理反应分为否认期、愤怒期、协议期、忧郁期和接受期五个阶段。护理人员应根据病人不同阶段的心理变化特点，给予相应的心理疏导和支持性护理。

1. 否认期心理变化及护理

病人得知自己病重将面临死亡，尚没有接受自己疾病严重性的思想准备，其心理反应通常是"不，这不会是我，那不是真的！"以此极力否认、拒绝接受事实，同时他们又怀着侥幸心理四处求医，希望是误诊。否认是病人应对突然降临的不幸的一种正常心理防御机制，它可减少不良信息对病人的刺激，以使病人躲开现实的压迫感，有较多的时间进行自我调整与接受。这个时间的长短因人而异，大部分病人都能很快度过，而有的病人直至死亡仍处于否认期。

此期，护士与病人之间应坦诚沟通，既要维护病人的知情权，不能欺骗病人，也不要轻易揭穿病人的防卫机制，坦诚温和地回答病人对病情的询问，且注意医护人员对病人言语一致性，经常陪伴在病人身旁，注意非语言交流技巧的使用，协助病人满足心理方面的需要，让他感到并没有被抛弃，时刻感受到护理人员的关怀。

2. 愤怒期心理变化及护理

当对疾病事实无法否认时，病人常表现为生气或愤怒，产生"为什么是我，这不公平"的心理，怨恨、无助、痛苦等交织在一起的情绪使病人变得难以接近或不配合治疗，常迁怒于家属、朋友、医护人员等接近他的人，常怨天尤人，经常无缘无故地摔打东西，抱怨人们对他照顾不够，或对医院的制度、治疗等方面表示不满，以弥补内心的不平衡。

护理人员此期一定要有爱心、耐心，要充分理解病人的痛苦，病人常需要有机会尽情地发泄或有人帮助他们充分地倾诉内心的愤恨和痛苦，护理人员应将病人的发怒看成是一种有益健康的正常行为，认真倾听病人的心理感受，正确对待病人发怒、抱怨、不合作的行为，提供一定的时间和空间，允许病人宣泄他们的感情，同时注意预防意外事件的发生。做好病人家属的工作，给予病人宽容、关爱和理解等心理支持。

3. 协议期心理变化及护理

病人愤怒的心理消失，开始承认和接受临终的事实，不再怨天尤人，为了尽量延长生命，请求医生想尽办法治疗疾病并期望奇迹的出现，并做出许多承诺作为交换条件，出现"请让我好起来，我一定……"的心理。此期病人变得和善，对自己的病情抱有希望，努力配合治疗和护理。此时病人的心理反应对自身是有利的。

护士应主动关心病人，鼓励其说出内心感受，加强护理，尽量满足病人的要求，使其更好地配合治疗，以控制症状，减轻痛苦。创造良好环境，指导、协助病人完成角色义务，实现病人的愿望，充实生命的最后历程，提高临终生命质量。

4. 忧郁期心理变化及护理

当病人发现身体状况日益恶化，无法阻止死亡来临时，会产生很强烈的失落感，如"好吧，那就是我"，出现悲伤、退缩、情绪低落、沉默、哭泣、忧郁等反应，甚至有轻生念头。有的病人要求与亲朋好友见面，希望有喜欢的人陪伴照顾，并开始交代后事。

护理人员应多给予同情和照顾，经常陪伴病人，允许其用不同方式宣泄情感，表达忧伤，尽可能满足病人的合理要求，鼓励家属陪伴，并加强安全保护，防止出现自杀等意外事件。

5. 接受期心理变化及护理

这是临终的最后阶段。在一切努力、挣扎之后，病人变得平静，认为自己完成了人生的一切并准备接纳死亡的到来，产生"好吧，既然是我，那就去面对吧"的心理，对死亡不再恐惧和悲伤，接受即将面临死亡的事实，由于精神和肉体的极度疲劳和衰弱，病人睡眠时长增加，情感减退，喜欢独处，平静地等待死亡的到来。

护理人员应该尊重病人的选择，不强迫病人交谈，为其创造一个安静、清洁、单独、舒适的环境，减少外界干扰。保持与病人的沟通，但避免过多打扰，尽量帮助病人了却未完成的心愿，加强生活护理，使病人平静、安详、有尊严地告别人世。

（三）临终病人家属的护理

临终病人的家属面临着失去亲人、沉重的经济负担等多方面的压力，当病人处于临终状态时，病人家属也往往处于心理应激期。医生首先将病人临近死亡的预测告诉家属，当家属得知病人患了绝症或病情已到了无法医治时，家属首先要承受精神上的打击，会表现

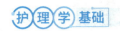

理解、不知所措和惊慌等，他们在感情上难以接受即将失去亲人的现实，继而出现难以抑制的悲痛心理过程，在行动上表现为四处求医以求得奇迹出现，延长亲人的生命，当看到亲人死亡不可避免时，他们的心情十分沉重、苦恼、烦躁不安，可能会出现一些过激的行为和语言，严重的可能影响到其身心健康。在临终关怀中，临终病人家属也是医护人员的服务对象，医护人员在做好临终病人护理的同时，也要同情、理解临终病人的家属，做好他们的安抚和照顾工作。

1. 良好沟通，取得信任，鼓励家属表达情感

护士要与临终病人家属积极沟通，建立良好的信任关系，与家属会谈时，提供安静、隐蔽的环境，鼓励其表达内心情感，理解、同情他们，耐心倾听他们内心感受，使他们的痛苦得到缓解与释放，及时、合理地解释临终病人的病情、治疗、护理及转归，取得家属的理解与信任，并积极配合我们的治疗与护理。

2. 满足合理需要，指导家属参与对病人的生活照料

护士应尽量满足临终病人家属的合理需求，允许家属陪伴病人，鼓励他们参与护理计划的制定和对病人的生活照料，指导、解释、示范有关的护理技术，使家属在照顾亲人的过程中获得心理慰藉。尽最大努力帮助他们解决遇到的各种实际困难，使他们顺利度过即将失去亲人的痛苦时期。

1986年，费尔斯特和霍克提出，临终病人家属主要有以下七个方面的需要：

（1）了解病人病情、照顾等相关问题的发展。

（2）了解临终关怀医疗小组中哪些人会照顾病人。

（3）参与病人的日常照顾。

（4）指导病人受到临终关怀医疗小组良好照顾。

（5）被关怀与支持。

（6）了解病人死亡后的相关事宜，如处理后事等。

（7）了解有关资源经济补助、社会资源、义工团体等。

3. 做好心理支持，满足家属生理、心理和社会方面的需求

死亡是生命的归属，对病人是痛苦的结束，对家属是悲伤的极点。护理人员应鼓励临终病人家属表达内心的感受、遇到的困难，容忍和谅解家属的过激言行，做好他们的心理疏导，给予他们心理上的支持，尽量解决其实际困难。

三、死亡后的护理

死亡后护理包括死亡者尸体护理和死者家属的护理。尸体护理是对临终病人实施整体护理的最后步骤，也是临终关怀的重要内容之一。做好尸体护理不仅是对死者人格的尊重，而且是对死者家属心灵上的安慰，体现了人道主义精神和崇高的护理职业道德。尸体护理应该在确认病人死亡，医生开具死亡诊断书后尽快进行，既可防止尸体僵硬，也可避免对其他病人的不良影响。在尸体护理过程中，应尊重死者和家属的民族习惯和要求，护理人员应以唯物主义死亡观和严肃认真的态度尽心尽力地做好尸体护理工作，以及对死者家属的心理疏导和支持工作。

（一）丧亲者的护理

丧亲者即死者家属，主要是指失去父母、配偶及子女的人，通常称为死者家属。失去亲人，是一次非常痛苦、深刻的经历，这种经历对丧亲者的影响程度取决于丧亲者对死者的依赖程度、死者病程长短、年龄大小、宗教信仰、失去亲人后的生活改变及亲朋好友的支持等。护理人员应充分理解丧亲者的感受，给予必要的支持与安抚。

1. 丧亲者的心理反应

根据安格乐理论，丧亲者的心理反应可分4个阶段：

（1）震惊与不相信　这是一种防卫机制，将死亡事件暂时拒之门外，让自己有充分的时间加以调整。此期在急性死亡事件中最明显。

（2）觉察　意识到亲人确实死亡，痛苦、空虚、气愤情绪伴随而来，哭泣常是此期的特征。

（3）恢复期　家属带着悲痛的情绪着手处理死者的后事，准备丧礼。

（4）释怀　随着时间的流逝，家属能从悲哀中得以解脱，重新对新生活产生兴趣，将逝者永远怀念。

据观察，丧亲者经历上述阶段持续时间不定，一般需要一年左右的时间，丧偶者可能需要两年或者更久。

2. 丧亲者的护理

（1）认真进行尸体护理　体现对死者的尊重，对生者的抚慰。尸体护理要充分体现人道主义精神，尊重死者，这是对丧亲者的极大安慰。

（2）心理疏导与精神支持　死亡是病人痛苦的结束，而对丧亲者则是悲哀的高峰，必将影响其身心健康和生存质量。护理人员要理解和同情家属，鼓励家属宣泄感情，鼓励丧亲者之间互相安慰，陪伴他们并认真倾听其诉说，及时耐心疏导，使其得到精神上的支持与安抚。

（3）尽量满足丧亲者的合理需要　提供生活指导、建议，对无法实现的要求要善言相劝，耐心解释，以取得其谅解和合作。争取社会各方面支持，帮助解决实际问题。

（4）丧亲者随访　目前在国外，临终关怀机构通过信件、电话、家庭访视对死者家属进行追踪随访，确保死者家属能获得医务人员持续性的关心和帮助。

职业技能训练

技能一　尸体护理

【目　的】

1. 使尸体整洁，姿势良好，易于辨认。

2. 尊重死者，使家属得到安慰，减轻哀痛。

【准　备】

1. 操作前评估

（1）死者诊断、死亡时间、死亡原因及尸体的清洁程度，是否有传染病，有无伤口或引流管等。

（2）死者的民族、宗教信仰及家属对死亡的态度。

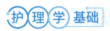

2. 护士及用物准备

（1）护士准备：衣帽整洁，洗手、戴口罩、手套。

（2）用物准备：治疗盘内备衣裤、尸单、大单、弯血管钳、剪刀、梳子、填好的尸体识别卡3张（表7-2-1）、别针3枚、不脱脂棉球适量、绷带、松节油等。

表7-2-1　尸体识别卡

尸体识别卡
姓名＿＿＿＿　　　住院号＿＿＿＿　　　年龄＿＿＿＿　　　性别＿＿＿＿ 病室＿＿＿＿　　　床号＿＿＿＿　　　籍贯＿＿＿＿　　　死亡诊断＿＿＿＿ 住址＿＿＿＿＿＿＿＿＿＿＿＿＿＿＿＿＿＿＿＿＿＿＿＿＿＿＿ 死亡时间＿＿＿＿年＿＿＿＿月＿＿＿＿日＿＿＿＿时＿＿＿＿分 　　　　　　　　　　　　　　　　　　　　　　　　护士签名＿＿＿＿ 　　　　　　　　　　　　　　　　　　　　　　　　医院＿＿＿＿

另备：平车、脸盆、毛巾等；手消毒液；有伤口者备敷料，必要时备隔离衣和手套、屏风。

3. 环境准备：请其他人员回避，安静、肃穆，必要时屏风遮挡。

【实　施】

见表7-2-2。

表7-2-2　尸体护理

操作步骤	操作说明
操作准备	●携用物至床旁，屏风遮挡，尊重死者，劝慰家属暂离病室，撤去一切治疗用物
安置体位	●将床放平，使尸体仰卧，双臂放于身体两侧，头下垫枕，防止面部淤血变色，留一大单或被套（撤去棉胎）遮盖尸体
整理遗容	●洗脸，闭合口、眼。眼睑不能闭合者，可用毛巾湿敷或于上眼睑下垫少许棉花，使上眼睑下垂闭合；不能闭口者，可轻揉下颌或用四头带托起下颌；如有义齿代为装上，以维持尸体的良好外观，符合习俗，对家属也是一种安慰
清洁全身	●脱去衣裤，依次擦洗上肢、胸、腹、背、臀及下肢，并用松节油清除胶布痕迹，有伤口者要更换敷料，有引流管拔出后缝合或用蝶形胶布封闭并包扎
填塞孔道	●用弯血管钳将不脱脂棉花塞于口、鼻、耳、阴道、肛门等孔道，防止液体外溢，但棉花不可外露，保持尸体整洁，无渗液。穿上衣裤，梳理头发，将第一张尸体识别卡系于尸体右手腕部，撤去大单或被套
包裹尸体	●将尸单斜放在平车上，移尸体于尸单上，先将尸单两端遮盖尸体的头和脚，再将尸单左右两边整齐包好，再用绷带将胸、腰、踝部固定，将第二张尸体识别卡别在尸体胸部的尸单上
运送尸体	●将尸体盖上大单送至太平间，安置于停尸屉内，将第三张尸体识别卡挂在停尸屉外
终末消毒	●按终末消毒原则处理床单位、用物及病室
整理病历	●完成各项记录，将死亡时间用红笔纵向填写在当日体温单40～42℃的相应时间栏内，注销各种执行单（治疗、药物、饮食卡等），按出院手续办理结账
处理遗物	●清点遗物交给家属，若家属不在，需两人核对登记后，列出清单交护士长保管

【注意事项】

1. 尸体护理应在医生开出死亡证明、家属同意后立即进行，以防尸僵。

2. 进行尸体护理前先用屏风遮挡，以维护死者的隐私及避免影响病室其他病人的情绪。

3. 做尸体护理时，护士应以高尚的职业道德与情感，尊重死者，态度严肃认真，维护尸体隐私权，不可暴露尸体，并安置于自然体位，满足家属合理要求。

4. 尸体识别卡别放要正确，便于识别。

5. 如为传染病病人，应用消毒液清洁尸体，孔道应用浸有1%氯胺溶液的棉球进行填塞，包裹尸体应用一次性的尸单或尸袍，并装入不透水的袋中，外面放置传染性标记。

项目小结

本项目学习重点是死亡的定义与标准，死亡过程分期，临终病人的生理、心理变化及护理，临终病人家属的护理；难点为尸体护理的操作要点及注意事项。在学习过程中注意区别临终病人不同的心理变化并能采取相应的护理措施，注重培养良好的职业道德修养、责任心及人道主义精神，尊重、热爱生命，在护理操作中态度严肃认真，彰显人文关怀。

思考与练习

1. 病人，男性，50岁，被诊断为尿毒症。当病人知道自己病重时，产生"不可能是我！一定是搞错了！"的想法。

请问：

（1）按照库伯勒·罗斯将身患绝症病人的心理反应分为五个阶段，该病人属于哪个阶段？

（2）作为他的责任护士，你应该怎样进行护理？

2. 病人，男性，70岁，平素身体健康，某日早晨在公园锻炼时突然晕倒，意识不清，送医院后抢救无效死亡。病人家属来到医院看到病人遗体时，表现为麻木、否认，放声大哭，精神崩溃。

请问：

（1）根据安格乐理论，病人家属的心理反应会分为哪六个阶段？

（2）护士应在病人家属居丧期对其采取哪些护理措施？

3. 病人，男性，84岁，以"肝癌晚期"收入医院，家属希望病人在临终阶段能得到较好的照顾，避免病人遭受痛苦。

请问：

（1）什么是临终关怀？

（2）临终关怀的概念是什么？

（3）临终关怀的内容有哪些？

（4）临终关怀的基本原则是什么？

（王　琳）

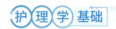

项目三　医疗和护理文件

学习目标

1. 掌握医嘱的种类及处理方法、病室交班报告的书写顺序。
2. 熟悉病历的排列顺序、病室报告的书写。
3. 了解医疗文件的记录原则及重要性。
4. 学会正确绘制体温单、书写护理记录单。
5. 具有科学严谨的工作作风，锻炼观察和解决问题的能力。

导学案例

病人，男，57岁。以"急性广泛性前壁心肌梗死"于2019年6月10日18：30收治入院。入院时，神志清楚，急性病容，心前区持续疼痛3 h。体温38.2℃，脉搏116次/分，呼吸22次/分，血压150/70 mmHg。

工作任务：
1. 根据提供的病例资料正确绘制体温单，处理医嘱。
2. 正确书写护理记录及排列住院病历。
3. 结合病例资料，完成一份护理病历。

应知部分

一、医疗和护理文件的记录和管理

医疗与护理文件是病人在住院期间各项医疗、护理行为执行的原始文字记载，客观、完整地记录了病人疾病的发生、发展、诊断、治疗、护理、康复或死亡的全过程，是医院和病人的重要档案材料。医疗护理文件包括体温单、医嘱单、护理记录单、病室交班报告及特别护理记录单等。

（一）医疗和护理文件记录的意义

1. 提供病人的信息资料

医疗和护理文件是临床护理工作中关于疾病的发生、发展及转归全过程的原始记录文件，是医护人员对病人进行正确评估、诊断、治疗和实施护理措施的科学依据，是一种持续性的记录。医护人员通过阅读医疗和护理文件，能够及时、准确、动态地了解病人全部病情，加强医护的协调工作，保证医疗护理工作的完整性、连贯性和有效性。

2. 提供教学与科研资料

完整的医疗和护理文件资料为临床教学提供了良好的教学素材，是医学理论在临床实践中的体现及运用。同时，也为医务人员开展科研工作提供重要资料来源，尤其是在回顾性研究、流行病调查等方面具有重要的参考价值。

3. 提供法律依据

医疗和护理文件资料属法律相关文件，受法律认可，可作为判定医疗纠纷、犯罪刑案、保险索赔及遗嘱等查验的证据。认真做好医疗和护理文件记录，不仅可以有效维护医护合法权益，也可以为病人及家属提供医疗相关事件证明。

4. 作为评价依据

医疗和护理文件资料可以反映医院管理水平及医护人员的业务素质，体现了医院的医疗护理质量，常作为医院等级评定、医护人员考核评定的重要参考资料。

（二）医疗和护理文件记录的原则

1. 及时　医疗和护理文件记录必须及时，以保证记录的时效性。不能提前或延期记录，更不漏记、错记。若因抢救急危重症病人未能及时记录时，相关医护人员应在抢救结束后6小时内据实补记，并注明抢救完成时间及补记时间。

2. 准确　记录时必须在时间、内容上准确、真实、无误。对病人的病情进行详细、真实、客观的描述，不可主观臆断。如记录病人主观资料时，应记录其自诉内容，并用引号标明，同时应补充相应的客观资料。

3. 客观　医疗和护理记录应是医护人员所观察和测量到的病人的客观信息，不应是医护人员的主观判断和解释。

4. 完整　医疗和护理文件记录应包括病人的全部信息资料。眉栏、页码须填写完整；应逐项填写，记录应连续，避免遗漏，不可留有空行或空白；记录后签署全名。

5. 简要　记录要简明扼要，重点突出，不能用含糊其词的语句表述，不宜修饰过多，方便医护人员快速获得信息。

6. 规范　各种记录内容规定的格式书写，表达清晰，语句通顺，书写工整，字迹清晰，标点明确。使用医学术语、通用的中文和外文缩写，采用国家法定的计量单位。记录过程中出现错误时，应当用双线画在错误上，就近书写正确的文字并在上面签名，不得采用刮、粘、涂等方法掩盖或去除原来的字迹。除特殊规定外，须根据规范要求分别使用红、蓝笔写各种记录。一般白班用蓝笔书写，夜班用红笔书写。

（三）医疗和护理文件的管理

1. 管理要求

（1）各种医疗与护理文件应按规定放置，记录和使用后必须及时放回原处。

（2）严禁任何人涂改、伪造、隐匿、销毁、抢夺、窃取医疗护理文件。

（3）必须保持各种医疗与护理文件的清洁、完整，防止污染、破损、拆散和丢失。

（4）病人和家属未经医护人员同意不得翻阅各种医疗与护理文件，也不能擅自将其携带出病区。

（5）因科研、教学需要查阅病历的，需经相关部门同意，阅后应当立即归还，且不得泄露病人隐私。

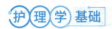

（6）需要查阅、复印病历资料的病人、家属及其他机构的有关人员，应根据证明材料提出申请，由病区指定专门人员在申请人在场的情况下负责复印或者复制，并经申请人核对无误后，医疗机构加盖证明印记。

（7）病人出院或死亡后的病案，整理后交病案室，体温单、医嘱单、特别护理记录单随病历放病案室长期保存，一般不少于30年。病区交班报告等由本病区保存一年，医嘱本保存两年，以备查阅。

2. 病历排列顺序

（1）住院病历：体温单、医嘱单、入院记录、病史及体格检查、病程记录、会议记录、各种检查及检查报告单、知情同意书、特别护理记录单、住院病历首页、入院证、门诊病历。

（2）出院（转院、死亡）病历：住院病历首页、入院证、出院记录或死亡记录、入院记录、病史及体格检查、病程记录、会诊记录、各项检查及检查报告单、知情同意书、特别护理记录单、医嘱单、体温单、门诊病历交还病人或家属保管。

二、医嘱单

医嘱是由医生根据病人病情需要，制定有关治疗及护理的书面嘱咐。医嘱是护士执行治疗护理等工作的重要依据，也是护士完成医嘱前后的查核依据。护士按医嘱种类分别执行并记录。医嘱单分长期医嘱单、临时医嘱单。

（一）医嘱的内容

医嘱的内容包括：日期、时间、床号、姓名、护理常规、隔离种类、护理级别、饮食、体位、药物（名称、剂量、浓度、方法等）各种检查、治疗、术前准备、医生及护士签名等。

（二）医嘱的种类

1. 长期医嘱　有效时间在24小时以上，须医生注明停止时间后，方可失效。如一级护理、流质饮食、10% 葡萄糖+硝酸甘油 10 mg ivgtt qd。（表7-3-1）

表7-3-1　长期医嘱单

姓名＿张×＿　科别＿内科＿　病室＿2＿　床号＿8＿　住院号＿634205＿　第＿1＿页

开始					停止			
日期	时间	医嘱	医师签名	护士签名	日期	时间	医师签名	护士签名
2023−1−5	9:00	内科护理常规	赵×	李×				
2023−1−5	9:00	一级护理	赵×	李×				
2023−1−5	9:00	低盐流质饮食	赵×	李×				
2023−1−5	9:00	吸氧	赵×	李×				

续表

开始					停止			
日期	时间	医嘱	医师签名	护士签名	日期	时间	医师签名	护士签名
2023-1-5	9:00	持续心电监护	赵×	李×	2023-1-10	9:00	赵×	赵×
2023-1-5	9:00	5%葡萄糖250 ml 硝酸甘油10 mg ivgtt qd	赵×	李×	2023-1-10	9:00	赵×	赵×

2. 临时医嘱　有效时间在24小时以内，应在短时间内执行，一般只执行一次。有的临时医嘱需要立即执行（st），如呋塞米5 mg st im；有的临时医嘱则要求在限定时间内执行，如会诊、手术及某些特殊检查等。此外，出院、转科、死亡等也属于临时医嘱。（表7-3-2）

表7-3-2　临时医嘱单

姓名　张×　科别　内科　病室　2　床号　8　住院号　634205　第　1　页

日期	时间	医嘱	医师签名	执行时间	执行者签名
2023-1-5	9:00	心电图	赵×	9:00	李×
2023-1-5	9:00	胸部X射线片	赵×	9:00	李×
2023-1-5	9:00	血常规	赵×	9:00	李×
2023-1-5	9:00	青霉素皮试（−）	赵×	9:00	李×

3. 备用医嘱　根据病情需要分为长期备用医嘱和临时备用医嘱两种。

（1）长期备用医嘱（prn）：有效时间在24小时以上，必要时使用，须由医生注明停止时间后，方可失效。且两次执行之间必须有时间间隔，如哌替啶50 mg im q6h prn。

（2）临时备用医嘱（sos）：仅在12小时内有效，必要时使用，只执行一次，过期尚未执行则自动失效。如地西泮5 mg po sos。

（三）医嘱的处理方法

1. 长期医嘱　由医生开写在长期医嘱单上，注明日期和时间并签全名。护士分别将长期医嘱转抄至各种执行单上（如服药单、注射卡、治疗单、饮食单等），核对后注明执行时间签全名。如为定时执行的长期医嘱则应在执行单上注明具体的执行时间，如地高辛0.25 g bid，服药单上应注明地高辛0.25 g 8 am 4 pm。

2. 临时医嘱　由医生开写在临时医嘱单上，注明日期和时间并签全名。护士将临时医嘱转抄在临时医嘱执行单上，护士在核对后执行，并写上执行时间、签名。需要立即执行的临时医嘱应安排护士马上执行，注明执行时间并签全名。

3. 备用医嘱

（1）长期备用医嘱：由医生开写在长期医嘱单上，按长期医嘱处理，每次执行后，护士应在临时医嘱单上记录执行时间，并签全名，供下一班次参考。

（2）临时备用医嘱：由医生开写在临时医嘱单上，可暂不处理，待病人需要时执行，执行后按临时医嘱处理。有效期仅为12小时，过时未执行，护士应用红笔在该项医嘱栏内写"未用"两字。

4. 停止医嘱　医生在长期医嘱单上开出相应医嘱后，护士在执行单注销相关项目。然后在医嘱单该医嘱内容的停止日期栏内，注明停止的日期与时间，并签全名。

（四）重整医嘱

1. 医嘱项目较多时，需要重整医嘱。重整医嘱时，在原医嘱的最后一行下面用红笔画一横线，并在红线下面用蓝（黑）笔写上"重整医嘱"四字，再将需要继续执行的长期医嘱，按时间排列顺序，抄录在红线以下的医嘱单上。

2. 手术、分娩、转科后也需重医嘱，在原医嘱最后一行下面用红笔画一横线，以示前面医嘱作废，并在红线下面用蓝（黑）笔写上"转科医嘱""手术医嘱""分娩医嘱"，然后重新开写医嘱。

（五）医嘱的处理原则和注意事项

1. 先急后缓　处理医嘱时，先执行临时医嘱，后执行长期医嘱。当处理多项医嘱时，应先判断医嘱的轻重缓急，合理安排执行顺序。

2. 签名生效　医嘱必须医生签名后方可生效。一般情况下不执行口头医嘱，在抢救或手术过程中医生提出口头医嘱时，护士必须向医生复诵一遍，双方确认无误后方可执行，但事后需由医生及时补写医嘱。

3. 严格执行查对制度　在处理医嘱时，如有疑问，必须核对清楚后方可执行。医嘱需每班、每日核对，每周总查对，查对后签全名。

4. 凡需下一班执行的临时医嘱要交班，并在护士交班记录上注明。

职业技能训练

技能一　体温单

（一）体温单的内容

体温单的内容包括：病人的姓名、科别、病室、床号、入院日期、住院号；体温、脉搏、呼吸、血压；出入院、手术、分娩、转科或死亡时间；病人出入量、体重、药物过敏及其他情况等。

（二）体温单的填写方法

1. 眉栏

（1）用蓝（黑）笔填写病人姓名、科别、病室、床号、入院日期和住院号等项目。

（2）"入院日期"栏：用蓝（黑）笔填写，每页第1天填写年、月、日，中间用短线隔开如"2016-1-13"，其余6天只填日。如在6天中遇有新的年度或月份开始时，则应填写年、月、日或月、日。

（3）"住院日数"栏：以阿拉伯数字用蓝（黑）笔填写，自入院日起连续写至出院日。

（4）"术后日数"栏：用红笔填写手术（或分娩）日期，以手术（或分娩）的次日为术后（或分娩后）第1日，用阿拉伯数字依次填写至第14日止，如在14天内再次手术，则停写第一次手术天数，于第二次手术当日记录为II-0，连续填写至14天为止。

2. 在40～42℃处

（1）填写内容：用红笔在相应时间栏内填写入院、手术、分娩、转科、出院和死亡等项目。

（2）填写方法：纵行填写，如"入院——九时十分"，其中破折号占两小格；如果时间与体温单上的整点时间不一致时，填写在靠近侧的时间栏内。如"八时十分入院"则填写在"10"栏内，下午"十三时二十分"手术，则填写在"14"栏内。除了手术不写具体时间外，其余均采用24小时制，精确到分钟。

（3）手术不写具体手术名称。

3. 体温曲线的绘制

（1）体温符号：口腔温度以蓝点表示，腋下温度以蓝叉表示，直肠温度以蓝圈表示。

（2）体温单每小格为0.2℃，测量的度数用蓝色笔绘制于体温单35～40℃处，相邻体温用蓝线相连。

（3）物理降温或药物降温半小时后测得的体温，画在物理降温前温度的同一纵格内，以红圈表示，并用红虚线与降温前体温相连；下一次测得的体温应与降温前体温相连。

（4）当脉搏与体温重叠在一点，如系腋下体温，先画蓝叉表示体温，再将红圈画于其外表示脉搏。

4. 脉搏曲线的绘制

（1）脉律从20次/分至180次/分，每一大格为20次/分，每一小格为4次/分，在80次/分处用红横线明显标记。

（2）脉搏符号：用红笔绘制，脉率符号为实心红点"●"，心率符号用红圈"○"。相邻的脉率或心率用红线连接。

（3）脉搏短绌的绘制：绌脉时，相邻心率用红线连接，在脉率和心率之间用红笔画线填满。

5. 呼吸记录

在相应栏中填写数字即可。

6. 底栏

（1）血压：测量血压者按要求记录在血压栏内。

（2）入量：24小时总摄入液量填入体温单"入量"栏内。

（3）出量：24小时总出量填入体温单"出量"栏内。如为导尿尿量，用"C"表示。

（4）大便次数：每24小时填写一次，记录前一天的大便次数。如无大便，以"0"表示；灌肠后大便以"E"表示，如灌肠1次后大便1次，用（1/E）表示；如灌肠2次后大便3次；用（3/2 E）表示；"※"表示大便失禁，"☆"表示人工肛门。

（5）体重：患者入院时应测体重一次，住院期间根据病情需要，按医嘱测量记录，以kg计数填入。暂不能被测者在体重栏注明"卧床"。住院时间较长则每周记录1次。

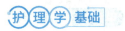

（6）身高：新入院患者当日应当测量身高并记录，以cm为单位计入。

（7）皮试：根据需要将所做皮试结果记录在相应栏内。

（8）其他：根据病情需要记录相关项目，如特别用药、腹围等。

（图7-3-1）

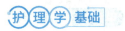

图7-3-1 体温单

技能二　护理记录单

护理记录单是护士用于记录患者病情变化、护理措施及效果，以及特殊诊疗、医嘱需要监护等需要记录的客观内容。

（一）一般病人护理记录

1. 记录内容　包括科别、姓名、年龄、性别、床号、住院号（或病案号）、入院日期、诊断、记录日期和时间，以及患者意识、体温、脉搏、呼吸、血压、出入量、病情与措施、护士签名等项目。

2. 书写要求

（1）一般病人入院、转入、转出、分娩当日应有记录。

（2）择期手术前一日及其他手术当日应有记录。

（3）二、三级护理的病人每周定期记录。

（4）病情变化及护理措施和效果应随时记录。（表7-3-3）

表7-3-3　一般病人护理记录

姓名＿＿王×＿＿　科别＿＿内科＿＿　病室＿1＿　床号＿2＿　住院号＿＿13679＿＿　第＿1＿页

日期	时间	内容	护士签名
2023-3-6	9：30	T 36.3℃，P 78次/分，R 20次/分，BP 130/80 mmHg 病人意识清，主诉心慌、气短伴有呼吸困难。遵医嘱给予吸氧、抗炎治疗 加强病情观察，缺氧症状是否缓解	李×

（二）特别护理记录单

特别护理记录单是对危重、大手术后或特殊治疗等需要严密观察病情变化的病人进行及时、准确、完整的病情记录，目的是及时了解病情变化，观察治疗或抢救后的效果。

1. 记录内容　主要为病人的生命体征、病情动态、用药、出入液量、给予的各种检查、治疗和护理措施及抢救后效果等。

2. 记录要求

（1）眉栏各项用蓝（黑）笔填写。

（2）白班用蓝（黑）笔记录，夜班用红笔记录。

（3）首次须注明疾病诊断、目前病情，手术者应记录何种麻醉、手术名称、术中概况、伤口、术后病情、引流等情况。

（4）记录应及时、准确。能准确反应病人病情的动态变化、治疗、护理措施及效果评价，时间记录应具体到分钟。

（5）每12小时、24小时应将病人的病情及出入液量，做简要小结。24小时出入液量应于次晨总结，并用蓝笔填写在体温单相应栏内。（表7-3-4）

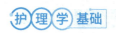

表7-3-4　特别护理记录单

姓名　李×　　科别　内科　　病室　1　　床号　2　　住院号　23689　　第　1　页

日期	时间	生命体征				入量	出量	病情观察及护理	签名
		T ℃	P 次/分	P 次/分	BP mmHg	ml	ml		
2023-4-16	10:00	36.7	104	24	80/50	10%GS 500 ml VitK₁ 2 ml	呕血 400	病人主诉心慌，头晕，呼吸困难，呕吐1次，为暗红色。通知医生，给予止血，密切观察病情	王×
2023-4-16	10:20	36.2	96	22	90/60	输血 200		血压回升，继续观察	王×

技能三　病室交班报告

病室交班报告是由值班护士在其值班期间针对病区情况及病人病情动态、治疗和护理情况等书写的书面交班记录。通过阅读，可了解病区全天的工作动态，使护理工作能够有计划地连续进行。

（一）交班内容

1. 出院、转出、死亡病人　出院病人记录离开时间；转出病人记录时还应另注明转往何院、何科；死亡病人记录抢救过程及死亡时间。

2. 新入院或者转入的病人　应记录入院时间、病情、治疗情况、护理措施及效果，需要重点观察项目及注意事项等。

3. 危重病人　应记录病人的生命体征、神志、病情动态、抢救治疗、护理措施和效果、皮肤受压情况等，对危重病人的病情变化要详细准确记录。

4. 手术后病人　应记录实施何种麻醉、何种手术、手术情况、清醒时间、回病室的情况、生命体征、切口敷料有无渗血、是否已排气、排尿、各种引流管是否通畅、输液、输血和镇痛药的应用等有关情况。

5. 拟行手术、检查和特殊治疗的病人　应记录将要进行的治疗或检查项目，术前用药和准备情况及应注意事项等。

6. 产妇　产前应报告胎次、胎心、宫缩及破水情况；产后应报告产式、产程、分娩时间、婴儿情况、出血量、会阴切口、排尿及恶露情况等。

7. 病情突然有变化的病人　应详细记录病情变化情况，采取的治疗和护理措施，需要连续观察和处理的注意事项。

（二）书写要求

1. 护士应在深入病室、全面了解病人病情的基础上书写。

2. 书写内容要正确、全面、重点突出，以利于下一班护士快速、全面了解病室情况，继续进行系统观察病情和医疗处理。

3. 字迹工整，白班用蓝笔，夜班用红笔，并签全名。

4. 对新入院、转入、手术、分娩及危重病人，在诊断栏目下分别用红笔注明"新""转入""手术""分娩"，危重病人应作出特殊红色标记"※"，或用红笔注明"危"以示醒目。

（三）书写顺序

1. 先填写离开病室的病人，如出院、转出、死亡者。

2. 再填写进入部分病室的新病人，如新入院或转入的病人。

3. 最后填写病室内重点护理病人，如手术、分娩、危重及有异常情况的病人。（表7-3-5）

表7-3-5　病室交班报告

病区＿＿一＿＿日期＿2023＿年＿1＿月＿2＿日＿第＿1＿页

床号 姓名 诊断 病情 病人总报告	日班	中班	夜班
	总数：36 入院：1 转出：0	总数：36 入院：1 转出：0	总数：36 入院：1 转出：0
	出院：1 转入：0 死亡：0	出院：1 转入：0 死亡：0	出院：1 转入：0 死亡：0
	手术：0 分娩：0 危重：1	手术：0 分娩：0 危重：1	手术：0 分娩：0 危重：1
1床王× 肺炎	于11：10出院		
4床李× 心肌炎 "新"	病人女29岁，心慌、胸闷一周，于9：00入院，T 37.5℃，P 98次/分，R 24次/分，BP 20/80 mmHg。神志清，遵医嘱给予病人：I级护理，半流质饮食，吸氧，5%葡萄糖500 ml加丹参静滴。请加强病情观察，明晨空腹抽血	T 36.5℃，P 94次/分，R 20次/分，BP 120/80 mmHg。主诉心慌，入睡困难。22点遵医嘱给予地西泮5 mg，病人很快入睡	T 36.4℃，P 80次/分，R 18，BP 110/70 mmHg。病人主诉心慌、胸闷缓解，睡眠好。血标本已采集
10床张× 急性 心肌梗死 "※"	14：20 T 37℃，P 88次/分，R 20次/分，BP 120/80 mmHg 主诉胸闷及心前区疼痛，遵医嘱含硝酸甘油1片缓解	20：30 T 37℃，P 88次/分，R 20次/分，BP 120/80 mmHg。主诉症状缓解，安稳入睡。夜间密切观察病情	6：00 T 36.7℃，P 80次/分，R 18次/分，BP 120/80 mmHg。主诉睡眠好，无不适感觉

技能四　护理病历

护理病历是护士在应用护理程序过程中，有关病人的健康资料、护理诊断、预期目标、护理措施、护理记录和效果评价的书面记录。其组成包括入院护理评估单、护理计划单、护理记录单、病人出院护理评估单、健康教育计划单、出院指导等。

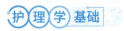

（一）入院护理评估单

入院护理评估单是护理病历的首页，是病人入院后首次进行初步护理评估记录。主要内容为病人的一般情况、简要病史、护理体检、生活状况及自理程度、心理及社会等多方面的状态。（表7-3-6）

表7-3-6　病人入院护理评估单

姓名　张×　　床号　15　　科别　内科　　病室　5　　住院号　62583　　第　1　页

（一）一般资料

姓名　张×　　性别　男　　年龄　53岁　　职业　干部　　民族　汉籍

籍贯　××　　婚姻　已婚　　文化程度　大学　　宗教信仰　无

联系地址　××小区8-3-202　　联系人　李×　　电话　123456789

主管医师　赵×　　护士　王×　　收集资料时间　2021.1.25.15：00

入院方式：步行　扶行　轮椅　平车√

入院医疗诊断　急性广泛前壁心肌梗死

入院原因（主诉和简要病史）　心前区持续疼痛2 h，有濒死感，出冷汗，舌下含化硝酸异山梨酯，疼痛仍不缓解。

既往史：冠心病

过敏史：无√　　有（药物　　　　　食物　　　　　其他　　　　　）

家族史：高血压病√、冠心病、糖尿病、　　　肿瘤、癫痫、精神病、　　　传染病、　　　遗传病、其他：　　　

（二）生活状况及自理程度

1. 饮食　基本膳食：普食　软饭√　半流质　流质　禁食

食欲：正常√　增加　亢进　　　天/周/月　　下降厌食　　　天/周/月

近期体重变化：无√　增加/下降　　　kg/　　　月（原因　　　　　　　　）

其他：　　　

2. 睡眠与休息

休息后体力是否容易恢复：是√　否（原因　　　　　　　　　　）

睡眠：正常　入睡困难　易醒　早醒　多梦　噩梦　失眠√

辅助睡眠：无√　药物　其他方法

其他：　　　

3. 排泄

排便：1　次/d　性状　　　正常√/便秘/腹泻/便失禁造瘘

排尿：5　次/d　颜色　黄　性状　透明　尿量　1 800　ml/24 h　尿失禁

4. 烟酒嗜好

吸烟：无　偶尔吸烟　经常吸烟√　15　年　20　支/d　已戒　　　年

饮酒/酗酒：无偶尔饮酒　经常饮酒√　10　年　　　250　ml/d　已戒　　　年

5. 活动

自理：全部　障碍（进食　沐浴/卫生√　穿着/修饰　如厕√）

步态：稳√　不稳（原因　　　　　　　　　　　　　　　　　）

医疗/疾病限制：医嘱卧床√　持续静滴　石膏固定　牵引　瘫痪

6. 其他

（三）体格检查

T＿37.0＿℃　P＿112＿次/min　R＿28＿次/min　BP＿92/65＿mmHg　身高＿178＿cm　体重＿85＿kg

1. 神经系统

意识状态：清醒√　意识模糊　嗜睡　谵妄　昏迷

语言表达：清醒√　含糊　语言困难　失语

定向能力：准确√　障碍（自我　时间　地点　人物）

2. 皮肤黏膜

皮肤颜色：正常√　潮红　苍白　发绀　黄染

皮肤温度：温√　凉　热

皮肤湿度：正常　干燥　潮湿　多汗√

完整性：完整√　皮疹　出血点　其他：＿＿＿＿＿＿＿＿＿＿＿＿＿＿＿

压疮（I/I/Ⅲ度）（部位/范围＿＿＿＿＿＿＿＿＿＿＿＿＿＿＿＿＿＿＿＿＿）

口腔黏膜：正常√　充血　出血点　糜烂　溃疡　疱疹　白斑

其他：＿＿＿＿＿＿＿＿＿＿＿＿＿＿＿＿＿＿＿＿＿＿＿

3. 呼吸系统

呼吸方式：自主呼吸√　机械呼吸

节律：规则√　异常　频率20次/min　深浅度：正常√　深　浅

呼吸困难：无√　轻度　中度　重度

咳嗽：无√　有

痰：无√　容易咳出　不易咳出　痰（色＿＿＿＿量＿＿＿＿黏稠度＿＿＿＿）

其他：＿＿＿＿＿＿＿＿＿＿＿＿＿＿＿＿＿＿＿＿＿＿＿

4. 循环系统

心律：规则　心律不齐√　心率112次/min

水肿：无√　有（部位/程度＿＿＿＿＿＿＿＿＿＿＿＿＿＿＿＿＿＿）

其他：＿＿＿＿＿＿＿＿＿＿＿＿＿＿＿＿＿＿＿＿＿＿＿

5. 消化系统

胃肠道症状：无√　恶心　呕吐（颜色＿＿＿＿性质＿＿＿＿次数＿＿＿＿总量＿＿＿＿）

嗳气　反酸　烧灼感　腹痛（部位/性质＿＿＿＿＿＿＿＿＿＿＿＿）

腹部：软√　肌紧张　压痛/反跳痛　可触及包块（部位/性质＿＿＿＿＿＿＿＿＿＿）

腹水（腹围＿＿＿＿cm）

其他：＿＿＿＿＿＿＿＿＿＿＿＿＿＿＿＿＿＿＿＿＿＿＿

6. 生殖系统

月经：正常　紊乱　痛经　月经量过多　绝经

其他：＿＿＿＿＿＿＿＿＿＿＿＿＿＿＿＿＿＿＿＿＿＿＿

7. 认知/感受

疼痛：无　有√　部位/性质　心前区、压榨性

视力：正常√　远/近视　失明（左/右/双侧）

听力：正常√　耳鸣　重听　耳聋（左/右/双侧）

触觉：正常√　障碍（部位＿＿＿＿＿＿＿＿＿＿＿＿＿＿＿＿＿＿＿＿＿）

嗅觉：正常√　减弱　缺失

思维过程：正常　注意力分散√　远/近期记忆力下降　思维混乱

其他：＿＿＿＿＿＿＿＿＿＿＿＿＿＿＿＿＿＿＿＿＿＿＿＿＿＿＿＿＿＿＿＿＿＿＿

（四）心理社会方面

1. 情绪状态　镇静　易激动　焦虑　恐惧√　悲哀　无反应

2. 就业状态　固定职业√　丧失劳动力　失业　待业

3. 沟通　希望与更多的人交往√　语言交流障碍　不愿与人交流

4. 医疗费用来源　自费　劳保　公费　医疗保险√　其他

5. 与亲友关系　和睦√　冷淡　紧张

6. 遇到困难最愿向谁倾诉　父母　配偶√　子女　其他

（五）入院宣教

负责的医生、护士姓名，病室环境，病室制度（查房、进餐、探视、熄灯时间）及粪、尿常规标本留取法等。

宣教对象：病人。

（二）护理计划单

根据病人入院护理评估的资料，按先后顺序将病人的护理诊断列于计划单上，并设定各自的预期目标，制定相应的护理措施，及时评价。（表7-3-7）

表7-3-7　护理计划单

科别：　内科　　病室：　301　　床号：　16　　姓名：　张×　　性别：　女　　年龄：　68岁

疾病诊断：　急性心肌梗死　　住院号：　62573

日期	时间	护理诊断	预期目标	护理措施	签名	评价 日期 时间	评价 结果	评价 签名
2023-1-16	10:00	疼痛与心肌缺血、缺氧有关	2小时内病人主诉疼痛减轻或消失	1. 密切观察病情 2. 遵医嘱静脉输入硝酸甘油及哌替啶镇痛，注意用药效果 3. 持续吸氧2~4 L/min 4. 嘱病人绝对卧床休息 5. 连接心电监护仪	李×	2023-1-17 9:00	目标完全实现	李×

续表

日期	时间	护理诊断	预期目标	护理措施	签名	评价		
						日期时间	结果	签名
2023-1-16	10:00	潜在并发症：心律失常	护士及时发现并报告医生处理	1. 持续心电监护 2. 备抢救设备及药品 3. 密切观察有无心力衰竭及心源性休克的发生 4. 嘱病人绝对卧床休息，一旦发生室颤，立即除颤	李×	2023-1-17 9:00	未发生并发症	李×

（三）PIO护理记录单

PIO护理记录单是护理人员应用护理程序进行具体工作的体现，内容包括病人的护理诊断、护士采取的护理措施及对预期目标的评价。

书写时采用PIO护理记录格式。（表7-3-8）

表7-3-8　PIO护理记录单

科别：__内科__　病室：__301__　床号：__16__　姓名：__张×__　性别：__女__　年龄：__68岁__
疾病诊断：__急性心肌梗死__　住院号：__62573__

日期	时间	护理记录PIO	护士签名
2023-1-16	10:00	P1疼痛　与心肌缺血、缺氧有关	李×
2023-1-16	10:00	I1　1. 哌替啶1支，肌内注射 　　2. 持续吸氧2～4 L/min 　　3. 绝对卧床休息	李×
2023-1-17	9:00	O1　疼痛缓解	李×
2023-1-16	10:00	P2　PC：心律失常	李×
2023-1-16	10:00	I2　1. 持续心电监护 　　2. 备齐抢救设备及药品	李×
2023-1-17	9:00	O2　未发生并发症	李×

（四）健康教育计划

是为恢复和促进病人健康，提供相关的知识和技术，使其获得有效的自我护理能力而制定并实施的健康知识与技能学习计划。包括：

1. 住院期间的健康教育计划：内容主要包括疾病的相关知识、可采取的治疗和护理方法、相关检查的注意事项、饮食与活动的注意事项、药物的作用及副作用、病人的预防、保健及康复措施等。

2. 出院指导是针对病人出院后在饮食、服药、休息、功能锻炼和随访等方面的注意

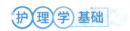

事项（表7-3-9）。可采用讲解、示范、模拟、提供书面或试听材料等方式。

表7-3-9　病人健康教育计划单

姓名　　　　　床号　　　　　诊断科别病室　　　　　住院号

教育内容	日期	教育对象		教育方式			签名			评价			日期	评价签名
		病人	家属	讲解	示范	书面	病人	家属	护士	示范	讲述	未解		
入院介绍 1. 自我介绍、介绍主管医生、责任护士														
2. 介绍病房环境及有关陪护、探视、作息等医院规章制度														
3. 讲解安全制度：吸烟、用电、贵重物品的保管等														
疾病知识 1. 疾病的名称、发病原因、诱因、主要症状														
2. 好转及加重的表现														
3. 心理、情绪因素影响														
用药知识 1. 所用药物的主要作用、用法														
2. 所用药物可能发生的副作用														
3. 服药时的注意事项														
相关检查知识 1. 介绍各种检查项目的目的、准备、配合及注意事项														
2. 指导病人正确留取各种标本														
3. 专科特殊检查目的及注意事项														
饮食 1. 饮食的种类及重要意义														
2. 治疗饮食的目的、注意事项及调配方法														
主要治疗、护理知识 1. 各项监护指标的重要性（BP、P、心电图、血氧饱和度、血糖）														

教育内容	日期	教育对象		教育方式			签名			评价			日期	评价签名
		病人	家属	讲解	示范	书面	病人	家属	护士	示范	讲述	未解		
2. 吸氧、吸痰、口腔护理、皮肤护理、相关功能锻炼（如卧位、深呼吸、有效咳嗽、咳痰、大小便等）的意义和方法														
3. 手术术前准备：禁食、皮肤准备、避免感冒、手术前晚充足睡眠														
4. 术中配合知识														
5. 术后监护各项指标的重要性														
6. 有效咳嗽、排痰、减轻刀口疼痛的方法														
7. 引流管的放置时间与自护方法														
8. 术后进食、活动的时间和注意事项														
专科特殊教育														
出院康复指导 1. 预防感染，增强体质的方法														
2. 戒烟、酒的意义及方法														
3. 饮食营养调节的注意事项														
4. 康复锻炼的方法及步骤														
5. 用药的方法及注意事项														
6. 出院后的自护及保持心情舒畅的重要意义														
7. 复诊的时间及指征														

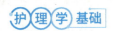

医疗护理文件是一种法律文件，医护人员应高度重视，记录过程中必须严谨，遵循记录标准要求。工作中应具备慎独修养、坚持实事求是，准确、及时、客观、工整记录各种医疗护理文件。

项目小结

本项目学习重点是医嘱的种类、处理事项及病室报告的书写，难点是体温单绘制及护理相关文件的处理及书写技术。在学习过程中注意培养学生严谨、求实及慎独的工作作风。

思考与练习

病人，男性，40岁，T 40.0℃，伴有咳嗽，痰多，白色黏液，咳时伴胸痛，急诊入院。查体：T 40.0℃，P 96次/分，R 21次/分，BP 130/80 mmHg，两肺底可闻及湿啰音。医嘱：急查血常规，胸部X射线检查，青霉素皮试，青霉素400万U iv gtt bid。

请问：

（1）上述医嘱各属于哪一类？

（2）如何处理各类医嘱？

（孙士兵）

《教学大纲》（参考）

一、课程性质与任务

《护理学基础》是中等卫生职业教育护理、助产专业的一门重要的专业核心课程，本课程的主要内容包括护理学导论、安全护理、入院护理、生活护理、治疗护理、危重病人抢救护理、出院护理七大单元。

本课程的任务是使学生了解护理学的基本理论与知识，确立以护理对象为中心的整体护理观，掌握护理实践操作技能，培养和形成良好的职业素质和职业操守，在整体护理观念的指导下，使学生具有较强的护理实践技能，以及必需的护理基本知识，并能初步运用所学知识和技能为护理对象提供优质护理。本课程的先修课程包括文化课程、医学基础课程和护理人文课程等。同步课程主要为临床专科护理课程，后续课程包括临床专科护理、护理实训等课程。本课程建议理论学时为82学时，实践学时为62学时，共计144学时。

二、课程教学总目标

1. 掌握护理学基本知识，具备初步护理工作的职业能力。
2. 具有严格无菌技术操作的观念，具备严谨求实的工作作风。
3. 具有规范、熟练的基础护理操作技能。
4. 具有分析和解决临床常见护理问题的专业能力。
5. 具有良好的人际沟通能力、团队合作精神和服务意识。
6. 学会将人文关怀贯穿于护理操作中，树立以护理对象为中心的服务理念。

三、教学内容与要求

单元	教学内容	教学要求	教学活动参考	参考学时	
				理论	实践
一、护理学导论	**项目一　绪论** 应知部分 一、护理学的发展史 二、护理学的任务、范畴及工作方式 三、护理的概念	 了解 掌握 掌握	理论讲授 图片导学 情景教学 多媒体演示	2	
	项目二　护士的角色及素质 应知部分 一、角色的概述 二、护士的素质 三、护士的角色	 了解 掌握 掌握	理论讲授 图片导学 情景教学 多媒体演示	2	

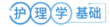

单元	教学内容	教学要求	教学活动参考	参考学时	
				理论	实践
一、护理学导论	**项目三　护理学的理论基础** 应知部分 一、需要层次理论 二、压力与适应理论	 掌握 掌握	理论讲授 图片导学 情景教学 多媒体演示	2	
	项目四　护理程序 应知部分 一、概述 二、护理程序的步骤	 了解 掌握	理论讲授 图片导学 情景教学 多媒体演示	6	
二、安全护理	**项目一　护理职业安全与防护** 应知部分 一、概述 二、护士职业损伤的危险因素 三、护士职业损伤的防护措施	 了解 熟悉 掌握	理论讲授 图片导学 情景教学 多媒体演示	4	
	项目二　病区 应知部分 一、病区设置和布局 二、病区环境 职业技能训练 技能一　铺备用床 技能二　铺暂空床 技能三　铺麻醉床	 了解 掌握 掌握 掌握 掌握	理论讲授 多媒体演示 情境教学 教师示教 实操练习	4	4
	项目三　运送病人法 职业技能训练 一、轮椅运送法 二、平车运送法 三、担架运送法	 掌握 掌握 了解	角色扮演 情境教学 示教 实操练习		4
	项目四　临床常用卧位 应知部分 一、卧位的性质 二、卧位的种类 三、卧位的变换 四、保护具的应用 职业技能训练 技能一　安置各种卧位 技能二　协助病人更换卧位	 熟悉 掌握 掌握 掌握 掌握	理论讲授 多媒体演示 角色扮演 情境教学 示教 实操练习	2	2

续表

单元	教学内容	教学要求	教学活动参考	参考学时 理论	参考学时 实践
二、安全护理	项目五 医院感染的预防与控制 应知部分 一、医院感染 二、清洁、消毒、灭菌 职业技能训练 技能一 洗手与手的消毒 技能二 无菌技术 技能三 隔离技术	 了解 掌握 掌握 掌握 掌握	理论讲授 多媒体演示 图片导学 示教 实操练习	4	8
三、入院护理	项目一 医疗护理环境 应知部分 一、医院 二、门诊部	 了解 掌握	理论讲授 多媒体演示 视频导学	2	2
	项目二 病人入院护理 应知部分 一、住院处的护理 二、病人入病区后的初步护理 三、分级护理	 了解 掌握 掌握	理论讲授 多媒体演示 图片导学	2	2
	项目三 生命体征的评估与护理 应知部分 一、体温的评估与护理 二、脉搏的评估与护理 三、呼吸的评估与护理 四、血压的评估与护理 职业技能训练 技能一 体温测量技术 技能二 脉搏测量技术 技能三 呼吸测量技术 技能四 血压测量技术	 掌握 掌握 掌握 掌握 掌握 掌握 掌握 掌握	理论讲授 情境教学 多媒体演示 示教 实操练习	4	6
四、生活护理	项目一 病人的清洁护理 应知部分 一、口腔护理 二、头发护理 三、皮肤护理 四、晨晚间护理 职业技能训练 技能一 口腔护理技术 技能二 卧有病人床单更换法	 掌握 了解 掌握 掌握 掌握 熟悉	理论讲授 情境教学 多媒体演示 示教 实操练习	4	6

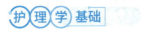
单元	教学内容	教学要求	教学活动参考	参考学时	
				理论	实践
四、生活护理	**项目二　饮食与营养** 应知部分 一、医院饮食 二、一般饮食护理 三、特殊饮食护理 四、出入量记录 职业技能训练 技能一　鼻饲技术	掌握 熟悉 掌握 掌握 掌握	理论讲授 情境教学 多媒体演示 图片导学 示教 实操练习	4	2
	项目三　排泄护理 应知部分 一、排尿护理 二、排便护理 三、排气护理 职业技能训练 技能一　导尿技术 技能二　灌肠技术	掌握 掌握 熟悉 掌握 掌握	理论讲授 多媒体演示 角色扮演 情境教学 实操练习	4	4
五、治疗护理	**项目一　药物疗法** 应知部分 一、给药基本知识 二、口服给药法 三、雾化吸入法 四、注射法 五、局部给药法 职业技能训练 技能一　雾化吸入技术 技能二　皮内注射技术 技能三　皮下注射技术 技能四　肌内注射技术	熟悉 掌握 掌握 掌握 了解 掌握 掌握 掌握	理论讲授 多媒体演示 角色扮演 情境教学 示教 实操练习	8	8
	项目二　药物过敏试验法 应知部分 一、青霉素过敏试验 二、其他药物过敏试验 职业技能训练 技能一　青霉素过敏试验技术	 掌握 掌握 掌握	理论讲授 多媒体演示 角色扮演 情境教学 示教 实操练习	4	2
	项目三　静脉输液与静脉输血法 应知部分 一、静脉输液法 二、静脉输血法 职业技能训练 技能一　静脉输液技术	 掌握 掌握 掌握	理论讲授 多媒体演示 角色扮演 情境教学 实操练习	4	4

单元	教学内容	教学要求	教学活动参考	参考学时 理论	参考学时 实践
五、治疗护理	**项目四　标本采集** 应知部分 一、标本采集的意义和原则 二、各种标本采集技术 技能一　各种标本采集技术	 掌握 掌握 掌握 	理论讲授 多媒体演示 角色扮演 情境教学 实操练习	2	2
五、治疗护理	**项目五　冷热疗法** 应知部分 一、冷疗法 二、热疗法 职业技能训练 技能一　热疗技术	 掌握 掌握 掌握	理论讲授 多媒体演示 角色扮演 情境教学 实操练习	2	2
六、危重病人抢救护理	**项目一　病情观察及危重病人的抢救** 应知部分 一、危重病人的病情观察 二、危重病人的抢救及护理 职业技能训练 技能一　吸痰技术 技能二　洗胃技术 技能三　氧气吸入技术	 熟悉 掌握 掌握 掌握 掌握	理论讲授 多媒体演示 角色扮演 情境教学 实操练习	4	6
七、出院护理	**项目一　病人出院的护理** 应知部分 一、病人出院前的护理 二、病人出院文件的处理 三、出院后床单位的处理	 掌握 掌握 掌握	理论讲授 多媒体演示 情境教学	2	
七、出院护理	**项目二　临终护理** 应知部分 一、临终概述 二、临终病人及家属的护理 三、死亡后的护理	 掌握 熟悉 了解	理论讲授 多媒体演示 情境教学	2	
七、出院护理	**项目三医疗和护理文件的记录和管理** 应知部分 一、医疗和护理文件的管理 二、医疗和护理文件的记录 职业技能训练 技能一　体温单的绘制	 掌握 掌握 掌握	理论讲授 多媒体演示 情境教学 绘制体温单	4	2

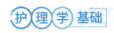

四、教学方法与要求

1. 教学方法：教师在教学中应以案例为引领，展开教学内容的学习。通过分析案例将护理理论与临床实践紧密联系，由浅入深、循序渐进，激发学生的学习兴趣。运用任务引领式、讨论式等多种教学手段，调动学生学习积极性和主动性，鼓励学生创新思维，引导学生综合运用所学知识，独立解决实际问题。在实践技能的训练中，可采用角色扮演、情境教学、多媒体教学、技能表演等灵活多样的教学方法，触动学生主动、自觉地反复练习护理操作技术，通过融会贯通形成系统化的能力体系。

2. 教学要求：本课程对理论部分教学要求分为掌握、熟悉、了解3个层次。掌握是指对基本理论有较深刻的认识，并能综合、灵活地运用所学的知识解决实际问题。熟悉是指能够领会概念、原理的基本含义，解释护理现象。了解是指对基本知识、基本理论能有一定的认识，能够记忆所学的知识要点。

五、学生考核与评价

1. 考核方案：根据本专业培养目标，建立以学生职业素养、岗位能力培养为核心，教育与产业、校内与校外相结合的科学评价标准。以"改进结果评价、强化过程评价、探索增值评价、健全综合评价"为改革方向建立学生考评体系。突出过程评价，结合线上学习、平台测试、课堂提问、课后作业等手段，注重平时考核，从学生成长角度探索增值评价，健全综合评价。本课程采用诊断性评价、过程性评价、结果评价、发展评价。其中诊断性评价为课前自学能力，占10%，过程性评价为课中和课后评价构成，占40%，结果评价为期末测试，占30%，发展评价为学生一个学期后各项能力的提高与发展并取得相关证书与成绩，占10%，根据测评结果对比，以学生考评成绩的进步情况作为增值评价的加分标准，占10%。

2. 评价实施：采用多层次、多元化的考评方法，引导学生全面提升和个性发展。教学评价体现评价主体、评价方式、评价过程的多元化，注意吸收学生家长、行业企业专家、优秀毕业生参与。校内、校外评价相结合，执业护士资格考试、1+X职业等级证书考试与学业考核相结合，教师评价、学生互评与自我评价、他人评价结合，过程性评价与结果性评价结合。既要关注学生对必需知识的理解和岗位技能的掌握，更要关注相关知识在解决岗位工作中实际问题的能力水平，重视岗位规范操作的职业素质的形成，以及节约原材料与爱护岗位设备，保护环境等意识与观念的树立。